AF538198

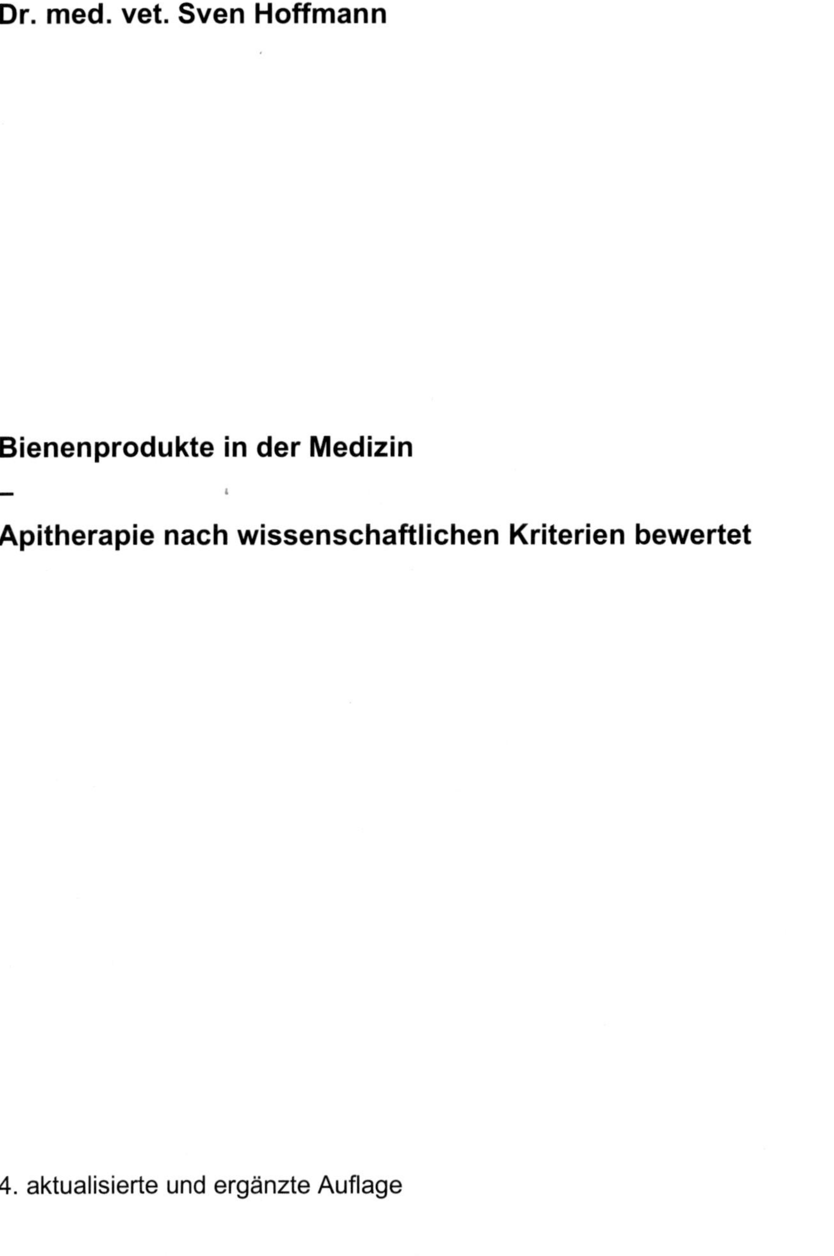

Prof. Dr. med. Karsten Münstedt
Dr. med. vet. Sven Hoffmann

Bienenprodukte in der Medizin
–
Apitherapie nach wissenschaftlichen Kriterien bewertet

4. aktualisierte und ergänzte Auflage

Berichte aus der Medizin

Prof. Dr. med. Karsten Münstedt,
Dr. med. vet. Sven Hoffmann

Bienenprodukte in der Medizin

Apitherapie nach wissenschaftlichen Kriterien bewertet

Shaker Verlag
Düren 2022

Bibliografische Information der Deutschen Nationalbibliothek
Die Deutsche Nationalbibliothek verzeichnet diese Publikation in der Deutschen Nationalbibliografie; detaillierte bibliografische Daten sind im Internet über http://dnb.d-nb.de abrufbar.

Kontakt Autoren:

Prof. Dr. med. Karsten Münstedt, Ortenau Klinikum Offenburg-Kehl, Ebertplatz 12, 77654 Offenburg, Tel. (0781) 472 3701, Fax 0781 472 3702, E-Mail: karsten.muenstedt@web.de

Dr. med. vet. Sven Hoffmann, Feldstraße 21, 35094 Lahntal-Caldern, Telefon (06420) 350, Fax (06420) 821431, E-Mail s.hoffmann@lahntaltierarzt.de

Titelbild: Stefan Butz, Karlsruhe

Copyright Shaker Verlag 2022
Alle Rechte, auch das des auszugsweisen Nachdruckes, der auszugsweisen oder vollständigen Wiedergabe, der Speicherung in Datenverarbeitungs-anlagen und der Übersetzung, vorbehalten.

Printed in Germany.

ISBN 978-3-8440-8661-4
ISSN 0945-0890

Shaker Verlag GmbH • Am Langen Graben 15a • 52353 Düren
Telefon: 02421 / 99 0 11 - 0 • Telefax: 02421 / 99 0 11 - 9
Internet: www.shaker.de • E-Mail: info@shaker.de

Inhaltsverzeichnis

Seite

Haftungsausschluss: Die Inhalte dieses Buches wurden mit größtmöglicher Sorgfalt erstellt. Die Autoren übernehmen jedoch keine Gewähr für die Richtigkeit, Vollständigkeit und Aktualität der bereitgestellten Inhalte. Das Buch ist auch nicht als Ratgeber bei Krankheiten gedacht. Es kann eine Konsultation bei einem Arzt nicht ersetzen.

Geschlechtergerechte Sprache: Die Autoren schließen sich der Gesellschaft für deutsche Sprache an, die das Sternchen, andere Genderzeichen oder Gender-Pausen nicht als geeignete Mittel anerkennt, um diskriminierungsfreie Sprache umzusetzen. Die Verwendung der maskulinen Grundform schließt alle Geschlechtsidentitäten ein. Dies dient vor allem der Verständlichkeit sowie der Eindeutigkeit von Begriffen.

Vorwort

Seit der Veröffentlichung der dritten Auflage sind einige Jahre vergangen, in denen sich zahlreiche neue Erkenntnisse zur Apitherapie und der medizinischen Behandlung mit Bienenprodukten ergeben haben. Vor dem Hintergrund der teilweise beeindruckenden neuen Erkenntnisse erschien es uns wichtig, dieses Buch zu aktualisieren, zu erweitern und zu ergänzen.

Gerade in Zeiten der Fake-News, der alternativen Wahrheiten und alternativen Fakten erscheint es wichtig, Imkerinnen, Imkern und allen an Bienenprodukten interessierten Personen einen umfassenden und möglichst objektiven Überblick über den medizinischen Stellenwert von Bienenprodukten zu geben. Diesem Anspruch haben sich die Autoren dieses Buches verschrieben.

Auch beeindruckt die gute Organisation derjenigen, die alternative Wahrheiten und Fakten verbreiten und sich als Querdenker, Skeptiker oder im medizinischen Bereich als Ganzheitsmediziner oder ganzheitliche Heiler betrachten. Es geht sicherlich vielen Menschen in Bezug auf die Apitherapie wie Abraham Lincoln (1809 – 1865), dem berühmten US-Präsidenten, der während des amerikanischen Bürgerkrieges einmal sagte: „Es ist leichter, eine Lüge zu glauben, die man tausendmal hört, als die Wahrheit, die man nur einmal hört.“ Betrachtet man die zahlreichen Publikationen selbsternannter Experten auf dem Gebiet der Apitherapie und stellt denen die seriösen Publikationen zum Thema gegenüber, so ergibt sich ein deutliches Ungleichgewicht zugunsten der wenig seriösen Berichterstattung. Wie in späteren Kapiteln ausgeführt, erweisen sich die meisten Empfehlungen der Apitherapeuten als ungerechtfertigt.

Dass die Apitherapie trotzdem einen gewissen Stellenwert hat, zeigen einige wissenschaftliche Studien durchaus. Mancher Behandlungsansatz kann mittlerweile als echte Alternative zu klassisch-medizinischen (schulmedizinischen) Behandlungen gesehen werden.

Mit der hier nun vorliegenden vierten Auflage des Werkes verbinden die Autoren die Hoffnung, dass zukünftig vermehrt eine rationale Auseinandersetzung bei der medizinischen Nutzung von Bienen-produkten erfolgt.

Offenburg und Caldern im Juni 2022

Prof. Dr. med. Karsten Münstedt | Dr. med. vet. Sven Hoffmann

Geschichte der Bienen und der Imkerei

In der Kreidezeit, einem Erdzeitalter vor 144 – 65 Millionen Jahren, in dem auch die letzten Dinosaurier lebten, entstanden die ersten Blütenpflanzen. Diese wurden zunächst von Käfern bestäubt. Vor knapp 100 Millionen Jahren haben Bienen die Bestäubung vieler Pflanzen übernommen. Ihre stammesgeschichtlichen Vorläufer waren wespenähnliche Tiere, die, wie die heutigen Grabwespen, ihre Brut mit einem durch einen Stich gelähmten Beutetier als Nahrungsvorrat versorgten. Das Brutverhalten der ursprünglichen Honigbienen ähnelte dem der heutigen Solitärbienen, die Pollen als Nahrungsvorräte für ihren Nachwuchs verwenden.

Sowohl Bienen als auch Pflanzen haben sich im Laufe der Zeit zum gegenseitigen Vorteil verändert und aneinander angepasst. Während die Windblütler große Mengen an Pollen produzieren müssen, die dann mit dem Wind verteilt werden, um die weiblichen Teile der Pflanze zu bestäuben, können Blütenpflanzen Pollen einsparen, da die Bienen den Pollen gezielt überbringen. Diese Entwicklung ermöglichte deutliche Einsparungen und verringerte den Stickstoffbedarf der Pflanze. Des Weiteren boten die Pflanzen den Bienen süße Säfte aus Nektarien an, sodass die Bienen ihren Energiebedarf nicht über den Pollen decken mussten. So konnte die aufwendige Produktion von Pollen abermals reduziert werden. Die Anpassungen gehen soweit, dass manche Pflanzen Blütenformen mit tiefen Nektarkelchen und Staubfäden entwickelten, die nur von den ihnen nützlichen Bienenarten erreicht werden können. Die Bienen ihrerseits passten ihr Haarkleid speziell an den Pollentransport an und/oder entwickelten lange Rüssel, die es ihnen erlaubten, an die Nektarien heranzukommen.

Damals wie heute lebt die überwältigende Mehrzahl aller Bienenarten allein und betreibt Brutpflege nur für die eigene Nachkommenschaft. Das Ei wird bei diesen Solitärbienen zusammen mit einem Nahrungsvorrat abgelegt und der Ablageplatz fest verschlossen. Im Laufe der Evolution und auf dem Weg zur Staatenbildung haben sich eine ganze Reihe verschiedener Formen des Zusammenlebens von Bienen herausgebildet. Sie umfassen ein gemeinschaftliches Abwehrverhalten, Überwinterungs-, Nist- und Schlafgemeinschaften in gemeinschaftlich genutzten Erdhöhlen oder Pflanzenaushöhlungen, eine Zusammenarbeit bei der Nestanlage und der Versorgung des Nachwuchses oder die Arbeitsteilung bei der Fortpflanzung (nur ein Teil der Weibchen legt Eier, die anderen kümmern sich um Nestbau, Proviant und Wachdienst).

Die Honigbiene (Apis mellifera)

Der Staat der Honigbiene ist ein faszinierender Organismus. In ihm leben je nach Jahreszeit zwischen 10.000 und 60.000 Bienen. Alle haben das Ziel, das Überleben des Volkes und seiner Nachkommen zu sichern. Um dieses Ziel zu erreichen, haben die Bienen in Jahrmillionen ein perfektes System der Arbeitsteilung entwickelt. Den größten Teil der Bienen im Bienenstock machen die Arbeitsbienen aus. Im Laufe ihres Lebens von etwa 40 Tagen nehmen sie unterschiedliche Aufgaben wahr. Nach ihrem Schlupf reinigen sie die Wabenzellen für die nächste Generation. Vom 3. bis 6. Lebenstag sind sie damit beschäftigt, die älteren Larven mit Pollen zu füttern, bis im Alter von 6 Tagen ihre Futterdrüsen zu arbeiten beginnen und das nahrhafte Gelée royale produzieren, mit dem sie die Königin und die jungen Larven füttern. Ab dem 10. Lebenstag werden die Wachsdrüsen am Hinterleib aktiv. Diese sondern kleine Wachsschuppen ab, mit denen die Arbeiterinnen neue Waben bauen oder alte ausbessern. Sie sind außerdem für die Weiterverarbeitung und Lagerung des Honigs zuständig, den die Kolleginnen vom Außendienst abliefern. Vom 18. bis zum 20. Lebenstag bewachen die Arbeitsbienen den Stock und kontrollieren, dass nur hineingelassen wird, wer hineindarf. In dieser Zeit unternehmen sie erste Ausflüge in die Umgebung, um nach 20 Tagen die Aufgaben einer Sammelbiene, die Nektar und Blütenpollen in den Stock bringt, wahrzunehmen. Sammelbienen konzentrieren sich dabei vorwiegend auf einen Umkreis von etwa 2 Kilometern um den Stock und besuchen täglich zahllose Blüten. Bei guten Bedingungen können die Sammelbienen eines Volkes bis zu acht Kilo Nektar täglich in den Stock schaffen. Nach weiteren drei Wochen erreichen die Bienen im Sommer ihr Lebensende. Winterbienen haben dagegen eine Lebenserwartung von etwa 6 Monaten und sichern dadurch den Fortbestand des Volkes über den Winter hinweg.

Fast alle Arbeiterinnen sind unfruchtbar. Sie verzichten auf ihre eigene Fortpflanzung zugunsten der Königin, die am Tag bis zu 3.000 Eier legen kann, was mehr als ihrem eigenen Körpergewicht entspricht. Dabei legt diese befruchtete und unbefruchtete Eier in die Brutzellen. Aus den befruchteten entwickeln sich Arbeitsbienen oder Königinnen, aus den unbefruchteten Eiern schlüpfen Drohnen, die ausschließlich für die Befruchtung junger Königinnen leben.

Lange war nicht klar, warum die Bienen eine solche soziale Lebensweise entwickelten, die scheinbar ihren eigenen Interessen, nämlich der Weitergabe der eigenen Gene widerspricht und damit auch Darwins Evolutionstheorie, wonach sich nur solches Verhalten durchsetzt, welches die meisten Nachkommen hervorbringt. In den sechziger Jahren des zwanzigsten Jahrhunderts fand der britische Biologe William Hamilton (1936 – 2000) heraus, dass ein Tier seine Gene nicht unbedingt selbst vererben muss. Wenn eine Arbeiterin sich also um den Nachwuchs ihrer Mutter, der Königin, kümmert, der ihren Genen weitgehend entspricht, fördert sie damit indirekt auch die Weitergabe der eigenen Gene.

Honigjagd – Nutzung der Bienen durch den Menschen und seine Vorfahren

Vor etwa 12 Millionen Jahren begannen die Primaten, die Vorfahren des heutigen Menschen, damit, wilde Bienennester auszurauben und so ihren Speiseplan zu ergänzen. Seit etwa 2 Millionen Jahren leben Menschen auf der Erde. Der damalige Homo habilis kannte bereits den Umgang mit einfachen Steinwerkzeugen. Der Homo erectus nutzte vor 500.000 Jahren das Feuer und kannte einfache Geräte aus Knochen und Stein. Vor 400.000 Jahren betrat der Homo sapiens die Erde, der vor 40.000 Jahren vom heute lebenden Homo sapiens sapiens verdrängt wurde. Alle diese Menschen lebten als Sammler und Jäger. Ackerbau und Viehzucht waren unbekannt. Auf dem Speiseplan standen Beeren, Pilze, Knollenpflanzen und Fleisch. Durch Felszeichnungen, Studien an Zivilisationen, die heute noch unter steinzeitlichen Bedingungen leben, und Beispielen der Honiggewinnung aus unserer jüngsten Vergangenheit kann man zu der Überzeugung gelangen, dass der Mensch wahrscheinlich schon seit Urzeiten die Bienen genutzt hat. Die ältesten erhalten gebliebenen Zeugnisse sind allerdings nur 10.000 Jahre alt. Nach Ansicht der Historiker haben unsere Vorfahren die Bienennester gezielt im Winter ausgeraubt. Während es im Sommer und Herbst meist ausreichend Nahrung gab, war die Nahrung im Winter knapp. So merkte man sich die Standorte von Bienenvölkern im Sommer und schlug dann in Zeiten der Not die Baumhöhlen auf, brach die Waben heraus und verzehrte diese mitsamt Honig, Pollen und Bienenbrut als nahrhafte, vitaminreiche Speise. Aufgrund der Temperaturen war im Winter auch die Gegenwehr der Bienen deutlich geringer. Im Rahmen weiterer Erfahrungen mit dem Bienenprodukt Honig wird man wohl auch den Met entdeckt haben, der eine große Bedeutung in der indogermanischen Mythologie besaß.

Die Anforderungen an die Honigjäger waren groß. Die Nester waren meist schwer erreichbar (oben in den Bäumen oder in schwer zugänglichen Felsspalten) und wurden von den Bienen verteidigt. Columnella, ein Spanier zu römischer Zeit, beschrieb, wie man Wildbienennester auffindet: „Zuerst sucht man einen Ort, wo viele Bienen Wasser holen. Dann markiert man die Bienen mit rotem Ocker und wartet, bis die markierten Bienen zurückkommen. Vergeht nur wenig Zeit, kann man davon ausgehen, dass das Nest in unmittelbarer Nähe liegt. Dann folgt man einer abfliegenden Biene zum Nest. Wenn das Nest weiter entfernt liegt, lockt man mehrere Bienen mit etwas Honig an, fängt sie und lässt eine nach der anderen frei, verfolgt jede, bis man das Nest erreicht hat." Die Nester wurden mit dem Zeichen des Finders markiert, was weitere Honigsucher von der Ernte an diesem Volk abhalten sollte. In späterer Zeit wurde den Völkern nur ein Teil der Honigvorräte entnommen, damit das Fortbestehen des Volkes gewährleistet blieb und dieses in Folgejahren genutzt werden konnte. Diese Art der Honiggewinnung hielt sich in manchen Ländern bis in die jüngste Vergangenheit. Um die Nester ausbeuten zu können, wurden Leitern, Seile und Honiggefäße benötigt. Bald wird man erkannt haben, dass sich Bienen mit Hilfe von Rauch besänftigen lassen. Sowohl in Europa, Afrika und Asien finden sich ähnliche Gerätschaften bei dieser Art der Honiggewinnung. Eine detaillierte Beschreibung der Techniken der Honigjagd findet sich im Buch von Thomas Seeley „Auf der Spur der wilden Bienen“ (ISBN-13: 978-3103972399).

In Australien und Amerika, wo es ursprünglich keine Honigbienen gab, wurden die ansässigen Meliponen zur Honiggewinnung genutzt. Diese stachellosen Bienen verteidigen sich durch Bisse und Sekrete, die auf der Haut brennen oder indem sie in Nase, Augen und Ohren des Angreifers kriechen. Auch von bestimmten Wespenarten sammelte man Honig. Im 16. Jahrhundert gelangten europäische Honigbienen auf die neu entdeckten Kontinente. Dort vermehrten sich die Bienen so schnell, dass beispielsweise die Indianer die Biene als die Fliege des weißen Mannes bezeichneten. Anfänglich betrieb man dort die Honigjagd, wie oben dargestellt, übernahm aber bald die Techniken der Imkerei und entwickelte diese weiter.

Honig war für den Menschen der Steinzeit jedoch nicht nur Süßstoff, sondern hatte auch besondere kultische Bedeutung. Er spielte bei Feierlichkeiten wie Hochzeiten oder Begräbnissen eine wichtige Rolle. Darüber hinaus diente er als Konservierungsmittel. Fleisch blieb in Behältnissen, die mit Honig gefüllt waren, haltbar und konnte in Zeiten der Not verzehrt werden. Honig war für die frühen Menschen wichtig, und so ist es verständlich, dass bei Höhlenmalereien Bilder mit Bienenmotiven nur selten übermalt wurden. Die Malereien dienten wahrscheinlich einem Beschwörungsritual, dem Jagdzauber, der sicherstellen sollte, dass immer ausreichend Honig zur Verfügung stand. Beschwörungsformeln zu diesem Zweck fanden sich auch noch in christlicher Zeit (z. B. Lorscher Bienensegen). Auch ein anderes Bienenprodukt, das Wachs, war damals wichtig. Es wurde zur Befestigung von Messerklingen, Pfeil- und Speerspitzen und zum Abdichten von Booten und Töpfen benötigt.

Die Imkerei in antiker Zeit

Während in vielen Teilen der Welt Honig durch Honigjagd gewonnen wurde, konnten in Zentralanatolien (Türkei) die Anfänge einer systematischen Bienenhaltung gesichert werden, die auf etwa 7000 Jahre v. Chr. datiert wurden. Damit wäre die Biene das älteste "Haustier" des Menschen. Ebenso wie der Mensch lernte, sich eigene Behausungen zu bauen und nicht mehr in Höhlen zu leben, lernte er Bienenbehausungen anzufertigen, die nach den lokalen Möglichkeiten und Erfordernissen variierten. So fanden sich in waldreichen Gegenden häufig Klotzbeuten; in Gegenden wo es wenig geeignetes Holz gab, fertigte man Beuten aus Stroh, Ruten oder Ton an.

Im alten Indien galt die Bienenzucht übrigens als religiöse Tätigkeit. Dem Gott Krishna ist eine große Biene geweiht. Als Vishnu soll er zuweilen in Gestalt einer Biene auf einem Lotusblatt erscheinen. Nach altindischem Glauben soll beim Tod eines Menschen die Seele den Leib in Gestalt einer Biene verlassen.

Im alten Ägypten gab es um 2400 v. Chr. eine Bienenzucht in Röhren aus mit Nilschlamm beschmiertem Holzwerk oder Ton, die bis in die Neuzeit noch an manchen Orten anzutreffen waren. Die dortigen Bienenbehausungen waren zylindrisch, etwa 120 cm lang mit einem Durchmesser von etwa 15 cm. Die in Ägypten beheimatete Apis mellifera lamarckii baut kleinere Nester als die europäische Biene und ist aggressiver. Zum Schutz des Imkers wurden die Beuten übereinandergestapelt. Zum Schutz gegen Sonnenbestrahlung und Überwärmung wurden die oberen und seitlichen Röhren nicht besetzt. Die Röhren wurden dann von hinten bearbeitet. Mit Rauch wurden die Bienen nach vorn getrieben und der Imker wurde durch den Stand geschützt. Die Waben wurden mit einem langen Messer herausgeschnitten und konnten bei Bedarf auch wiedereingesetzt werden. Der Imker achtete darauf, dass die Waben im Warmbau errichtet wurden, indem er in eine neue Beute Waben aus anderen Völkern quer hineinsteckte. Die Bienen behielten so die Baurichtung bei und lagerten den Honig vorwiegend im hinteren Teil der Beute ab. Diese Art der Bienenhaltung war später Grundlage für die Entwicklung der Imkerei im antiken Griechenland und im römischen Reich.

Wahrscheinlich gab es im antiken Ägypten bereits die Wanderimkerei. Ende Oktober, nachdem in Unterägypten die meisten Blumen verblüht waren und der Honig geerntet war, luden die Imker die Völker auf Boote und fuhren stromaufwärts, hielten dort, wo es Tracht gab, bis sie in Oberägypten angelangt waren. Dort setzte die Frühjahrsblüte 3 Wochen früher ein und man fuhr mit der Blüte stromabwärts bis man Kairo erreichte, wo der Honig geerntet und verkauft wurde.

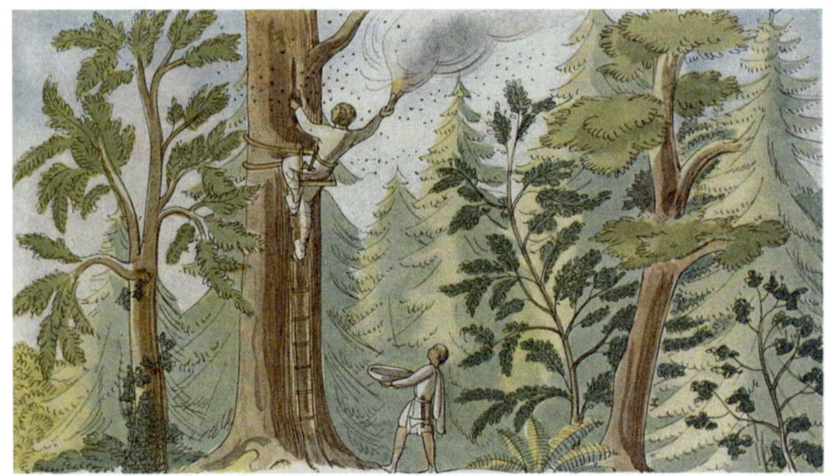

Abbildung 1: Menschen bei der Honigjagd (Berta Tappolet 1897 – 1947).

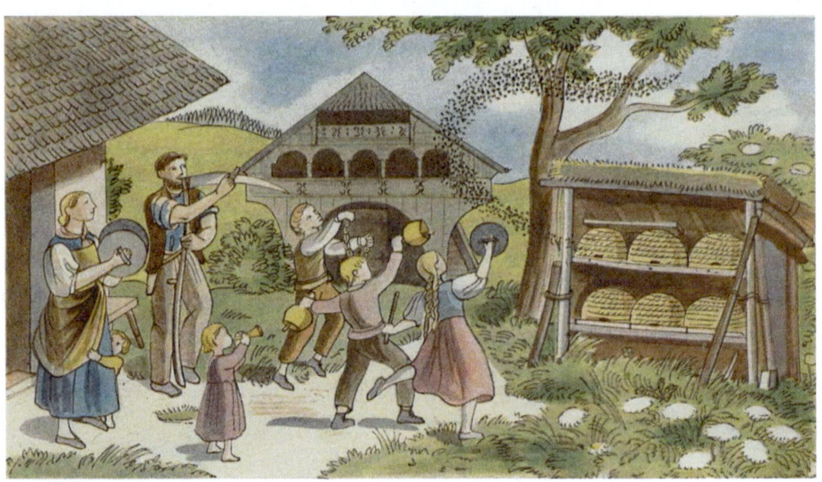

Abbildung 2: Korbimkerei. Einfangen eines Bienenschwarms (Berta Tappolet 1897 – 1947).

Trotz dieser hochentwickelten Bienenzucht gab es anscheinend zu wenig Honig in Ägypten. Tributpflichtige Provinzen mussten Abgaben mit Honig bezahlen. Die große Bedeutung von Honig im antiken Ägypten lässt sich u. a. daran ermessen, dass er als Opfergabe für den Nilgott und als Grabbeigabe diente sowie in fast allen Medikamenten enthalten war. An vielen ägyptischen Tempeln, Gräbern und Monumenten kann man eine Bienenhieroglyphe finden. Diese hatte jedoch nichts mit der Imkerei zu tun; sie war Teil des Pharaonentitels, genauer gesagt stand sie als Symbol für den König von Unterägypten.

Vor allem aus dem heutigen Israel kam viel Honig nach Ägypten. Unlängst wurde in der Gegend von Jericho eine Imkerei ausgegraben, die auf ein Alter von etwa 3000 Jahren datiert wurde. Die Bibel nennt Israel nicht umsonst das Land, wo Milch und Honig fließen. Wahrscheinlich ist dies wörtlich zu nehmen, denn es finden sich Hinweise auf eine professionelle Bienenzucht, die so weit geht, dass dort gezielt die anatolische Biene angesiedelt wurde, die sich deutlich von der ursprünglich dort beheimateten, wesentlich aggressiveren Biene unterscheidet.

Man kann davon ausgehen, dass die Bienenzucht im alten Persien einen ähnlichen Stellenwert hatte wie die im alten Ägypten. Leider ist nur sehr wenig überliefert und nur ein Teil der erhaltenen Keilschrifttexte sind bis heute übersetzt. Auch hier war Honig Opfergabe für die Götter und wichtige Zutat für viele Arzneien. Honig wurde z. B. zur Wundbehandlung benutzt. Der griechische Geschichtsschreiber Herodot (490 – 420 v. Chr.) berichtete, dass die Assyrer ihre vornehmen Toten in Honig aufbewahrten, um sie vor dem Verfall zu schützen. So soll die Leiche von Alexander dem Großen auf diese Art und Weise konserviert worden sein.

Eine Blüte erreichte die Imkerei im antiken Griechenland. Viele berühmte Denker und Philosophen, wie Aristoteles, Pythagoras und Sokrates, beschäftigten sich mit der Biene und der Bienenzucht und erwarben dabei erstaunliche Kenntnisse. Von Pythagoras wird erzählt, dass er und seine Schüler sich nur von Honig ernährt hätten, was aber eine Übertreibung sein dürfte. Man wusste damals bereits recht gut über Bienen Bescheid und kannte das wahre Geschlecht der Königin, der Arbeitsbienen und der Drohnen. Man kannte die Arbeitsteilung im Bienenvolk, die Gründe für Drohnenbrütigkeit und wusste, wie man starke Völker erstellt. Doch glaubten noch einige dieser Philosophen an die Bugonie, die angebliche Entstehung von Bienen aus toten Stieren.

Aus dieser Vorstellung leitet sich auch der lateinische Name für Biene: „Apis“ ab, denn Apis war der griechische Name des heiligen Stieres von Memphis (antikes Ägypten), der als Verkörperung des Gottes Ptah verehrt wurde.

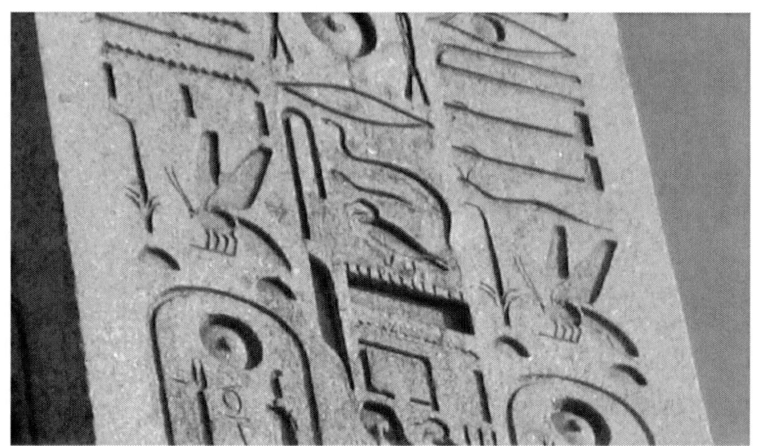

Abbildung 3: Bienenhieroglyphen am Obelisken von Luxor (13. Jahrhundert v. Chr.), Place de la Concorde, Paris.

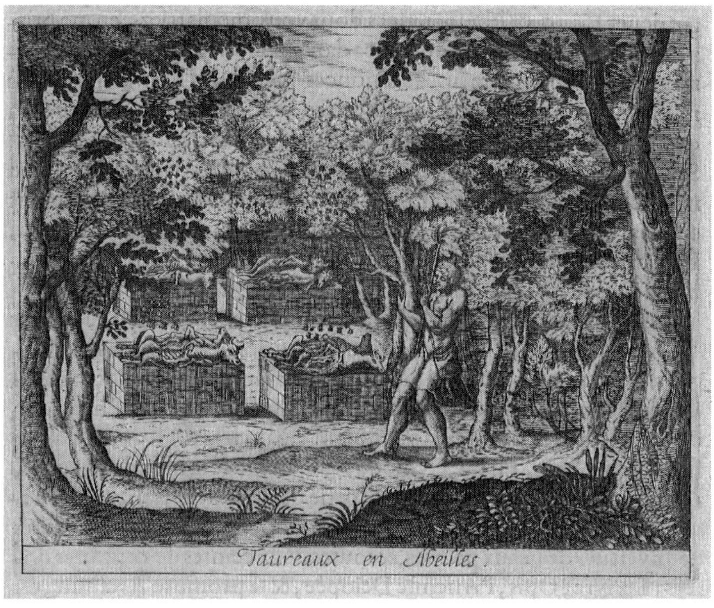

Abbildung 4: Die Entstehung von Bienen aus toten Stieren.

Neben Klotzbeuten, Körben und Röhren aus Holz und Ton wurden im antiken Griechenland bereits Beuten mit beweglichen Waben verwendet. Bienen waren Teil der Mythen- und Sagenwelt der Griechen. Göttervater Zeus wurde mit Milch und Honig großgezogen. Deshalb trug er den Beinamen „meilichios“. Die fleißigen Bienen waren der Göttin Demeter geweiht, deren Priesterinnen melissai (Bienen) hießen. Der Hirtengott Pan galt als Beschützer der Honigbienen. Im täglichen Leben der Griechen durfte Honig nicht fehlen. Das heutige Malta hieß damals „melita“, was so viel wie Honiginsel bedeutet. Zu Ehren des Metgottes Melikertes (Honigschneider) wurden in Korinth Spiele abgehalten. Bienen waren die "Vögel der Musen". Die drei Prophetinnen der Zukunft konnten nur solange die Wahrheit vorausverkünden, wie genug Honig da war. Fehlte er, redeten sie wirr durcheinander.

Anknüpfend an die Kultur der Griechen übernahmen die Römer viele ihrer Erkenntnisse. Varro, Vergil, Plinius der Ältere und viele andere sind berühmte Bienenschriftsteller und Imker gewesen. Sie beobachteten die Bienen genau und bewunderten sie wegen ihrer Reinlichkeit und ihrer Abneigung gegen üble Gerüche. Es gehörte zum guten Ton bei den Römern, auf dem eigenen Landsitz eine kleine Imkerei zu betreiben und Kenntnisse über Bienen zu besitzen. Die Römer bestritten jedoch, dass die Königin einen Stachel hat. Honig fiel ihrer Meinung nach vom Himmel in die Blüten, von wo aus die Bienen ihn sammelten, und sie glaubten, dass die Bienen das Wasser nicht im Honigmagen, sondern mit dem Haarkleid transportierten.

Nicht nur in den antiken Hochkulturen, auch in der altgermanischen Mythologie spielten die Bienen eine bedeutende Rolle. In Walhalla wurde den verstorbenen Helden Honigmet serviert. Nach altisländischer Sage verdankte der Göttervater Odin sein Leben, seine Kraft und seine Weisheit dem Honig. Bienen galten hier als Sinnbild für kräftiges und einheitliches Zusammenwirken, für Fleiß, Ordnung und Reinlichkeit, Zucht und Häuslichkeit, Sparsamkeit, Vortrefflichkeit und Wohltätigkeit, für Mut und Ausdauer, Wachsamkeit und Klugheit, Zweckmäßigkeit und Kunstfertigkeit. Das änderte sich durch die Christianisierung Germaniens nicht, denn Honig war auch bei christlichen Festen beliebt, und Wachs war als Brandopfer für die Kirchen wichtig. Weil Honig und Wachs knapp waren, waren die Preise hoch. Zeidler, wie die Imker damals genannt wurden, genossen ein hohes Ansehen und hatten besondere Privilegien, wie etwa das Recht, Waffen zu tragen. Zeideln bedeutet schneiden. Zeidler waren die Schneider von Waben. Sie waren in Zünften organisiert und besaßen eine eigene Gerichtsbarkeit. Die Kaiser und Könige, aber auch die geistlichen Herren waren an dem Ausbau des Zeidelwesens sehr interessiert, um die Versorgung mit Honig und Wachs sicherzustellen. Bienen wurden geschützt und Bienendiebstahl unter harte

Strafe gestellt. Doch von dem einstmals großen Wissen der Griechen und Römer ging vieles verloren – man hielt in dieser Zeit die Königin für ein männliches Wesen.

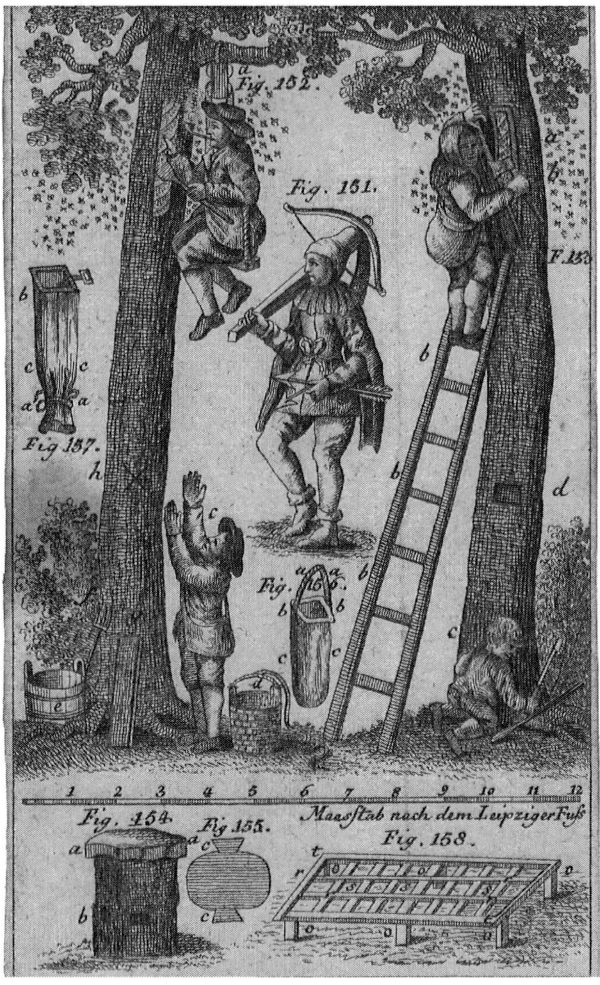

Abbildung 5: Darstellung des Zeidelwesens.

Die Völker wurden im Mittelalter etwa wie folgt bewirtschaftet: Während des Sommers baute man neue Klotzbeuten für die Schwärme, die man darin einlogierte und dann sich selbst überließ. Geerntet wurde im Frühjahr, wo man die nach dem Winter übrig gebliebenen Waben ausschnitt und Wachs und Honig erntete. Die Erträge waren allerdings bescheiden.

Andernorts entwickelte sich die Korbbienenzucht, wie sie heute noch vereinzelt in der Lüneburger Heide anzutreffen ist. Hier vervierfachte der Imker im Sommer seinen Völkerbestand und reduzierte ihn zum Winter wieder auf ein Viertel, wobei er die gesamte Wachs- und Honigmenge der aufgelösten Völker erntete.

Die Entwicklung der Imkerei seit der Renaissance

Durch die Reformation, die dadurch geringer werdende Nachfrage nach Wachs, den Dreißigjährigen Krieg und durch Importe von Honig, Wachs und Zucker aus Zuckerrohr ging es mit dem Zeidelwesen bergab. So verfielen die Organisationen der Zeidler. Auch die Nachfrage an Met ging zurück, während die Nachfrage nach Bier stieg. Gleichzeitig begann sich die Naturwissenschaft für die Bienen zu interessieren. Forscher wie v. Reaumur und Swammerdam erforschten die Bienen. Lebhafte Diskussionen, z.B. über das Geschlecht der Weisel, entbrannten. Das Wissen der alten Griechen wurde nach und nach wiederentdeckt. 1586 entdeckte der Spanier Luis Mendez de Torres, dass die Königsbiene ein Weibchen ist; 1609 fand Charles Butler (England) heraus, dass Drohnen männlich sind und 1637 entdeckte Richard Remnant (England), dass Arbeitsbienen Weibchen sind. 1744 beschrieb Hornborstel (Deutschland) die Herstellung der Waben durch Wachsausschwitzung. 1793 wurde die Bedeutung der Biene für die Bestäubung der Pflanzen von Christian Konrad Sprengel erkannt. Karl v. Frisch entdeckte und entschlüsselte in der ersten Hälfte des 20. Jahrhunderts die Tanzsprache der Bienen und erhielt dafür 1973 den Nobelpreis. Der vorläufig letzte Höhepunkt in Bezug auf die Erforschung der Biene ist die Entschlüsselung des gesamten Erbgutes, d. h., der Gene und nicht geninformationstragenden DNS, der Honigbiene im Jahre 2006.

Parallel dazu erweiterten Christ, Ramdohr, Huber, Dzierzon, Schirach, um nur einige zu nennen, das Wissen um effizientere Möglichkeiten der Bienenhaltung. 1806 entwickelte der ukrainische Imker Peter Prokopovich die erste Beute mit mobilen Rähmchen. Revolutioniert wurde die Imkerei schließlich durch den Amerikaner Lorenzo Lorraine Langstroth (1810 – 1895). Er erfand 1851 die Magazinbeute mit mobilen Rähmchen. Der nächste Fortschritt kam durch die Erfindung der künstlichen Mittelwand durch den Deutschen Johannes Mehring im Jahre 1858. Die Honigschleuder wurde 1862 von Major F. Hruschka entwickelt. Damit waren die wesentlichen Voraussetzungen für eine moderne Imkerei erfüllt. Mehr als 150 Jahre gab es danach im Wesentlichen nur Verbesserungen und Modifikationen dieser Techniken. Als kleine Sensation galt daher die Entwicklung der „Flow Hive“ im Rahmen eines Crowdfundingprojektes 2015 in Australien. Im Zentrum des Systems stehen modifizierte künstliche Wabenzellen. Die Zellen einer Wabe werden durch jeweils eine Hälfte eines Plastikteils gebildet, die sich zu einer Zelle formen, in der Mitte jedoch nicht geschlossen sind. Der winzige Spalt zwischen beiden Anteilen der Zelle wird von den Bienen verschlossen und danach als Honigwabe genutzt. Diese Lücke ermöglicht ein Verschieben der Seitenwände gegeneinander, so dass sich eine zusammenhängende Rinne ergibt, durch die der Honig allein mit Hilfe der Schwerkraft nach unten abzufließen und über einen Zapfhahn entnommen werden kann. Nach anfänglicher Euphorie überwiegt aktuell die Zurückhaltung, denn Plastikwaben gelten als wenig natürlich und der Preis der Flow-Hive-Beuten übersteigt den Preis konventioneller Beutensysteme bei Weitem. Ob die Australier Cedar und Stuart Anderson, die diese Wabe entwickelt haben und die Honigernte für Imker schnell und einfach und für die Bienen wenig belastend machen wollten, tatsächlich damit einen für die Imkerei wichtigen Fortschritt getan haben, wird die Zukunft zeigen.

Bedeutung der Bienen für den Menschen

Lange Zeit waren Bienen für viele Menschen nicht mehr als bloße Lieferanten von Honig und anderen Bienenprodukten, die ansonsten als eher lästig und gefährlich eingestuft wurden. In jüngerer Zeit haben weltweite Aufklärungskampagnen, die durch das „Bienensterben“ in Gang gesetzt wurden, die Erkenntnis verbreitet, dass Bienen über ihre Bestäubungstätigkeit Nahrungsmittel und andere Werte in Höhe von ca. 150 Milliarden Euro jährlich erwirtschaften. Der jährliche volkswirtschaftliche Nutzen der Bienen soll in Deutschland rund 2 Milliarden Euro betragen, was die Biene zum drittwichtigsten Nutztier nach Rind und Schwein macht. Darüber hinaus besitzen Bienen große Bedeutung für das gesamte Ökosystem. Die jetzige Tier- und Pflanzenwelt ist ohne die Leistung der Honigbiene nicht denkbar, denn viele Tiere leben von den Früchten der Pflanzen, die durch Bienen bestäubt werden. Vielfach wird in diesem Zusammenhang der folgende, Albert Einstein (1879 – 1955) zugeschriebene Satz zitiert:

„Wenn die Biene einmal von der Erde verschwindet, hat der Mensch nur noch vier Jahre zu leben. Keine Bienen mehr, keine Bestäubung mehr, keine Pflanzen mehr, keine Tiere mehr, kein Mensch mehr.“

Diese Aussage stammt nicht von Albert Einstein. Erstmals tauchte sie in einer Broschüre von französischen Imkern auf, die im Jahr 1994 gegen hohe Kosten von Zucker als Bienenfutter sowie eine mögliche Senkung des Importzolls auf Honig protestierten. (http://de.wikipedia.org/wiki/Colony_Collapse_Disorder; Zugang 19.06.2016). Einstein wurde dieses Zitat wohl untergeschoben, um den eigenen Worten Autorität und

Nachdruck zu verleihen. Auch fragt man sich, warum eigentlich Einstein in Sachen Biologie Autorität zukommen soll, war er doch in erster Linie Physiker.

Wenngleich der Biene eine herausragende Bedeutung bei der Bestäubung von Pflanzen zugestanden wird, insbesondere im Bereich der industriell organisierten Landwirtschaft, würde das Ende der Bienen nicht das Ende des Menschen bedeuteten, sicher aber eine deutliche Veränderung der Welt und eine geringere Nahrungsmittelproduktion, was zu größeren Hungersnöten führen würde. Die Honigbiene (Apis mellifera) war, wie zuvor beschrieben, in den letzten 10 Millionen Jahren nicht auf den Kontinenten Amerika und Australien heimisch und sie wurde erst im 17. und 19. Jahrhundert dorthin verbracht. Zuvor haben dort andere Insekten sowie der Wind die Bestäubung sichergestellt. Auf beiden Kontinenten haben zuvor Menschen gelebt und in Süd- und Mittelamerika sogar Hochkulturen hervorgebracht.

Honig und Bienenprodukte in verschiedenen Religionen

Islam

Die Heilwirkungen von Honig spielen eine Rolle in den Weltreligionen. Besonders ausgeprägt ist das im Islam. Hintergrund sind einige Geschichten um den Propheten Mohammed mit Bezug zu Honig sowie die Erwähnung der Bienen im Koran. In Sure 16 (Verse 68-69) findet sich folgender Text:

„Dein Herr gab der Biene ein: Mach dir Häuser in den Bergen, in den Bäumen und in dem, was die Menschen errichten! Dann iss von allen Früchten, und folge den gebahnten Wegen deines Herrn! Aus dem Leib der Bienen kommt ein Saft, verschiedenartig in den Farben. In ihm liegt Heilkraft für die Menschen."

Überliefert wurde auch, dass ein Mann zum Propheten kam und sagte: „Mein Bruder klagt über Bauchschmerzen!" Der Prophet sagte zu ihm: „Gib ihm Bienenhonig(-Wasser) zu trinken." Als der Mann zu ihm abermals mit derselben Nachricht kam, sagte der Prophet zu ihm: „Gib ihm Bienenhonig(-Wasser) zu trinken." Und als der Mann zum dritten Mal in derselben Sache zu ihm kam, sagte der Prophet: „Gib ihm Bienenhonig (-Wasser) zu trinken." Dann kam der Mann noch einmal und berichtete dem Propheten, dass er dies doch tat (und sein Bruder immer noch Schmerzen hat). Da sagte der Prophet zu ihm: „Allah sagt die Wahrheit, und der Bauch deines Bruders hat gelogen. Gib ihm Bienenhonig (-Wasser) zu trinken." Der Mann gab seinem Bruder endlich dieses Getränk, und er wurde dadurch geheilt."

Schließlich wird berichtet, dass der Prophet sagte: „Honig ist ein Heilmittel für jede Krankheit und der Koran ist ein Heilmittel für alle Krankheiten des Geistes, daher empfehle ich euch, beide Heilmittel, den Koran und den Honig."

Aufgrund dieser Überlieferungen und Aussagen im Koran ist es verständlich, dass die medizinische Forschung zu Honig und Bienenprodukten in den Ländern, in denen der Islam eine große Bedeutung und Verbreitung hat, intensiv betrieben wird.

Judentum

Im Judentum wird traditionellerweise Honig von Rosch Haschana (jüdischer Neujahrstag) bis in die Zeit nach Sukkot (Laubhüttenfest) zu jeder Hauptmahlzeit serviert. Er wird auf ein Stück Brot gestrichen, über das der „Hamotzi"-Segen gesprochen wird. Am Abend von Rosch Haschana wird der süße Apfel in Honig getaucht. Süßes Gebäck wird mit Honig gebacken. Honig wird für die Zubereitung von Lebensmitteln wie glasierten Möhren und süßen Desserts verwendet.

Dieser Brauch stellt eine uralte und universelle jüdische Tradition dar. Sie symbolisiert den Wunsch nach einem „süßen neuen Jahr". Doch der Honig steht nicht nur für Süßigkeit. Er repräsentiert eine der Eigenschaften des Landes Israel, das die Bibel das Land, in dem Milch und Honig fließen, nennt.

Hinduismus

Im Hinduismus ist Honig eine Zutat von Panchamrit, einer besonders verehrten Speise, die außerdem aus geklärter Butter, Milch, Zucker und Buttermilch besteht. Wenn ein Kind in einer hinduistischen Familie geboren wird, wird das „Jatakarma" Ritual durchgeführt. Dabei werden einige Tropfen Honig auf den Mund des Kindes gesetzt und der Name Gottes in das Ohr des Kindes geflüstert. In der Rigveda, einem der ältesten und wichtigsten Teile der Schriften des Hinduismus findet sich folgender Text: „Dieses Kraut, aus Honig geboren, in Honig getaucht, durch Honig gesüßt, ist das Heilmittel für alle Krankheiten."

Aus dem Bereich des Hinduismus stammt auch Ayurveda, das „Wissen vom Leben". Hier werden acht Typen von Honig beschrieben. Diese werden nachfolgend charakterisiert:

- Pouttikam – Honig von sehr großen schwarzen Bienen (Pauttika) und von giftigen Blumen. Dieser Honig soll das Vata-Dosha (zuständig für Energie und Bewegung) erhöhen, Gicht und ein brennendes Gefühl im

Brustkorb verursachen. Dieser Honig soll bei Harnwegsinfektionen, Tumoren, Geschwüren oder Wunden und bei Zuckerkrankheit gut sein.

- Bhramaram – teigig, klebriger Honig von großen Bienen (Bhramara-Bienen) zur Behandlung von Bluterbrechen und Blutungsstörungen.
- Kshaoudram – gelblich, bräunlicher, leichter und „kalter“ Honig von Honigbienen mittlerer Größe. Er soll das Kapha-Dosha (das erhaltende und stabilisierende Prinzip des Körpers) beeinflussen und zur Behandlung des Diabetes geeignet sein.
- Makshikam – sehr heller und trockener Honig von kleinen rötlichen Bienen (Makshika-Bienen, wahrscheinlich Apis florea). Er soll bei Erkrankungen des Kapha-Dosha und bei Augen- und Lebererkrankungen, Hämorrhoiden, Asthma, Husten und Tuberkulose indiziert sein.
- Chatram – Honig von Bienen aus dem Himalaya (Chhatra-Bienen, wahrscheinlich Apis dorsata oder Apis dorsata laboriosa). Dieser Honig soll als Wurmmittel, bei Bluthusten und Schuppenflechte wirksam sein.
- Arghyam – Honig von dünnmäuligen Bienen (Argha-Bienen), die in Ameisenhügeln gefunden werden. Dieser Honig für die Behandlung von Augenkrankheiten, Husten, Anämie geeignet sein. Er soll das Pitta- und Kapha-Dosha unterwerfen.
- Oudalakam – Honig von kleinen braunen Bienen (Uddálakam-Bienen). Wird bei Hauterkrankungen und Lepra angewendet, soll entgiften und die Stimme verändern; soll auch zum Würzen von Speisen dienen.
- Dalam – Honig aus Blättern honigproduzierender Pflanzen zur Behandlung von Erbrechen und zur Verbesserung der Verdauung und des Blutzuckers.

Buddhismus

Ein Bild für die nicht erweckte Buddhanatur sind Bienen, die den Honig verdecken. Die Bienen stehen für den Hass, der die eigentliche Natur des Geistes verdunkelt und der Honig steht für die Fähigkeit zur Erkenntnis ein Buddha zu werden. Buddha erhielt auf dem Weg zu seiner Erleuchtung Honig von einem Affen, der vor Begeisterung, dass Buddha die Gabe akzeptierte, tot umfiel. Der Monat, in dem der Affe starb, wurde ihm zur Ehre „Madhu Purnima“ (Honigvollmond) genannt. Honig war Bestandteil von Buddhas Mahlzeiten unmittelbar vor und nach seiner Erleuchtung. Eine weitere Weisheit von Buddha lautet: „Wer seinen Wohlstand vermehren möchte, der sollte sich an den Bienen ein Beispiel nehmen. Sie sammeln den Honig, ohne die Blumen zu zerstören. Sie sind sogar nützlich für die Blumen. Sammle deinen Reichtum, ohne seine Quellen zu zerstören, dann wird er beständig zunehmen.“

Für Buddhisten ist Honig eines der 5 Nahrungsmittel der Unsterblichkeit und steht für Auferstehung.

Christentum

Honig wird als Symbol für die belebende und erquickende Wirkung des Wortes Gottes gesehen. In diesem Sinn kann Kanaan, das Land, in dem Milch und Honig fließen, unabhängig von der dort vorhanden imkerlichen Infrastruktur auch als das Land, im dem das Wort Gottes gehört wird, angesehen werden. So sind sie Sprüche Salomos nicht unbedingt wörtlich zu nehmen: „Hast du Honig gefunden, so iss dein Genüge, damit du seiner nicht satt wirst und ihn ausspeist." Oder „Viel Honig essen ist nicht gut, aber schwere Dinge erforschen ist Ehre." Bezüge zur Gesundheit findet sich auch. In einer Geschichte führt das Heer Israels unter Leitung von Saul und seinem Sohn Jonathan Krieg gegen die Philister (1. Samuel 14,27 & 29). Saul gab dem Heer den Befehl, nicht zu essen, bis er den Sieg errungen hatte. Nur Jonathan wusste nichts von dem Verbot und aß von dem Honig, den sie unterwegs fanden.

27 ...[Er] führte seine Hand wieder zu seinem Mund, und seine Augen wurden wieder hell.

29 Da antwortete Jonathan: Mein Vater bringt das Land ins Unglück. Seht doch, wie meine Augen hell geworden sind, weil ich ein wenig von diesem Honig gekostet habe.

Im Anschluss dessen zögerte er also nicht im Geringsten, seine äußerliche Veränderung dem Honig zuzuschreiben (http://www.bibelstudium-online.de/info/59D.pdf; Zugang 29.10.2017).

Weiter Bibelzitate zum Thema Bienen und Honig sind:

3 Denn die Biene ist klein unter allem, was Flügel hat, und bringt doch die allersüßeste Frucht (Jesus Sirach 11).

26 Der Mensch braucht zu seinem Leben vor allem Wasser, Feuer, Eisen, Salz, Mehl, Milch, Honig, Wein, Öl und Kleider.
27 Das alles kommt den Frommen zugute, aber wandelt sich für die Sünder zum Bösen (Jesus Sirach 39).

Hinweise auf die Entstehung von Bienen aus toten Tieren finden sich im Buch Richter, Kapitel 14:

5 So ging Simson hinab mit seinem Vater und seiner Mutter nach Timna. Und als sie kamen an die Weinberge von Timna, siehe, da kam ein junger Löwe brüllend ihm entgegen.

6 Und der Geist des HERRN geriet über ihn, und er zerriss ihn, wie man ein Böcklein zerreißt, und hatte doch gar nichts in seiner Hand. Er sagte aber seinem Vater und seiner Mutter nicht, was er getan hatte.

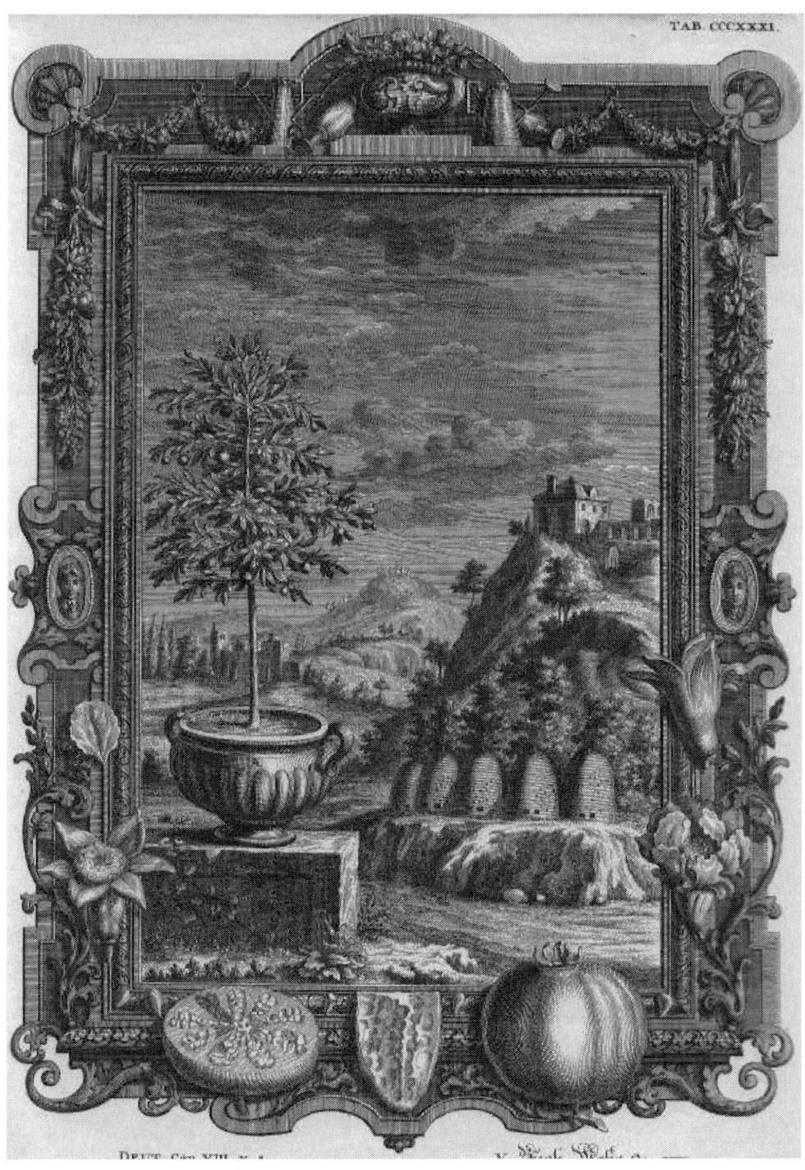

Abbildung 6: Johann Melchior Füssli (1677 – 1736), Kupferstecher der Bilderbibel von Johann Jakob Scheuchzer. Darstellung von Palästina, dem Land, wo Milch und Honig fließen.

8 Und nach einigen Tagen kam er wieder, um sie zu holen, und bog vom Wege ab, um nach dem Aas des Löwen zu sehen. Siehe, da war ein Bienenschwarm in dem Leibe des Löwen und Honig.

Weitere Informationen zum Thema finden sich unter https://www.lwg.bayern.de/mam/cms06/bienen/dateien/bienen_und_kirche.pdf (Zugang 31.12.2017).

Kurzer Abriss der Medizingeschichte

Um die gesundheitliche Bedeutung der Bienenprodukte und ihren aktuellen Stellenwert in der Medizin verstehen zu können, soll ein kurzer Einblick in die Medizingeschichte gegeben werden, denn wie August Bebel (1840 – 1913), Begründer der sozialdemokratischen Arbeiterbewegung in Deutschland, einmal sagte *„Nur wer die Vergangenheit kennt, kann die Gegenwart verstehen und die Zukunft gestalten"*.

Von Anfang an war die Menschheit mit allerlei Krankheiten konfrontiert. Dies beweisen Knochenfunde von Vorfahren des heutigen Menschen, die etwa eine halbe Million Jahre alt sind. Aus historischer Zeit bestätigen dies erste Aufzeichnungen auf den Papyri des antiken Ägypten (z. B. Smith-Papyrus; Theben; Ägypten 1700 v. Chr.) sowie Mumien aus dieser Zeit oder von anderen Orten wie dem antiken Peru. Die Vorstellungen, die die Menschen der Frühzeit über die Hintergründe von Krankheiten hatten, sind nur teilweise überliefert. Sie liegen im Bereich des magisch-animistischen Denkens, vergleichbar mit den Vorstellungen traditioneller Heiler, die es auch heute noch in verschiedenen Kulturen gibt. Krankheiten werden demnach durch bösen Zauber verursacht. Aber auch schlechtes Blut, Ehebruch und Inzest werden als mögliche Krankheitsursachen angesehen.

Hippokrates von Kos (etwa 460 – 375 v. Chr.) war einer der ersten, der sich nachweislich mit der Frage der Entstehung von Krankheiten systematisch auseinandergesetzt hat. Von ihm stammt der Satz: „Es gibt in der Tat zwei Dinge, die Wissenschaft und die Meinung; die Erstere gebiert Wissen, die Letztere Unwissen."

Ausgehend von der Elementenlehre des Empedokles (490 – 430 v. Chr.), nach der alles Sein aus den vier Grundelementen Feuer, Wasser, Luft und Erde besteht, entwickelten er und seine Schüler sowie der spätere in Rom wirkende Arzt Galenus von Pergamon (etwa 129 – 216 n. Chr.) die Vier-Säfte-Lehre (Humoralpathologie), die bis zur Einführung der Zellularpathologie durch Rudolf Virchow im 19. Jahrhundert die Naturwissenschaften und die damalige Medizin dominierte. Nach der Vier-Säfte-Lehre galten gelbe Galle, schwarze Galle, Blut und Schleim als Lebensträger im Körper und wurden über das Blut und auch über die

Nerven im Körper verbreitet. Jedem dieser Säfte wurde ein Organ zugeordnet, das den betreffenden Saft erzeugen, speichern oder umwandeln kann. Standen die Säfte in einem ausgewogenen Verhältnis (Eukrasie), galt der Mensch als gesund. Krankheiten entstanden entsprechend durch Störungen (Dyskrasie) dieser Ausgewogenheit.

Die Anfänge der wissenschaftlichen Medizin liegen im 10. Jahrhundert mit Abu Bakr Muhammad ibn Zakariya ar-Razi (etwa 864 – 925 n. Chr.), einem bedeutenden persischen Arzt, Naturwissenschaftler, Philosophen und Alchemisten, der auch unter dem latinisierten Namen Rhazes oder Rasis bekannt ist. Sein wichtigster Beitrag war, dass er durch Experimente die wissenschaftlichen Thesen überprüfte, vor allem in der Medizin.

Im 19. Jahrhundert revolutionierte Rudolf Virchow (1821 – 1902) die Medizin mit seiner Zellularpathologie, die seither die Grundlage der wissenschaftlichen Erforschung von Krankheiten darstellt. Neue Möglichkeiten des Erkenntnisgewinns (z. B. Genetik, moderne bildgebende Verfahren, Elektronenmikroskopie, Molekularbiologie) erlauben immer tiefere Einblicke in die Funktionen und Fehlfunktionen des Körpers, sodass heute ein gutes Verständnis für die Hintergründe von Krankheiten besteht. Diese Erkenntnisse haben dazu geführt, dass in Deutschland Menschen in der heutigen Zeit durchschnittlich doppelt so alt werden wie im Jahre 1871, als man die ersten verlässlichen Werte zur Lebenserwartung bestimmt hat. Neben ausreichender Ernährung und sauberem Trinkwasser sind es die Erkenntnisse um die Hygiene und die medizinische Versorgung (Antibiotika, Blutdrucksenker u.v.a.m.), die Menschen im heutigen Mitteleuropa im Schnitt rund 40 Jahre älter werden lassen.

Was charakterisiert die konventionelle Medizin (Schulmedizin)?

Konventionelle Medizin, Schulmedizin, universitäre Medizin, wissenschaftliche Medizin und Hochschulmedizin sind verschiedene Begriffe, die die an Universitäten und wissenschaftlichen Hochschulen in aller Welt gelehrte und allgemein anerkannte Medizin bezeichnen.

In der Vergangenheit war die konventionelle Medizin nicht immer wissenschaftlich geprägt. Unter dem falschen Dogma der Vier-Säfte-Lehre (Humoralpathologie) erfolgten Behandlungsmaßnahmen, die aus heutiger Sicht sicher nicht geeignet waren, die Situation von Kranken zu verbessern. Insbesondere der Aderlass galt bis ins 19. Jahrhundert als Allheilmittel gegen die unterschiedlichsten Krankheiten. Manche Kranke bluteten durch wiederholten Aderlass richtiggehend aus. Prominente Opfer der Therapie waren Kaiser Leopold II. von Österreich (1747 – 1792) und George Washington (1732 – 1799), der erste Präsident der

USA. Das änderte sich im Laufe des 19. Jahrhunderts unter dem Einfluss von Rudolf Virchow. Die Anwendung bakteriologischer Erkenntnisse (Antisepsis), die Wiedereinführung der Narkose sowie Fortschritte auf diesen beiden Gebieten ermöglichte chirurgische Maßnahmen in allen Regionen des Körpers und reduzierte die durch Wundinfektionen verursachte Sterblichkeit deutlich. Die Entdeckung der Röntgenstrahlen und der Radioaktivität ermöglichte eine bessere Diagnostik von Krankheiten und erlaubte therapeutischen Anwendungen (Strahlentherapie). Diese und viele weitere Fortschritte, auf die an dieser Stelle nicht weiter eingegangen werden soll, haben dazu beitragen, dass sich die Lebenserwartung in diesen 150 Jahren mehr als verdoppelt hat (Abbildung 7).

Wie aus dem Vorangegangenen deutlich wird, handelt es sich bei der wissenschaftlichen Medizin um kein statisches Konzept. Erweisen sich Verfahren als nicht sinnvoll, werden sie verworfen und sind nicht länger Teil der wissenschaftlichen Medizin. Neue Heilmethoden können dagegen zu einem Teil der wissenschaftlichen Medizin werden, wenn sie ihren Nutzen unter Beweis gestellt haben. Besonders schön und mit einem Bezug zum Bienenvolk hat es Friedrich Wilhelm Nietzsche (1844 – 1900) in seinem Werk „Über Wahrheit und Lüge im außermoralischen Sinne“ zum Ausdruck gebracht:

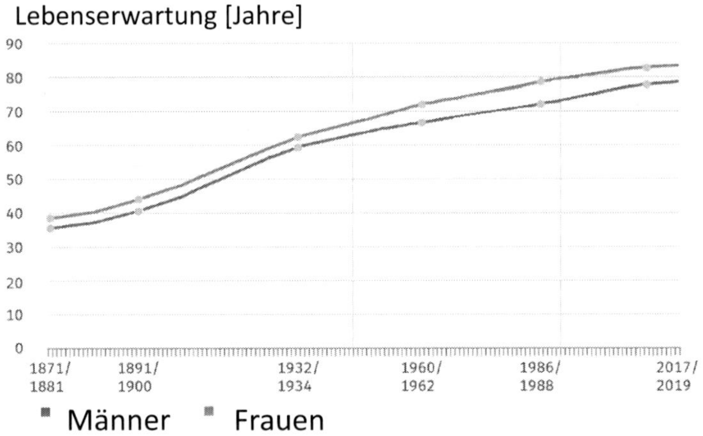

Abbildung 7: Entwicklung der Lebenserwartung in Deutschland zwischen 1871 und 2019 (nach https://www.destatis.de/DE/Themen/Gesellschaft-Umwelt/Bevoelkerung/Sterbefaelle-Lebenserwartung/_inhalt.html#sprg229094).

„Wie die Biene zugleich an den Zellen baut und die Zellen mit Honig füllt, so arbeitet die Wissenschaft unaufhaltsam an jenem großen Kolumbarium der Begriffe, der Begräbnisstätte der Anschauungen, baut immer neue und höhere Stockwerke, stützt, reinigt, erneut die alten Zellen und ist vor allem bemüht, jenes ins Ungeheure aufgetürmte Fachwerk zu füllen und die ganze empirische Welt, das heißt die anthropomorphische Welt, hineinzuordnen. Wenn schon der handelnde Mensch sein Leben an die Vernunft und ihre Begriffe bindet, um nicht fortgeschwemmt zu werden und sich nicht selbst zu verlieren, so baut der Forscher seine Hütte dicht an den Turmbau der Wissenschaft, um an ihm mithelfen zu können und selbst Schutz unter dem vorhandenen Bollwerk zu finden. Und Schutz braucht er: denn es gibt furchtbare Mächte, die fortwährend auf ihn eindringen und die der wissenschaftlichen "Wahrheit" ganz anders geartete "Wahrheiten" mit den verschiedenartigsten Schildzeichen entgegenhalten."

Anfang der 1990er Jahre hat Gordon Guyatt (*1953) die Forderung erhoben, dass bei medizinischen Behandlungen patientenorientierte Entscheidungen nach Möglichkeit auf der Grundlage durch Studien nachgewiesener Wirksamkeit getroffen werden sollen, wobei die Lebensqualität sowie die Wünsche des Patienten zu berücksichtigen sind. Doch meist ist es nicht einfach, den medizinischen Nutzen einer Methode zu beweisen. Um durch eine Studie eine Frage klar und eindeutig beantworten zu können, ist eine gute Studienplanung notwendig. Diese berücksichtigt verschiedene Umstände:

- Individuelle Merkmale: Da jeder Mensch ein bisschen anders ist, hat jeder auch eine leicht unterschiedliche Ausprägung bei Messwerten, z. B. bei Blutwerten, die sich wiederum in Abhängigkeit anderer Umstände verändern können. Als Beispiel sei der Blutzuckerwert genannt, für den man bei Gesunden Nüchternwerte zwischen 70 – 99 mg/dl (3,9 – 5,5 mmol/l) annimmt und der sich je nach Nahrungszufuhr verändert.
- Messmethoden: Möchte man eine Studie zum Thema Blutzucker durchführen, ist es ferner wichtig, dass man die Art der Messung berücksichtigt, denn der Blutzucker ist unterschiedlich hoch, je nachdem ob die Messung in venösem Plasma (Blutflüssigkeit nach der Blutgerinnung), venösem Vollblut oder kapillarem Vollblut erfolgt.
- Messgenauigkeit: Die natürliche Streubreite der Messergebnisse erfordert, dass wenige Versuchspersonen (< 5) für eine Studie, die den Einfluss von Honig auf den Blutzuckerspiegel untersuchen soll, nicht ausreichen. Statistischen Verfahren können dann zeigen, dass diese Unterschiede bedeutsam (signifikant) sind.

- Zielgruppe: Auch muss man die Personen definieren, die man für eine Studie braucht. Diabetiker haben einen gestörten Zuckerstoffwechsel. Je nach Fragestellung einer Studie kann es sinnvoll sein, die Studie entweder bei Gesunden oder bei Diabetikern durchzuführen. Eine Studie, in denen beide Gruppen vermischt sind, erschwert die Auswertung der Ergebnisse.

Die Probleme solcher medizinischen Studien sollen an einem Beispiel verdeutlicht werden: Im Auftrag des Deutschen Imkerbundes wurden zehn stoffwechselgesunde, normalgewichtige Personen im Alter von etwa 32 Jahren untersucht. Bei ihnen wurde die glykämische Last, ein Maß zur Bestimmung der Wirkung eines kohlenhydrathaltigen Lebensmittels auf den Blutzuckerspiegel von 8 verschiedenen deutschen Honigen bestimmt. Die Personen haben innerhalb von 2 Wochen die Tests durchgeführt und dabei jeweils 20 g Honig pro Tag konsumiert. Die Ergebnisse wurden mit einem Vergleichswert von Traubenzucker verglichen und man kam zu dem Ergebnis, dass die meisten der getesteten Honigsorten einen günstigeren Wert gegenüber der Glukosekontrolle durch den Körper aufwiesen. Man schloss aus den Ergebnissen, dass Honig ernährungsphysiologisch günstig sei, da kohlenhydratreiche Lebensmittel mit niedrigem glykämischen Index (GI) und niedriger glykämischer Last (GL) sich günstig auf den Gewichtsverlauf bei Übergewichtigen und auf die Entwicklung der Insulinresistenz bei Personen mit gestörter Glukosetoleranz auswirken können (Deibert et al. 2010). Die Ergebnisse wurden vielfach vorgestellt. Kaum jemand hat diese Studie jedoch kritisch hinterfragt. Die Probleme der Studie sind nachfolgend zusammengefasst:

Um den glykämischen Index oder die glykämische Last zu bestimmen, werden in der Regel 10 Personen genommen, die 50 g Kohlenhydrate am Tag zu sich nehmen müssen. Aufgrund des Wassergehalts von Honig wären also etwa 60 g Honig erforderlich gewesen. In der Studie wurden nur 20 g Honig konsumiert. Daraus ergeben sich geringere Unterschiede beim Blutzuckerspiegel, sodass sich Messungenauigkeiten stärker auswirkten. Eine korrekte Durchführung erfordert auch, dass sich die Testpersonen nur einmal in der Woche einem solchen Test unterziehen und in der übrigen Zeit normal essen. Es erfolgten aber 8 Testreihen innerhalb von 2 Wochen. Da die Testteilnehmer auch vor dem Test eine gewisse Zeit nichts essen dürfen, konnten diese in der Zwischenzeit wohl kaum normal leben, denn mindestens jeden 2. Tag fand ein Test statt. Die Messungen erfolgten also nicht entsprechend den offiziellen Vorgaben. Sie enthielten zu geringe Kohlenhydratmengen und hatten zu geringe Zeitabstände zwischen den Tests. Die Schlussfolgerungen, die aus den Untersuchungen gezogen wurden, sind damit auch nicht korrekt. Der Glykämische Index von normalem Zucker beträgt

65, der von Rapshonig wurde mit 64 angegeben. Das ist kein relevanter Unterschied. Schließlich wurde suggeriert, dass sich Honig günstig auf den Gewichtsverlauf bei Übergewichtigen und auf die Entwicklung der Insulinresistenz bei Personen mit gestörter Glukosetoleranz auswirken soll. Wenn man eine Untersuchung an gesunden Personen durchführt, können daraus keine weiterreichenden Schlussfolgerungen für die Bedeutung bei anderen Personengruppen abgeleitet werden. Erst durch Untersuchungen an den jeweiligen nicht gesunden Gruppen (Übergewichtige, Personen mit gestörter Glukosetoleranz) hätte man entsprechende Behauptungen beweisen können. Auch die Problematik des Verzehrs von Fruchtzucker (Fruktose), einem wesentlichen Bestandteil von Honig, wird kaum berücksichtigt. Fruktose gilt als Faktor, der Übergewicht begünstigt. Außerdem besteht bei einem Teil der Bevölkerung eine Fruchtzuckerintoleranz, was unter anderem zu Beschwerden im Bauchraum führt (siehe Kapitel Risiken und Nebenwirkungen von Honig). Auf weitere Unstimmigkeiten dieser Arbeit soll nicht näher eingegangen werden, aber das Beispiel zeigt eindrucksvoll, dass manche Arbeit, die sich wissenschaftlich präsentiert, diesen Namen nicht verdient. Es gilt, Studiendaten und Schlussfolgerungen immer kritisch zu hinterfragen.

Prozess des wissenschaftlichen Erkenntnisgewinns

Basis einer wissenschaftlich fundierten Behandlung sind sorgfältig geplante und durchgeführte klinische Studien. Hintergrund für die Durchführung und Planung solcher Studien sind Ergebnisse aus präklinischen Labor- und tierexperimentellen Untersuchungen oder auch Beobachtungen aus der klinischen Praxis. Insofern greift die klassische Medizin wie die Erfahrungsmedizin besondere Krankheitsverläufe auf. Im Gegensatz zur Erfahrungsmedizin, die aus dem Verlauf von Einzelfällen Schlussfolgerungen zieht, versucht die klassische Medizin zu prüfen, ob diese Schlussfolgerungen auch zu Recht bestehen. Als Beispiel soll folgender Fall angeführt werden: Bei einem Patienten kam es zu einem Rückfall nach Erkrankungen an einem Hirntumor (Oligodendrogliom). Dieser Rückfall wurde mit Akupunktur, Pharmakopunktur (Injektion eines Medikamentes in Akupunkturpunkte) mit Ginseng und Bienengift und Gabe einer fermentierten Ginsenglösung (oral) behandelt. Unter der Therapie kam es zur Rückbildung des Tumors (Kim et al. 2015). Von Seiten der Autoren des Artikels, die eine positive Einstellung zur Akupunktur vertreten, wurde sachgerecht argumentiert, dass der Ginseng bei dem positiven Verlauf eine Rolle spielen könnte. Diese Sichtweise ist zutreffend, denn inzwischen kann als gesichert gelten, dass Ginseng gegen Krebszellen effektiv ist und Krebserkrankungen verhindert (Jin et al. 2016). Interessanterweise wird dieser Fall von

Seiten der Apitherapie als Hinweis der Wirksamkeit von Bienengift im Rahmen einer Krebstherapie gewertet, da Bienengift direkt gegen die Krebszellen wirkt (Kappl 2017). Das Konzept hinter der Pharmakopunktur mit Bienengift ist die Wirksamkeitsverstärkung der Akupunktur im Rahmen der generellen Konzepte der Traditionellen Chinesischen Medizin (Lee et al. 2016). So wurde das Bienengift an den Akupunkturpunkten eingespritzt. Ob das Bienengift überhaupt an den Tumor gelangte und dort wirken konnte, darf bezweifelt werden.

Solch ein Fall kann jedoch Anlass sein, ein solches Behandlungskonzept zu prüfen, denn womöglich könnten andere Patienten von solchen Behandlungsansätzen profitieren. Das geschieht im Rahmen einer klinischen Studie. Diese sollte so angelegt sein, dass eine eindeutige Aussage getroffen werden kann. Da man im Fall dieser Kasuistik nicht sagen kann, ob die Akupunktur, die Pharmakopunktur mit Bienengift, die Pharmakopunktur mit Ginseng oder aber die Gabe von Ginseng für den Verlauf ausschlaggebend war, würde man sich auf eine Therapiemodalität beschränken. Wenn eine solche Studie positive Ergebnisse zeigte, würde man, um der Problematik zu entgehen, dass aufgrund von unentdeckten Fehlern in einer Studie zu Unrecht Änderungen im Management von Krankheiten erfolgen, fordern, dass unabhängige Forschergruppen die Ergebnisse bestätigen. Liegen mehrere Studien zu einem Thema vor, kann man mit Hilfe statistischer Verfahren die Ergebnisse gemeinsam betrachten und so auf einer größeren Datenbasis den Stellenwert einer Behandlung genauer festlegen. Diese Betrachtungen nennt man systematische Reviews und Meta-Analysen. Behandlungen, deren Stellenwert durch diese statistischen Verfahren untermauert werden, gelten als akzeptiert und werden in das therapeutische Portfolio der klassischen Medizin aufgenommen.

Klinische Studien

Wissenschaftlicher Fortschritt in der Medizin lässt sich nur erreichen, wenn neue Behandlungsansätze im Rahmen von Studien am Menschen, so genannten klinischen Studien, überprüft werden. Fortschritte in der Medizin sind durch neue Medikamente, neue medizinische Interventionen oder Medizinprodukte möglich. Vor ihrer breiten Anwendung müssen sie auf ihre Wirksamkeit und Sicherheit überprüft werden. Laborstudien oder tierexperimentelle Studien (präklinische Studien) geben zwar oft gute Hinweise auf eine spätere Wirksamkeit am Menschen, sind aber nicht beweiskräftig genug, um eine breite Anwendung am Menschen rechtfertigen zu können. Vielfach wird der Nutzen von Studien von Apitherapeuten, Heilpraktikern und Alternativmedizinern infrage gestellt. Nach Ansicht von vielen Apitherapeuten sollen umfangreiche persönliche Erfahrungen Studien ersetzen können. Neben der Problematik der Polypragmasie (siehe Fallbeispiel Oligodendrogliom) gibt es weitere Faktoren, die es erschweren, den Wert einer Behandlung auf der Basis reiner Erfahrungen eindeutig erfassen zu können. Zu diesen Faktoren gehören:

- Natürlicher Verlauf: Viele Krankheiten heilen ohne eine Behandlung durch die Selbstheilungskräfte des Körpers. Bei einer medizinischen Behandlung kann also nicht beurteilt werden, ob die Heilung durch ein mögliches Medikament oder eine Heilmethode erreicht wurde oder ob der Patient auch ohne Behandlung gesund geworden wäre.
- Ärztliche Konsultation: Vertrauen vonseiten des Patienten, Empathie (Fähigkeit und Bereitschaft, Empfindungen, Gedanken, Emotionen, Motive und Persönlichkeitsmerkmale einer anderen Person zu erkennen und zu verstehen) vonseiten des Arztes und das therapeutische Setting haben einen großen Einfluss auf die Heilung.
- Placebo-Effekt: Darunter versteht man positive psychische und körperliche Reaktionen, die nicht auf die spezifische Wirksamkeit, sondern auf den psychosozialen Kontext der Behandlung zurückzuführen sind. Die Stärke des Placebo-Effektes variiert je nach Art des Placebos (z. B. Kapseln sind wirksamer als Tabletten) und der Erwartungshaltung (persönliche Vorgeschichte mit Ärzten oder deren Interaktionsstil). Beispiel: Personen mit einer positiven Einstellung zur Apitherapie und früheren positiven Erfahrungen werden auch bei Fragestellungen in einem anderen Kontext eher positiv auf apitherapeutische Maßnahmen reagieren.
- Hawthorne-Effekt: Hierunter werden Effekte, die durch die Änderung des normalen Verhaltens der Patienten, weil diese wissen, dass sie unter Beobachtung stehen, zusammengefasst. Beispielsweise essen Patienten im Rahmen von Studien gesünder oder rauchen nicht mehr, weil sie wissen, dass sie beobachtet werden. Die Besserung der Krankheit beruht dann nicht unbedingt auf der medizinischen Intervention, sondern auf der Verhaltensänderung, die die Patienten im Rahmen der Studie vornehmen.

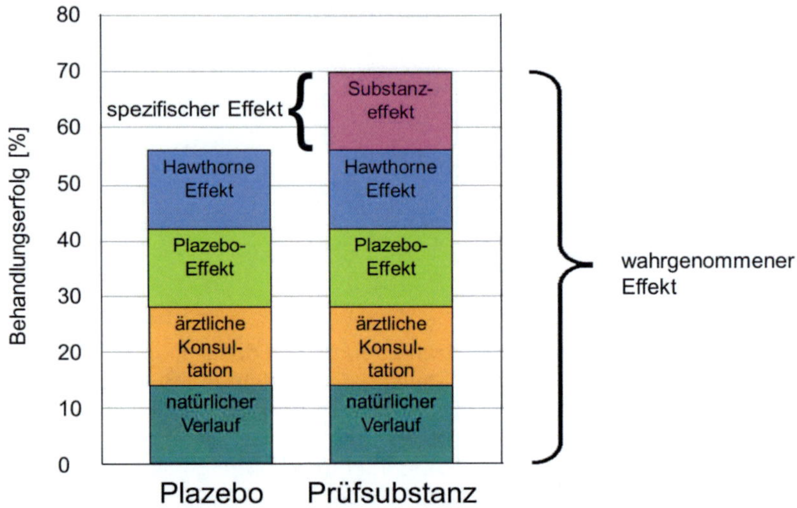

Abbildung 8: Ein Behandlungserfolg ist meist nur zum Teil auf die tatsächliche Wirksamkeit einer Intervention zurückzuführen. Verschiedene Effekte tragen dazu bei, dass es auch bei unwirksamen Behandlungen zu Verbesserungen des Gesundheitszustandes kommt. (Die Höhe der verschiedenen Effekte ist zur Veranschaulichung willkürlich gewählt.)

Bevor ein typischer Wirkstoff zum ersten Mal am Menschen getestet wird, hat er etwa ein Jahrzehnt präklinischer Studien durchlaufen. Die hohe Qualität sorgfältig durchgeführter präklinischer Studien bewirkt, dass nur etwa 10 % aller Wirkstoffe in klinischen Studien wegen unerwarteter Nebenwirkungen beim Menschen scheitern.

Die vorherigen Ausführungen machen deutlich, dass es nur durch Studien gelingen kann, wirksame von unwirksamen Therapien zu unterscheiden. Nur durch den Vergleich zweier unterschiedlicher Gruppen kann der spezifische Effekt einer Behandlung erkannt und bewiesen werden. Wenn ein Apitherapeut also einen Behandlungserfolg bei einem Patienten beobachtet, kann es natürlich sein, dass das Bienenprodukt wirkt. Viel wahrscheinlicher ist aber, dass der „Erfolg" auf einem der genannten Effekte basiert.

Klinische Studien waren in der Vergangenheit in Verruf geraten, weil manche Forscher ungeachtet von den Interessen der Patienten und Versuchspersonen und ungeachtet von möglichen Risiken Versuche durchgeführt haben, die zum Schaden der betreffenden Personen waren. Um ein derart verantwortungsloses Verhalten zu verhindern, aber gleichzeitig den wissenschaftlichen Fortschritt zu ermöglichen, werden an die Durchführung klinischer Studien Auflagen geknüpft. Wesentliche Voraussetzung für eine Studie ist eine sorgfältige Planung derselben. Diese erfolgt mit Hilfe eines Prüfplans, der

- den wissenschaftlichen Hintergrund der Studie begründet – es wird nachgewiesen, dass ausreichend Daten für eine sichere Durchführung der Studie vorhanden sind,
- die Ziele der Studie und die zu überprüfende Hypothese darstellt,
- das Studiendesign (siehe unten) darlegt und begründet,
- die Ein- und Ausschlusskriterien für Patienten definiert,
- die Art der Behandlung (Medikament, Dosierung etc.) erläutert,
- die zu erhebenden Messwerte (z. B. Blutanalysen), die Zeitpunkte der Messwerterhebungen sowie statistische Auswertemethoden festlegt und
- Abbruchkriterien enthalten muss.

Man unterscheidet kontrollierte Studien, d. h., die neue Methode wird vergleichend, meist gegen den bisherigen medizinischen Standard (Kontrollgruppe) geprüft, und Beobachtungsstudien, d. h., es findet kein direkter Vergleich im Rahmen der Studie statt. Wenn es um den Nachweis der Wirksamkeit eines Verfahrens geht, kommt den kontrollierten Studien der größte Stellenwert zu. Beobachtungsstudien werden heute nur dann akzeptiert, wenn eine Kontrollgruppe ethisch nicht vertretbar wäre, z. B., wenn in einem unerforschten Bereich keine wirksame Behandlungsmethode zur Verfügung steht.

In der Regel erfolgt die Zulassung von Medikamenten erst, wenn ein Präparat oder eine Methode Studien der verschiedenen Phasen nacheinander durchlaufen hat und sich jeweils bewährt hat. Die verschiedenen Arten von Studien (Studienphasen) sind nachfolgend dargestellt:

Phase	Anzahl der Personen in der Studie	Hauptziel
0	10–15	Ermittlung der Eigenschaften des Medikaments im menschlichen Körper (Pharmakokinetik, Pharmakodynamik) – keine Vergleichsgruppe

I	20–80	Ermittlung der Verträglichkeit und Sicherheit des Medikaments bei Gabe von wirksamer Dosierung – keine Vergleichsgruppe
II	50–200	Überprüfung des Therapiekonzepts oder Findung der geeigneten Therapiedosis – positive Effekte der Therapie sollten zu beobachten sein – keine Vergleichsgruppe
III	200–10.000	Nachweis der Wirksamkeit der Behandlung mit dem Ziel der Marktzulassung – meist mit einer Kontrollgruppe
IV	> 1000 bis Millionen	Studien zur Feststellung sehr seltener Nebenwirkungen, die erst in großen Patientenkollektiven erkennbar sind. Zulassungsbehörden verlangen oftmals derartige Studien, werden aber auch zu Marketingzwecken verwendet

Da Erwartungshaltungen sowohl bei Patienten als auch bei Ärzten die Studienergebnisse beeinflussen können, spielt das Studiendesign eine wichtige Rolle. Bei kontrollierten Studien ist es üblich, dass Patienten einem der Behandlungsarme zugelost werden (Randomisierung) und dass weder Patient noch der behandelnde Arzt wissen, ob der Patient das Prüfmedikament oder eine Kontrollbehandlung bekommt (Doppelblindstudie). Die Kombination von Randomisierung und Verblindung verhindert bewusste und unbewusste Einflüsse auf das Behandlungsergebnis und erhöht somit die Glaubwürdigkeit der Studienergebnisse. Allerdings sind derartige Doppelblindstudien nicht immer möglich, z. B., wenn es sich um seltene Krankheiten handelt oder wenn eine Operation mit einer medikamentösen Behandlung verglichen würde. Hier wäre es unethisch, die Vergleichsgruppe einer Scheinoperation zu unterziehen.

Wichtig ist es, bei der Prüfung von Medikamenten und Behandlungsmethoden die rechtlichen Vorgaben der Paragraphen 40, 41, 42 und 42a des Arzneimittelgesetzes zu beachten. Der Ablauf des Genehmigungsverfahrens für eine Studie stellt sich wie folgt dar:

- Registrierung der klinischen Prüfung bei der Europäischen Arzneimittelagentur (EMA), Beantragung einer EudraCT-Nummer.
- Beantragung der Genehmigung einer klinischen Prüfung. In Deutschland beim Bundesinstitut für Arzneimittel und Medizinprodukte (BfArM) bzw. beim Paul-Ehrlich-Institut (PEI)).
- Beantragung einer zustimmenden Bewertung der klinischen Prüfung bei der zuständigen Ethikkommission gemäß § 40 Abs. 1

Satz 2 AMG. Eine Ethikkommission ist ein unabhängiges Gremium von Personen, die im Gesundheitswesen und in nichtmedizinischen Bereichen tätig sind und deren Aufgabe es ist, den Schutz der Rechte, die Sicherheit und das Wohlergehen von betroffenen Studienteilnehmern sicher zu stellen. Die Ethikkommission sorgt dafür, dass die Prüfer und die Prüfstellen für die Studie qualifiziert sind und dass die Studienteilnehmer über die Studie ausreichend aufgeklärt sind. Dazu bewertet sie das Informationsmaterial, dass den Studienteilnehmern ausgehändigt werden soll. Hauptaugenmerk der Prüfung durch die Ethikkommission liegt damit auf ethischen Gesichtspunkten und dem Schutz der Prüfungsteilnehmer. In der Regel wird für eine Studie der Abschluss einer Probandenversicherung verlangt, d. h., der Studienteilnehmer erhält im Falle von unvorhersehbaren negativen Ereignissen im Rahmen der Studie eine finanzielle Entschädigung.

- Liegen sowohl die Genehmigung der zuständigen Bundesoberbehörde als auch die zustimmende Bewertung der zuständigen Ethikkommission vor, muss die klinische Prüfung bei der bundeslandspezifisch festgelegten zuständigen Behörde (z. B. Gesundheitsamt eines Landkreises) angezeigt werden.

Sind alle Voraussetzungen erfüllt, darf mit der Studie begonnen werden. Geeignete Patienten werden rekrutiert und behandelt. Nach dem Abschluss der Studie wird ein Abschlussbericht erstellt, der Grundlage einer wissenschaftlichen Publikation oder eines Zulassungsantrages sein kann. Je besser die Qualität der Studie ist und je mehr Studien das Ergebnis bestätigen, desto eher kann eine Behandlungsmöglichkeit empfohlen werden. Dies wird durch Empfehlungsgrade ausgedrückt:

- Der Empfehlungsgrad A (hoch) wird vergeben, wenn es unwahrscheinlich ist, dass weitere Forschungsarbeiten die Richtigkeit der Aussage erschüttern können, da mehrere wissenschaftlich einwandfreie Studien mit konsistenten Ergebnissen vorliegen. In besonderen Fällen kann eine große und qualitativ hochwertige multizentrische Studie ausreichen, um diesem Empfehlungsgrad zu geben.

- Der Empfehlungsgrad B (mäßig hoch) wird vergeben, wenn weitere Forschungsarbeiten Einfluss auf die Aussagen haben und Anlass zu einer Korrektur sein könnten. Für diesen Empfehlungsgrad müssen eine qualitativ hochwertige Studie oder mehrere Studien, für die Einschränkungen gelten, vorliegen.

- Der Empfehlungsgrad C (niedrig) wird vergeben, wenn weitere Forschungsarbeiten einen großen Einfluss auf die getroffenen Aussagen haben können und Anlass zu einer Korrektur sein würden, weil eine oder mehrere Studien vorliegen, die erhebliche Mängel aufweisen.

- Der Empfehlungsgrad D (sehr niedrig) wird vergeben, wenn alle Aussagen mit einer großen Ungewissheit behaftet sind, weil nur Meinungen von Experten vorliegen oder es nur Studien gibt, für die schwere Einschränkungen gelten.

Was hat das mit Bienenprodukten zu tun?

Bei den Bienenprodukten unterscheidet man Nahrungsmittel (Honig, Pollen) und Substanzen oder Methoden, die den Anspruch haben, medizinisch wirksam zu sein und insbesondere aus diesem Grund produziert werden (Propolis, Gelée royale, Wachs, Apilarnil, Bienengift, Bienenstockluft, Apis mellifica und Apisinium in der Homöopathie, Bienen-Bioresonanztherapie, Wachsmottenprodukte). Studien zu Honig und Pollen fallen je nach Studiendesign nicht unbedingt unter das Arzneimittelgesetz, alle anderen Produkte jedoch in jedem Fall. Das bedeutet, dass Studien zu den letztgenannten immer die Vorgaben des Arzneimittelgesetzes zu berücksichtigen haben. Das Arzneimittelgesetz unterscheidet nicht zwischen der konventionellen Medizin und Apitherapie als Teil der Alternativ- und Komplementärmedizin. Im Sinne der Sicherheit von Versuchspersonen und Patienten wäre eine solche Unterscheidung auch problematisch. Doch diese Regelung erschwert die Erforschung in den Bereichen, die außerhalb des Interessengebiets zahlungskräftiger Firmen liegen, die im Falle positiver Ergebnisse ihre Kosten für die Studien auch wieder hereinholen können. Während pharmazeutische Großunternehmen ohne Probleme die mit dem Genehmigungsverfahren verbundenen Kosten zahlen können und diese bei der Festlegung des Preises des Fertigarzneimittels umlegen, gibt es entsprechend zahlungskräftige Unternehmen im naturheilkundlichen oder alternativ-/komplementärmedizinischen Bereich kaum. Entsprechend gibt es in Deutschland nur wenige Studien zu Bienenprodukten. Solche Studien kommen meist aus dem nicht-europäischen Ausland, wo die Auflagen und Kosten für klinische Studien deutlich geringer sind. So scheint es kaum möglich zu sein, in Deutschland apitherapeutische Therapiestudien durchführen zu können. Im Internet fanden sich bei einer Recherche im Januar 2015 die Aufrufe zur Beteiligung an 2 Studien zur Bienenstockluft. Nach Rücksprache mit den Verantwortlichen wurde in beiden Fällen das Arzneimittelgesetz nicht berücksichtigt, d.h., es gab nur ein rudimentäres Studienprotokoll, kein Votum einer Ethikkommission und keine Probandenversicherung. Genauer gesagt, handelt es sich um Verstöße gegen das Arzneimittelgesetz, die vom Gesetzgeber mit Strafen geahndet werden können (Abbildung 9).

Jedoch nicht nur Medikamente, sondern auch medizinische Geräte sind nach europäischen Richtlinien 90/385/EWG, 93/42/EWG, 98/79/EG, 2003/32/EG, 2005/50/EG und 2007/47/EG zuzulassen. Diese Richtlinien regeln das erstmalige Inverkehrbringen und die erstmalige Inbetriebnahme von Medizinprodukten in der Europäischen Gemeinschaft und dienen der Erfassung und Abwehr von Risiken aus Medizinprodukten. Die nach dem Gesetz verkehrsfähigen Medizinprodukte erhalten eine CE-Kennzeichnung, eine 4-stellige Kennnummer hinter dem CE-Logo. Eine entsprechende Zulassung ist auch für Medizinprodukte in der Apitherapie, z. B. bei der Bienenstocklufttherapie, erforderlich.

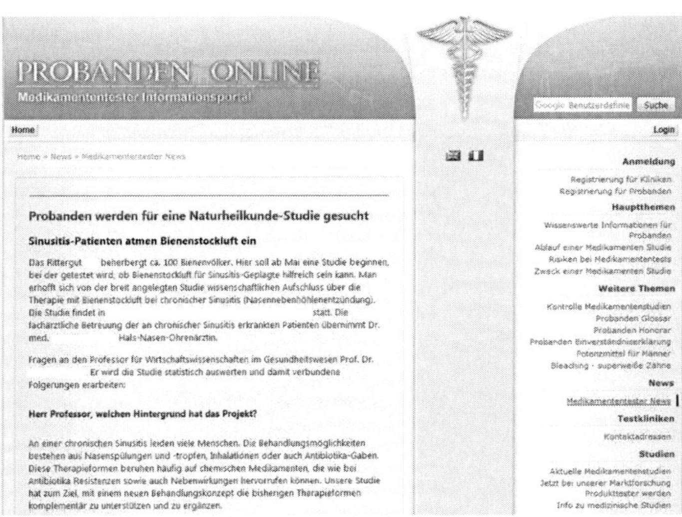

Abbildung 9: Anonymisierter Aufruf zu einer Studie zur Bienenstockluft. Die Studie entsprach nicht den gesetzlichen Anforderungen. Der Aufruf ist nicht mehr aktuell.

Das heutige Verhältnis von konventioneller Medizin zur komplementären und alternativen Medizin

Nicht überall haben sich die moderne Krankheitslehre und die wissenschaftliche Medizin durchgesetzt. Parallel zur Entwicklung einer wissenschaftlich-rationalen Medizin gab es zu allen Zeiten mehr oder weniger plausible Krankheitskonzepte, die sich vorübergehend oder dauerhaft etabliert haben. Ein Beispiel ist das „Wellenproblem“ von Lothar Hirneise, der die Ansicht vertritt, dass fünfbeinige Bürostühle oder Matratzen mit Federkern „wie Antennen wirken und schädliche

Frequenzen direkt in Ihren Körper ableiten“ (http://www.esowatch.com/ge/index.php?title=Lothar_Hirneise).

Wer glaubt, dass entsprechendes Gedankengut eine Randerscheinung darstellt, wird schnell eines Besseren belehrt. In den letzten Jahrzehnten konnte eine kontinuierliche Zunahme der Anwendung von Maßnahmen beobachtet werden, die der so genannten komplementären und alternativen Medizin (CAM) zuzuordnen sind. Je nach Land, Erkrankung und Bevölkerungsgruppe schwanken die Angaben zur Anwendungshäufigkeit zwischen 10 und 60 % (Jonas et al. 2011). Deutschland zeigt die europaweit höchste Akzeptanz dieser Medizinrichtung. Im Jahr 2010 wurden ca. 9 Milliarden Euro für Leistungen aus dem Bereich der CAM ausgegeben (Schnabel 2010). Eine große Rolle spielt CAM bei chronischen Erkrankungen, wie Krebs oder Rheuma. Da diese von der konventionellen Medizin nicht ursächlich und nicht immer erfolgreich behandelt werden können, und dies als völliges Versagen der konventionellen Medizin interpretiert wird, suchen viele Betroffene nach so genannten alternativen Behandlungsansätzen, die ihnen eine Aussicht auf Besserung ihrer Situation versprechen. Der Trend zur komplementären und alternativen Medizin wird verstärkt durch die Forderung nach mehr Autonomie auf Seiten der Patienten, dem Verlangen nach medizinischen Angeboten, die die „ganze Person“ ansprechen, die Krankheitsvorstellungen der Patienten berücksichtigen, vor allem aber das Wohlbefinden und die Gesundheit stärker in den Vordergrund rücken als die Krankheit und die Symptombehandlung. Wenngleich dieser Ansatz im ersten Moment ehrenwert klingt, zeigt es sich, dass vielfach weniger ehrenwerte Motive hinter den Angeboten der komplementären und alternativen Medizin stecken – insbesondere Gier nach Geld und Anerkennung auf Seiten der Anbieter.

Unter https://de.wikipedia.org/wiki/Wissenschaft_als_Opfer_von_Betrug_und_F%C3%A4lschung und https://de.wikipedia.org/wiki/Betrug_und_F%C3%A4lschung_in_der_Wissenschaft (Zugang 26.07.2017) finden sich zahlreiche Beispiele für Betrug und Fälschung in der Wissenschaft. Nach Entlarvung des Betrugs wurde Sorge dafür getragen, dass die gefälschten Befunde aus den Lehrbüchern entfernt wurden. Es ist wahrscheinlich, dass sich Gier nach Geld und Anerkennung nicht auf die wissenschaftliche Medizin beschränken. Im Gegenteil, fehlende Kontrollmechanismen Im Bereich der Alternativmedizin auf allen Ebenen (staatlich oder durch die Berufsverbände) erlauben es, dass an alternativmedizinischen Behandlungskonzepten festgehalten werden kann, selbst wenn durch Studien gezeigt wurde, dass die Konzepte im besten Falle keine Vorteile bringen und im schlimmsten Fall sogar schädlich sind. Die Feststellungen im Kapitel „Zur Sinnhaftigkeit apitherapeutischer Therapieansätze an verschiedenen Krankheitsbeispielen“ zeigt, dass diese Situation auf die Apitherapie übertragen werden kann.

Die gemeinsame Ablehnung der wissenschaftlichen Medizin eint die Vertreter verschiedener alternativmedizinischer Richtungen inklusive derer, die widersprechende Lehrmeinungen vertreten. Die Bereitschaft, eigene Überzeugungen kritisch zu hinterfragen, neues Wissen zu integrieren, Widersprüche zu Naturgesetzen aufzulösen etc. existiert von Seiten der Alternativmedizin nicht. Wenn überhaupt, wird die Unzulänglichkeit von Studien, die die eigenen Überzeugungen infrage stellen, kritisiert. Alternativmediziner und Apitherapeuten bieten Methoden weiterhin an, selbst wenn Untersuchungen Beweise für deren Unwirksamkeit, im schlimmsten Fall sogar schädliche Wirkungen existieren. Dies ist beispielsweise bei Ohrkerzen der Fall.

Viele Anbieter alternativmedizinischer Methoden nutzen es aus, dass chronisch Kranke nach Alternativen zu Operationen, Chemotherapie, medikamentöser Behandlung und Strahlentherapie suchen, solange diese mit nicht unerheblichen Risiken und Nebenwirkungen einhergehen. Unheilbar Krebskranke greifen nach jedem Strohhalm. Doch gerade die alternative Medizin stellt keine wirkliche Alternative dar, die Krebskranken eine auch nur annähernd gleiche Heilungschance gibt. Studien von Bagenal et al. (1990), Joseph et al. (2012) und Johnson et al. (2018) belegen eindeutig die Unterlegenheit der alternativen Krebsmedizin. In der Vergangenheit wurden auch einige Prominente Opfer der Alternativmedizin, unter anderen Steve Jobs (1955 – 2011), der Mitbegründer von Apple Inc. oder die Schauspielerin Christine Kaufmann (1945 – 2017). Da auch die Massenmedien meist eine unglückliche Rolle spielen und häufig unseriöse und sinnlose Therapien als "sanfte" Therapiealternativen positiv darstellen, wird es für den Normalbürger fast unmöglich, Scharlatane und Quacksalber zu erkennen. Eine Hilfe dazu gibt die nachfolgende Aufstellung von Dr. Stephen Joel Barrett (*1933), einem amerikanischen Psychiater, der sein Leben dem Kampf gegen Betrug im Zusammenhang mit Gesundheit und Krankheit gewidmet hat (wortwörtliche Wiedergabe). (http://www.psiram.com/ge/index.php/Zehn_Indizien_f%C3%BCr_Quacksalberei; Zugang 26.12.2014):

- Denken Sie daran, dass Quacksalberei nur selten verschroben wirkt. Quacksalber drücken sich oft wissenschaftlich aus und zitieren aus wissenschaftlichen Quellen (wenn auch nicht immer richtig). Manche von ihnen haben eine seriöse wissenschaftliche Ausbildung hinter sich, sind dann aber von diesem Weg abgekommen.
- Hören Sie nicht auf Leute, die Ihnen erzählen, dass die meisten Krankheiten durch falsche Ernährung verursacht werden oder

durch die Einnahme von nahrungsergänzenden Stoffen geheilt werden können. Es gibt zwar Krankheiten, die tatsächlich ernährungsbedingt sind, die meisten sind es aber nicht. Zudem sind Krankheiten, bei denen die Ernährung eine Rolle spielt, nicht durch die Einnahme von Vitaminen zu behandeln, sondern durch eine Umstellung der Ernährung.

- Hüten Sie sich vor Anekdoten, Empfehlungen und Referenzen. Wenn jemand behauptet, durch unorthodoxe Methoden geheilt worden zu sein, dann fragen Sie sich und wenn möglich auch Ihren Arzt, ob es auch eine andere Erklärung für die Genesung geben kann. Die meisten einmalig auftretenden, nicht chronischen Krankheiten vergehen mit der Zeit von selbst, und die meisten chronischen Krankheiten weisen symptomfreie Perioden auf. Die meisten Menschen, die von Krebs geheilt wurden, haben sich sowohl seriöser als auch unorthodoxer Behandlung unterzogen, führen ihre Genesung jedoch auf letztere zurück. Manche Beweise sind reine Erfindung.
- Hüten Sie sich vor pseudomedizinischer Ausdrucksweise. Anstatt ihre Krankheit zu behandeln, wird Ihnen ein Quacksalber evtl. vorschlagen, Ihren Körper zu „entgiften", ihn „chemisch ins Gleichgewicht zu bringen", seine „nervliche Energie" freizusetzen, ihn „in Harmonie mit der Natur zu bringen" oder angebliche „Schwächen" verschiedener Organe zu korrigieren. Die Anwendung von Methoden, die nicht messbar sind, macht es möglich, von Erfolgen zu sprechen, obwohl tatsächlich gar nichts getan und erreicht wurde.
- Fallen Sie nicht auf paranoide Behauptungen herein. Nichtkonventionelle Praktiker behaupten oft, dass die Schulmedizin, Arzneimittelhersteller und der Staat sich gegen sie verschworen haben, um alles, was sie vertreten, zu unterdrücken. Für solche Theorien wurde noch nie ein Beweis angetreten. Es widerspricht auch jeglicher Logik, dass eine Vielzahl von Menschen die Entwicklung von Behandlungsmethoden bekämpfen würde, die eines Tages ihnen selbst oder einem geliebten Menschen helfen könnten.
- Vergessen Sie „Geheimkuren". Echte Wissenschaftler stellen ihr Können als Teil des wissenschaftlichen Fortschritts der Allgemeinheit zur Verfügung. Quacksalber halten ihre Methoden eher geheim, um zu verhindern, dass andere ihre Nutzlosigkeit unter Beweis stellen. Niemand, der tatsächlich eine Heilmethode entdeckt hat, hätte einen vernünftigen Grund dafür, diese geheim zu halten. Eine wirksame Heilmethode, vor allem für schwere Krankheiten, würde ihrem Entdecker enormen Ruhm, Vermögen

und persönliche Befriedigung bringen, wenn er seine Entdeckung mit anderen teilt.

- Hüten Sie sich vor den Irrtümern der Kräutermedizin. Sanft, natürlich, nebenwirkungsfrei – das Image pflanzlicher Arzneimittel ist durchweg positiv. Fast zu positiv, meinen viele Apotheker und Ärzte, denn Folge des positiven Bildes ist oft genug eine unkritische Anwendung. Wer die drei häufigsten Irrtümer über pflanzliche Arzneimittel kennt, kann jedoch sicher sein, dass ihm die Medizin aus der Natur nicht schadet:
Irrtum 1: Pflanzliche Arzneimittel kann jeder nehmen. Falsch. Wer ein Magengeschwür hat oder hatte, für den sind beispielsweise Magenmittel oder Magentees mit Bitterstoffen tabu. Zum Ausschwemmen von Wassereinlagerungen im Gewebe (Ödeme) sind wassertreibende Arzneipflanzen völlig ungeeignet.
Irrtum 2: Alle pflanzlichen Arzneimittel eignen sich gut zur Dauereinnahme. Gegenbeispiele: Pfefferminze kann bei Dauergabe den Magenschließmuskel erschlaffen lassen und dadurch Sodbrennen auslösen. Wacholderbeeren können die Nieren schädigen, wenn sie jahrelang in hohen Dosen genommen werden. So gut diese Heilpflanzen über einen kurzen Zeitraum vertragen werden, für die Einnahme über Jahre sind sie ungeeignet. Tipp: Bedenken Sie, dass auch pflanzliche Präparate echte Arzneimittel sind, die Sie ohne den Rat von Apotheker oder Arzt nicht über längere Zeit anwenden sollten.
Irrtum 3: Pflanzliche Arzneimittel sind ideal für Schwangere. Gegenbeispiele gibt es viele. Zum Beispiel kann Aloe, die gegen Verstopfung eingesetzt wird, den Blutfluss im Becken erhöhen und so eine Frühgeburt auslösen.

- Seien Sie kritisch gegenüber Produkten, die eine Vielzahl von Krankheiten bekämpfen sollen, die nichts miteinander zu tun haben, vor allem wenn es sich um schwere Krankheiten handelt. So etwas wie ein Allheilmittel oder eine Wunderkur für jede Krankheit gibt es nicht.

- Ignorieren Sie Appelle an Ihre Eitelkeit. Quacksalber rufen ihr Publikum vor allem gerne dazu auf, „selbst zu denken“, anstatt den kollektiven Weisheiten der Wissenschaftler-Gesellschaft zu folgen. Ein weiteres ihrer Argumente ist, dass ein Heilmittel, dessen Wirksamkeit bei anderen Menschen noch nicht festgestellt werden konnte, bei Ihnen sehr wohl wirken könne.

- Lassen Sie ihr Urteilsvermögen nicht durch Verzweiflung trüben! Wenn Sie den Eindruck haben, dass sich Ihr Arzt nicht genug bemüht, oder wenn Sie erfahren haben, dass Ihre Krankheit unheilbar ist und diese Tatsache nicht widerstandslos akzeptieren können, kommen Sie bei ihrer verzweifelten Suche nach einer Lösung nicht vom Weg der wissenschaftlichen Heilkunst ab. Sprechen Sie stattdessen mit Ihrem Arzt über Ihre Gefühle und ziehen Sie die Möglichkeit in Erwägung, einen anerkannten Experten aufzusuchen.

Zusammenfassend kann man sagen, dass die Alternativmedizin keine auch nur annähernd gleichwertige Alternative zur wissenschaftlichen Medizin darstellt. Auch wenn sich leider manche Beispiele für menschliche Schwächen finden, ist die wissenschaftliche Medizin doch dadurch charakterisiert, dass

- sie sich an Messwerte, Fakten und Beweise hält,
- sie unbestechlich ist und in ihren Aussagen immer objektiv bleibt,
- sie nur dann publiziert wird, wenn sie von anerkannten Fachleuten geprüft und für wissenschaftlich korrekt befunden wurde,
- sie sich in ihren Kernaussagen an die Summe des gesicherten Wissens hält,
- wissenschaftliche Gutachten nach bestem Wissen und Gewissen des durchführenden und verantwortlichen Wissenschaftlers erstellt werden und auf einer objektiven Untersuchung und Bewertung eines Sachverhaltes beruhen.

In jüngerer Zeit wird zunehmend die integrative Medizin propagiert, eine Medizinrichtung, die sich, wie der Name sagt, um die Integration alternativer und komplementärer Methoden in die klassische Medizin bemüht. Die Definition des Consortium of Academic Health Centers for Integrative Medicine 2004 zur integrativen Medizin lautet: „Integrative Medizin ist die Praxis der Medizin, die die Bedeutung der Beziehung zwischen Arzt und Patient betont, sich auf die ganze Person fokussiert, auf Evidenz stützt und alle relevanten therapeutischen Möglichkeiten, Gesundheitsberufe und -disziplinen nutzt, um optimale Gesundheit und Heilung zu erreichen.“ (https://www.uni-wh.de/gesundheit/department-fuer-humanmedizin/lehrstuehle-institute-und-zentren/institut-fuer-integrative-medizin-ifim/#profil; Zugang 11.11.2017). Mit dieser Definition wird deutlich, dass Heilmethoden nicht kritiklos angewendet werden dürfen, sondern den Beweis der Wirksamkeit erbringen müssen.

Die Frage, warum die Alternativmedizin sich so großer Beliebtheit erfreut, lässt sich nur schwer beantworten. Als wichtigste Gründe lassen sich anführen, dass

- es den Demagogen der Alternativmedizin mit umfangreicher Propaganda gelingt, Zweifel an der klassischen Medizin zu säen. Vorwürfe, wie die angebliche Steuerung der Ärzte durch die Pharmaindustrie, der angeblich ausschließlichen Symptombehandlung unter Vermeidung einer ursächlichen Behandlung von Krankheiten und einer angeblich unnatürlichen Behandlung werden gebetsmühlenartig wiederholt und scheinen gute Argumente für Menschen zu sein, die gern an Verschwörungstheorien glauben. Getreu der Weisheit von Abraham Lincoln (US-Präsident; 1809 – 1865) „Es ist leichter, eine Lüge zu glauben, die man tausendmal hört, als die Wahrheit, die man nur einmal hört." beginnen viele an die Alternativmedizin zu glauben, gerade weil hier immer einfache Erklärungen geliefert werden.
- Menschen nach kausalen Begründungen für Ereignisse gieren. Ob diese schlüssig oder schlecht sind, ist egal. Lieber eine schlechte als gar keine Begründung. Selbst wenn jemand später die Wahrheit hört und dann weiß und verstanden hat, dass eine Geschichte falsch und nichts als eine Lüge ist, neigt der Mensch dazu, trotzdem daran zu glauben. So ist der Mensch eben nicht frei in seinen Meinungen. Wenn er einmal an etwas glaubt, will er seine Haltung nur höchst ungern aufgeben und ist bereit, Fakten zu ignorieren. Dieses Phänomen nennt sich „Belief Perseverance".

Da Falschinformationen eine zunehmende Bedeutung haben, hat sich in jüngerer Zeit eine neue Wissenschaft, die Agnotologie, etabliert. Die Agnotologie beschäftigt sich damit, wie Unwissen durch Manipulation, irreführende, falsche oder unterdrückte Informationen, Zensur oder andere Formen absichtlicher oder versehentlicher kulturpolitischer Selektivität geschaffen oder gesichert werden kann. Ein gutes Beispiel für das Schaffen von Unwissen im „agnotologischen" Sinn stellt das Verhalten der Tabakindustrie dar. Durch Gegengutachten, manipulierte wissenschaftliche Studien oder die Gründung von Bewegungen, die bereits gewonnenen Erkenntnisse gezielt in Frage stellen sollen, konnte die Schädlichkeit des Zigarettenrauchens gezielt verschleiert werden und Werbeverbote u.v.a.m. jahrelang verhindert werden.

Ein wichtiger Effekt in diesem Bereich ist der Dunning-Kruger-Effekt. Darunter versteht man die systematische fehlerhafte Neigung relativ inkompetenter Menschen,

- ihre eigenen Fähigkeiten zu überschätzen,
- das Ausmaß ihrer Inkompetenz nicht zu erkennen,
- weshalb sie ihre eigene Kompetenz nicht steigern und

- überlegene Fähigkeiten bei anderen nicht erkennen und anerkennen.

Die Entdeckung der beiden Forscher David Dunning und Justin Kruger von der Cornell University aus dem Jahr 1999 zeigte, dass schwache Leistungen mit größerer Selbstüberschätzung einhergehen als stärkere Leistungen. Dunning und Kruger fanden einen interessanten Kurvenverlauf zwischen Selbstvertrauen und Kompetenz (Abbildung 10). Danach neigen Menschen bereits bei wenig Wissen zu einer Überschätzung der eigenen Fähigkeiten und entwickeln ein enormes Selbstvertrauen. In diesem Stadium verharren die Protagonisten der Außenseitermethoden und sind damit in der Lage, mit gutem Gewissen medizinische Ratschläge zu geben. Sie müssen auch in diesem Zustand verharren, denn mit Zunahme der Kenntnisse und damit auch der zunehmenden Einsicht in die Komplexität der Materie würde deren Selbstvertrauen sinken und erst wieder steigen, wenn erhebliche Kenntnisse vorlägen. Bemerkenswert ist, dass echte Experten kaum das Selbstvertrauen von Personen mit geringen Kenntnissen erreichen. Abbildung 11 versucht, verschiedene Personengruppen im onkologischen Setting der Dunning- Kruger-Kurve zuzuordnen.

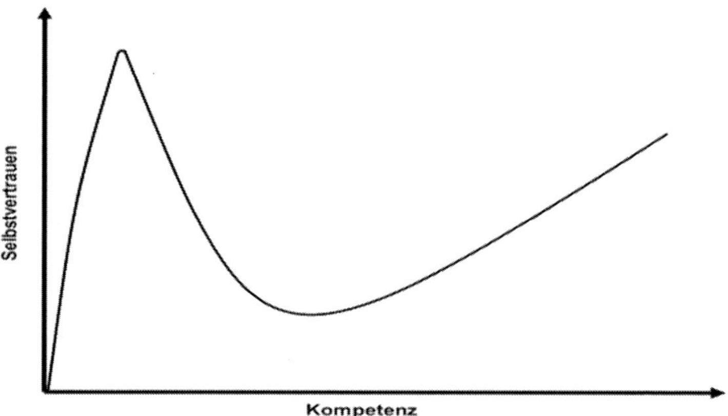

Abbildung 10: Verhältnis zwischen Selbstvertrauen und Kompetenz (nach Dunning und Kruger).

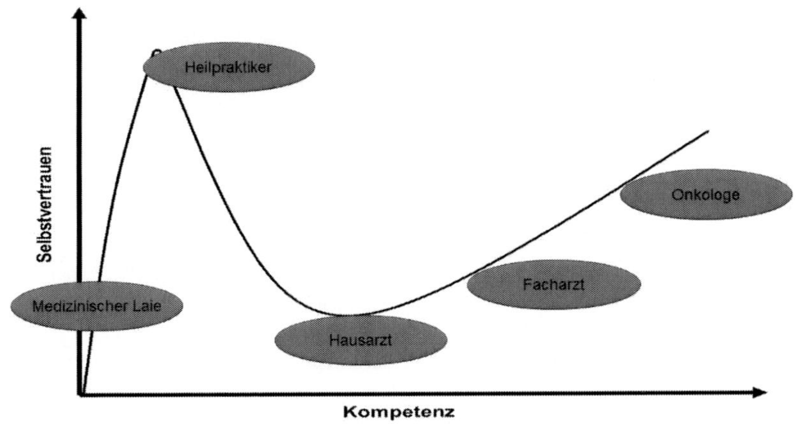

Abbildung 11: Versuch einer Zuordnung von verschiedenen medizinischen Berufsgruppen mit ihrem Verhältnis zwischen Selbstvertrauen und Kompetenz.

In die Problematik rund um den Dunning-Kruger-Effekt spielt die „Selbstwertdienliche Verzerrung“ (self-serving bias) hinein. Die Sozialpsychologie versteht darunter eine Tendenz, dass eigene Erfolge inneren Ursachen (eigenen Fähigkeiten und Fertigkeiten) zugeschrieben werden, während bei eigenen Misserfolgen eher äußere Ursachen (besondere Umstände, Zufall) verantwortlich gemacht werden. Auf die Situation der Außenseitermethoden als auch der komplementären und alternativen Medizin übertragen, bedeutet dies, dass eine positive Erfahrung, wenn sie auf die komplementäre oder alternative Methode zurückgeführt wird, ausreicht, um eine positive Einstellung zu bekommen. Spätere Behandlungen, die weniger günstig verlaufen, werden dann auf äußere Umstände (Anwendung der Schulmedizin, Schwere der Erkrankung etc.) zurückgeführt und nicht kritisch hinterfragt. Dass die Methode womöglich nicht wirksam sein könnte, wird ignoriert. Interessanterweise haben Forschungen gezeigt, dass Menschen, bei denen die „Selbstwertdienliche Verzerrung“ besonders ausgeprägt ist, an Paranormales und Übersinnliches glauben oder auch starke traditionelle religiöse Überzeugungen haben (van Elk 2017). Auch übersteigertes Selbstvertrauen (Overconfidence) spielt in diese Problematik hinein. Diese Faktoren sind jedoch nicht nur ein Problem der Außenseitermethoden, sondern spielen auch in der klassischen Medizin eine Rolle, insbesondere wenn es um fehlerhafte Diagnostik und Therapie geht (Berner & Graber 2008). Bei Außenseitermethoden scheint der Wunsch nach persönlichen Erklärungen und Lösungen eine besondere Rolle zu spielen. Sorglosigkeit, Leichtgläubigkeit, Engstirnigkeit, Rechthaberei, Vorurteile und Wunschdenken sind Faktoren, die dazu beitragen, dass falsche Lösungen gefunden werden und müssen als erkenntnistheoretische Untugenden angesehen werden (Cassam 2017). Vertreter der Außenseitermethoden lassen das “cognitive debiasing” vermissen, d. h., Strategien, die darauf abzielen, negative Effekte durch kognitive Verzerrungen zu verhindern (Cassam 2017). Entsprechende Strategien sind für Ärzte wichtig, um Fehler in der klassischen Medizin zu vermeiden.

Edzard Ernst (* 1948) der erste Lehrstuhlinhaber einer Professur für Alternativmedizin in Großbritannien hat postuliert, dass der Dunning-Kruger-Effekt im Bereich der alternativen Medizin und damit auch der Apitherapie zum Tragen kommt (https://edzardernst.com/2018/01/the-dunning-kruger-effect-how-it-explains-alternative-medicine/; Zugang 04.08.2019). Am Beispiel der so genannten Querdenker während der COVID-19 Pandemie konnte unlängst bewiesen werden, dass bei Anhänger von Verschwörungstheorien sich der Dunning-Kruger-Effekt bestätigt (Claessens et al. 2021).

Um mit Fake News, alternativen Wahrheiten oder Fakten, falschen Vorurteilen und Meinungen aufzuräumen, wurde dieses Buch geschrieben, denn es ist wichtig Erklärungen zu liefern, die begründen, warum das Gegenteil der diskreditierten Informationen wahr ist (http://www.sueddeutsche.de/wissen/psychologie-des-starrkopfs-was-kuemmern-uns-die-fakten-wenn-wir-eine-meinung-haben-1.1765779-2; Zugang 10.11.2017).

Geschichte der Anwendung von Bienenprodukten und der Apitherapie

Ein erster Hinweis für die medizinische Anwendung von Bienenprodukten findet sich für die Neusteinzeit (Neolithikum). Bernardini und Mitarbeiter (2012) haben nachgewiesen, dass Bienenwachs vor 6500 Jahren im heutigen Slowenien als Material für Zahnfüllungen kariöser Zähne verwendet wurde. Ferner fanden Salih und Mitarbeiter (2009) in der nördlichen Zentraltürkei in einer Pilgerflasche, die auf das Jahr 1650 vor Christus datiert wurde, Samen von Schwarzkümmel (Nigella sativa) vermischt mit Honig, Wachs und Propolis). Die Wissenschaftler gehen davon aus, dass es sich um die Zubereitung eines Heilmittels handelte.

Honig erlangte bereits früh eine medizinische Bedeutung und fand Anwendung in der Medizin des antiken Ägyptens, Mesopotamiens und Griechenlands (Crane 1999[2]). Aufgrund dieses Umstandes sieht auch die Apitherapie in der Medizin des antiken Ägyptens und Griechenlands ihre Wurzeln, da die Väter der Medizin wie Hippokrates (460 – 370 v.

Chr.) und Galen (130 – 200 n. Chr.) Honig und andere Bienenprodukte in ihren Behandlungskonzepten verwendeten. Anekdoten wie die Geschichte vom hundertjährigen Philosophen Demokritos, den man fragte, wie man in solcher Gesundheit so alt werden könne und der dann antwortete: „Äußerlich Öl und innerlich Honig“ werden gern als Belege für die Sinnhaftigkeit der Apitherapie angeführt. So auch das altrömische Sprichwort:

„Ubi apis, ibi salus.“ – Wo Bienen sind, dort ist Gesundheit.

Honig stellt die am häufigsten verwendete komplementär- und alternativmedizinische Methode bei jungen Frauen in Saudi-Arabien dar (Musaiger et al. 2015), vermutlich, weil im Koran die Heilkraft des Honigs beschrieben wird. Die wichtigsten Anwendungsbereiche von Honig sind dort Bauchschmerzen, Husten, Grippe, Erkältungen, Halsschmerzen. Honig wird aber auch für die seelische Heilung eingesetzt (Musaiger et al. 2015 – persönliche Kommunikation). Honig und Gelée royale spielen im Libanon eine wichtige Rolle bei Unfruchtbarkeit, insbesondere bei Männern (Ghazeeri et al. 2012). Pollen wurde im 13. Jahrhundert durch Ibn el-Beithar als Aphrodisiakum propagiert (Crane 1999[3]). 1759 erschien ein Buch über die therapeutischen Wirkungen des Honigs von John Hill. Etienne François Geoffroy beschrieb 1763 in seinem Werk „Fortsetzung der Abhandlung von der Materia Medica. Sechster Teil. Von den Thieren“ die Verwendung von Bienenpulver als harntreibendes Mittel, die Verwendung von Honig gegen Lungenerkrankungen sowie bei der Herstellung von Zäpfchen und Klistieren. Propolis erlangte ebenfalls früh medizinische Bedeutung im antiken Griechenland und Rom (Golder 2004).

Ob diese Anwendungen tatsächlich der Apitherapie zugeordnet werden dürfen, ist fraglich. Vor dem Hintergrund, dass zahlreiche Medikamente bitter schmecken, wurde Honig sicherlich nicht nur als Heilmittel eingesetzt, sondern als eine Möglichkeit, die Akzeptanz bitterer Medizin zu verbessern. Wenngleich die Apitherapie ihre Anfänge gern in historischen Zeiten sieht, so scheint dies nicht korrekt zu sein. In früheren Zeiten hatten die Menschen aus heutiger Sicht in vielen Bereichen nur unzulängliche Behandlungsmöglichkeiten und mussten sich behelfen. Rational begründbare Konzepte steckten kaum hinter vielen der Anwendungen in dieser Zeit. Beispielsweise wandte man die Asche von Bienen und anderen „auffallend haarigen Insekten“ bei Kahlköpfigkeit in dem Glauben an, dass das wirksame Prinzip für den Haarwuchs in der Asche erhalten bliebe, nachdem man Bienenhärchen nicht anderweitig gewinnen konnte. Auch sollte eine unfruchtbare Frau nach Genuss ganzer Bienen bald schwanger werden (Teichfischer 2010). Hinter dieser Art der Organotherapie steckt der Glaube, die Funktion defekter menschlicher Organe durch die Einverleibung entsprechender tierischer Organe wiederherstellen zu können. 1886 und 1938 folgten weitere Werke zur Verwendung von einzelnen Bienenprodukten in der Medizin von J. Dennler und Bodog. F. Beck, die aber in jener Zeit kaum Einfluss auf die konventionelle, komplementäre und alternative Medizin hatten (Crane 1999[2]).

Als Vater der modernen Apitherapie wird von vielen der österreichische Arzt Phillip Terč (1844 – 1917) angesehen, der selbst an Rheumatismus litt und die positive Wirkung von Bienenstichen beschrieb. Genau genommen ist diese Zuschreibung nicht korrekt, denn im Gegensatz zur modernen Apitherapie, die sich von der klassischen Medizin distanziert, sind die Konzepte von Phillip Terč der klassischen Medizin zuzurechnen. Phillip Terč hat seine Studien nach den Prinzipien der Wissenschaftlichkeit durchgeführt. Dr. Rudolf Tertsch hat die Behandlungsergebnisse seines Vaters publiziert.

Die Anfänge der Apitherapie liegen tatsächlich in den 50-iger Jahren des 20. Jahrhunderts. Damals kam es zu einem Überschuss in der Honigproduktion mit einem daraus resultierenden Preisverfall. Imker sahen sich dazu veranlasst, andere Bienenprodukte näher zu betrachten, um diese auch in Mengen zu produzieren und zu vermarkten und so die durch den Überschuss bedingte Krise zu überstehen (Crane 1999[3]). Um den Absatz zu fördern, wurden Bienenprodukten gesundheitsfördernde Eigenschaften unterstellt. Zum Teil sind diese Vorstellungen stark von einem assoziativen Denken geprägt. Beispielsweise unterstellte man dem Weiselfuttersaft (Gelée royale) lebensverlängernde sowie fruchtbarkeits- und potenzfördernde Eigenschaften, da nur die Bienenkönigin ausschließlich mit Gelée royale ernährt wird und eine deutlich höhere Lebenserwartung Im Vergleich zu den ebenfalls weiblichen Arbeiterinnen erreicht (~4 Jahre versus ~6 Monate bei Winterbienen) und so viele Eier am Tag legen kann, dass diese die Masse ihres eigenen Körpergewichtes übersteigen. Die Frage, ob Gelée royale die postulierten Wirkungen auch beim Menschen zeigen würde, interessierte erst einmal nicht.

Charles Mraz (1905 – 1999), ein Imker aus Vermont (USA) gilt ebenfalls als einer der Väter der Apitherapie. Er propagierte die Apitherapie, insbesondere die Bienengifttherapie, über einen langen Zeitraum und war Mitbegründer der amerikanischen Apitherapiegesellschaft (American Apitherapie Society). Die Aktivität von Mraz bezieht sich auf „Erkenntnisse“ von Bodog F. Beck (1871 – 1942), einem ungarnstämmigen Amerikaner, der als Arzt tätig war und Rheuma auf einen Sauerstoffmangel im Gewebe zurückführte. Nach Beck soll Bienengift ultraviolette Strahlung abgeben und so dem kranken Gewebe Sauerstoff zuführen – eine Theorie, die sich als falsch herausgestellt hat. Seit den Aktivitäten von Mraz findet sich der Begriff der Apitherapie in den Medien. Der Begriff leitet sich vom lateinischen Wort für Biene *Apis* ab und umfasst die medizinische Verwendung von allen Bienenprodukten zur Prävention, Heilung und Genesung von allerlei Krankheiten. Apitherapeuten gehen davon aus, dass die Honigbiene insgesamt nur Substanzen produziert, die für die menschliche Gesundheit von Bedeutung sind.

1953 erschien das erste Buch zu diesem weit gefassten Begriff der Apitherapie von A. Caillas *Les abeilles: source de jouvence et de vitalité* (Die Bienen: Quelle der Jugend und der Vitalität). In Osteuropa widmete man 1957 den Heilwerten aus dem Bienenvolk sogar einen eigenen Kongress (http://www.apitherapy.com/index.php/eng/News!/CONFERENCES (Zugang 16.10.2010). Eine erste internationale Gesellschaft für Apitherapie soll 1962 in Kanada gegründet worden sein (Crane 1999[3]). Aufgrund des wachsenden Interesses an der Gesundheitsförderung durch Bienenpro-dukte gründete schließlich die Weltimkerorganisation Apimondia eine Apitherapie-Kommission und richtete 1974 das erste Apitherapiesym-posium in Madrid aus. In der Folge fanden wiederholt Symposien zu diesem Thema statt, die den jeweiligen Stand der apitherapeutischen Erkenntnisse zusammenfassen sollten (Apimondia 1976; Crane 1999[3]; http://www.apitherapy.com/index.php/eng/News!/CONFERENCES (Zugang 16.10.2010).

Der Bamberger Imker Wilhelm Hemme (*1923) gilt als der Begründer der Apitherapie in Deutschland. Er stieß im Jahre 1986 beim Studium der Apimondia-Berichte im Bieneninstitut von Stuttgart-Hohenheim auf den Begriff „Apitherapie“ und gründete am 17. Oktober 1986 den Deutschen Apitherapie Bund (DAB), dessen erster Präsident er wurde.

Eine Umfrage im Jahre 2014, bei der die Leser verschiedener deutschsprachiger Bienenzeitungen gebeten wurden, ihre Erfahrungen mit der Apitherapie darzustellen, ergab, dass 65,4% der Imker Bienenprodukte bei sich selbst anwenden. Im Hinblick auf die Aspekte „Wissenschaftlichkeit der Behandlungskonzepte“, „Glaubwürdigkeit“, „Einfachheit der Anwendung“, „Wirksamkeit“, „Nebenwirkungen“, „Ganzheitlichkeit“ und „Kosten“ wurde die konventionelle Medizin im Vergleich zur Apitherapie nur in Bezug auf „Wissenschaftlichkeit der Behandlungskonzepte“ von den befragten Imkern besser bewertet. Apitherapie wurde aber zumeist nicht als Möglichkeit der Behandlung ernsthafter und schwerwiegender Krankheiten angesehen. Wichtig ist auch der Befund, dass in nicht unerheblichem Umfang Nebenwirkungen der Apitherapie beobachtet wurden. Es wurde deutlich, dass in der Praxis die Apitherapie von der Mehrzahl der Imker nicht als Behandlungskonzept angesehen wird, das alle Krankheiten heilen kann, wie von Apitherapeuten immer wieder gern propagiert wird (Münstedt et al. 2014).

Informationen zum gesundheitlichen Wert von Bienenprodukten

Eine an Apitherapie interessierte Person wird sich bemühen, mehr über die Thematik in Büchern und auf Fortbildungen zu erfahren. In der Vergangenheit sind zahlreiche Bücher zum gesundheitlichen Wert von Bienenprodukten erschienen und auf Imkertagen finden sich Vorträge, Seminare und das Angebot von praktischen Übungen zum Thema. Die nachfolgende Abbildung 12 zeigt die deutliche Zunahme wissenschaftlicher Publikationen zu Propolis und Gelée royale seit der Jahrtausendwende. Es wird deutlich, dass selbst die jüngeren Bücher kaum noch auf dem aktuellen Stand der Wissenschaft sein dürften und begründet auch die Notwendigkeit der Aktualisierung dieses Werkes in gewissen Abständen. Berücksichtigt man den Umstand, dass noch viel mehr wissenschaftliche Forschung zu Honig existiert, wird das umso deutlicher. Da unter dem Suchbegriff Honig („honey") auch Forschung zu den Bienen selbst (honey bee) und Forschung von Personen mit einem solchen Familiennamen findet, wurden diese Ergebnisse nicht dargestellt.

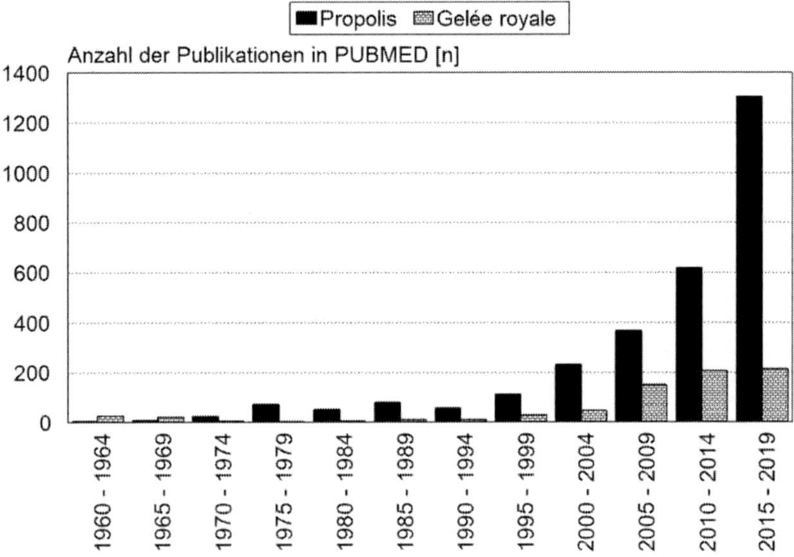

Abbildung 12: Anzahl der wissenschaftlichen Publikationen zu Propolis und Gelée royale, die in der medizinischen Datenbank Pubmed in den verschiedenen Zeiträumen veröffentlicht wurden.

Falschinformationen und Fake-News

Leider leben wir in einer Zeit, die auch medizinische Bereiche von Fake-News, Falschinformationen, Lügen oder wie man ja neuerdings sagt, alternativen Wahrheiten nicht ausnimmt. Unter diesen Umständen ist es wichtig, dass Kernaussagen in Büchern und anderen Werken mit Quellenangaben versehen sind, anhand derer man die Angaben der jeweiligen Autoren prüfen kann. Unter Berücksichtigung des Umstandes, dass es um die Gesundheit von Menschen geht und dass fehlerhafte Behandlungen zu gesundheitlichen Nachteilen führen können, ist die Forderung, die (Primär-)Quellen wichtiger Informationen zu benennen nachvollziehbar. Vielfach finden sich in den Büchern der Apitherapie jedoch gar keine Quellenangaben oder Empfehlungen von angeblich bekannten Bienenproduktforschern (Prof. Dr. X der renommierten Universität Y), die sich bei Recherchen als Person nicht identifizieren lassen oder keine wissenschaftlichen Veröffentlichungen gemacht haben.

Des Weiteren ist es wichtig, Bienenprodukte zu spezifizieren. Honig ist nicht gleich Honig und Propolis ist nicht gleich Propolis. Zur Wundheilung haben sich Manuka-, Linden- und Waldhonig als sinnvoll erwiesen. Andere Honige sind weniger geeignet. In einem Apitherapiebuch, das den Anspruch erhebt, Ratschläge für die Behandlung einer Krankheit mit Bienenprodukten zu geben, sollten sich entsprechend folgende Angaben finden:

- Welches Bienenprodukt? (z. B. welche Honigsorte),
- Welche Art der Behandlung (lokale, orale, rektale, intravenöse Gabe, Inhalation)?
- Welche Dosierung? (Einzeldosis und Anzahl der Gaben pro Tag)
- Welche Dauer der Behandlung?
- Wie sind die Erfolgschancen der Behandlung?
- Welche Risiken hat die Behandlung?
- Wo sind die Grenzen der Behandlung (wann sollte man die Behandlung abbrechen?)
- Gibt es Ausschlusskriterien (welche Personen kommen für die Therapie nicht infrage; z. B. Bienengiftallergiker für Bienengifttherapie)?
- Welche Alternativen gibt es zur Apitherapie?
- Gibt es wissenschaftliche Belege für die Sinnhaftigkeit der Therapie?

Dies sind genau die Fragen, die ein mündiger Patient dem Apitherapeuten stellen sollte, bevor er mit der Behandlung beginnt.

Behandlungskonzepte der Apitherapie

Herr Dr. Stefan Stangaciu, einer der wesentlichen Protagonisten der Apitherapie in Europa, hat 24 Prinzipien der Apitherapie formuliert. Er ist verantwortlich für die Internetseite http://www.apitherapy.com und koordiniert die verschiedenen Aktivitäten einschließlich der Ausbildung zum Apitherapeuten, die über das Internet absolviert werden können (http://www.apitherapy.com/index.php/eng/Courses; 18.10.2010). Neben einigen Ärzten finden sich unter den Apitherapeuten überwiegend Heilpraktiker (http://www.apitherapie.de/dab-ev/apitherapeuten/suche-nach-therapeuten.html?tx_wtdirectory_pi1[list]=all&tx_wtdirectory_pi1[pointer]=0&cHash=5734d60743; 18.10.2010).

Die Prinzipien der Apitherapie sollen nachfolgend thematisch gruppiert zusammengefasst werden (Stangaciu & Hartenstein 2004; Hellner et al. 2008). Danach

- sollte die Diagnose ganzheitlich gestellt werden: klassisch (allopathisch), aber auch energetisch (wie bei Akupunktur), strukturell (Ayurveda) und informatorisch (Homöopathie).
- muss vor der Apitherapie der Körper entgiftet werden mit Hilfe von besonderen Diäten, Fasten und Darmreinigung; eine Allergie muss ausgeschlossen werden.
- gilt das Prinzip „Similia similibus curantur“: Kleine Dosen der jeweiligen Produkte können zur Behandlung von Bienenprodukt-allergien, z.B. Pollen-, Bienengift- und Honigallergien eingesetzt werden.
- sollen Bienenprodukte sorgfältig im Hinblick auf Ursprung, Zusammensetzung und pharmakologische Eigenschaften sowie Qualität und Lagerbedingungen ausgewählt werden. Frische „organische“ Bienenprodukte sollen bessere Effekte zeigen als prozessierte. Überwärmung, exzessive Filtration und andere Veränderungen der Produkte werden als abträglich betrachtet.
- gilt „Primum non nocere!“ (übersetzt – Zuerst einmal nicht schaden). Mit dem Patienten soll nicht experimentiert werden und es sollen nur sichere Methoden und Produkte mit hoher Qualität verwendet werden.
- sollen alle Bienenprodukte aufgrund ihrer Zusammensetzung mehr oder weniger positive Eigenschaften bei allen Patienten haben.

- sollen möglichst verschiedene Wege verwendet werden, um die erkrankte Körperregion zu erreichen: Flüssigkeiten (Tees, Wasser, Säfte), Cremes, Salben, Inhalationen, Zäpfchen, Injektionen. Die Dosis eines jeden Bienenproduktes muss individualisiert erfolgen und an Alter, Gewicht, Allgemeinzustand des Patienten und Zeit der Anwendung angepasst werden. Danach soll die Dosis der Bienenprodukte langsam gesteigert werden, wobei der Biorhythmus des Patienten berücksichtigt werden soll, da sich diese Rhythmen in Abhängigkeit von Patienten, Krankheit, Jahres- und Tageszeit unterscheiden.
- wird Apitherapie nicht als Allheilmittel angesehen und sollte deshalb gemeinsam mit anderen Naturheilverfahren wie Phytotherapie, Aromatherapie, Akupunktur, Diäten, Ayurveda u.v.a.m. eingesetzt werden. Der Blutfluss soll durch andere Methoden wie Massage, Akupressur, Gymnastik, Taijiquan, Qigong, Hatha Yoga und andere verbessert werden. Guter Schlaf und Entspannung, eine angenehme Umgebung (sauber, ordentlich, unbelastet) und ein positiv denkendes Umfeld sollen die Effekte der Bienenprodukte steigern.
- ist Apitherapie keine „Blitz-Methode“. Ausdauer und Geduld sollen insbesondere bei chronischen Erkrankungen nötig sein.
- sollen alle Patienten vor, während und nach der Behandlung zu wahren Bienenfreunden und -schützern erzogen werden, sodass jeder Patient mit der Zeit zu seinem eigenen Apitherapeuten wird. Ein guter Apitherapeut muss die Zusammenhänge in einem Bienenvolk im Detail kennen und mindestens ein Hobbyimker werden.
- sollen Studien und ein Informationsaustausch mit anderen Apitherapeuten wichtig sein, um die beste medizinische Strategie zu entwickeln.

Mit diesen Positionen stellt sich die Apitherapie als eine Erfahrungsmedizin dar, die behauptet, dass eine auf die Person individuell zugeschnittene Therapie erfolgt, die eine Vielzahl von Dingen berücksichtigt und alle Möglichkeiten nutzt (polypragmatische und individualisierte Medizin). Das klingt im ersten Moment positiv. Sicherlich ist nichts gegen frische und qualitativ hochwertige Produkte einzuwenden. Doch niemand kann die Wechselwirkungen zwischen den Bienen-produkten untereinander sowie deren Wechselwirkungen mit den verschiedenen Methoden abschätzen. Bevor man der Apitherapie Glaubwürdigkeit zubilligen kann, sind Antworten auf folgende und weitere Fragen nötig:

- Wie wirkt Homöopathie in Kombination mit Ayurveda, Akupunktur und den verschiedenen Bienenprodukten?
- Wie erfasst man den Biorhythmus eines Patienten und welche Konsequenzen ergeben sich dann genau in Bezug auf die Dosierung der Bienenprodukte?
- Verstößt eine Apitherapie, die das Prinzip „Mit dem Patienten soll nicht experimentiert werden“ nicht selbst gegen eigene Grundsätze, wenn keine gesicherten Kenntnisse aus Studien berücksichtigt werden und jeder Autor von Apitherapiebüchern andere Behandlungskonzepte vorschlägt (vergleiche Kapitel „Zur Sinnhaftigket apitherapeutischer Therapieansätze bei ausgewählten Krankheiten“).

Wenn jemand das Gesamtkonzept der Apitherapie erforschen wollte, bräuchte es Tausende, vielleicht sogar Millionen von Patienten mit sorgfältig aufgezeichneten Krankheitsdaten. Solche Daten gibt es bisher nicht, und so wurde noch kein klinischer Beweis für die Gültigkeit der zuvor genannten apitherapeutischen Konzepte vorgelegt. Es gibt zum Beispiel lediglich Hinweise, dass eine bestimmte Mischung verschiedener Bienenprodukte gegen eine durch Tetrachlorkohlenstoff bedingte Schädigung der Leber wirkt (Andritoiu et al. 2014). Vor dem Hintergrund, dass ein entsprechender Effekt auch bei alleiniger Anwendung von Propolis beschrieben wurde (Shukla et al. 2004), kann die Studie von Andritoiu nicht als Beweis der Wirksamkeit eines ganzheitlichen apitherapeutischen Konzepts gelten. Auch Studien zu den Wechselwirkungen zwischen verschiedenen alternativen Therapien (Apitherapie mit Homöopathie, Ayurveda, Traditionelle Chinesische Medizin etc.) gibt es nicht. Das typische Behandlungskonzept der Apitherapie bezeichnet man auch als Polypragmasie. Es ist durch viele verschiedene, unkoordinierte und oft sinnlose Maßnahmen gekennzeichnet (http://flexikon.doccheck.com/Polypragmasie).

Zur Wirksamkeit des apitherapeutischen Konzepts

Anstatt Studien vorzulegen, präsentieren Apitherapeuten Fallberichte und Selbstzeugnisse von angeblich geheilten Patienten (http://www.apitherapy.com/index.php/eng/News!/TESTIMONIALS; Zugang 16.10.2010). Es stellt sich die Frage, was diesen Patienten wirklich geholfen hat. Waren es wirklich die Bienenprodukte, waren es andere Methoden, sind die Beschwerden einfach von selbst besser geworden oder sind die Beschwerden trotz der Behandlung besser geworden? Die Selbstheilungskräfte des Körpers werden vielfach unterschätzt. Unter Berücksichtigung des Umstands, dass die

Apitherapie ursprünglich kommerzielle Ziele verfolgte, erscheint es verständlich, dass eine wissenschaftliche Überprüfung nicht unbedingt das Ziel der Apitherapie war (Vergleiche Kapitel „Prozess des wissenschaftlichen Erkenntnisgewinns").

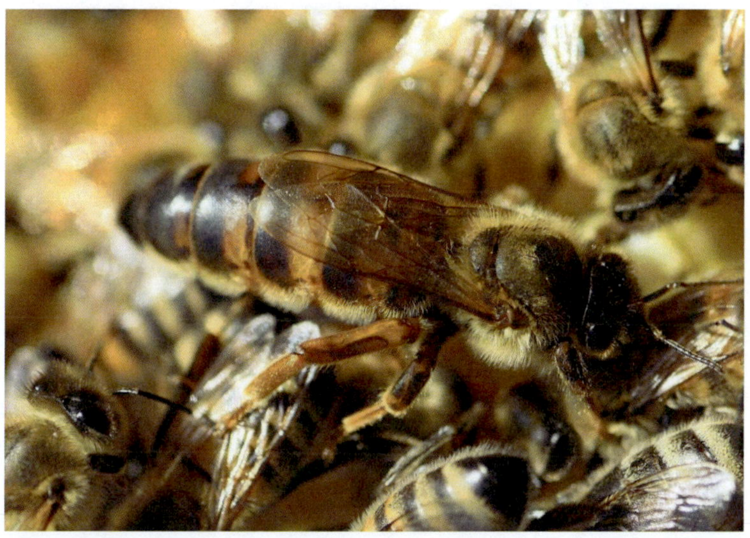

Abbildung 13: Bienenkönigin – ihr langes Leben und ihre erstaunliche Fruchtbarkeit inspirierte zur Anwendung von Gelée royale als Mittel gegen Alterung, Unfruchtbarkeit u.v.a.m. (Abdruck mit freundlicher Genehmigung von Herrn Prof. Dr. med. vet. Dr. habil. Agr. Gerald Reiner).

Ein weiteres Problem der Apitherapie ist, dass es bislang kein Lehrbuch gibt. Apitherapeuten erhalten im Rahmen der Kurse, die vom Deutschen Apitherapiebund angeboten werden, eine Reihe von CDs, deren Inhalt kaum der Komplexität der oben genannten Zusammenhänge gerecht wird. Da sich Honig bekanntermaßen deutlich in Farbe, Geschmack, aber noch wichtiger auch in Bezug auf die Inhaltsstoffe unterscheidet, wäre es sinnvoll, bei den verschiedenen Behandlungsanweisungen auch die Art des Honigs (Sortenherkunft) zu spezifizieren, was aber meist nicht erfolgt. So finden sich beispielsweise im Hinblick auf die antibiotischen Eigenschaften deutliche Unterschiede je nach Honigsorte (Majtan & Majtan 2010). So etwas gälte es dringend zu berücksichtigen.

Die Apitherapie nimmt für sich zudem in Anspruch, beinahe alle Krankheiten mit Hilfe von Bienenprodukten behandeln zu können (Abbildung 14).

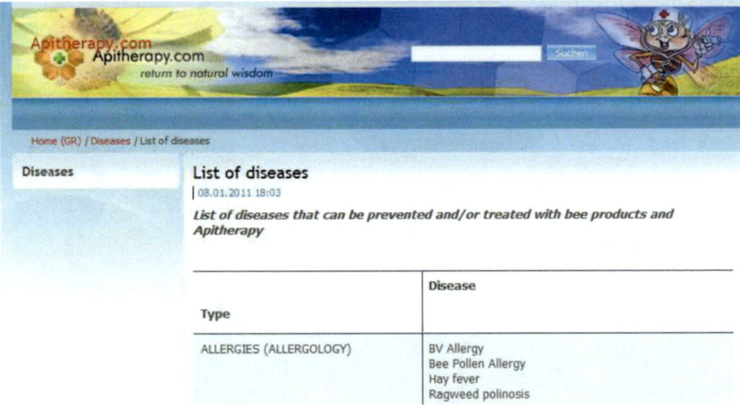

Abbildung 14: Screenshot der Internetseite http://www.apitherapy.com /index.php/eng/Diseases/List-of-diseases (Zugang 29.03.2015).

Nachfolgend ist die Liste der Krankheiten abgedruckt, die durch Bienenprodukte behandelbar sein soll:

BV Allergy, Bee Pollen Allergy, Hay fever, Ragweed polinosis, Acute rheumatic carditis, Angina pectoris, Arrhythmias, Artheritis obliterans, Artheriosclerosis, Atherosclerosis, Atherosclerotic Arteritis of the Inferior Limbs etc., Capillary fragility, Cardiac diseases (non-specific), Cerebral atherosclerosis, Cerebral Trombosis, Coronary Heart Diseases, Flebitis, Heart insufficiences, Haemorrhagies of vascular origin, High Blood Pressure, Liver congestion, Peripheral Ischemic Degenerative Syndrome, Peripheral Vascular Diseases, Raynaud's Disease, Slow peripheral blood flow, Varicose ulcer, Varicosis, Anaemia, Coagulation diseases with aplasia, Haemorrhagic gingivitis, Hyperlipidaemia, Allergic rhinitis (hay fever), Angina, Asthmatic bronchitis, Bronchial asthma, Bronchiectasis, Bronchitis, Chronically cough, Chronic non-specific diseases of lungs, Cough, Inflammatory diseases of the upper respiratory tract, Influenza infection, Laryngitis, Non-specific chronic pneumonia, Non-specific endo-bronchitis, Non-specific pneumonia, Pulmonary tuberculosis, Rhinitis, Tracheitis, Tuberculosis, Affections of the liver cells, Chronically hepatitis, Chronically liver diseases, Colitis (sub-acute and chronic), Constipation, Gastro-duodenal ulcer, Liver cirrhosis, Chronically kidney insufficiency, Kidney diseases (non-specific), Acute and Chronic Bursitis, Ankylotic Spondyilarthritis, Ankylotic Spondylitis Deformans, Arthritis, Arthrosis, Fibrositis, Juvenile Arthritis, Lateral Epicondylitis (Tenis Elbow), Muscle Tonus Problems Ligament Troubles, Myalgia, Osteoarthritis, Periarthritis of the shoulder with calcifications, Poliarthritis Deformans, Psoriatic Arthritis, Reduced Muscle Force (Weak Muscles = Hypotonia), Rheumatic afflictions of muscles, nerves and articulations, etc., Rheumatic diseases (non-specific), Rheumatoid arthritis, Scheuermann's Disease (osteochondrosis), Spondyloarthrosis (Clinical Arthrosis), Traumatic Arthritis, Asthenia, Cerebral Trombosis, Chronic Pain Syndrome, Dupuytren's Contracture, Insomnia, Lumbago Neuralgia, Lumbar back pains, Multiple Sclerosis (MS), Neuralgies, Neurasthenia, Neurotic Disorders, Paresthesia related to Spondyloarthrosis Meralgia Paresthetica, Peripheral Neuritis, Post-Herpetic Neuralgia, Sciatica, Zona-zoster, Cataract, Iridocyclitis, Iritis, Microbial inflammatory affections of the fore-pole of the eye, Microbial inflammatory affections of the ocular annexes,

Ocular burns, Ocular traumas, Ocular anexes burns, Ocular anexes traumas, Status post-ophthalmic herpes, Virus inflammatory affections of the fore-pole of the eye, Virus inflammatory affections of the ocular annexes, Acute inflammations of the middle ear, Acute rhino-pharyngo-tonsilitis, Acute tonsilitis, Chronic allergical rhinitis, Chronic allergo-infected hyperplastic rhinosinusitis, Chronic hypertrophic rhinitis, Chronic hypotrophic rhino-pharyngitis, Chronic laryngitis, Chronic medium suppurating otitis, Chronic otitis with acute mesotympanitis, Chronic pharyngitis, Chronic rhino-pharyngitis, Chronic rhino-pharyngo-tonsilitis, Chronic simple atrophic rhino- pharyngitis, Cochleo-vestibular syndrome, Diffuse external otitis, External diffuse eczematous otitis, Hypohearing, Influenza infection, Mesotympanitis, Osena, Pharyngitis, Phonasthenia, Post-traumatic pharyngitis, Sore throat, Traumatic perforation of tympanum, Acne, Bedsores, Breast skin sores, Bruises ("Blue" skin after contusion), Burns and scalds, Canker diseases, Chronic furuncles, Decubitus ulcer, Degranulated Wounds, Eczema, Epidermophyses, Erysipelas, Folliculites, Furunculosis, Hair Loss, High Sensitiveness, Hydradenites, Hyperkeratosis, Infected skin lesions, Intertrigo (infants), Low Sensitiveness, Lupus Erythematosus, Melanoma, Moles, Mycosis Fungoides, Neurodermitis, Parasitory sicosis, Psoriasis, Pyodermites, Radiodermatitis, Scars, Scleroderma, Seborrheic dermatitis, Shank (calf) chronic ulcers, Skin tuberculosis (adjutant), Spots alopecia, Total alopecia, Topical Ulcers, Tricophysis, Trophic Ulcers, Varicose ulcer, Warts, Wounds, Zona-zoster, Adrenal glands diseases, Cortisol Secretion Dysfunction, Hyperthyroidism etc., Hypofoliculinic Disfunctional Syndromes, Hypoglycemia, Insufficiency of sexual hormones, Irregular Periods, Menstrual Cramps, Mood Swings, Premenstrual Syndrome (PMS), Abnormal cholesterol and triglycerides, Anorexia (lack of appetite), Diabetes, Dystrophies (dystrophy to children suffering of oligophrenia), General Metabolic Diseases (non-specific), Hyperlipidaemia, Cervix erosions, Hypofoliculinic Disfunctional Syndromes, Leucorrhoea, Sexual dynamic weakness, Trichomonas vaginalis, Vaginal sores (post-surgical), Vaginitis, Vegetations, Wounds (hardly healing) after gynaecological surgical operations, Benign prostatic hypertrophy, Chronic prostatitis, Insufficiency of sexual hormones, Prostate and seminal vesicles inflammation, Prostate inflammation (prostatitis), AIDS, B-Cell Enhancement, Systemic Lupus Erithematosus, T-Cell Suppresion, Epstein Barr Virus Disease, Flu, Mononucleosis, Post-Herpetic Neuralgia (Shingles), Basal cell carcinoma, Chemotherapy (during), Gynaecologic cancer (non-specific), Lymphoma, Malignant melanoma, Mammary tumours, Caries, Chronic peripheral parodontopathies, Common chronic recurring aphtae, Gingivitis, Glossodynia, Gum disorders, Haemorrhagic gingivitis, Labial cyclic recurring herpes, Lip diseases, Moniliasis, Stomatitis after amygdalitis operation, Ulcer stomatitis, Ulceronecrotic stomatites, Chagas, Malaria, Giardia lamblia, Trichomonas sp., Anorexia, Convalescence, Fever, Alcohol addiction, Oligophrenia, Schizophrenia, Sucklings, dystrophics, convalescents and immatures

Eindrucksvoll ist auch die Darstellung von 20 verschiedenen Kurpackungen, mit denen Allergien kuriert, das Immunsystem verbessert, die Nerven gestärkt, Magen- Darmkrankheiten, Rheuma, rheumatoide Arthritis / chronische Polyarthritis, Herzkrankheiten, Bluthochdruck (Hypertonie), Sklerose, Arteriosklerose, Erkrankungen des zentralen Nervensystems, Krebs, Hautkrankheiten (Ekzeme), Erkrankungen von Niere, Bauchspeicheldrüse, Milz, Blase, Prostata, Galle, Schilddrüse aber auch Depressionen, Paranoia, Neurosen, Schizophrenien, Psychosen, Übergewicht und Fettsucht behandelt werden sollen und auch eine Vorsorge gegen Gehirnschlag ermöglichen soll (http://www.thiele-und-thiele-consult.de/press/Produktliste_ge.html#kurpackung; Zugang 15.02.2015). Im Dezember 2015 wurde Michael Thiele in Bezug auf die weitreichenden Aussagen zur erfolgreichen alternativen Behandlung von Brustkrebs kontaktiert und gebeten, Kontakte zu den angeblich geheilten Patienten und den Therapeuten zu gestatten. Ziel war es, den Wahrheitsgehalt dieser Aussagen zu prüfen. Es kam nur eine ausweichende Antwort. Der Leser mag sich über die Glaubwürdigkeit entsprechender Aussagen seine eigene Meinung bilden.

Zentrum für soziale Medizin und natürliche Bienentherapie
Forschungszentrum natuerliche Bienentherapie | Natural Apitherapy Research Centre
Brustkrebs und die Michael Thiele Bienentherapie

Soziale / alternative Medizin / natuerliche Apitherapie bei ernährungsbedingten und Hormonabhängigen Krebsarten wie Brustkrebs, Darmkrebs, Prostatakrebs - Natürliche Bienentherapie / biologische Krebstherapie statt gentechnisch hergestellte Präparate wie sie in der mechanistischen oder individualisierten / personalisierten Medizin üblich sind.

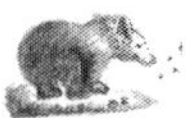

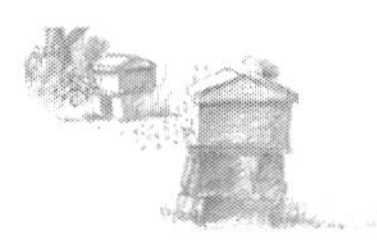

Abbildung 15: Screenshot aus der Internetseite http://www.thiele-und-thiele-consult.de/alternative-therapies/Tumor-Brustkrebs-Darmkrebs_ge.html (Zugang 29.03.2015).

Bienenprodukte in der Traditionellen Chinesischen Medizin (TCM)

Behauptungen zur TCM

Verschiedentlich finden sich Behauptungen zur Verwendung von Bienenprodukten in der traditionellen chinesischen Medizin. Ein Vertreter ist Herr Prof. Prof. Matthias Kunth, der beispielsweise in der Januarausgabe 2008 der ADIZ/Biene/Imkerfreund und auf dem Deutschen Imkertag in Stralsund (2011) seine Erkenntnisse zur Verbindung von Schulmedizin, Apitherapie und traditioneller chinesischer Medizin präsentierte. Er weist darauf hin, dass Gelée royale die Energie „Qi“ stimuliert und Propolis das „Wei-Qi“ unterstützt. Ob und warum das der Fall sein soll, wird nicht dargestellt. Durch Recherchen der bekannten medizinischen Datenbanken lassen sich entsprechende Zusammenhänge nicht nachvollziehen. Wissenschaftler aus China, der

Heimat der TCM, haben bislang keine entsprechenden Erkenntnisse veröffentlicht. Auch das wissenschaftliche Werk in Form von wissenschaftlichen Publikationen, das man bei einem Wissenschaftler mit zwei Professorentiteln erwartet, sucht man in den medizinischen Datenbanken vergeblich.

An folgenden Beispielen sollen verschiedene Denkfehler mit Bezug auf Bienenprodukte und TCM dargestellt werden. Im Bereich der Alternativmedizin sind Entschlackung, Entgiftung und Ausleitung geläufige Verfahren, denen unterstellt wird, sie könnten für den Körper schädliche Substanzen aus dem Körper entfernen, ohne dass der Körper dabei auch nützliche Substanzen verliert. Zahlreiche Produkte und alternativmedizinische Praktiken zur Entschlackung und Entgiftung werden angeboten. Die Verfahren sind mehrheitlich wissenschaftlich nicht anerkannt und ihre Wirksamkeit ist nicht bewiesen. Diese Verfahren haben im Übrigen nichts mit den effektiven Verfahren der konventionellen Medizin (Schulmedizin) zu tun, mit denen tatsächlich giftige Substanzen aus dem Körper eliminiert werden (http://www.esowatch .com/ge/index.php?title=Entschlackung#ixzz1gDHQEn00). Von Herrn Kunth wird Propolis als Mittel zur Ausleitung von Schwermetallen propagiert. Propolis beeinträchtigt tatsächlich das in der Nuklearmedizin verwendete radioaktive Schwermetall Technetium-99m in seiner Bindung an Eiweiße im Blut (Jesus et al. 2006). Wenn es Ziel der Ausleitung ist, im Gewebe abgelagerte Gifte über die Nieren auszuscheiden, müssen die Gifte vorher im Blut gelöst werden, um ausgeschieden zu werden. Wenn Propolis jedoch die Bindung von Schwermetallen an Eiweiße behindert, können sich diese schlechter im Blut lösen. Wenn man unter Propolisbehandlung niedrigere Konzentrationen von Giftstoffen im Blut misst, liegt das nicht daran, dass diese ausgeleitet wurden, sondern im Gewebe bleiben und eben gerade nicht ausgeleitet werden. Entsprechend wäre Propolis in dieser Hinsicht sogar problematisch.

An anderer Stelle propagierte Herr Kunth Honig als Mittel zur Verbesserung der Kalziumaufnahme. Honig soll die Kalziumaufnahme sogar um 35 % steigern (Abbildung 13). Damit wäre Honig gut zur Behandlung und Vorbeugung der Osteoporose geeignet. Anhand der Quellenangabe konnte die diesen Angaben zugrundeliegende Studie identifiziert werden. Es handelt sich um die Studie von Ariefdjohan und Mitarbeitern (2008), die an Ratten einen entsprechenden Effekt beobachten konnten. Die Schlussfolgerungen aus dieser Studie sind jedoch falsch. Es ist nicht statthaft, aus einer Studie an Ratten unmittelbare Rückschlüsse auf den Menschen zu ziehen. Berücksichtigt man das Gewicht der Hausratte (200 bis 400 g), müsste ein 70 kg schwerer Mensch täglich etwa 200 g Honig konsumieren. Herr Kunth verschwieg auch, dass es sich bei der verbesserten Kalziumaufnahme nur um einen kurzfristigen Effekt handelt, der bei längerfristiger Gabe von Honig nicht mehr nachgewiesen wurde. Insofern ist gerade die Empfehlung einer dauerhaften Einnahme von Honig nicht gerechtfertigt.

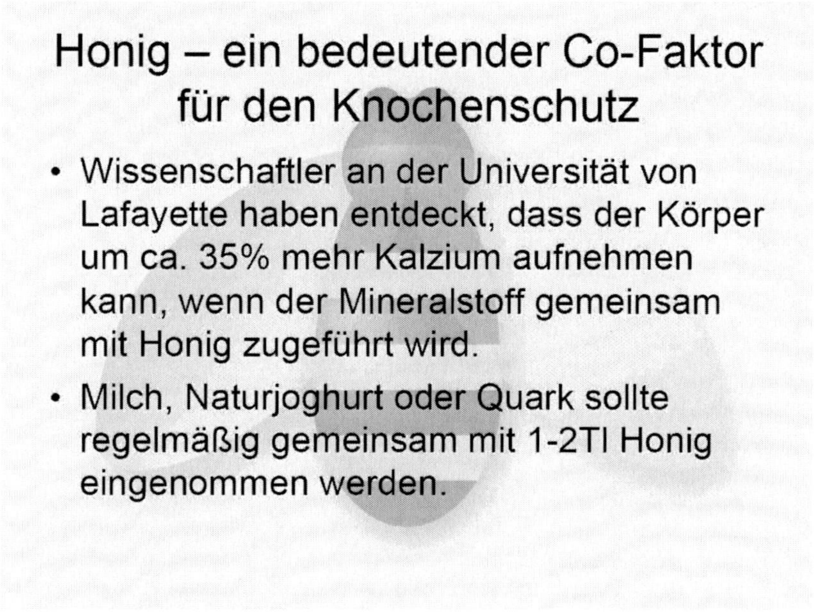

Honig – ein bedeutender Co-Faktor für den Knochenschutz

- Wissenschaftler an der Universität von Lafayette haben entdeckt, dass der Körper um ca. 35% mehr Kalzium aufnehmen kann, wenn der Mineralstoff gemeinsam mit Honig zugeführt wird.
- Milch, Naturjoghurt oder Quark sollte regelmäßig gemeinsam mit 1-2Tl Honig eingenommen werden.

Abbildung 16: Screenshot aus einem Vortrag von Herrn Kunth.

Neue Untersuchungen zu Honig in der TCM

In der Traditionellen Chinesischen Medizin (TCM) werden gelegentlich pflanzliche Arzneimittel mit Honig geröstet, in der Absicht, ihre Wirkungen zu verstärken. Zahlreiche Studien haben Wirkungen von in Honig gerösteten Kräutern untersucht. Untersuchungen am Menschen gibt es kaum.

Zum Stellenwert des Erhitzens von Honig liegt eine Studie vor. Sie fanden, dass erhitzter Honig Zellen (kultivierte Enterozyten) dazu veranlasste, ein immunstimulierendes Peptidhormon (Granulocyte-Colony Stimulating Factor, G-CSF) auszuschütten. Die Ausschüttung des Hormons und damit die Bildung von Granulozyten (weiße Blutkörperchen, Leukozyten) hingen wesentlich von der Heiztemperatur und -zeit ab und es trat keine G-CSF-Sekretionen auf, wenn Honig nicht erhitzt wurde. Mit Bakterien (Streptococcus pyogenes) infizierte Mäuse, die mit erhitztem Honig gefüttert wurden, hatten ein deutlich verlängertes

Überleben. Der Wirkstoff in erhitztem Honig war eine hochmolekulare Verbindung mit etwa 730 kDa (Ota et al. 2019). Möglicherweise lassen sich diese immunstimulierenden Eigenschaften von erhitztem Honig später einmal medizinisch nutzen.

Zur Sinnhaftigkeit apitherapeutischer Therapieansätze bei ausgewählten Krankheitsbeispielen

Wer sich mit dem Thema Apitherapie intensiver beschäftigt und mehrere Bücher zum Thema studiert, stößt früher oder später auf Widersprüche und Ungereimtheiten. Jedem kritischen Leser wird auffallen, dass ein Autor bei einer Krankheit A die Behandlung X empfiehlt, ein anderer Behandlung Y und wieder ein anderer Behandlung Z. Vielleicht wird sich danach der Leser die Frage stellen, welche Behandlung denn nun die richtige ist. Bislang hat sich kaum jemand einmal die Mühe gemacht, die verschiedenen Empfehlungen gegenüberzustellen.

Es stellt sich die Frage, ob und inwieweit auch im Bereich der Apitherapie eine Konsensbildung stattfindet. Um einen Überblick über die Empfehlungen der Apitherapie zu bekommen, wurden 129 Bücher der Apitherapie aus Deutschland, Frankreich, Groß Britannien, den Vereinigten Staaten von Amerika und Italien im Hinblick auf die Empfehlungen zur Apitherapie analysiert. Während die Bücher aus Deutschland, Frankreich, Groß Britannien und den Vereinigten Staaten von Amerika sicher weitgehend vollständig erfasst wurden, wurde nur ein italienisches Buch analysiert. Dies erfolgte, damit in der Analyse auch die Empfehlungen der wesentlichen Meinungsbildner (aktuelle und vergangene Mitglieder und Präsidenten der Apitherapiekommission der Apimondia, des Deutschen Apitherapiebundes sowie der Gründerväter der Apitherapie) repräsentiert sind. Eine Übersicht über die Sprachen der Bücher und die Nationalitäten der Buchautoren gibt Tabelle 1.

Tabelle 1: Häufigkeit der Sprachen der Bücher sowie der Nationalitäten der Buchautoren

	Sprachen der Bücher [n; (%)]	Nationalität der Autoren [n; (%)]
Deutsch	91 (70,5)	52 (40,9)
Englisch	27 (20,9)	8 (6,2)
Französisch	10 (7,8)	14 (10,9)
Italienisch	1 (0,8)	2 (1,6)
US-amerikanisch		23 (17,8)
Rumänisch		8 (6,2)
Österreichisch		5 (3,9)
Russisch		3 (2,3)
Bulgarisch		3 (2,3)
Ukrainisch		2 (1,6)
Niederländisch		1 (0,8)
Schweizerisch		1 (0,8)
Litauisch		1 (0,8)
Algerisch		1 (0,8)
Jugoslawisch		1 (0,8)
Irakisch		1 (0,8)
Israelisch		1 (0,8)

In einem zweiten Schritt wurden die Empfehlungen aus den Büchern mit den Erkenntnissen der wissenschaftlichen Erforschung von Bienenprodukten abgeglichen. Danach sollten an einer Krankheit auch andere Behandlungsansätze aus dem Bereich der alternativen, komplementären oder integrativen Medizin erfasst und geprüft werden, ob und inwieweit apitherapeutische Behandlungsansätze eventuell geeignet sind, die klassische Medizin (Schulmedizin) zu ersetzen oder anderen Methoden der alternativen Medizin vorgezogen werden sollten. Im Folgenden werden die Krankheitsbilder betrachtet. Es handelt sich dabei allesamt um Beschwerden und Krankheitsbilder, die aufgrund ihrer Häufigkeit zum Teil aufgrund ihrer wirtschaftlichen Bedeutung aufgrund von Krankheitsausfällen relevant sind.

1. Primäre Dysmenorrhoe,

2. Allergische Rhinitis (Heuschnupfen),
3. Krebs,
4. Benignes Prostataadenom,
5. Rheumatoide Arthritis (Rheuma) und
6. Wechseljahresbeschwerden

Primäre Dysmenorrhoe

Allgemeines

Die Primäre Dysmenorrhoe stellt ein sehr weit verbreitetes Problem dar und geht mit Beschwerden wie Kopfschmerzen, Unwohlsein, Völlegefühl, Übelkeit, Erbrechen, Durchfall sowie krampfartigen Unterleibsschmerzen einher. Zwischen 16% und 91% aller Frauen sind betroffen, wobei zwischen 2% und 29% der Betroffenen im reproduktionsfähigen Alter über stärkere Schmerzen klagen (Ju et al. 2014). Daraus ergibt sich ein nicht unerhebliches volkswirtschaftliches Problem, da hieraus Fehlzeiten im Beruf resultieren. Ältere Frauen, Frauen, die viele Kinder geboren haben, oder Frauen, die die Antibabypille einnehmen, leiden seltener unter Dysmenorrhoe, während Stress sowie Familienmitglieder mit der gleichen Problematik mit einer höheren Wahrscheinlichkeit für Dysmenorrhoe vergesellschaftet sind (Ju et al. 2014). Die Symptomatik bei den Betroffenen kann sich im Laufe der Zeit, nach Schwangerschaften, bei Anwendung von Kontrazeptiva und nach positiver Stressbewältigung bessern. Rauchen, Diät, Übergewicht und Depressionen spielen nach derzeitigem Erkenntnisstand keine Rolle im Hinblick auf das Auftreten und die Stärke der Dysmenorrhoe (Ju et al. 2014).

Man unterscheidet die Primäre Dysmenorrhoe, bei der die Menstruation selbst der Schmerzauslöser ist, von der sekundären Dysmenorrhoe, bei der organische Veränderungen (Myome, Zysten, Adenomyose, Zervixstenose, Zervixpolypen, Endometriose) oder Intrauterinpessare (Spiralen) für die Beschwerden verantwortlich sind. Entsprechend gilt es, eine Sekundäre Dysmenorrhoe auszuschließen, bzw. diese ursächlich zu behandeln. Die biologischen Hintergründe der Primären Dysmenorrhoe sind nicht geklärt. Nach aktuellem Verständnis setzen die sich auflösenden Zellen der Gebärmutterschleimhaut mit dem Beginn der Menstruation PGF2α (Prostaglandin) frei, welches zu Krämpfen des Gebärmuttermuskels (Myometrium) und damit zu Sauerstoffmangel (Ischämie) und Reizungen der Nervenendigungen führt (Ju et al. 2014).

Behandlungskonzepte der klassischen Medizin (Schulmedizin)

Bei Primärer Dysmenorrhoe sind Schmerzmittel (Nicht-Steroidalen-Antiphlogistika) die Behandlung der ersten Wahl. Nicht-Steroidale-

Antiphlogistika hemmen die Produktion und Freisetzung der Substanzen, die eine Entzündungsreaktion hervorrufen (Prostaglandine) und wirken damit ursächlich. Die Erfolgsraten liegen zwischen 64 bis 100% (Ju et al. 2014). In zweiter Linie kommen orale Kontrazeptiva (Antibabypille) zum Einsatz, die durch die Reduktion des Volumens der Menstruationsflüssigkeit und die Unterdrückung des Eisprungs in doppelter Hinsicht wirksam sind. Für die Praxis ist von Bedeutung, dass der Effekt der Kontrazeptiva manchmal erst nach 3 Behandlungszyklen voll ausgeprägt ist. Der Erfolg der Behandlung liegt bei bis zu 90% (Ju et al. 2014). Insgesamt stehen für Frauen mit Primärer Dysmenorrhoe damit effektive Behandlungsmöglichkeiten von Seiten der klassischen Medizin zur Verfügung.

Hintergründe der Anwendung alternativer Behandlungskonzepte

Etwa 10% aller betroffenen Frauen sprechen aus bislang unbekannten Gründen nicht auf die oben genannten Behandlungen an. Bei anderen Patientinnen gibt es Gründe, warum die genannten Optionen nicht zur Anwendung kommen sollten, z. B. Thromboseneigung. Wieder andere Betroffene haben eine Abneigung gegen Methoden der klassischen Medizin. Über die Anwendungshäufigkeit und Motivation zur Anwendung alternativer Methoden bei Dysmenorrhoe in Deutschland gibt es keine Daten. In einer türkischen Studie wendeten 70% der 428 Studienteilnehmer (Studentinnen) Methoden der komplementären und alternativen Medizin bei Primärer Dysmenorrhoe an (Midilli et al. 2015). Entsprechend scheint diesen Methoden faktisch eine erhebliche Bedeutung zuzukommen.

Alternative, komplementäre und integrative Medizin bei Dysmenorrhoe

Eine Studie aus Burkina Faso berichtete, dass dort Honig zur Behandlung der Dysmenorrhoe eingesetzt wird (Meda et al. 2004). Der sicherlich prominenteste Protagonist der Apitherapie, Dr. Stefan Stangaciu, beschreibt auf der Homepage apitherapy.com, dass die Primäre Dysmenorrhoe durch Apitherapie behandelt werden kann (Zugang 13.08.2017). Auch Professor Dr. Théodore Cherbuliez, der frühere Präsident der Apitherapiekommission der Apimondia und Präsident der Amerikanischen Apitherapiegesellschaft, Prof. Roch Domerego, früherer Vize-Präsident der Apitherapiekommission der Apimondia und die aktuelle Präsidentin der Apitherapiekommission der Apimondia Dr. Cristina Mateescu halten die Primäre Dysmenorrhoe durch Apitherapie für gut behandelbar. Insofern erscheint die Wahl dieser Krankheit für die angestrebte Untersuchung zulässig.

Ergebnisse

Im Folgenden werden die Empfehlungen in den verschiedenen Büchern zur Apitherapie dargestellt werden.

<u>Keine Erwähnung der Krankheit und apitherapeutischen Ansätzen:</u>

Altman (2010), Avril (2014), Bort (2010), Carlsson (1998), Cerelli (2016), Darrigol (2009), Donadieu (1982, 1991, 2009), Eberl-Kadlec (2017), Ehmann (2002), Enders (2016), Fournier (2009), Harnay (1975, 1976, 1980) Havenland (2010), Herold (1988), Hill (1986), Kaal (2017), Kappl (2017), Klimmek (1984), Knoller (1995), Lange-Ernst (1984), Lächler (2010), Mizrahi (1997), Mix (2006, 2014), Mraz (1995), Münstedt (2012, 2015), Nowottnick (2010), Oldhaver (2014), Oppermann (2009), Ovsyanik (2013), Percie du Sert (2006), Schröder (2012), Shipp (2010), Stangaciu (2000, 2015), Tschenze (2001), Ulmer (1996) und Yoirish (2001)

Aus apitherapeutischer Sicht sinnvolle Maßnahmen:

1. Bienengiftakupunktur: Hainbuch (2016)
2. Gelée royale: Donadieu (2006)
3. Gelée royale und Honig: Neukirch (2005, 2016), Ebel (1994)
4. Gelée royale und Pollen: Beyer (1986), Uccusic (1982), Ballot-Flurin (2015), Potschinkova (1992, 1999), Mateescu (2008)
5. Gelée royale und Propolis: Hainbuch (2013, 2015), Nagl (1998)
6. Gelée royale, Honig und Propolis: Köwing (1998), Marbach (2009)
7. Gelée royale, Pollen und Propolis: Lund (1997)
8. Gelée royale, Pollen und Honig: Khismatullina (2005), Neuhold (2006), Vetrovec (1983)
9. Gelée royale, Pollen, Perga (Pollen aus Bienenwaben gewonnen), Honig, Aromiel (Honig mit ätherischen Ölen, hier Salbei-, Kamille- und Zypressenöl): Cherbuliez (2007)
10. Gelée royale, Aromiel (Honig mit ätherischen Ölen, hier Salbei- und Zypressenöl): Domerego (2016)
11. Honig: Dörner (1998)
12. Honigmassage: Harnisch (2008)
13. Pollen: Brown (1993)
14. Pollen, Perga, Aromiel (Honig mit ätherischen Ölen, hier Thymianhonig mit Majoran-, Rosmarin- und Pfefferminzöl) (Domerego 2016)
15. Propolis: Krämer-Eis (2011), Rohwedder (1987), Wade (1994)

Gibt es Quellenangaben?

Des Weiteren wurde analysiert, ob und welche der Autoren, die Quellen für ihre Empfehlung detailliert nennen. Es zeigt sich, dass nur in wenigen Büchern entsprechende Hinweise gegeben werden. Beyer (1986) und Uccusic (1982) beziehen sich auf Forschungsarbeiten von Dr. Bogdan Tekavcic. Uccusic (1982) erwähnt Arbeiten von Dr. Izet Osmanagic. Wissenschaftliche Arbeiten von Tekavcic zum Thema sind nicht in den medizinischen Datenbanken zu finden. Wissenschaftliche Arbeiten von Osmanagic beziehen sich auf Melbrosia (Mischung aus Honig, Blütenpollen, Gelée royale und Propolis) und Beschwerden in den Wechseljahren. Khismatullina (2005) begründet das Konzept auf Arbeiten von Porkraichich und Osmaginich aus dem Jahr 1978. Diese Arbeiten werden leider nicht in Literaturverzeichnis des Buches von Khismatullina erwähnt und finden sich auch nicht bei der Suche in verschiedenen Datenbanken. Hainbuch (2016) bezieht sich bei seinen Empfehlungen auf ein Lehrbuch zur Pharmakopunktur von Prof. Dr. Kirok Kwon. Eine den Empfehlungen entsprechende Studie fand sich im Rahmen der Recherche zu diesem Artikel ebenfalls nicht. Interessanterweise findet sich nur in einem Buch eine Begründung für die Apitherapie. Cherbuliez und Domerego (2007) beschreiben, dass die Bienenprodukte den Uterus verjüngen würden und so degenerative Schäden aufheben sollen. Dieses Krankheitskonzept ist allerdings nicht belegt.

Damit finden sich nur in 4 Bücher Angaben zu den Quellen der Informationen, die allerdings nicht dem wissenschaftlichen Standard entsprechen. Es ist üblich, bei Zitierungen nur Primärquellen zu erwähnen, d.h., die Arbeiten anzugeben, in denen die Details der betreffenden Studie beschrieben werden, die in expertengeprüften (peer-reviewed) Journalen erschienen sind und auch in wichtigen Literatur-datenbanken zu finden sind (Näheres dazu unter https://bib.hs-duesseldorf.de/weiterbildung/Documents/Literaturbewerten.pdf; Zugang 19.08.2017). Verweise auf Veröffentlichungen von Imkerkongressen, andere Apitherapiebücher oder im Internet erfüllen die Kriterien nicht, da eine kritische Prüfung der Daten und Informationsquellen nicht möglich ist. Damit lassen sich die Aussagen in Apitherapiebüchern nicht auf ihren Wahrheitsgehalt prüfen.

Was gibt es an wissenschaftlichen Daten zu den Empfehlungen?

Zur Anwendung von Bienenprodukten bei Primärer Dysmenorrhoe gab es zum Zeitpunkt der Drucklegung dieses Werkes 3 Studien, die dem vorgeschriebenen Standard entsprechen. Danach scheint Gelée royale beim prämenstruellen Syndrom (PMS) wirksam zu sein (Taavoni et al. 2014). In der Studie haben die betroffenen Frauen 1 g Gelée royale täglich eingenommen. Honig hat sich in einer Studie zur Schmerzmitteltherapie bei Dysmenorrhoe als ebenbürtig erwiesen (Amiri Farahani et al. 2017). In dieser Studie haben Frauen 1,2 g Honig pro kg Körpergewicht ab dem 15. Zyklustag einnehmen müssen.

Die jüngste Studie nennt Propolis als möglichen Behandlungsansatz (Jenabi et al. 2019). In dieser erhielten 86 Studentinnen mit primärer Dysmenorrhoe während zweier Menstruationszyklen 5 Tage lang ein Placebo oder Bienenpropolis-Kapseln. Die Studie ergab, dass die Anwendung von Bienenpropolis im Vergleich zu Placebo die primäre Dysmenorrhoe besserte. Unerwünschte Wirkungen traten nicht auf (Jenabi et al. 2019).

Nach einer anderen Publikation soll der Pollen des Schmalblättrigen Rohrkolbens (Typha angustifolia) zur Behandlung der Dysmenorrhoe verwendet werden (Tao 2011). Tierexperimentelle Untersuchungen bestätigen antientzündliche Eigenschaften dieses speziellen Pollens (Varpe 2012). Ob sich entsprechende Eigenschaften auch auf den Pollen, der von Bienen gesammelt wird, übertragen lassen, ist nicht bekannt.

Sollten sich betroffene Frauen mit Methoden der Apitherapie behandeln lassen?

Um diese Frage zu klären, wurden die von Seiten anderer Protagonisten der alternativen, komplementären und integrativen Medizin propagierten Methoden zur Behandlung der Dysmenorrhoe analysiert. Dazu zählen (in alphabetischer Reihenfolge) Akupressur, Akupunktur, Anthroposophische Therapie, Aromatherapie, Bachblüten, Biophotonentherapie, Blutegelbehandlung, Eisensupplementation, Enzyme, Ernährung (Fettreduktion, Vermeiden von Tyraminen, Kaffee, Cola, Alkohol), Homöopathie (und Homöopathische Komplexmittel / Dysmenorrhoe-Gastreu® S R75; Schüsslersalze / Biomineralien), Kombinationstherapien (Vitamin A-E-Lycopin, Spurenelemente, Magnesium-Kalzium), Magnete / Magnetfeld-therapie, Manuelle Therapie, Moxibustion, Neuraltherapie, Omega-3-Fettsäuren, Orthomolekulare Therapie (Vitamine B1, B3, B6, E, Magnesium), Ordnungstherapie (Bewegung, Entspannung), Physikalische Therapie (Wärmeanwendungen, transkutane elektrische Nervenstimulation, wechselwarme Knie- und Schenkelgüsse, Farbtherapie), Phytotherapie (Mönchspfeffer, Frauenmantel, Schafgarbenkraut, Gänsefingerkraut, Kamillenblüten, Greiskraut, Hirtentäschelkraut, Wanzenkraut, Johanniskraut, Melisse, Traubensilberkerze, Nachtkerzenöl, Brennnessel), Traditionell-Chinesische-Kräutermedizin und Wirbelsäulenbehandlung (Osteopathie).

Was ist von dem allgemeinen alternativmedizinischen Behandlungsangebot zur Dysmenorrhoe zu halten?

Bei dem großen Angebot an Behandlungsmöglichkeiten wird man sich fragen, welche Methode am sinnvollsten ist. Nachfolgend werden die Methoden aufgeführt, zu denen wissenschaftliche Daten vorliegen. Die Ergebnisse können wie folgt zusammengefasst werden:

- Ungeeignete, nachweislich wirkungslose oder schädliche Methoden: Magnetfeldtherapie, Wirbelsäulenbehandlung (Osteopathie), Manuelle Therapie, Vermeiden von Kaffee, Cola und/oder Alkohol, Homöopathie, Entspannungstherapie (Alizadeh Charandabi et al. 2016; Latthe et al 2006; Chung et al. 2005; Bronfort et al. 2010; Brennink et al. 1982; Halder et al. 2012).
- Möglicherweise sinnvolle Methoden: Traditionell-Chinesische Kräutermedizin, Akupunktur und Akupressur, Moxibustion, Omega-3-Fettsäuren, Vitamin B1, Vitamin E, Magnesium, Bewegung, Yoga, Mönchspfeffer, Schafgarbenkraut, Toki-shakuyaku-san – Kampo Medizin aus Japan, Zimt (Abaraogu et al. 2015; Latthe et al 2006; Kannan et al. 2014; Xu et al. 2014; Rahbar et al. 2012; Gokhale 1996; Seifert et al. 1989; Fontana-Klaiber & Hogg 1990; Jaafarpour et al. 2015; Aksoy et al. 2014; Jenabi et al. 2015).
- Wahrscheinlich sinnvolle Methoden: Aromaöl-Massage (Lavendelöl, Rosenöl) und die Inhalation mit Lavendelduft oder Safranduftbehandlung (Han et al. 2006; Raisi Dehkordi et al. 2014; Fukui et al. 2011; Sut & Kahyaoglu 2017).
- Nachweislich sinnvolle Methoden: lokale Wärmeapplikation, Transkutane Elektrische Nervenstimulation und Ingwer (Chaudhuri et al. 2013; Latthe et al 2006; Kannan et al. 2014; Daily et al. 2015).

Ganzheitliche Bewertung der Behandlungskonzepte der klassischen Medizin sowie der alternativen, komplementären und integrativen Medizin

Wenn man sich in die Lage einer von Dysmenorrhoe geplagten Frau versetzt, so darf man annehmen, dass sie an einer einfachen, sicheren, preiswerten und leicht verfügbaren Behandlung interessiert sein wird. Unter Berücksichtigung der Interessen der Patientinnen erscheint folgende Behandlung sinnvoll:

- Frauen mit dem Wunsch nach sicherer Schwangerschaftsverhütung werden es zu schätzen wissen, dass die Verringerung der Dysmenorrhoe zu den angenehmen Nebenwirkungen der Antibabypille gehört.

- Schmerzmittel können eventuell noch vorhandene Schmerzen lindern.

In den Fällen, in denen Standardbehandlungen kontraindiziert oder von der Patientin nicht gewünscht werden, sollte sich ein Therapievorschlag an den Parametern nachgewiesene Effektivität, Sicherheit, Kosten und Verfügbarkeit orientieren. Auf bloße Behauptungen sollte man sich nicht verlassen, denn wie oben gezeigt, gibt es nachweislich ungeeignete, nachweislich wirkungslose oder schädliche Methoden. Unter Berücksichtigung dieser Forderung kommen folgende Methoden infrage:

1. Lokale Wärmeanwendungen – einfach, sicher, preiswert, überall verfügbar.
2. Bewegung – einfach, sicher, kostenlos, überall verfügbar.
3. Aromatherapie mit Lavendelöl (inklusive Lavendelölmassage), Vitamin B1 und/oder Omega-3-Fettsäuren – einfach, sicher, preiswert, leicht verfügbar. Omega-3-Fettsäuren lassen sich diätetisch zuführen (z. B. Leinöl).
4. Akupressur – einfach für Patientinnen zu erlernen, sicher, preiswert; nach dem Erlernen überall und jederzeit verfügbar.
5. Ingwer – einfach, unerwünschte Wirkungen möglich (Sodbrennen, Benommenheit), kostengünstig, leicht verfügbar.
6. Mönchspfeffer – einfach, unerwünschte Wirkungen möglich (juckende Exantheme, Kopfschmerzen, Magen-Darmbeschwerden, Wechselwirkungen mit Dopamin-Rezeptorantagonisten (Neuroleptika oder Antiemetika)), preiswert, leicht verfügbar.
7. Honig, Gelée royale, Propolis – einfach, unerwünschte Wirkungen möglich (Allergien), kostengünstig, leicht verfügbar.
8. Akupunktur / Moxibustion – einfach, wenige Nebenwirkungen (Schwindelgefühle, Rötungen der Haut, Verletzungen von Blutgefäßen), Kosten für den Therapeuten, an einen Therapeuten gebunden.
9. Transkutane Elektrische Nervenstimulation – vergleichsweise kompliziert mit Kontraindikationen für Anwenderinnen mit elektronischen Implantaten, Herzrhythmusstörungen, Anfallsleiden und Hauterkrankungen im Anwendungsbereich, unerwünschte Wirkungen möglich (Schmerzverstärkung, Hautunverträglichkeit für Elektrodengel, Muskelschmerzen), Kosten für den Therapeuten, an einen Therapeuten gebunden.

Mit Hilfe dieses Algorithmus sollte es gelingen, die Primäre Dysmenorrhoe effektiv mit sanfter Medizin bei Patientinnen zu behandeln, die Kontraindikationen bzgl. einer konventionellen Therapie haben oder diese aus welchen Gründen auch immer nicht anwenden wollen. Bienenprodukte sind danach nicht die Therapie der ersten, zweiten oder dritten Wahl. Die nicht genannten Methoden sollten solange nicht eingesetzt werden, bis nachvollziehbare Daten zum Erfolg vorgelegt werden.

Allergische Rhinitis (Heuschnupfen)

Allgemeines

Die saisonale allergische Rhinitis, im Volksmund auch Heuschnupfen genannt, ist als eine vom Immunsystem vermittelte Entzündungsreaktion (Typ 1) definiert, wenn Allergene auf die Schleimhäute des Nasen-Rachen-Raumes treffen. In der Folge kommt es zur starken Absonderung von dünnflüssigem bis schleimigem Nasensekret (Rhinorrhoe), zur Verstopfung der Atemwege im Bereich der Nase, zu Juckreiz und zu Niesanfällen. In manchen Fällen wird die Problematik von juckenden, geröteten und/oder geschwollenen Augen begleitet, was als allergische Binderhautentzündung (allergische Konjunktivitis) bezeichnet wird.

In den westlichen Industrienationen sind etwa 10 bis 30 Prozent der Menschen betroffen. Leider liegen für Deutschland keine Zahlen vor, jedoch schätzt man für die USA, dass durch Heuschnupfen jährliche Kosten zwischen 2 und 5 Milliarden US-Dollar und volkswirtschaftliche Verluste in der Größenordnung von weiteren 2 bis 4 Milliarden Dollar entstehen.

Nicht-Betroffenen mögen die genannten Beschwerden als trivial erscheinen. Bei genauerer Betrachtung zeigt sich jedoch, dass diese Beschwerden das Leben der Betroffenen erheblich belasten. Sowohl Heuschnupfen als auch allergische Binderhautentzündung führen zu Ein- und Durchschlafstörungen, Schnarchen und insgesamt schlechterem Schlaf, was wiederum negative Auswirkungen auf die körperliche und geistige Leistungsfähigkeit als auch auf die Lebensqualität hat.

Vor diesem Hintergrund erscheint es wichtig, dass es Möglichkeiten gibt, den Heuschnupfen in den Griff zu bekommen. Die medikamentösen Behandlungsoptionen umfassen verschiedene Medikamente, die sowohl eingenommen als auch lokal, meist als Nasenspray, angewendet werden können. Zu diesen Medikamenten gehören Antihistaminika, abschwellende Mittel, Kortisonpräparate, intranasale Cromoglicinsäure, intranasale Anticholinergika und orale Leukotrien-Rezeptor-Antagonisten. Wie genau diese Mittel am besten angewendet werden sollen, ist in Leitlinien festgelegt. In den meisten Fällen gelingt es, die Problematik in den Griff zu bekommen; allerdings zeigen Untersuchungen, dass das bei bis zu 40% der Betroffenen nicht gelingt.

Neben der klassischen Medizin nutzen Patienten die Angebote der komplementären und alternativen Medizin, unter Anderem verschiedene Diäten, die Kräutermedizin, Verhaltenstherapie, physikalische Methoden, die Homöopathie und die Traditionelle Chinesische Medizin. Nach einer Übersichtsarbeit gehören Tee, Akupunktur, Schwarzkümmel (Nigella sativa), Zimt, Hirtennadel (Bidens alba), Spanischer Pfeffer (Capsicum annum), eine allergenabsorbierende Salbe als auch Zellulosepulver zu den am meisten verwendeten pflanzlichen Mitteln. Bei dieser Fülle an Angeboten mag man sich fragen, welche Methoden den wirklich empfehlenswert sind. Auf der Basis von Studien zum Thema erachten Fachleute die Akupunktur und eine endonasale Phototherapie als sinnvoll. Ausdrücklich nicht empfohlen wird die Homöopathie, da die Qualität der Studien dazu als zu schlecht angesehen wird.

Eine nachweislich wirksame Behandlungsmöglichkeit ist die Allergen-Immuntherapie. Diese funktioniert ähnlich einer Impfung. Eine Variante der Immuntherapie ist die orale Desensibilisierung. In der Tat hat man in den 1950iger und 1960iger Jahren einige Studien durchgeführt, die gezeigt haben, dass man auch mit Honig zu einer Besserung der Beschwerden bei Heuschnupfen kommen kann. Unabhängig davon werden von Vertretern der Apitherapie verschiedene Bienenprodukte bei Heuschnupfen propagiert. Im Rahmen dieser Arbeit soll die wissenschaftliche Datenlage zur Apitherapie bei Heuschnupfen dargelegt werden.

Ergebnisse der Analyse zur Apitherapie bei Heuschnupfen

Die Thematik Heuschnupfen wird in 50 von 129 Büchern angesprochen (38,8%). Dabei fanden sich 30 verschiedene Empfehlungen.

Ein Buchautor spricht sich explizit gegen Honig aus. Daneben finden sich 29 verschiedene Empfehlungen für verschiedene Bienenprodukte, bzw. für Kombinationen verschiedener Bienenprodukte. Die verschiedenen Empfehlungen sind in Tabelle 2 aufgezählt. Für keine dieser Empfehlungen werden nachvollziehbare Quellen genannt.

Tabelle 2: Empfehlungen der 129 Apitherapiebücher zum Thema allergische Rhinitis (Heuschnupfen), geordnet nach der Häufigkeit der Empfehlung.

Empfehlung	**Häufigkeit**	**Prozent**
Allergische Rhinitis nicht erwähnt	79	61,2
Empfehlung gegen Honig	1	0,8
1. Honig	10	7,8
2. Wabenhonig	4	3,1
3. Pollen	3	2,3
4. Propolis	3	2,3
5. Gelée royale	2	1,6
6. Honig, Propolis, Bienenwachs, Honiginhalation, Propolisinhalation, Honig - kutane Elektroanwendung, Propolis - kutane Elektroanwendung	2	1,6
7. Honig und Wabenhonig	2	1,6
8. Honig und Pollen	2	1,6
9. Honig und Mischung von Honig und Pollen	1	0,8
10. Honig und Propolis	1	0,8
11. Honig, Honiginhalation und Propolis	1	0,8
12. Honig, Wabenhonig und Propolis	1	0,8
13. Honig, Propolis und Pollen	1	0,8
14. Wabenhonig, Propolis und Pollen	1	0,8
15. Honig, Propolis, Propolissalbe, Pollen und Perga	1	0,8
16. Honig, Propolis, Pollen, Bienengiftinjektionen, Bienenwachskauen	1	0,8
17. Honig, Propolis, Propolisinhalation, Pollen, Bienenwachs	1	0,8
18. Honig mit Propolis, Propolis und Propolissalbe	1	0,8
19. Honigmassage	1	0,8

20. Honigmassage und Kräutertee	1	0,8
21. Propolis und Pollen	1	0,8
22. Propolis, Pollen und Vitamin C	1	0,8
23. Pollen (verkapselt)	1	0,8
24. Propolis, Pollen (verkapselt) und Bienenwachskauen	1	0,8
25. Pollen und Bienenwachskauen	1	0,8
26. Perga, Bienengift, Aromiel (Honig mit ätherischen Ölen)	1	0,8
27. Gelée royale, Vitamine B6 und C, Mangan	1	0,8
28. Bienengift	1	0,8
29. Bienenstockluft	1	0,8

Vergleich der Empfehlungen der Apitherapie bei Heuschnupfen mit den Ergebnissen wissenschaftlicher Forschung

Es gibt es mehrere Untersuchungen zu Honig und zur Kombination von Honig mit Pollen. Bei den Untersuchungen handelt es sich aber nicht um Pollen, der von Bienen gesammelt wurde, sondern um Windblütlerpollen. Bei den Bienenprodukten Propolis, Gelée royale und Bienengift wurden bislang Untersuchungen nur an Versuchstieren oder sonstige Laboruntersuchungen durchgeführt. Zu den anderen Bienenprodukten wie Bienenwachs, Honigmassage oder Stockluft liegen überhaupt keine Untersuchungen vor. Vor dem Hintergrund des aktuellen wissenschaftlichen Erkenntnisstandes, sind lediglich 4 Empfehlungen haltbar

1. Honig
2. Wabenhonig
3. Honig und Wabenhonig
4. Honig und eine Mischung von Honig und Pollen

Letztendlich sind selbst die Studien zu Honig und Honig mit Pollen kaum ausreichend, um eine klare Empfehlung zu geben, denn die meisten Studien weisen Mängel im Hinblick auf die Fallzahl und/oder das Studiendesign auf. Behandlungsversuche und vor allem weitere Studien zum Thema erscheinen jedoch sinnvoll zu sein. Vor dem Hintergrund, dass manche Bienenprodukte ein nicht zu vernachlässigendes allergisches Potenzial haben und die saisonale allergische Rhinitis ein häufiges Problem sind, müssen im Wesentlichen aus zwei Gründen anderslautende Empfehlungen abgelehnt werden:

1. Unnötiges Risiko allergischer Reaktionen auf nicht sinnvolle Substanzen wie z. B. Propolis und Gelée royale
2. Unnötiger Aufwand und unnötige Kosten durch nicht sinnvolle Substanzen oder Verfahren

Patienten mit Wunsch nach sanften Heilmethoden sollten jedoch auf die nachweislich sinnvollen Methoden der Akupunktur und der endonasalen Phototherapie aufmerksam gemacht werden.

Bienenprodukte gegen Krebs

Hintergründe der Krebserkrankung

Der Bauplan des Lebens ist im Erbmaterial des Menschen (Genom) gespeichert. Im Laufe der Entwicklung des Menschen von der Eizelle bis zum Neugeborenen und vom Neugeborenen zum Erwachsenen werden diese Baupläne unzählige Male abgerufen und im Rahmen der Zellteilung kopiert. Wie beim Fotokopieren die Qualität einer Kopie immer schlechter wird, wenn man wiederholt die Kopie von einer Kopie nimmt, kommt es im Laufe der Zeit zu Fehlern im genetischen Code bei den Zellteilungen. Um Fehler zu korrigieren, gibt es in jeder Zelle verschiedene Fehlerreparatursysteme. Aber manchmal versagen diese und das ermöglicht die Entstehung von Tumoren.

Fehler im Erbgut und damit der Prozess der Tumorentstehung (Karzinogenese) werden von äußeren Faktoren beeinflusst. Die Bedeutung der verschiedenen Faktoren bei der Krebsentstehung ist in Tabelle 3 dargestellt. Übergewicht, falsche Ernährung und Rauchen haben die größte Bedeutung.

Auch bei gutartigen Tumoren liegen Genveränderungen vor. Diese sind jedoch meist nicht so schwerwiegend, dass von ihnen eine Gefährdung des Lebens ausgeht. Unterschiede zwischen bösartigen Tumoren und gutartigen Tumoren beziehen sich auf drei Aspekte:

- Infiltration: Tumorzellen überschreiten Organgrenzen und wachsen in benachbartes Gewebe ein
- Destruktion: Tumoren zerstören umliegendes Gewebe
- Metastasierung: Über die Flüssigkeit im Bauchraum oder über Blut und Lymphgefäße verbreitet sich der Tumor und setzt Tochtergeschwülste (Metastasen)

Tabelle 3: Ursachen und Auslöser von Krebs.

Risikofaktor	**geschätzter Anteil an der Krebsentstehung**	**gefährdete Organe**	**Möglichkeit der Vorbeugung**
Rauchen	25 – 30 Prozent	Mundhöhle, Speiseröhre, Kehlkopf, Lunge, Bauchspeicheldrüse, Harnblase, Gebärmutterhals, Niere, Blut	Verzicht auf Tabakkonsum
Ernährung	20 – 40 Prozent	Mundhöhle, Speiseröhre, Kehlkopf, Bauchspeicheldrüse, Magen, Darm, Brust, Prostata	Vermeidung von Übergewicht oder Fettleibigkeit, körperliche Betätigung
genetische Faktoren	5 Prozent	Auge, Darm, Brust, Eierstöcke, Schilddrüse	Vorbeugende Operationen, Chemoprävention = Arzneimittel zur Krebsvorbeugung
Infektionen	5 Prozent	Leber, Gebärmutterhals, lymphatisches System, blutbildendes System, Magen, Nasen-Rachen-Raum	Impfungen
berufliche Faktoren	4 – 8 Prozent	Lunge, Harnblase, lymphatisches System	Vermeidung der Exposition mit krebserregenden Stoffen
Alkohol	3 Prozent	Mundhöhle, Rachen, Speiseröhre, Kehlkopf, Leber	Vermeidung von Alkohol
Luftschadstoffe	2 Prozent	Lunge	Vermeidung der Exposition
ionisierende Strahlung	1 – 2 Prozent	Blut, Brust, Schilddrüse, Lunge, Haut (UV-Strahlung), Knochen, Darm, Speiseröhre, Magen, Leber Prostata, Blase, Gehirn, Rückenmark	Vermeidung der Exposition Strahlungen

Jede Krebserkrankung unterscheidet sich je nach Organ und betroffenem Gewebe. Da die Schädigungen des Genoms individuell verschieden sind, ist jede Krebserkrankung so einzigartig, wie die Person, die sie hat.

Krebstherapie in der klassischen Medizin

Bevor die Apitherapie als alternative Krebstherapie vorgestellt wird, soll die Krebstherapie der klassischen Medizin näher betrachtet werden. Die Behandlung von Krebs basiert auf verschiedenen Säulen. Diese bestehen aus

- **Früherkennung (sekundäre Prävention)**: Aktuell gibt es mehrere Angebote zur Früherkennung von bösartigen Tumorerkrankungen:
    - Gebärmutterhalskrebsvorsorge
    - Mammographiescreening
    - Darmkrebsvorsorge (Darmspiegelung)
    - PSA-Screening (Prostatakarzinom)
    - Hautkrebsvorsorge
- **Leitliniengerechte Behandlung:** Für fast alle Tumorerkrankungen wurden Behandlungsempfehlungen unter Mitwirkung von medizinischen Fachgesellschaften und Patientenvertretern erarbeitet, die darstellen, in welchen Behandlungssituationen welche Therapiemaßnahmen am besten geeignet sind. Die wesentlichen Behandlungsarten sind Operation, Bestrahlung, Chemotherapie und Hormontherapie. In den letzten Jahren kam es zu einem deutlich besseren Verständnis der molekularbiologischen Zusammenhänge in den Krebszellen. Aus diesen Erkenntnissen sind verschiedene neue Behandlungsansätze entstanden, die gezielt die Schwachstellen von Tumorzellen ausnutzen. Dazu gehören Immuntherapien mit Antikörpern oder die Behandlung mit so genannten Small Molecules. Es konnte nachgewiesen werden, dass die leitliniengerechte Behandlung Überlebensvorteile für die Patienten mit sich bringt, so dass heute die Behandlung von Krebs in ausgewiesenen Krebszentren erfolgen soll. Die Behandlungsleitlinien für die wichtigsten Tumorarten finden sich unter http://www.awmf.org. Moderne Leitlinien haben auch eine Patientenversion, die das Wesentliche leicht verständlich darstellt.
- **Nachsorge:** Nach Abschluss einer konventionellen Krebstherapie werden Krebspatienten auf Möglichkeiten der Verhinderung des Wiederauftretens von Erkrankungen (Rezidivprophylaxe) aufmerksam gemacht. Viele Maßnahmen entsprechen denen im

Bereich der Vorbeugung und es erfolgen Früherkennungsmaßnahmen. In der heutigen Zeit werden vielfach zusätzliche Möglichkeiten aus dem Bereich der Naturheilkunde angeboten.

Durch konsequente Nutzung dieser Maßnahmen haben sich die Heilungschancen bei Krebs in den letzten Jahren deutlich gebessert. Diese sind für einige Tumorerkrankungen nachfolgend dargestellt:

- Prostatakrebs: 89%
- Hautkrebs: 89%
- Brustkrebs: 83%
- Nierenkarzinom: 70%
- Non-Hodgkin-Lymphom: 63%
- Darmkrebs: 62%
- Rektumkarzinom: 60%
- Ovarialkarzinom: 40%
- Magenkrebs: 31%
- Lungenkrebs: 16%

Am Beispiel eines Falles einer Patientin mit Brustkrebs sollen die Erfolge der konventionellen Medizin deutlich gemacht werden. Abbildung 17 zeigt die Effekte moderner Therapiemaßnahmen nach erfolgreicher Operation. Trotz aller Verbesserungen sind die Heilungschancen immer noch nicht als zufriedenstellend zu bezeichnen. Im Bereich der konventionellen Medizin findet daher ein ständiger Austausch statt, der sich mit dem bisher Erreichtem und den noch anstehenden Aufgaben selbstkritisch auseinandersetzt.

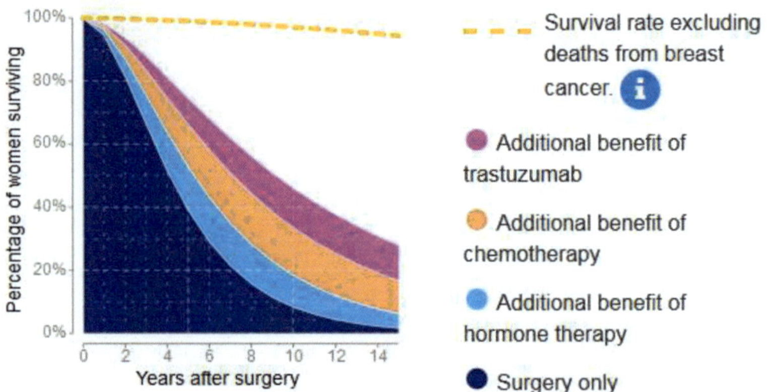

Abbildung 17: Beispiel der Überlebenschancen einer 45-jährigen Frau mit Brustkrebs, die operiert wurde (Tumorgröße 3,0 cm; hormonrezeptorpositiv; HER2neu-positiv; Grading 3; 10 befallene Lymphknoten). Wenngleich die Heilungschancen sicherlich nicht als günstig anzusehen sind, zeigt die Abbildung deutlich, dass die Behandlungen mit Hormon-, Chemo- und Antikörpertherapie den Anteil überlebender Patientinnen deutlich erhöhen (https://www.predict.nhs.uk/tool).

Im Hinblick auf die Behandlung von Krebserkrankungen außerhalb der klassischen Medizin sind drei unterschiedliche Situationen zu unterscheiden:

1. Die Vorbeugung von Krebserkrankungen (Krebsprävention),
2. Die alternative Krebstherapie (Ablehnung der klassischen Krebstherapie)
3. Die unterstützende (komplementäre) Krebstherapie

Vorbeugung von Krebserkrankungen (Krebsprävention),

Krebsprävention mit Apitherapie

Im Hinblick auf die Krebsprävention finden sich nur in 18 Büchern Empfehlungen zur Apitherapie (14%; 18/129). Tabelle 4 gibt einen Überblick über die verschiedenen Empfehlungen.

Tabelle 4: Empfehlungen zur Vorbeugung von Krebserkrankungen (Krebsprävention).

Empfehlung	**Häufigkeit**	**Prozent**
Krebsprävention nicht erwähnt	111	86,0
Keine spezifischen Informationen	1	0,8
1. Pollen	6	4,7
2. Honig	3	2,3
3. Honig, Propolis, Pollen und Gelée royale	1	0,8
4. Honigmassage	1	0,8
5. Propolis	1	0,8
6. Propolis (gegen die Krebsangst)	1	0,8
7. Gelée royale	1	0,8
8. Gelée royale, Aloe vera und lebende Zellen	1	0,8
9. Gelée royale und Eleutherococcus senticosus Extrakt	1	0,8
10. Bienengift	1	0,8

Krebsvorbeugung (Krebsprävention) durch Apitherapie

Es gibt reichlich Hinweise für direkte Wirkungen von Honig und Propolis gegen Tumorzellen. Zahlreiche krebsverhindernde Substanzen wurden in beiden Bienenprodukten identifiziert, z. B. Polyphenole (Bardolato et al. 2017). Die Untersuchungen dazu haben jedoch bislang nur im Labor stattgefunden. Daraus lässt sich entsprechend nicht die Schlussfolgerung ableiten, dass Bienenprodukte zur Verhinderung der Entstehung von Tumorerkrankungen sinnvoll sind. Eine erste Studie an Patienten, bei denen Darmpolypen als Vorstufen einer bösartigen Darmerkrankung entfernt wurden und die zuvor 3 Monate lang Propoliskapseln einnahmen, zeigte keine Hinweise auf tumorverhindernde Wirksamkeit, sondern sogar unerwünschte Effekte im Sinne einer Schädigung des Herzmuskels (Ishikawa et al. 2012). Bislang gibt es nur 2 Studien, die Propolis als Möglichkeit der Verhinderung von Gebärmutterhalskrebs identifizierten (Imhof et al. 2005; Iljazović et al. 2006). Zu Bienengift gibt es keine Studie. Auch zu Pollen gibt es keine direkten Studien, aber ein Inhaltsstoff (Kaempferol) hat krebspräventive Wirkungen. Allerdings zeigen Studien, dass Kaempferol keine große Rolle spielt – eventuell könnte es bei männlichen Rauchern sinnvoll sein (Wang et al. 2009; Bobe et al. 2008).

In den Apitherapiebüchern finden sich vielfach Informationen über eine angeblich geringere Krebserkrankungswahrscheinlichkeit bei Imkern. In ihnen wird auf eine, angeblich aus Russland stammende Studie hingewiesen, ohne dass die genaue Quelle benannt wird. Bei einer anderen Studie an 580 Imkern konnten keine Hinweise für eine geringere Krebserkrankungsrate bei Imkern gefunden werden (McDonald et al. 1979).

Fazit

Empfehlungen zur Krebsvorbeugung mit Bienenprodukten sind nicht gerechtfertigt.

Alternative Krebstherapie

Unter der alternativen Krebstherapie versteht man Methoden, die die Behandlungen der klassischen Medizin ersetzen sollen. Bei der Analyse der Apitherapiebücher zeigt sich, dass siebzehn Büchern die Meinung vertreten, dass sich eine Krebserkrankung ausschließlich mit Apitherapie, gegebenenfalls in Kombination mit anderen Methoden behandeln lässt. Tabelle 5 fasst die Ergebnisse zusammen.

Cherbuliez (2003) behauptet, dass es eine Studie gäbe, die gezeigt haben soll, dass die Anwendung von Honig (oral und lokal) die Wahrscheinlichkeit eines Wiederauftretens von Tumoren (Rezidive) verringert. Bedauerlich nennt er keine Quelle zu dieser Information. Bienenprodukte, insbesondere Propolis und Bienengift, seltener auch Honig, werden direkte krebsabtötende Wirkungen zugeschrieben. Auch hier wird auf Studien im Labor (Zellkulturexperimente und Tierversuche) verwiesen (Badolato et al. 2017; Boukraâ et al. 2016). Im Internet finden sich Seiten, die behaupten, mit Hilfe der Apitherapie Krebserkrankungen heilen zu können (http://www.thiele-und-thiele-consult.de/alternative-therapies/Krebs-Praekanzerosen_ge.html ; http://www.eco-world.de/scripts/basics/econews/basics.prg?a_no=3910 ; Zugang 06.04.2015). Im Internet findet sich auch ein Bericht, wonach sich bisher mehr als 27.000 Menschen einer Bienengifttherapie in der Klinik von Herrn Wang Menglin in einem Vorort von Peking unterzogen haben, allerdings auch mit anderen Problemen als Krebs (http://www.welt.de/gesundheit/article119420238/In-China-wird-Krebs-oft-mit-Bienengift-behandelt.html; Zugang 06.04.2015). Die Behauptung, dass Menschen durch Apitherapie geheilt wurden, wurde bislang nicht unabhängig bestätigt. Auf der Apimondia 2013 wurde von Dr. Ip aus Taiwan der Fall eines Patienten mit einem Karzinom an der Zunge berichtet, dessen

Tumor und die assoziierten Kaubeschwerden unter einer lokalen Bienengifttherapie verschwanden. Dr. Ip betonte, dass die Bienengifttherapie nicht zur Heilung führt, sondern kontinuierlich fortgeführt werden muss und wies darauf hin, dass Patienten unter Bienengifttherapie häufig Allergien entwickeln, was dann die Behandlungsmöglichkeiten begrenzt.

Tabelle 5: Empfehlungen zur alternativen Behandlung von Krebserkrankungen

Empfehlung	Häufigkeit	Prozent
Alternative Krebstherapie nicht erwähnt	112	86,8
Keine spezifischen Informationen	6	4,7
Empfehlung gegen Honig und Gelée royale	1	0,8
Empfehlungen für		
1. Honig, Propolis, Gelée royale, Vitamine C und E, Gemüsesaft, Mistel und Honig mit Kräuterzusätzen	2	1,6
2. Propolis	2	1,6
3. Honig	1	0,8
4. Honig, Honigmassage, Propolis, Pollen, Perga, Gelée royale, Bienengift oral, Bienenwachs, Apilarnil, Apipressure, Ayurveda und Homöopathie	1	0,8
5. Honig, Propolis, Pollen, Perga, Gelée royale, Bienengift, Diät und Psychotherapie	1	0,8
6. Honig und Pollen	1	0,8
7. Honigmassage, Propolis, Pollen, Grapefruitsaft	1	0,8
8. Pollen	1	0,8

In medizinischen Datenbanken finden sich bislang keine Berichte über Krebspatienten, die durch nach Apitherapie geheilt wurden. Es gibt nur den Bericht eines Patienten mit Rückfall nach einem Hirntumor (Oligodendrogliom). Dieser konnte mit Akupunktur, Pharmakopunktur (Injektion von Ginseng und Bienengift in Akupunkturpunkte) und Gabe einer fermentierten Ginsenglösung (oral) erfolgreich behandelt werden

(Kim et al. 2015). Da Ginseng nachweislich gegen Tumorzellen wirksam ist, kann dieser Verlauf nicht als Beweis der Antikrebswirkung von Bienengift gewertet werden (Jin et al. 2016). So kommt auch die American Cancer Society (Amerikanische Krebsgesellschaft) zu dem Schluss, dass die bisher vorliegenden Hinweise auf Wirksamkeit keinesfalls ausreichen, um die apitherapeutische Behandlung empfehlen zu können (http://www.cancer.org/treatment/treatmentsandsideeffects /complementaryandalternativemedicine/pharmacologicalandbiologicaltre atment/apitherapy; Zugang 06.04.2015).

Vor dem Hintergrund, dass Patienten unter Alternativmedizin schlechtere Heilungschancen haben, ist die Behandlung von Krebs durch Apitherapie solange strikt abzulehnen, wie es die Befürworter versäumen, ihre angeblich positiven Erfahrungen offenzulegen und zu beweisen. Laborexperimente dürfen keine Grundlage für Behandlungsempfehlungen sein, denn Ergebnisse im Reagenzglas sind nicht ohne weiteres auf den Menschen übertragbar.

Bisherige Analysen machen deutlich, dass Patienten, die sich ausschließlich alternativmedizinisch behandeln lassen, deutlich schlechtere Heilungschancen haben. Eine Analyse zu Patienten mit Brust-, Prostata, Lungen- und Darmkrebsbestätigt dies eindrücklich (Johnson et al. 2018). Werden Operationen oder adjuvante Maßnahmen (Chemotherapie, Bestrahlung etc.) zugunsten von alternativen Verfahren abgelehnt, können echte Heilungschancen für immer verpasst werden und sich später Situationen ergeben, die schließlich nur noch palliative, d. h., nicht mehr auf Heilung ausgerichtete, sondern nur noch lebensverlängernde und leidenlindernde Zielsetzungen zulassen.

Komplementäre (ergänzende) Krebstherapie

Wenden Patienten zusätzlich zu einer klassischen onkologischen Behandlung Methoden aus dem nicht-klassisch-medizinischen Bereich an, nennt man dies komplementäre Krebstherapie. 39 Bücher (30,2%) halten Apitherapie in diesem Kontext für geeignet. Bei zwei Büchern sind die Empfehlungen nur allgemein gehalten. Insgesamt finden sich 23 unterschiedliche Empfehlungen, die in Tabelle 6 zusammengefasst sind. Interessanterweise ignorieren die Apitherapiebücher die bisherigen Erkenntnisse zu möglichen sinnvollen Anwendungen. Einige sollen nachfolgend aufgezählt werden. Die Darstellung erfolgt in späteren Kapiteln im Detail.

Tabelle 6: Empfehlungen zur komplementären Behandlung von Krebserkrankungen

Empfehlung	Häufigkeit	Prozent
Komplementäre Krebstherapie nicht erwähnt	90	69,8
Keine spezifischen Informationen	2	1,6
1. Pollen	6	4,7
2. Propolis	3	2,3
3. Honig	2	1,6
4. Honig, Propolis und Pollen	2	1,6
5. Honig, Propolis, Pollen und Gelée royale	2	1,6
6. Propolis, Pollen und Gelée royale	2	1,6
7. Pollen und Gelée royale	2	1,6
8. Gelée royale	2	1,6
9. Manuka Honig	1	0,8
10. Honig, Honig äußerlich, Propolis und Pollen	1	0,8
11. Honig, Honig äußerlich, Propolis, Pollen, Perga, Gelée royale und Bienengift	1	0,8
12. Honig und Propolis	1	0,8
13. Honig, Propolis, Pollen, Perga, Gelée royale und Bienengift	1	0,8
14. Honig, Propolis, Pollen, Gelée royale und Diät	1	0,8
15. Honig und Aloe vera Extrakt	1	0,8
16. Manuka Honig – äußerlich	1	0,8
17. Propolis und Pollen	1	0,8
18. Propolis und Gelée royale	1	0,8
19. Propolis, Gelée royale und Honig Bandagen	1	0,8
20. Pollen, Aromiel und grüne Propolis	1	0,8
21. Perga	1	0,8
22. Gelée royale und Mistel	1	0,8
23. Bienengift	1	0,8

Als Ziele der apitherapeutischen, komplementären Krebstherapie werden in den Büchern die Verbesserung des Immunsystems und der Ernährung genannt. Es gibt keine Daten darüber, dass diese Ziele mit apitherapeutischen Maßnahmen auch erreicht werden.

Sinnvolle Einsatzgebiete von Bienenprodukten bei komplementärer Behandlung

Im Folgenden sollen einzelne Bereiche vorgestellt werden, in denen Bienenprodukte sinnvoll sein können, die aber in den Apitherapiebüchern nicht erwähnt sind.

Probleme im Rahmen einer Krebsoperation

Operationen an Tumoren zielen zumeist darauf ab, den Tumor vollständig zu entfernen und gegebenenfalls zu prüfen, ob der Tumor Absiedlungen in die regionalen Lymphknoten gemacht hat. Probleme durch die Operation ergeben sich je nach operierter Region. Ein allgemeines Problem bei Operationen sind Wundheilungsstörungen und Narben. Honig kann bei Wundinfektionen hilfreich sein und die Narbenbildung verringern.

Mögliche Probleme im Rahmen einer Chemotherapie

Im Rahmen einer Chemotherapie können je nach Medikament unterschiedliche Probleme auftreten. Zu Haarausfall, Nagelschäden, Übelkeit und Erbrechen, Blutbildveränderungen, Müdigkeit, Erschöpfung, Depression und Störungen der Fruchtbarkeit bei Männern und Frauen gibt es keine sinnvollen apimedizinischen Ansätze. Schleimhautprobleme, bei manchen Chemotherapeutika auch Schäden an Organen (Herz, Niere) oder Nerven sowie Probleme durch vorzeitige Wechseljahre bei Frauen lassen sich möglicherweise mit Bienenprodukten behandeln. Auf die möglichen Behandlungsmöglichkeiten mit Bienenprodukten wird in den späteren Kapiteln im Detail eingegangen. An dieser Stelle soll nur eine Zusammenfassung gegeben werden.

- Schleimhautprobleme – Honig und Gelée royale
- Herz- und Nervenschädigung (Kardio- und Neurotoxizität) – Propolis und „süßes Bienengift“ (Sweet Bee Venom)
- Vorzeitige Wechseljahresbeschwerden bei Frauen mit Antihormontherapie – Pollen und Pollenextrakte (z. B. Sérélys® - Gräserpollenextrakt)

- Hautreaktionen durch Strahlentherapie (Strahlendermatitis) und Schleimhautentzündungen der Mund- und Rachenregion durch Strahlentherapie – Honig
- Cancer en cuirasse (Panzerkrebs, Tumoren, die die Haut durchbrochen haben) – Honig

Zusammenfassung

Die Empfehlungen von Apitherapeuten halten in diesem Bereich einer Überprüfung nicht stand. Insbesondere werden Bienenprodukte nicht in den Bereichen empfohlen, in denen sie sinnvoll die Methoden der klassischen Medizin ergänzenden können. Das gilt auch für Apitherapiebücher, die sich einen wissenschaftlichen Anstrich geben, z. B. Othman (2016) im Buch von Boukraâ (2016).

Benignes Prostataadenom

Wenn die Prostata bei Männern über fünfzig an Größe zunimmt, kann es zu einer fortschreitenden Einengung der Harnröhre mit Beschwerden beim Wasserlassen kommen. Die Thematik zählt zu den Klassikern der Apitherapie. 79 der 129 Bücher (61,2%) erwähnen die Thematik Prostataadenom, wobei 24 verschiedene Empfehlungen identifiziert wurden. Die unterschiedlichen Empfehlungen sind in Tabelle 7 zusammengefasst.

Wissenschaftliche Daten zu den Bienenprodukten zeigen, dass die Anwendung von Pollen in tierexperimentellen Studien und einer klinischen Studie positive Ergebnisse erbracht haben. Zu Bienengift und Propolis gibt es nur tierexperimentelle Studien. Eine Studie zu Gelée royale hat nur ergeben, dass Tumormarker mit Bezug zum Prostatakarzinom abfallen. Die wichtigsten Parameter für das Prostataadenom blieben unbeeinflusst. Vor diesem Hintergrund dieses insgesamt geringen Kenntnisstandes ist ein Großteil der Empfehlungen zur Apitherapie unbegründet.

Tabelle 7: Empfehlungen zur Apitherapie bei Prostataadenom.

Empfehlung	**Häufigkeit**	**Prozent**
Prostataadenom nicht erwähnt	90	69,8
Empfehlung gegen Bienengift	1	0,8
Keine spezifischen Informationen	1	0,8
Empfehlung für		
1. Allgemeine Apitherapie	1	0,8
2. Pollen	21	16,3
3. Propolis	4	3,1
4. Pollen und Gelée royale	2	1,6
5. Braunwurztee mit Honig, Brennnesseltee mit Honig, Honig mit Propolis, Gelée royale, Schwalbenwurz	2	1,6
6. Pollen (verkapselt)	1	0,8
7. Pollen und Suppositorien aus Honig, Pollen, Propolis, und Gelée royale	1	0,8
8. Pollen und Propolis	1	0,8
9. Pollen und Propolissalben-Akupressur	1	0,8
10. Pollen und Apilarnil	1	0,8
11. Pollen und Kürbissamen	1	0,8
12. Pollen und Nesselpuder	1	0,8
13. Klee-Honig und Pollen	1	0,8
14. Honig, Propolis, Pollen, Perga und Chitosan	1	0,8
15. Honig, Propolis, Pollen, Gelée royale und Propolis-Suppositorien	1	0,8
16. Honig, Propolis, Pollen, Gelée royale und Suppositorien aus Honig, Propolis, Pollen, Gelée royale und Bienenachs	1	0,8
17. Honig und Pollen	1	0,8
18. Honig, Pollen, Gelée royale, Birkenextrakte	1	0,8
19. Honig mit Propolis, Propolis, Propolissalbe	1	0,8
20. Honig mit Propolis, Propolis und Blätter der Haselnuss, Birke und Schachtelhalm	1	0,8

21. Propolis-Suppositorien	1	0,8
22. Propolis-Suppositorien, Apipressur, Suppositorien aus from Honig und Pollen, Suppositorien aus Propolis, Gelée royale und Bienenwachs	1	0,8
23. Propolis-Suppositorien, Suppositorien aus Honig, Pollen, Propolis, und Gelée royale	1	0,8
24. Bienengift-Akupunktur	1	0,8

Rheumatoide Arthritis (Rheuma)

Auch die Thematik rheumatoide Arthritis stellt ein klassisches Thema der Apitherapie dar, nicht zuletzt deshalb, weil sie von Gründervätern der Apitherapie Philipp Terc und Bodog F. Beck intensiv untersucht wurde. Das Thema wird in 68 Büchern aufgegriffen. Hier wird Bienengift eindeutig am häufigsten als sinnvolle Behandlungsoption genannt, insgesamt finden sich aber 44 unterschiedliche Behandlungskonzepte (Tabelle 8).

Wissenschaftliche Daten zur Anwendung von Bienenprodukten gibt es hier nur zu Bienengift und zur Bienengiftakupunktur. Entsprechend sind auch hier die meisten Empfehlungen der Apitherapeuten nicht belastbar.

Tabelle 8: Empfehlungen zur Apitherapie bei Rheuma.

Empfehlung	Häufigkeit	Prozent
Rheumatoide Arthritis nicht erwähnt	61	47,3
1. Bienengift	15	22,1
2. Gelée royale	5	7,4
3. Propolissalbe	2	2,9
4. Propolis	2	2,9
5. Pollen	2	2,9
6. Pollen, Tee, Bäder	2	2,9
7. Honig, Propolis, Bienengift	2	2,9
8. Propolis, Gelée royale, Bienengift, Bienenwachs	2	2,9
9. Bienengift, Bienengift-Akupunktur	1	1,5
10. Honig, Propolis, Bienengiftsalbe, Bienengift-Akupunktur, Bienengift-Ultraschall-Applikation	1	1,5
11. Honig (äußerlich), Bienengift, Bienenwachs, Oxymel	1	1,5
12. Honig, Bienengift	1	1,5
13. Honig, Honigmassage, Pollen, Perga, Gelée royale, Bienengift, Apilarnil	1	1,5
14. Honigmassage, Bienengift	1	1,5
15. Propolis, Gelée royale, Bienengift, Aromiel	1	1,5
16. Propolis, Propolissalbe, Propolis-Kompressen, Bienengift, Brennnessel	1	1,5
17. Propolis, Bienengift, Aromiel	1	1,5
18. Gelée royale, Bienengift	1	1,5
19. Bienengift, Apipressur mit Honig, Propolis, Pollen, Perga, Gelée royale, Bienengift, Bienenwachs und Apilarnil	1	1,5
20. Bienengift, Bienengiftsalbe, Bienenwachs-Kompressen	1	1,5
21. Bienengift, Honig-Kompressen	1	1,5

22. Bienengift, Honig-Kompressen, Bäder, Rat gegen Bienengiftsalbe	1	1,5
23. Bienengift, Bienenwachssalbe	1	1,5
24. Waldhonig	1	1,5
25. Honig, Propolis, Propolissalbe und Tee	1	1,5
26. Honig, Propolis, Pollen, Perga, Gelée royale, Bienenwachs, Apilarnil, Chitosan	1	1,5
27. Honig, Propolis, Propolissalbe, Gelée royale	1	1,5
28. Honig, Diät	1	1,5
29. Honig, Zimt	1	1,5
30. Honigmassage	1	1,5
31. Honigmassage, Diät	1	1,5
32. Honig-Kompressen, Kampher	1	1,5
33. Honigbad, Honig mit Wacholderbeeren-Zusatz	1	1,5
34. Propolissalbe, Propoliskaugummi	1	1,5
35. Propolis, Pollen, Propolis-Kompressen, Bäder	1	1,5
36. Propolis, Gelée royale	1	1,5
37. Propolis, Bienenwachs	1	1,5
38. Propolis-Salbe	1	1,5
39. Gelée royale, Propolis mit Gelée royale	1	1,5
40. Gelée royale, Diät, Bäder	1	1,5
41. Gelée royale, Bienengiftsalbe, Homöopathie mit Bienengift	1	1,5
42. Gelée royale, Bienengiftsalbe, Bienenzellentherapie, Honig-Kompressen	1	1,5
43. Bienengiftsalbe, Bienengift-Einreibung	1	1,5
44. Bienengiftsalbe, Honig-Kompressen, Propolissalbe, Bienenwachswickel	1	1,5

Wechseljahresbeschwerden

In den Wechseljahren (Klimakterium) führt das Nachlassen der Funktion der Eierstöcke zu Beschwerden wie Hitzewallungen, Schweißausbrüchen, depressiver Verstimmung und Schwindel.

38 Bücher besprechen die Möglichkeiten der Behandlung von Wechseljahresbeschwerden mit Hilfe der Apitherapie. Dabei finden sich 24 verschiedene Behandlungskonzepte, die in Tabelle 9 aufgelistet sind.

Es gibt klinische Studien zu Gelée royale. Tualang-Honig scheint die Merkfähigkeit bei Frauen im Klimakterium zu verbessern. Zu anderen Honigen gibt es keine Studien. Hinsichtlich Pollen gibt es nur Studien zu Pollenextrakten von Windblütlern. Allerdings gibt es zwei Studien zu Kombinationspräparaten (Melbrosia – eine Mischung von Blütenpollen, Perga und Gelée royale sowie einer Kombination von Nachtkerzenöl, Safranmalve, Ginseng und Gelée royale).

Sind die Empfehlungen der Apitherapie nachvollziehbar

An 6 Beispielen (primäre Dysmenorrhoe, allergische Rhinitis, Krebs, benignes Prostataadenom, rheumatoide Arthritis, Wechseljahresbeschwerden) konnte gezeigt werden, dass ein Großteil der Empfehlungen in den Apitherapiebüchern nicht nachvollziehbar ist.

Vor dem Hintergrund des Bedürfnisses von vielen Patienten nach sanfter, natürlicher Medizin erscheint es sinnvoll, die Angebote der alternativen, komplementären und integrativen Medizin und auch der Apitherapie vorurteilsfrei, aber nach wissenschaftlichen Maßstäben zu prüfen. Im Sinne der Patienten ist es, die besten Konzepte zu anzubieten sowie schädliche, wirkungslose, irrationale und esoterische Konzepte zu verbannen. Nur so kann dem Anspruch einer echten Ganzheitlichkeit Rechnung getragen werden und eine Alternativmedizin entwickelt werden, die eine echte und verantwortungsvolle Alternative darstellt und als sinnvolle Ergänzung der klassischen Medizin wahrgenommen werden kann. Aktuell stellt die Alternativmedizin keine wirkliche Alternative für Patienten dar und der Begriff der Ganzheitlichkeit ist zu einer leeren Floskel verkümmert. Wahre Ganzheitlichkeit setzt die Kenntnis sämtlicher sinnvoller Behandlungsansätze voraus. Dies ist im Übrigen in ganz hervorragender Weise im Apitherapiebuch von Cerelli (2016) dargestellt.

Tabelle 9: Empfehlungen zur Apitherapie bei Wechseljahresbeschwerden.

Empfehlung	Häufigkeit	Prozent
Wechseljahresbeschwerden nicht erwähnt	81	62,8
1. Gelée royale	8	21,1
2. Pollen	5	13,2
3. Pollen und Gelée royale	4	10,5
4. Propolis	2	5,3
5. Honig	1	2,6
6. Honig, Propolis, Pollen und Aromiel	1	2,6
7. Honig, Propolis, Propolissalbe, Pollen, Gelée royale, Bienengift, Bienengiftsalbe und Apilarnil	1	2,6
8. Honig, Propolis, Pollen, Gelée royale, Apilarnil, Bienengiftsalbe, Kauwachs	1	2,6
9. Honig und Pollen	1	2,6
10. Honig, Pollen, und Gelée-royale-Salbe	1	2,6
11. Honig, Pollen und Gelée royale	1	2,6
12. Honig und Pollen, Gelée royale und Tee	1	2,6
13. Honig und Gelée royale	1	2,6
14. Propolis, Propolissalbe, Honig mit Propolis	1	2,6
15. Propolis, Pollen und Gelée royale	1	2,6
16. Propolis, Gelée royale, Bäder mit Honig, Propolis und Rosenessenz	1	2,6
17. Propolis, Gelée royale und Tee	1	2,6
18. Oxymel	1	2,6
19. Pollen und Perga	1	2,6
20. Pollen, Perga, Gelée royale und Ginseng	1	2,6
21. Pollen, Gelée royale und Aromiel	1	2,6
22. Pollen, Gelée royale und Salben-Akupressur	1	2,6

23. Mix aus Honig und Pollen, Massage mit Bienengiftsalbe, und Bienengift-Akupunktur (Apipunktur)	1	2,6
24. Tee mit Honig	1	2,6

Bedauerlicherweise finden sich entsprechend strukturierte Betrachtungen weder in der allgemeinen Diskussion um die alternative, komplementäre oder integrative Medizin noch in Büchern der Apitherapie oder von Seiten der offiziellen Vertreter dieser Therapierichtung. Da diese vielfach die „Bildung“ von Imkern auf Imkerkongressen vornehmen, wird aus diesen Darstellungen deutlich, dass die von Imkern dort vermittelten Erkenntnisse kaum einer inhaltlichen Überprüfung standhalten.

Da die Empfehlungen der selbst ernannten Apitherapieexperten auf Imkerkongressen verbreitet werden, ergibt sich, dass Imker wahrscheinlich ihren Kunden Informationen weitergeben, die kaum einer inhaltlichen Überprüfung standhalten.

Welche medizinische Bedeutung können Bienenprodukte heute haben?

Es gibt inzwischen eine Reihe seriöser Untersuchungen, die zeigen, dass Produkte des Bienenvolkes sinnvoll im Kontext der konventionellen Medizin eingesetzt werden können. Es stellen sich in diesem Zusammenhang zwei Fragen:

- Ist es sinnvoll, solche wissenschaftlich begründbaren Ansätze ebenfalls unter dem Begriff der Apitherapie zusammenzufassen?
- Unter welchen Bedingungen lässt sich der Einsatz von Bienenprodukten in der heutigen Medizin rechtfertigen?

Die Kapitel zuvor zeigen deutlich, dass Apitherapie im Sinne ihrer derzeitigen Protagonisten kaum etwas mit Wissenschaft zu tun hat, denn sie kombiniert den Einsatz von Bienenprodukten mit pseudomedizinischen Verfahren und / oder behauptet, dass es zahlreiche sinnvolle Einsatzmöglichkeiten für Bienenprodukte gibt, ohne dass überhaupt irgendwelche Studien, geschweige denn Studien mit überzeugenden Daten vorliegen. Um einen wissenschaftlich begründbaren Einsatz von Bienenprodukten von der Apitherapie unterscheiden und rechtfertigen zu können, erscheint es sinnvoll, eine begriffliche Trennung vorzunehmen und andere Begrifflichkeiten wie Api-Pharmakotherapie oder Api-Medizin zu wählen.

Medizin hat etwas mit ethischer Verantwortung zu tun

In früheren Zeiten mag die Anwendung von Bienenprodukten auch vor dem Hintergrund eine Berechtigung gehabt haben, dass für viele Krankheiten keine sinnvollen und geprüften Therapien zur Verfügung standen. Da zurzeit von Samuel Hahnemann (1755 – 1843), dem Begründer der Homöopathie, die Schulmedizin unter dem Dogma der Vier-Säfte-Lehre im Wesentlichen den Aderlass propagierte und damit den Kranken meist nur schadete, war die Homöopathie in der damaligen Zeit der Schulmedizin überlegen. Allerdings sind die Zeiten der Vier-Säfte-Lehre lange vorbei. Heutzutage hat sich eine wissenschaftliche Medizin etabliert, die sich darum bemüht, unvoreingenommen Behandlungsansätze zu prüfen, diese bei nachgewiesenem Erfolg in das eigene Repertoire zu integrieren und andere, weniger wirksame zu verwerfen. Die Behandlungen mit Bienenprodukten stehen aktuell in Konkurrenz mit zahlreichen weiteren Verfahren der konventionellen Medizin und einer wissenschaftlich orientierten Naturheilkunde, aber auch mit Methoden der komplementären und alternativen Medizin, von denen manche ebenfalls nachgewiesen haben, dass sie sinnvoll eingesetzt werden können. Die relevante Frage in diesem Zusammenhang ist also, wann können welche Produkte des Bienenvolks sinnvoll eingesetzt werden?

Welche Produkte des Bienenvolks können sinnvoll eingesetzt werden?

Jeder Kranke wünscht sich, mit den besten zur Verfügung stehenden Mitteln behandelt zu werden. Es ist die Pflicht jedes Arztes, dem Patienten das beste aller zur Verfügung stehenden Mittel anzubieten. Das Beste bedeutet sowohl gute Wirksamkeit als auch gute Verträglichkeit. Cohen und Eisenberg (2002) haben ein Konzept vorgeschlagen, wie unter Berücksichtigung von Sicherheit und Wirksamkeit eine Beratung erfolgen sollte. Da viele alternativmedizinische und auch apitherapeutische Maßnahmen nicht zum Leistungskatalog der Krankenkassen gehören, spielen Kosten für Patienten eine nicht unwesentliche Rolle. Aber auch die Verfügbarkeit von Behandlungsmaßnahmen spielt eine Rolle. Manche Behandlungsangebote werden nicht flächendeckend angeboten und/oder sind an bestimmte Therapeuten gebunden, die nicht einfach zu erreichen sind. Entsprechend sind bei der Beratung Kosten und Verfügbarkeit zu berücksichtigen. Wenn es also darum geht, die optimale Behandlung auszuwählen, sollten bei der Diskussion um das vermeintliche Wohl des Patienten vier Aspekte, nämlich Effektivität, Sicherheit, Kosten und Verfügbarkeit berücksichtigt werden und Grundlage integrativmedizinischer Betrachtungen sein.

Bei der Therapieauswahl ist ferner zu berücksichtigen, dass Behandlungspfade und Leitlinien von Experten erstellt wurden, die einen guten

Überblick über die aktuellen Möglichkeiten der Behandlung vieler Krankheiten geben. Seit 1995 koordiniert die AWMF (**A**rbeitsgemeinschaft der **W**issenschaftlichen **M**edizinischen **F**achgesellschaften) auf Anregung des "Sachverständigenrats für die Konzertierte Aktion im Gesundheitswesen" die Entwicklung von Leitlinien für Diagnostik und Therapie durch die einzelnen Wissenschaftlichen Medizinischen Fachgesellschaften. Auf der Homepage https://www.awmf.org/leitlinien/leitlinien-suche.html (Zugang 24.01.2021) sind diese Leitlinien zu finden. Diese sollten bei der Beratung von Patienten als Orientierung dienen, auch wenn apitherapeutische Konzepte verfolgt werden sollen. Bei einer Beratung sollten aktuelle Behandlungsstandard immer berücksichtigt werden.

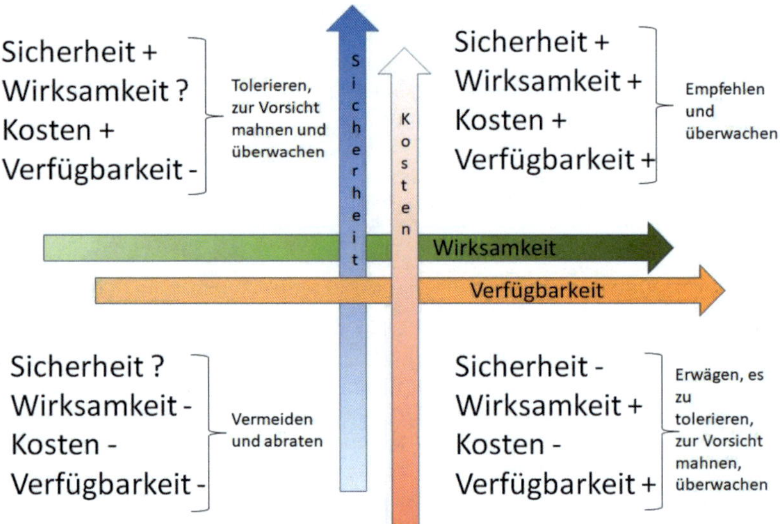

Abbildung 18: Konzept zur Beratung zur Apitherapie unter Berücksichtigung der Erkenntnisse zu Effektivität, Sicherheit, Kosten und Verfügbarkeit.

Dass Bienenprodukte in diesen Behandlungsstandards kaum berücksichtigt werden, liegt darin begründet, dass vom pharmakologischen Standpunkt betrachtet, Bienenprodukte sehr problematisch sind. Bienenprodukte sind Vielstoffgemische, was zu folgenden problematischen Aspekten führt:

- Nicht alle Inhaltsstoffe von Bienenprodukten sind bekannt. Man schätzt beispielsweise, dass im Bienenkittharz (Propolis) noch mehr als 100 Substanzen identifiziert werden müssen.

- Die Inhaltsstoffe der Bienenprodukte variieren erheblich je nach botanischem Ursprung sowie je nach Jahreszeit. Allein bei der oberflächlichen Betrachtung der verschiedenen Honigsorten wird dies deutlich – hier reicht die Farbpalette von blütenweiß (z.B. Rapshonig) bis grünlich-schwarz (z.B. Weißtannenhonig).
- In manchen Bienenprodukten sind Substanzen mit günstigen und ungünstigen Eigenschaften gleichermaßen vorhanden.
- Insbesondere für Gelée royale sind die Produktionsmethoden nicht standardisiert. Unklar ist der Einfluss der Fütterung der Produktionsvölker auf die Qualität von Gelée royale im Vergleich zum Gelée royale, welches unter natürlichen Bedingungen produziert wird.
- Durch verschiedene Be- und Verarbeitungsprozesse werden die Inhaltsstoffe verändert (z.B. Filtration und Erhitzen von Honig; Trocknen von Pollen).
- Bislang wurden keine Standards im Hinblick auf biologisch aktive Substanzen festgelegt.
- Es gibt nur wenige pharmakologische Studien zu Dosis-Wirkungsbeziehungen.
- Schließlich darf nicht vergessen werden, dass Bienenprodukte durch Schadstoffe belastet sein können oder aus Gründen der Profitgier mancer Orts gepanscht werden.

Es gibt kaum Erkenntnisse/Untersuchungen zu Wechselwirkungen der Inhaltsstoffe von Bienenprodukten untereinander sowie mit anderen pharmakologisch bedeutsamen Substanzen.

Will man Bienenprodukte so einsetzen, wie sie sind, erscheint ihr Einsatz dann gerechtfertigt, wenn

- die heilenden Eigenschaften unabhängig von der variierenden Zusammensetzung des Produkts sind,
- das Bienenprodukt eindeutig definiert ist (z. B. Medihoney®),
- Bienenprodukte heilende Eigenschaften haben, die moderne Heilmethoden nicht haben, oder sie günstiger sind in Bezug auf unerwünschte Wirkungen, oder
- sich vergleichbare Produkte anderweitig nicht herstellen lassen.

Verantwortungsvolle Medizin mit Bienenprodukten heißt also nicht, Bienenprodukte um jeden Preis einzusetzen, sondern nur dann, wenn sie nachgewiesenermaßen einen Beitrag zur Erhaltung oder Wiedererlangung der Gesundheit leisten können.

Akzeptanz von Bienenprodukten zur Behandlung von Krankheiten

Ein zentrales Problem bei Krankheiten ist die Akzeptanz der Behandlung durch die Patienten. Vielfach bestehen Missverständnisse zwischen Patienten und Ärzten, die dazu führen, dass Patienten die verordneten Medikamente nicht einnehmen bzw. anwenden. Natürlich können Tabletten nicht wirken, wenn sie nur auf dem Nachtschrank liegen. Dass sich das Nichtbefolgen ärztlicher Ratschläge nachteilig auf die Erkrankung auswirkt, konnte mittlerweile mehrfach gezeigt werden (Hamine et al. 2015; Männle et al. 2020). Die Gründe, dass sich Patienten gegen den ärztlichen Rat entscheiden, sind vielfältig. Manche Patienten haben eigene Vorstellungen bezüglich der Behandlung, andere verstehen die Hintergründe der ärztlichen Verordnung nicht, wieder andere stört es, wenn sie viele Tabletten einnehmen müssen oder sie haben Angst vor möglichen unerwünschten Wirkungen (Nebenwirkungen). Auch die Eigenschaften der Behandlung (Geschmack und Mundgefühl von Präparaten), die Komplexität der Einnahmevorschriften spielen bei der Bereitschaft, Medikamente zu nehmen, eine Rolle.

Im ersten Moment mag die Behandlung mit Bienenprodukten als natürlich, vielleicht sogar angenehm erscheinen, insbesondere wenn man an Honig denkt. Aber die Apitherapie arbeitet nicht nur mit Honig, sondern auch mit Bienengift, Propolis, Pollen, Gelée royale, toten Bienen, Apilarnil, Wachs und Produkten von und aus Wachsmotten. Im Rahmen eines Projekts wurde die Bereitschaft, Bienenprodukte bei sich selbst anzuwenden, erfasst. Das Ergebnis zeigt Abbildung 20. Die Abbildung zeigt, dass abgesehen von Honig noch Propolis, Pollen und Gelée royale als akzeptabel betrachtet werden. Interessant ist, dass die Injektion von Bienengift eher akzeptiert wird als das Ansetzen von lebenden Bienen, obwohl die Giftwirkungen ähnlich sein dürften. Die Untersuchung zeigt, dass das Interesse, bzw. die Bereitschaft zur Akzeptanz der meisten apitherapeutischen Interventionen bei Patienten eher gering ist (Münstedt et al. 2019). Im Hinblick auf die Akzeptanz der Apitherapie mag es Unterschiede geben: Für Imker mag die Apitherapie angenehm klingen, aber Nicht-Imkern stellt sich die Angelegenheit deutlich anders dar. Insbesondere Menschen, die Erfahrungen mit dem Bienenstachel gemacht haben, haben Angst vor Bienen (Schönfelder & Bogner 2017) und damit wohl auch vor der Anwendung von Bienengift.

Bienenstiche sind gut bei Rheuma
Mit Honig heilen Wunden schneller und besser
HONIG
GELEE ROYAL
BUTZ

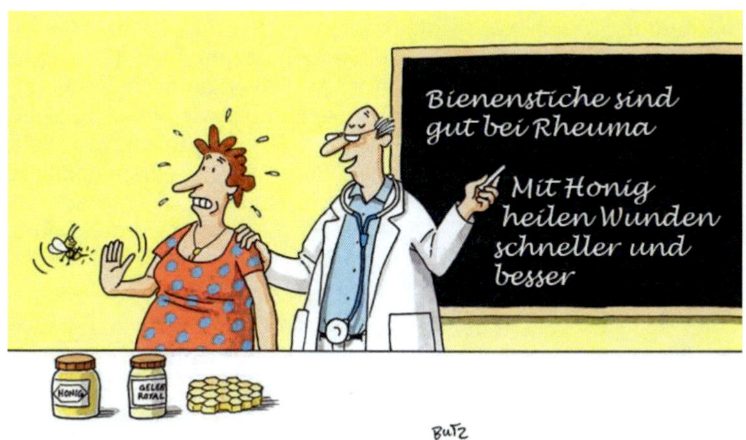

Abbildung 19: Karikatur zur Bereitschaft von Patienten, die Apitherapie zu akzeptieren (Steffen Butz)

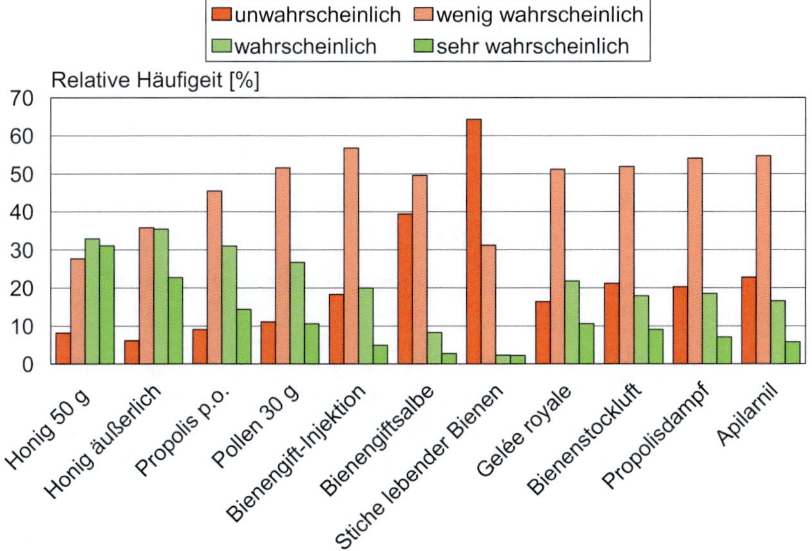

Abbildung 20: Relative Häufigkeit der Antworten auf die Frage, ob Patienten bereit wären, die jeweilige Behandlungsoption für sich zu erwägen (nach Münstedt et al. 2019).

Wie Erfahrungen aus bereits durchgeführten Studien zeigen wird selbst der Konsum von Honig in größeren Mengen als unangenehm empfunden. In einer Studie hat sich ein Drittel der Patienten geweigert, 30 g Honig täglich zu essen, weil ihnen dieser zu süß war (Rajan et al. 2002). In einer anderen Studie missfiel Patienten der Geschmack von Pollen (Münstedt et al. 2015). Wenn man bedenkt, dass bei einem apitherapeutischen Ansatz zur Behandlung von Regelschmerzen (Primäre Dysmenorrhoe) sogar 100 g Honig täglich konsumiert werden (Münstedt et al. 2017), muss man annehmen, dass die Bereitschaft zur Anwendung bei den meisten Patientinnen gering ausfallen dürfte.

In einer heutigen Zeit, in der der Kult um Nahrungsmittel eine große Rolle spielt nach dem Motto des französischen Schriftstellers, Juristen und Gastronomen Jean Anthelme Brillat-Savarin (1755 – 1826) „Sage mir, was du isst, und ich sage dir, wer du bist" und Aspekte des fairen Handels, des ökologischen Anbaus aber auch des Tierwohls eine wichtige Rolle spielen, sind Produkte von tierischer Herkunft in die Kritik geraten. Verbraucher möchten Milch, Eier, Fleisch und sicher auch Honig mit gutem Gewissen kaufen. Manche Vegetarier, aber insbesondere Veganer lehnen den Konsum von Honig grundsätzlich ab. In einer Studie wurde untersucht, aus welchen Gründen Honig auch als Medizin abgelehnt wird. Dabei wurden einige wesentliche Aspekte identifiziert, die den Befragten wichtig waren (Münstedt et al. 2020):

- Der Preis
- Der fehlende Nachweis von positiven gesundheitlichen Wirkungen von Honig
- Die Verarbeitungsqualität von Honig
- Die Regionalität des Honigs
- Die nachhaltige Imkerei mit ökologischen Betriebsweisen

Zur Problematik des Preises in der biologischen Landwirtschaft.

Detaillierte Studien zu den Hintergründen der Ablehnung anderer Bienenprodukte wurden bisher nicht durchgeführt, aber die Vorstellung, dass apitherapeutische Produkte aus toten Bienen und ausgepressten Drohnen hergestellt werden, dürfte für die meisten Menschen nicht gerade ansprechend sein. Nach einer Studie des Bundesministeriums für Ernährung und Landwirtschaft betrachtet der überwiegende Teil der Bevölkerung das Wohl der Tiere als wichtiges Gut. Die Menschen sind bereit, mehr Geld auszugeben, wenn die Tiere besser gehalten werden als es das Gesetz vorschreibt und vier von fünf Konsumenten möchten ein staatliches Tierwohl Label.

(https://www.bmel.de/SharedDocs/Downloads/Broschueren/Ernaehrungsreport2018.pdf?__blob=publicationFile; accessed March 24th, 2020). Ein solches Tierwohl-Label gibt es für die Imkerei nicht, aber es lohnt sich sicher einmal darüber nachzudenken, welche Betriebsweisen in der Imkerei wohl am ehesten als bienenfreundlich angesehen werden können. Gern wird die Thematik auf die Frage der Bienenbehausung reduziert und es werden Bienenbehausungen propagiert, die sicher mehr dem Ego der Erfinder schmeicheln, als dass sie den Bienen nützlich wären. Auch die Vorgaben der EU-Öko-Verordnung oder die Vorgaben von Verbänden zur Erzeugung von Bio-Lebensmitteln aus nachhaltiger ökologischer Landwirtschaft (z. B. Bioland, Naturland, Demeter) sind nicht immer im Interesse der Bienen, denn Absperrgitter sind nicht natürlich. Auch die Vorgabe, eine Zucht nur über Naturschwärme zu gestatten, geht sicher an den Interessen der Bienen vorbei, denn Naturschwärme lassen sich nicht planen. Ein Berufsimker wird sicher nicht in der Lage sein, alle Naturschwärme einzufangen. Da in der freien Natur zu wenige Nistmöglichkeiten zur Verfügung stehen, sind deren Überlebenschancen eher gering. Die Schwärme sind dann dem Untergang geweiht. Es stellt sich eher die Frage, inwieweit nicht die Züchtung krankheitsresistenter Bienen im Mittelpunkt einer natürlichen Imkerei stehen sollte, denn sämtliche Anwendungen von Medikamenten dürfte nicht im Interesse der Bienen liegen.

Sicher dürfte das Konzept der darwinistischen Bienenhaltung, wie es von Thomas Seeley propagiert wird, einer natürlichen Bienenhaltung am nächsten kommen (Seeley 2019). Allerdings lassen sich mit dieser Art der Imkerei nur geringe Erträge erzielen. Zwar wird die Frage „Ich bin bereit für Bio-Produkte auch etwas mehr Geld zu bezahlen" von der Mehrzahl der Menschen in Deutschland positiv beantwortet, allerdings bleibt die Frage nach dem wieviel mehr offen (https://de.statista.com/statistik/daten/studie/74339/umfrage/ausgabebereitschaft-fuer-bio-produkte-nach-geschlecht/; Zugang 06.01.2021). Die Frage ist gerechtfertigt, denn eine Studie von Forschern der Universität Stanford ergab, dass sich Bio-Lebensmittel kaum von herkömmlichen Produkten unterscheiden (https://www.test.de/Qualitaet-von-Lebensmitteln-Bio-gegen-konventionell-4439536-0/; Zugang 06.01.2021). Nach einer anderen Untersuchung lag der Gesamtwert eines Einkaufskorbs (nur aus Produkten berechnet, die es überall gab) im Supermarkt ohne Bio durchschnittlich € 20,66. Dagegen kostete „Bio" im Supermarkt € 37,34 Euro, beim Discounter € 33,62, im Bioladen € 45,51 und beim Biobauernhof € 33,13. Bei manchen Produkten sind die Unterschiede nicht groß, aber insbesondere beim Fleischkauf finden sich große Unterschiede. Hähnchenbrust und Hackfleisch aus Bio-Produktion kosten mindestens das Doppelte (https://www.express.de/ratgeber/

gesundheit/billig-vs--bio-der-grosse-preisvergleich-17085730?cb=1609938169157; Zugang 06.01.2021). Bei Honig spielt sicher die Herkunft aktuell die größte Rolle bei der Preisgestaltung in Deutschland. Eine Studie zeigt, dass die Produktion von Bio-Honig um etwa 70% teurer ist (Güemes-Ricalde et al. 2006). Ein systematischer Preisvergleich von Bio-Honig und konventionellen Honig unter Berücksichtigung von Herkunft und Art des Honigs gibt es leider nicht.

Sind Bienenprodukte bei Patienten immer die erste Wahl?

In der Medizin gibt es, wie zuvor erwähnt, verschiedene Behandlungsansätze, die den Patienten sowohl von der klassischen Medizin als auch von Seiten der Komplementär- oder der Alternativmedizin unterbreitet werden. Vor dem Hintergrund dieser Vielfalt müssen sich Patienten entscheiden, welche Therapie sie anwenden wollen.

Im Rahmen einer Studie zur Primäre Dysmenorrhoe (siehe früheres Kapitel) wurden die Präferenzen von Frauen im Hinblick auf die Behandlung untersucht (Münstedt & Riepen 2019). Zunächst wurde der Anteil der Frauen erfasst, die Honig, Gelée royale und/oder Bienengift bereits zu Linderung der Primären Dysmenorrhoe angewendet haben. Es zeigte sich, dass diese Optionen von den Studienteilnehmerinnen im Vergleich zu den anderen Methoden am seltensten angewendet wurden. Anschließend wurden sie gefragt, wie wahrscheinlich es wäre, dass sie die verschiedenen Methoden zukünftig anwenden würden (Münstedt & Riepen 2019). Das Ergebnis ist in Abbildung 21 dargestellt. Im Ergebnis war die Bereitschaft zur Anwendung von Schmerzmittel (klassische Medizin) am höchsten. Unter den alternativen Methoden waren Ordnungstherapie (Gymnastik), physikalische Anwendungen (Wärmflasche), Diät, Homöopathie und Ingwer die von den meisten Frauen präferierten Methoden. Die apitherapeutischen Maßnahmen Honig, Gelée royale und Bienengift rangierten wiederum in unteren Bereich (Münstedt & Riepen 2019).

Sicherlich ist der Bereich der Akzeptanz von apitherapeutischen Maßnahmen noch unzureichend erforscht. Allerdings sollten sich Apitherapeuten vor Augen führen, dass viele apitherapeutischen Maßnahmen bei Patienten nicht auf große Gegenliebe stoßen. Das gilt umso mehr, wenn es sich um Methoden handelt, deren Sinnhaftigkeit nicht gesichert ist. Wie die oben erwähnte Untersuchung zeigt, ist Patienten der Nachweis von positiven gesundheitlichen Wirkungen der Bienenprodukte durchaus wichtig (Münstedt et al. 2020).

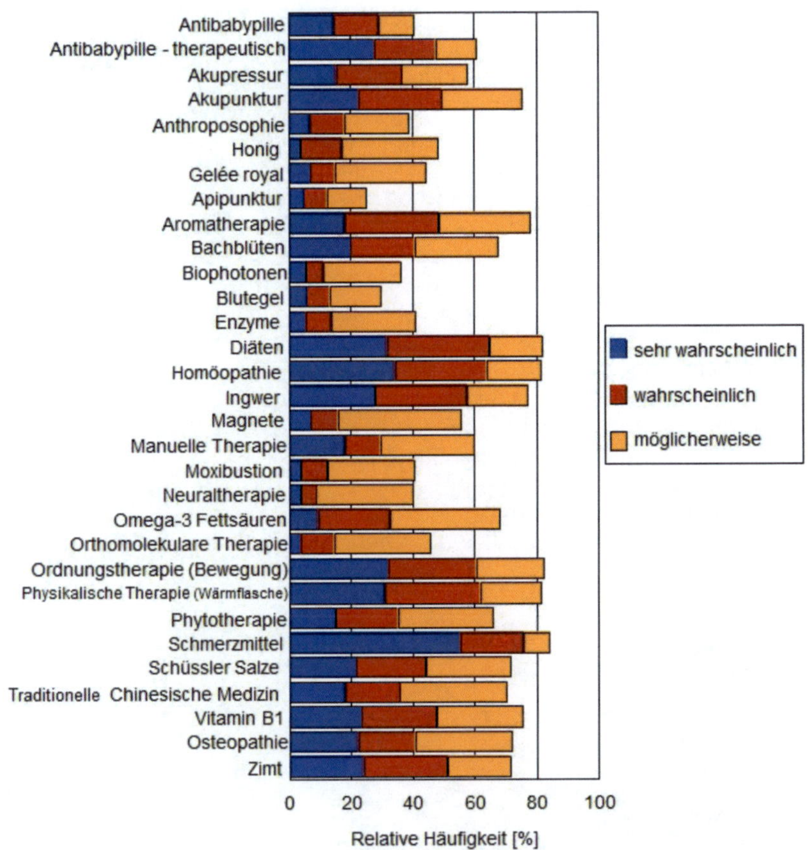

Abbildung 21: Bereitschaft zur Anwendung verschiedener Möglichkeiten zur Behandlung der Beschwerden bei Primärer Dysmenorrhoe.

Kann die Apitherapie die klassische Medizin ersetzen?

Von Seiten der Apitherapeuten wird immer wieder behauptet, dass die Apitherapie alle Krankheiten heilen und die klassische Medizin ersetzen kann (z.B. Gupta & Stangaciu 2014; Zhu & Wongsiri 2008; https://apitherapy.com/en/apitherapy-data-base/apitherapy/diseases-that-can-be-treated-through-apitherapy/; Zugang 09.10.2020). Wenngleich dieser Anspruch vielfach vertreten wird, gab es bislang keine Studie, die versucht hat, diesen Anspruch zu überprüfen. Eine aktuelle Studie hat dies für den Bereich der allgemeinen Gynäkologie getan.

Auf der Basis von Daten des Zentralinstituts für die kassenärztliche Versorgung und anderer Quellen wurden die wesentlichen Probleme in diesem Gebiet identifiziert. Dazu zählen abnormale Blutungen der Gebärmutter, Knoten in der Brust, Chlamydieninfektionen, Kondylome (Humane Papillom-Virus Infektionen), Libidoverlust, Dysmenorrhoe, Schmerzen beim Geschlechtsverkehr, auffällige Zervixabstriche (Dysplasie), Endometriose, Gonorrhoe und Scheidenentzündungen, Inkontinenz, Infertilität, Lichen sclerosus (chronisch entzündliche, gutartige Hauterkrankung), Osteoporose, Eierstockzysten, Schmerzen im kleinen Becken, Prämenstruelles Syndrom (PMS), Polyzystisches Ovar Syndrom (PCO), Harnwegsinfektionen, Wechseljahresbeschwerden und Schmerzen im Bereich der Vulva. (https://www.zi.de/fileadmin/images/content/PDFs_alle/Die_50_h%C3%A4ufigsten_ICD-2015.pdf; https://www.kvsa.de/fileadmin/user_upload/PDF/Praxis/Verordnungsmanagement/Diagnosestatistiken/20120913_Report_Gynaekologen_20111.pdf; https://parenting.firstcry.com/articles/10-common-gynecological-problems-faced-by-women/; https://www.medindia.net/patientinfo/ten-most-common-gynecological-problems-every-woman-must-know.htm#2; Zugang 20.06.2020).

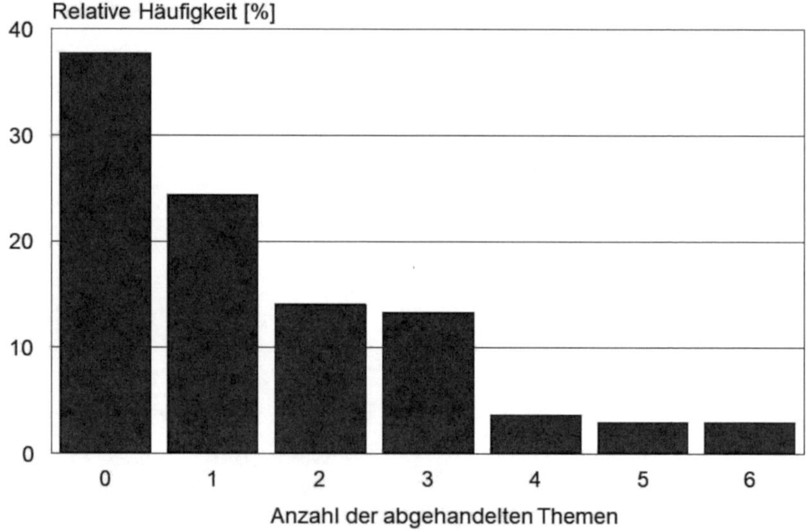

Abbildung 22: Relative Häufigkeit gynäkologischer Themen, die in Büchern der Apitherapie abgehandelt werden.

Abbildung 22 zeigt, dass die wichtigen Themen in der Gynäkologie nur sporadisch und unvollständig in den Apitherapiebüchern anzutreffen sind. Dabei wurden einige Themen häufiger besprochen als andere. Am häufigsten wurden Wechseljahresbeschwerden (40-mal), Dysmenorrhoe (39-mal), Harnwegsinfekte (24-mal), Kondylome und Herpes-Virus-Infektionen (23-mal), Scheidenentzündungen (21-mal), Osteoporose (15-mal) und abnormale Blutungen der Gebärmutter (10-mal) besprochen. Allerdings gab es keine einheitlichen Behandlungsempfehlungen. Beispielsweise gab es bei den 40 Empfehlungen zur Behandlung von Wechseljahresbeschwerden 24 unterschiedliche Behandlungskonzepte. Bei der Dysmenorrhoe waren es 20 unterschiedliche Behandlungskonzepte bei 39 Behandlungsempfehlungen. Die Themen Endometriose, Eierstockzysten, Schmerzen im kleinen Becken und Schmerzen im Bereich der Vulva wurden in keinem der Apitherapiebücher abgehandelt.

Die Situation kann wie folgt zusammengefasst werden. Der Anspruch, dass die Apitherapie die klassische Medizin ersetzen kann, lässt sich auf der Basis der aktuell zur Verfügung stehenden Bücher aus dem deutschen, französischen und anglo-amerikanischen Sprachraum am Beispiel der Gynäkologie widerlegen, denn

1. es gibt keine apitherapeutischen Konzepte für verschiedene relevante Themen (z. B. Endometriose),
2. es gibt keine einheitlichen apitherapeutischen Konzepte,
3. Apitherapie ist in keinem Fall die beste Behandlungsoption unter Berücksichtigung der Ergebnisse von wissenschaftlichen Studien.

Honig und andere Bienenprodukte als Lebensmittel und ihre Abgrenzung zu Arzneimitteln und Kosmetika – juristische Aspekte der Herstellung von Heilmitteln aus dem Bienenvolk

Honig, der zum menschlichen Verzehr bestimmt ist – und das ist er in den meisten Fällen – unterliegt dem Lebensmittelrecht, welches die Produktion und Behandlung von Lebensmitteln im Allgemeinen und Honig im Speziellen regelt. Das Lebensmittelrecht findet aber auch Anwendung auf andere Bienenprodukte, wenn diese ebenfalls zum menschlichen Verzehr (Lebensmittelrecht) oder tierischen Verzehr (Futtermittelrecht) bestimmt sind. Hier sind zu berücksichtigen Pollen, Gelée royale und Propolis (z.B. in Form von Honig-Propolis-Bonbons). Die Ziele des Lebensmittelrechts sind zum einen der Schutz der Gesundheit der Bevölkerung, zum anderen die Regelung der Qualitätsanforderungen sowie des Wettbewerbs. Das Lebensmittelrecht leistet damit auch einen Beitrag gegen Honigpanschereien und/oder Fehldeklarationen.

Im Zuge der Vereinheitlichung des europäischen Binnenmarktes hat sich die Bundesregierung 2002 der Europäischen Behörde für Lebensmittelsicherheit unterworfen (EFSA, VO EG Nr. 178/2002), welche verschiedene Vorschriften erlassen hat, die auch für Honig und andere Bienenprodukte Gültigkeit haben. Allen voran betrifft Imker die so genannte **Health-Claims-Verordnung zu nährwert- und gesundheitsbezogenen Angaben über Lebensmittel (VO EG Nr. 1924/2006)**. Was man in etwa mit „Gesundheitsbehauptungen-Verordnung" übersetzen kann, trat mit Veröffentlichung 2007 als unmittelbar geltendes Recht europaweit in Kraft und vereinheitlichte die unterschiedlichen Regelungen zwischen den Mitgliedsstaaten der EU ebenso wie zwischen den einzelnen Bundesländern in Deutschland.

Gesundheitsbezogene Angaben in Bezug auf Lebensmittel bedürfen seit 2007 der Genehmigung nach dieser Health-Claims-Verordnung, bevor sie zur Kennzeichnung und Vermarktung der entsprechenden Erzeugnisse in der EU verwendet werden dürfen. Dieses Genehmigungsverfahren obliegt dem Gremium für diätetische Produkte, Ernährung und Allergien (NDA) der EFSA, das für alle Fragen zu diätetischen Produkten, Ernährung und Nahrungsmittelallergien sowie die Überprüfung der wissenschaftlichen Absicherung der gesundheitsbezogenen Angaben (health claims) zuständig ist. Ziel dieser Verordnung ist es, den Verbraucher vor irreführenden und wissenschaftlich nicht belegten Angaben zu gesundheitsfördernden und krankheitsverhindernden Eigenschaften von Lebensmitteln zu schützen. Angaben über mögliche Verringerungen von Krankheitsrisiken dürfen nun nur noch dann gemacht werden, wenn sie in der europaweit verbindlichen EFSA-Datenbank „Nutrition and Health Claims" (http://ec.europa.eu/food/safety/labelling_nutrition/claims/register/public/?event=register.home#) autorisiert wurden. Im Dezember 2017 gab es in dieser Liste 2.319 Einträge, die in der Mehrzahl eine gesundheitsfördernde Behauptung über das jeweilige Lebensmittel untersagen. Insbesondere gab es keine Bienenprodukte für die eine gesundheitsfördernde Behauptung erlaubt wäre. Wohl gemerkt handelt es sich dabei um Aussagen zu Lebensmitteln und nicht um Angaben zu Arzneimitteln oder Medizinprodukten.

Krankheits- bzw. gesundheitsbezogene Aussagen zu Lebensmitteln waren in Deutschland vor 2006 nach § 12 Lebensmittel- und Futtermittelgesetzbuch (LFGB) generell verboten. Nun sind diese auch weiterhin grundsätzlich verboten, es sei denn, sie sind durch die Health-Claims-Liste ausdrücklich erlaubt. Diese gesundheitsbezogenen Angaben beziehen sich auch auf Bilder, graphische Darstellungen, Markennamen und Produktbezeichnungen, wenn diese besondere Eigenschaften suggerieren. Damit ist der Slogan „Gesundheit aus der Region" auf dem Schild einer Imkerei oder dem Honigetikett ebenso kritisch zu bewerten, wie bestimmte Indikationsangaben für den Einsatz von Pollen oder Propolis durch den Imker. Auf Grund der bestehenden Rechtslage ist also für eine strikte Trennung zwischen der Herstellung der Bienenprodukte und deren möglicher Anwendung zu Heilzwecken zu sorgen. Therapieempfehlungen gemäß dem Motto „fragen Sie Ihren Imker oder Honighändler“ sind schlichtweg gesetzeswidrig.

Es gibt allerdings Möglichkeiten, die bestehenden Gesetze zu unterlaufen. Zum Beispiel kann ein Anbieter von Heilprodukten seine Geschäftszweige Produktion und Marketing personell, räumlich und juristisch strikt voneinander trennen. Auf der einen Seite der Straße produziert dann ein Teil der Firma zu Pulver gemahlene und in Zellulosekapseln abgefüllte Pilze als Nahrungsergänzungsmittel. Auf der anderen Seite der Straße veranstaltet das formell unabhängige Institut für Ernährungs- und Pilzheilkunde Seminare zur Anwendung von Heilpilzen mit genauen Indikationsbeschreibungen und Dosierungsempfehlungen und bildet so genannte Mykotherapeuten aus.

Neben der Health-Claims-Verordnung gilt auf EU-Ebene eine **Verordnung betreffend die Information der Verbraucher über Lebensmittel, kurz Lebensmittel-Informationsverordnung (LMIV)**. Sie wurde am 25. Oktober 2011 als Verordnung EU Nr. 1169/2011 beschlossen, gilt seit dem 13. Dezember 2014 verbindlich in allen Mitgliedsstaaten der EU und löste zu diesem Zeitpunkt alle nationalen Verordnungen, wie z.B. in Deutschland die Lebensmittel-Kennzeichnungsverordnung ab.

Das Ziel der LMIV ist nach Kap. II, Art. 3 „die Bereitstellung von Informationen über Lebnsmittel“ und „dient einem umfassenden Schutz der Gesundheit und Interessen der Verbraucher, indem Endverbrauchern eine Grundlage für eine fundierte Wahl und die sichere Verwendung von Lebensmitteln unter besonderer Berücksichtigung von gesundheitlichen, wirtschaftlichen, umweltbezogenen, sozialen und ethischen Gesichtspunkten geboten wird.“

Für die Nutzung von Bienenprodukten zu gesundheitlichen Zwecken ergäbe sich aus der LMIV folgende Verpflichtung: werden gesundheitsbezogene Angaben zu anderen Nährstoffen wie Ballaststoffen, Vitaminen oder Mineralstoffen gemacht, müssen auch diese Stoffe in der Nährwertkennzeichnung angegeben werden. Denkbar wäre dies für im Honig vorhandene Flavonoide, wenn für diese eine gesundheitsfördernde Aussage durch die Health-Claims-Verordnung erlaubt wäre. Letztlich wäre dies aber auch nicht umzusetzen, da der Flavonoidgehalt des Honigs mit jeder Charge erheblich schwanken würde.

Auf nationaler Ebene gilt zudem das **Lebensmittel-, Bedarfsgegenstände- und Futtermittelgesetzbuch (LFGB)** in der Fassung vom

11.08.2021, welches nicht nur für die als Lebensmittel eingesetzten Bienenprodukte gilt, sondern auch für die als Pflegemittel und Kosmetika deklarierten, wie Propolis-Mundspüllösung, Honigseife und andere. Als kosmetische Mittel sind Stoffe oder Gemische aus Stoffen anzusehen, die ausschließlich oder überwiegend dazu bestimmt sind, äußerlich am Körper des Menschen oder in seiner Mundhöhle zur Reinigung, zum Schutz, zur Erhaltung eines guten Zustandes, zur Parfümierung, zur Veränderung des Aussehens oder dazu angewendet werden, den Körpergeruch zu beeinflussen. Bedarfsgegenstände sind also per Definition des LFGB Gegenstände, die dazu bestimmt sind, mit den Schleimhäuten des Mundes in Berührung zu kommen sowie alle Gegenstände, die zur Körperpflege bestimmt sind.

Hauptanliegen des LFGB ist der Gesundheits- und Täuschungsschutz. So verbietet § 27 LFGB explizit, kosmetische Mittel unter irreführender Bezeichnung, Angabe oder Aufmachung in den Verkehr zu bringen oder für kosmetische Mittel allgemein oder im Einzelfall mit irreführenden Darstellungen oder sonstigen Aussagen zu werben. Eine Irreführung liegt insbesondere dann vor, wenn erstens einem kosmetischen Mittel Wirkungen zugesprochen werden, die ihm nach den Erkenntnissen der Wissenschaft nicht zukommen oder die wissenschaftlich nicht hinreichend gesichert sind und zweitens durch die Bezeichnung, Angabe, Aufmachung, Darstellung oder sonstige Aussage fälschlich der Eindruck erweckt wird, dass ein Erfolg mit Sicherheit erwartet werden kann.

Da die Health-Claims-Verordnung jede gesundheitsbezogene Aussage zu den Bienenprodukten als wissenschaftlich nicht hinreichend gesichert einstuft und dem Hersteller oder Anbieter von Bienenprodukten verbietet, sind diese Aussagen auch für Bienenprodukte enthaltene Pflegemittel und Kosmetika nicht erlaubt.

Die Umsetzung von mehreren von der EU erlassenen Hygienerichtlinien stellen die **Lebensmittelhygieneverordnung (LMHV)**, die **Verordnung über Anforderungen an die Hygiene beim Herstellen, Behandeln und Inverkehrbringen von bestimmten Lebensmitteln tierischen Ursprungs (Tier-LMHV)** und die **Verordnung zur Regelung bestimmter Fragen der amtlichen Überwachung des Herstellens, Behandelns und Inverkehrbringens von Lebensmitteln tierischen Ursprungs (Tierische Lebensmittel-Überwachungsverordnung - Tier-LMÜV)** dar.

Da es sich bei Honig, Gelée royale und Pollen um Lebensmittel tierischen Ursprungs handelt, werden Imker von den Veterinärämtern stichprobenartig kontrolliert. Es werden beispielsweise Honigproben eingefordert und analysiert. Diese Probennahme geschieht nicht freiwillig, sondern wird amtlich angeordnet und dient dem Zweck, die hohen Qualitätsanforderungen an Honig aufrecht zu erhalten. Bei einer solchen Überprüfung durch die Behörden werden dann auch Fehler der Etikettierung und unerlaubte gesundheitsbezogene Aussagen beanstandet und ggf. geahndet.

Schließlich gibt es noch die **Honigverordnung (HonigV)** in der Fassung vom 05.07.2017, die mit weiteren speziellen Vorschriften zum Lebensmittel Honig aufwartet. In erster Linie liefert die HonigV klare Definitionen rund um den Begriff Honig und gibt die Qualitätsanforderungen vor. Auch die HonigV in der aktuellen Fassung entstand als Umsetzung einer europäischen Richtlinie, der so genannten Richtlinie über Honig EG Nr. 110/2001. Absatz 12 der Präambel dieser Richtlinie verbietet es den Mitgliedstaaten, über diese Richtlinie hinausgehende Rechtsvorschriften zu erlassen.

Die Qualitätsanforderungen für Honig in den „Bestimmungen zu den Warenzeichen des DIB“ (Deutscher Imkerbund) gehen über die Forderungen der HonigV weit hinaus, die Nutzung des Warenzeichens ist jedoch freiwillig. Im Wesentlichen gelten strengere Kriterien in Bezug auf Wassergehalt, Invertase (Sacharase), Diastase-Zahl und Hydroxymethylfurfuralgehalt (HMF).

Probleme bei der gesundheitlichen Anwendung von Bienenprodukten in der Praxis

Ein imkernder Apitherapeut könnte nun – um diese ganzen Regelungen umgehen zu wollen – auf den Gedanken kommen, er produziere seine Bienenprodukte ja ausschließlich zu Heilzwecken, daher hätten die bestehenden Regelungen des Lebens-mittelrechtes für ihn keine Gültigkeit. In diesem Falle wäre das Bienenprodukt entweder als Pflegeprodukt oder als Arzneimittel anzusehen. Für Pflegeprodukte gilt jedoch ebenfalls das LFGB und Arzneimittel bedürfen der relativ umfangreichen und aufwendigen Arzneimittelzulassung

Sobald der Erzeuger oder Verkäufer eines Bienenproduktes dieses zur Vorbeugung oder Therapie eines Krankheitszustandes empfiehlt, verstößt er nicht nur gegen die Health-Claims-Verordnung, sondern läuft darüber hinaus Gefahr, ein nicht zugelassenes Arzneimittel in den Verkehr zu bringen, was weitaus größere juristische Konsequenzen mit sich bringt. Viele Imker vertreiben neben Lebensmitteln aus der Imkerei auch ein Sortiment an Pflegemitteln aus Bienenprodukten. Dabei sollten sie sich aber jeglicher öffentlichen Therapieanpreisungen und Heilsversprechen enthalten, um sich vor Strafverfolgung zu schützen.

Nach § 2 Abs. 1 des **Arzneimittelgesetzes (AMG)** sind Arzneimittel alle Stoffe und Zubereitungen, die dazu bestimmt sind, durch Anwendung im oder am menschlichen Körper Krankheiten, Leiden, Körperschäden oder krankhafte Veränderungen zu heilen oder zu verhüten. Diese sehr weit reichende Begriffsbestimmung wird durch eine Negativabgrenzung dahin gehend eingeschränkt, dass Lebensmittel im Sinne Art. 2 der so genannten Basisverordnung (Verordnung EG Nr. 178/2002 des Europäischen Parlaments und des Rates vom 28. Januar 2002 zur Festlegung der allgemeinen Grundsätze und Anforderungen des Lebensmittelrechts, zur Errichtung der Europäischen Behörde für Lebensmittelsicherheit und zur Festlegung von Verfahren zur Lebensmittelsicherheit) keine Arzneimittel sind. Daraus folgt, dass ein Erzeugnis rein rechtlich gesehen nicht gleichzeitig Arzneimittel und Lebensmittel sein kann.

Auch wenn die Forderung „Lasst Eure Lebensmittel Heilmittel und Eure Heilmittel Lebensmittel sein" (Hippokrates 460 - 370 v. Chr., später von Paracelsus 1494 - 1541 zitiert) einen festen Stellenwert in der Medizingeschichte hat, schließen sich nach deutscher Rechtsauffassung die Qualifizierung als Arzneimittel oder als Lebensmittel gegenseitig aus (BGH ZLR 2000, 375, 378). Arzneimittelrechtliche Zweckbestimmungen im Sinne des Arzneimittelgesetzes (§2 Abs. 1 Nr. 1, 3 + 5 AMG), welche neben dem Ernährungszweck bestehen, bleiben für die Lebensmitteleigenschaft eines Produktes so lange ohne Bedeutung, wie sie gegenüber dem Ernährungszweck nicht überwiegen. Lässt sich eine überwiegende arzneiliche Zweckbestimmung nicht feststellen, ist das Produkt als Lebensmittel anzusehen (BGH NJW 1976, 1154; VGH München NJW 1998, 845). Für die Abgrenzung zwischen Lebensmittel und Arzneimittel kommt es also entscheidend auf die überwiegende Zweckbestimmung des Produktes an.

Die Vorstellung des Verbrauchers von der Zweckbestimmung eines Bienenproduktes hängt dabei maßgeblich von den dem Mittel beigefügten und in Werbeprospekten enthaltenen Indikationshinweisen oder Gebrauchsanweisungen ab (BGH ZLR 2000, 376, 379), ebenso wie die Abgrenzung von Arzneimitteln und Pflegeprodukten (BverwGE 106, 90, 92, 97, 132 + 135). Folgende Situation wäre denkbar: Der Imker verkauft seinen Honig, der nach oben aufgeführten Gründen der Ernährungszweckbestimmung unterliegt, einem Kunden. Zum Honig gibt der Imker dem Verbraucher Informationen über die krankheitsmindernden Eigenschaften des Honigs und ggf. auch noch eine Therapieempfehlung an die Hand. Zum Beispiel: „Benutzen Sie den Honig zum Aufbringen auf den chronisch wunden diabetischen Fuß." Unabhängig von der Health-Claims-Verordnung würde der Kunde in seiner Vorstellung als Verbraucher den Honig ja nun mit der Zweckbestimmung eines Heil-

oder Arzneimittels erwerben. Das Inverkehrbringen nicht zugelassener Arzneimittel ist jedoch verboten und strafbewehrt.

Propolis und Gelée royale sind nach Auffassung des Bundesinstituts für Risikobewertung (BfR) primär nicht Lebensmittel, sondern werden wegen ihrer arzneilichen Wirkung verwendet. So heißt es in einer Stellungnahme: „Den Bienenprodukten Propolis und Gelée royale – auch als Bienenharz und Bienenköniginnenfuttersaft bezeichnet – werden gesundheitsfördernde Eigenschaften zugeschrieben. Sie werden in Arzneimitteln und kosmetischen Mitteln verwendet und als Nahrungsergänzungsmittel oder als Zusätze in anderen Lebensmitteln auf dem Markt angeboten. Neben ihrer behaupteten positiven Wirkung auf die Gesundheit enthalten Gelée royale und Propolis aber auch Inhaltsstoffe, die bei empfindlichen Personen in Einzelfällen zu teilweise schweren allergischen Reaktionen führen können“ (BfR 2009).

Propolis soll antivirale, antibakterielle und antiparasitäre Wirkungen haben und die körpereigene Abwehr stärken. Es unterliegt in Deutschland hinsichtlich Herstellung, Vertrieb und Verkauf dem Arzneimittelgesetz. Gelée royale wird in arzneilichen Produkten verwendet, die die körperliche und geistige Leistungsfähigkeit stärken und Arteriosklerose beeinflussen sollen. Beide Anwendungsgebiete sind durch klinische Studien am Menschen nicht ausreichend belegt. Propolis und Gelée royale werden in unverarbeiteter oder verarbeiteter Form (z.B. Extrakte bei Propolis) als Inhaltsstoffe von Arzneimitteln verwendet und sie werden im Lebensmittelbereich in Form von Nahrungsergänzungsmitteln oder anderen Lebensmitteln angeboten. Propolis und Gelée royale finden auch in Kosmetika Verwendung. Es ist Aufgabe der mit der amtlichen Überwachung betrauten Behörden in den einzelnen Bundesländern, über die Verkehrsfähigkeit von Produkten, die Propolis- und Gelée royale enthalten, zu entscheiden. Für Lebensmittel und für Arzneimittel gelten unterschiedliche rechtliche Bestimmungen. So unterliegen Fertigarzneimittel grundsätzlich der Zulassungspflicht. Die o. g. Behörden entscheiden im Einzelfall auch die Frage, ob Propolis im Lebensmittelbereich als Stoff einzuordnen ist, der den Zusatzstoffen gleichgestellt und daher zulassungspflichtig ist (BfR 2009). Deutscher Föderalismus verhindert hier Rechtssicherheit und einheitliche Behandlung in den verschiedenen Bundesländern.

Bienenprodukte als Kosmetika

Auch die Deklaration von selbst hergestellten Bienenprodukten als Kosmetika durch den Imker oder Apitherapeuten birgt Probleme und Risiken. Das **Lebensmittel-, Bedarfsgegenstände- und Futtermittelgesetzbuch (LFGB)** definiert kosmetische Mittel über ihre

Zweckbestimmung und die **EU Kosmetik Vorordnung (EG Nr. 1223/2009**) konkretisiert dies: Kosmetische Mittel sind Mischungen von Stoffen (ehemals als Zubereitungen bezeichnet), die im Gegensatz zu Bedarfsgegenständen verbraucht und nicht gebraucht werden. Kosmetische Mittel werden unmittelbar auf den menschlichen Körper aufgebracht und verbleiben dort (leave-on-Produkte) oder werden im Rahmen der Verwendung wieder entfernt (rinse-off-Produkte). Der intensive Kontakt dieser Mittel mit dem Menschen erfordert eine detaillierte rechtliche Regelung und Kontrolle zum Schutz des Verbrauchers. Daher gibt es bei kosmetischen Mitteln hohe Anforderungen an die Bewertung der Sicherheit und die Qualität der Herstellung sowie Mitteilungspflichten für Hersteller und Importeure.

Die Europäische Kosmetikrichtlinie von 1976 war die Grundlage für die deutsche Kosmetikverordnung (KosmetikV), die zwischenzeitlich mehr als fünfzig Mal aktualisiert wurde, aktuell in der Veröffentlichung vom 16.07.2014. Eine Direktive der Europäischen Kommission (**"Simplification Cosmetics Directive 76/768/EEC"**) führte zu einer harmonisierten europäischen Kosmetikverordnung, die der Sicherheitsbewertung von Kosmetika einen sehr hohen Stellenwert einräumt. Hierin wurde auch EU-weit die Basis für eine einheitliche Meldung kosmetischer Mittel und ihrer Inhaltsstoffe an die Giftinformationszentralen geschaffen.

Die EU-KosmetikV (EU) Nr.1223/2009 regelt die wesentlichen Anforderungen an und Verpflichtungen bei kosmetischen Mitteln. Sie wird ergänzt durch die **Claims Verordnung für Kosmetische Mittel (KmClaimsV EU Nr. 655/2013)** der Kommission vom 10. Juli 2013 zur Festlegung gemeinsamer Kriterien zur Begründung von Werbeaussagen im Zusammenhang mit kosmetischen Mitteln. Im Mittelpunkt steht auch hier wieder der Schutz des Verbrauchers vor Irreführung.

Daneben ist im Bereich der Werbung auch bis heute das detaillierte Irreführungsverbot des **Gesetzes gegen den unlauteren Wettbewerb (UWG)** aus dem Jahr 2004, zuletzt geändert mit Veröffentlichung vom 10.08.2021, zu beachten. Auch im Lebensmittel- und Futtermittelgesetzbuch (LFGB) stehen ergänzende Vorschriften zum Schutze des Verbrauchers vor Täuschung.

Weiterhin regelt die bereits erwähnte KosmetikV all das, was nicht bereits europaweit einheitlich geregelt ist. Dazu zählt eine Anzeigepflicht für Kosmetikprodukte durch das herstellende Unternehmen, die Verwendung der deutschen Sprache, Kennzeichnung von nicht vorverpackten kosmetischen Mitteln und die Sanktionierung bei Verstößen, also Strafen und Bußgelder. In ihren Anhängen finden sich Stofflisten mit verbotenen oder eingeschränkt zugelassenen Stoffen sowie Listen mit explizit zugelassenen Konservierungsstoffen, UV-Filtern und Farbstoffen (Positivlisten).

Das Kosmetikrecht sieht vor, dass der verantwortliche Hersteller bzw. Importeur die gesundheitliche Unbedenklichkeit seiner Produkte vor der Vermarktung feststellen muss. Hierzu benötigt er einen Sicherheitsbewerter, der persönlich dafür verantwortlich zeichnet, dass das kosmetische Mittel bei bestimmungsgemäßer und vernünftigerweise vorhersehbarer Verwendung sicher ist.

Als Grundlage für eine Risikobewertung von Stoffen in Kosmetika wird die vom Menschen aufgenommene Konzentration (Exposition) einer für den Menschen sicheren Dosis (ADI, Acceptable Daily Intake) gegenübergestellt. Dabei resultiert die für den Menschen als sicher anzusehende Dosis aus Tierversuchen, bei denen die Tiere meist verschiedene Konzentrationen über einen längeren Zeitraum verabreicht bekommen und dadurch die "systemische Toxizität" ermittelt wird (toxikologische Studien). Durch das Aufschlagen eines Sicherheitsfaktors erhält man letztendlich den ADI.

In der Bundesrepublik Deutschland wird auf Antrag des Herstellers für Kosmetika eine Registriernummer von der zuständigen Behörde des jeweiligen Bundeslandes, in dem das kosmetische Mittel hergestellt wird, vergeben. Es wird verlangt, dass der Sicherheitsbewerter ein anerkanntes Hochschuldiplom auf dem Gebiet der Pharmazie, der Toxikologie, der Medizin, der Dermatologie, der Lebensmittelchemie, der Chemie oder in einem verwandten Beruf vorweist. Die sich aus diesen Vorschriften ergebende Haftung des Herstellers für seine Kosmetikprodukte sollte in Verbindung mit den im späteren Kapitel beschriebenen „Risiken und Nebenwirkungen“ der Bienenprodukte die Imkerinnen und Imker aus reiner Vernunft davon abhalten, selbstgemachte Lippenstifte, Seifen und Salben in den Verkehr zu bringen.

Hersteller und Importeure kosmetischer Mittel sind verpflichtet, die Rezepturen der kosmetischen Mittel an das Bundesamt für Verbraucherschutz und Lebensmittelsicherheit (BVL) zu übermitteln. Das BVL nimmt die Mitteilungen entgegen, prüft die Vollständigkeit und stellt die Rezepturen in einer einheitlichen Form den Giftinformationszentren zur Verfügung. Diese Daten werden vertraulich behandelt und können nicht zur Information durch Verbraucher eingesehen werden.

Die Überwachungsbehörden auf Gemeinde- oder Kreisebene werden unterstützt von Experten der Untersuchungsämter der Bundesländer. Diese Experten begleiten die Kontrolleure zum Teil bei den Betriebskontrollen, um die laut KosmetikV erforderlichen Produktunterlagen wie den Sicherheitsbericht zu prüfen. Die Untersuchungsämter prüfen eingehende Proben, ob diese mit den gesetzlichen Anforderungen übereinstimmen und führen bei Bedarf chemische Analysen durch. Diese Kontrollen werden von den gleichen Behördenvertretern durchgeführt, die auch für die Überwachung der anderen LFGB-Produkte wie Lebensmittel und Futtermittel verantwortlich sind.

Die **Allgemeine Verwaltungsvorschrift über Grundsätze zur Durchführung der amtlichen Überwachung der Einhaltung lebensmittelrechtlicher, weinrechtlicher, futtermittelrechtlicher und tabakrechtlicher Vorschriften (AVV Rahmen-Überwachung – AVV RÜb)** in der Veröffentlichung vom 20.01.2021 verlangt, dass im Jahr pro 1.000 Einwohner 0,5 Proben von Bedarfsgegenständen, Kosmetik und Tabakwaren genommen werden. In Deutschland werden also jährlich 41.000 Proben aus diesem Bereich untersucht, wobei etwa ein Drittel davon auf die kosmetischen Mittel entfallen.

In der Imkerliteratur werden zahlreiche Rezepte für die Herstellung kosmetischer Mittel aus Bienenprodukten angeboten. Diese sollten jedoch aus oben genannten Gründen alle nur für den Eigengebrauch genutzt werden.

Wenn der Wunsch besteht, kosmetische Mittel aus Bienenprodukten herzustellen, um diese in den Verkehr zu bringen, ist es ratsam, sich mit dem zuständigen Landesuntersuchungsamt in Verbindung zu setzen. Dieses hält in der Regel schon auf seiner Internetseite länderspezifisches Informationsmaterial bereit und kann weiterhelfen. Auch die vertrauensvolle Zusammenarbeit mit einem engagierten Apotheker vor Ort wäre ein denkbarer Lösungsansatz für den als rechtliche Grauzone anzusehenden Einsatz von Bienenprodukten zu Heilzwecken oder als Kosmetika. Der Apotheker besitzt auf Grund seiner Ausbildung die Sachkunde für die erforderliche Risikoeinschätzung und hat neben der pharmazeutischen Industrie als einziger die Zulassung, Arzneimittel herzustellen und in den Verkehr zu bringen.

Die im Text aufgeführten Rechtsvorschriften können über das Internet in ihrer jeweils aktuellen Fassung eingesehen werden.

Die Bienenprodukte – Herkunft, Inhaltsstoffe und wissenschaftliche Studien

Honig

Entstehung und Produktion

Honig ist ein von Honigbienen zur eigenen Nahrungsversorgung erzeugtes und vom Menschen genutztes Lebensmittel. Man kann Honig unterscheiden bezüglich seiner Herkunft und aufgrund seiner Produktionsweise. In Bezug auf die Herkunft unterscheidet man Blütenhonige und die Blatthonige (auch „Honigtau" genannt). Blütenhonige stammen aus Säften, die Pflanzen insbesondere aus den in Blüten gelegenen Nektarien absondern. Eine weitere Quelle ist der von Blatt- und Schildläusen ausgeschiedene zuckerhaltige Siebröhrensaft von Pflanzen, der bei ihrer gelegentlich auftretenden Massenvermehrung in solch großen Mengen produziert wird, dass von den Bienen ein entsprechender Honig produziert werden kann. Seltener spielen außerhalb von Blüten gelegene Nektarien eine Rolle. In jedem Fall stammen die Rohstoffe für den Honig immer von Pflanzen, wenn sie auch im Fall des Honigtaus den Umweg über andere Insekten nehmen.

Die Sammelbiene saugt den zuckerhaltigen Saft über ihren Rüssel auf und speichert ihn in der Honigblase bzw. Honigmagen. Dort beginnt der Reifungsprozess, denn bereits während des Transports werden bieneneigene Stoffe (Enzyme) hinzugegeben und der Wassergehalt reduziert. Im Bienenstock wird der zuckerhaltige Saft an die Stockbienen weitergegeben. Diese fügen weitere Enzyme und andere Stoffe hinzu und reduzieren den Wassergehalt weiter. Dazu lassen sie einen Tropfen Nektar über den Rüssel mehrfach heraus und saugen ihn wieder ein. Der so bearbeitete und eingedickte Nektar wird dann in leere Wabenzellen gefüllt, wobei die Wabenzellen nur teilweise gefüllt werden, um eine möglichst große Verdunstungsfläche zu erzeugen. Durch gezieltes Fächeln mit den Flügeln wird innerhalb des Stockes eine Luftzirkulation erzeugt, die warme, trockene Luft über die Honigwaben leitet, wodurch der Wassergehalt auf unter 20 % reduziert wird. Dies stellt sicher, dass der nun zu Honig gewordene Zuckersaft nicht verdirbt. Schließlich wird der fertige Honig in Wabenzellen oberhalb des Brutnestes umgetragen. Diese werden mit einer luftundurchlässigen Wachsschicht verschlossen. So ist der eingelagerte Honig dann reif als haltbares Winterfutter oder für die Ernte durch den Menschen.

Die Ernte kann auf verschiedene Art und Weise erfolgen. Man unterscheidet

- Schleuderhonig – unter Ausnutzung der Zentrifugalkraft wird Honig aus vorher entdeckelten Bienenwaben in einer Honigschleuder gewonnen

- Scheibenhonig – ein Honig, der sich in unbebrüteten Wabenstücken aus reinem Naturbau befindet
- Wabenhonig – ähnlich wie Scheibenhonig, aber der Wabenbau basiert auf Mittelwänden
- Seim-, Tropf-, Press- oder Stampfhonig – wird durch Auslaufenlassen oder Auspressen der Honigwaben gewonnen. Je nachdem wie viel Pollen in der ausgepressten Wabe war, kann dieser Honig einen höheren Pollengehalt aufweisen.

In der professionellen Imkerei und in den Industrieländern auch von Hobbyimkern wird Honig meist durch Schleudern gewonnen. Danach wird er bis zu seiner Abfüllung gelagert und gerührt, sodass eine möglichst feinkristalline Textur entsteht, bevor er abgefüllt wird. Doch die von den Bienen hinzugefügten Zusätze, vor allem die Enzyme Saccharase, Diastase, Invertase und Glukoseoxidase, führen dazu, dass sich Honig ständig verändert. Durch diese Enzyme werden Stärke und Saccharose (normaler Haushaltszucker) in Glukose (Traubenzucker) und Fruktose (Fruchtzucker) gespalten. Bei der Spaltung wird Wasser verbraucht, sodass diese Reaktion auch zu einer nicht zu vernachlässigenden Abnahme des Wassergehaltes führt. Der geringer werdende Wassergehalt führt dazu, dass chemische Reaktionen langsamer ablaufen. Manchmal werden die gespaltenen Saccharosebausteine (Glukosylreste) von der Saccharase an die OH-Gruppen anderer Zuckermoleküle übertragen, sodass Mehrfachzucker wie Erlose oder Maltose entstehen. Das Entstehen unterschiedlicher Zucker sorgt dafür, dass die Zuckerauskristallisation verlangsamt wird und der Honig für die Biene länger leichter verfügbar bleibt.

Von größerer Bedeutung ist das Enzym Glukoseoxidase. Es setzt Glukose in geringen Mengen in Gluconsäure und Wasserstoffperoxid um und sorgt somit dafür, dass Honig einen pH-Wert zwischen 3,5 und 5,5 bekommt. Sowohl die Säuren im Honig als auch das Wasserstoffperoxid haben keimhemmende und keimabtötende Wirkungen und leisten einen Beitrag zur Haltbarkeit des Honigs.

Unterschiede zwischen verschiedenen Honigen

Je nachdem unter welchen Standort- und Klimabedingungen eine Pflanze wächst und von welcher Pflanzenart der Nektar stammt, unterscheiden sich Honige deutlich voneinander. Man erkennt dies bereits an den Farben der Honige, die von einem Blütenweiß über Gelb- und Rot-Töne bis fast zu Schwarz reichen können. Unterschiede ergeben sich auch zwischen Blüten- und Honigtauhonigen, da Mineralien von der Pflanze zurückgehalten werden, wenn der Siebröhrensaft über die Nektarien abgeben wird. Honigtauhonige, bei denen die Pflanzen keine Möglichkeiten der Kontrolle haben, weil die Siebröhren von den pflanzensaugenden Insekten direkt angezapft werden, enthalten vergleichsweise viele Mineralien und sind deshalb auch dunkler in der Farbe und kräftiger im Geschmack. Zwar sind die Bienen blütenstet und befliegen zum größten Teil nur eine Pflanzenart, solange diese Nektar in ausreichender Menge absondern. Jedoch werden von einem Bienenvolk im Laufe eines Tages und den damit verbundenen unterschiedlichen Nektarabsonderungen der verschiedenen Pflanzen oft mehrere Trachtquellen genutzt. Entsprechend stammt ein Honig nie zu 100 % von einer Pflanzenart, sondern enthält unterschiedliche Anteile des gesamten Blütenspektrums im Flugradius eines Bienenvolkes. So ist nach § 3 (3) 1 der Honigverordnung eine botanische Sortendeklaration für Honig nur dann möglich, wenn der Honig vollständig oder überwiegend den genannten Blüten oder Pflanzen entstammt und die entsprechenden organoleptischen (Geruch, Geschmack), physikalisch-chemischen und mikroskopischen Merkmale aufweist. Nicht eindeutig definiert ist der Begriff „überwiegend", denn im Kommentar zur Honigverordnung wird ein mindestens 60 %iger Nektar- resp. Honigtauanteil der angegebenen Sorte gefordert, während nach dem Working Paper der EU-Kommission zur Auslegung der Honigrichtlinie 2001/110/EG „überwiegend" als nahezu ausschließlich zu verstehen ist.

Wie bereits erwähnt, bleibt Honig dauerhaft chemisch aktiv, wenngleich die chemischen Reaktionen bei guter Lagerung (kühl und trocken) langsam verlaufen. Mit Hilfe der chemischen Reaktionsprodukte lassen sich dann auch die Frische und die Lagerbedingungen des Honigs prüfen. Die bekannteste Substanz heißt 5-Hydroxymethyl-Furfural (HMF) und entsteht durch thermische Zersetzung im Sinne einer irreversiblen Dehydratisierung von Zuckern und anderen Kohlenhydraten. Chemisch betrachtet ist HMF eine Aldehyd- und Furanverbindung, die im Honig nach langer Lagerung oder bei Erhitzung entsteht. Nach der Honigverordnung darf der HMF-Gehalt im Honig einen Wert von 40 mg/kg nicht überschreiten; die Warenzeichensatzung des Deutschen Imkerbundes e. V. erlaubt nur einen HMF-Gehalt von höchstens 15 mg/kg Honig.

Auch die Verarbeitung des Honigs nimmt Einfluss auf die Produktqualität. Neben dem bereits erwähnten Erwärmen wird Honig manchmal auch gefiltert. Dies erfolgt, um den Honig lange flüssig zu halten, denn durch das Entfernen der Pollen werden mögliche Kristallisationskerne entfernt. Dieses Verfahren ist nicht im Einklang mit der deutschen Honigverordnung. Der Honig darf jedoch laut EU-Richtlinien als Honig vermarktet werden. Ein Vorteil mag in einer besseren Honigverträglichkeit bei Pollenallergikern liegen.

Zusammenfassend stellt sich Honig damit als ein Produkt dar, dessen Eigenschaften durch

- botanische Herkunft
- Mischungsverhältnis der verschiedenen Honige/Nektare
- Verarbeitungs- und Lagerbedingungen

bestimmt sind und das dadurch recht unterschiedlich sein kann. Im Hinblick auf eine medizinische Anwendung kann dies durchaus problematisch sein, denn von medizinischer Seite wird immer eine konstante Produktqualität und Zusammensetzung vorausgesetzt, die hier sicher nur schwer zu erreichen ist.

Inhaltsstoffe von Honig

Die wesentlichen Inhaltsstoffe von Honig sind Frucht- und Traubenzucker (ca. 70 %) sowie weitere verschiedene Zuckerarten, z. B. Maltose, Erlose, Palatinose, Melezitose, Saccharose, Turanose, Trehalose, Isomaltose (ca. 10 %). Der Wasseranteil liegt zwischen 15 bis 21 % Wasser (Heidehonig bis 23 %). Wie bereits erwähnt, enthält Honig Enzyme, Vitamine, Aminosäuren, Pollen, Aroma- und Mineralstoffe. In der Literatur findet sich häufig eine Darstellung eines Honigglases mit den verschiedenen Inhaltsstoffen (Abbildung 23 links). Dies suggeriert einen hohen Anteil an letztgenannten Inhaltsstoffen, doch betrachtet man die realen Mengenverhältnisse, so wird deutlich, dass der Anteil der sonstigen Stoffe quantitativ von untergeordneter Bedeutung ist (Abbildung 23 rechts). Insgesamt finden sich im Honig etwa 200 verschiedene Inhaltsstoffe, die meistens jedoch nur in geringer Konzentration vorliegen. Mengenmäßig am bedeutendsten sind die Enzyme, die etwa 2 % ausmachen. Es sind Invertase, Diastase, Katalase und Phosphatase. Auch die Inhibine (antibiotische Wirkung) gehören zu den funktionellen Eiweißen im Honig. An nächster Stelle kommen mit 0,6 % die organischen Säuren, insbesondere die Glukonsäure, Zitronensäure, Apfelsäure, Bernsteinsäure, Essigsäure und Ameisensäure.

Der Anteil an Vitaminen und Mineralstoffen im Honig ist den folgenden Tabellen zu entnehmen. Um die Relevanz der Inhaltsstoffe deutlich zu machen, ist in den Tabellen zum Vergleich die täglich empfohlene Menge und die daraus berechnete Menge Honig, die zur Deckung des täglichen Bedarfs nötig wäre, angegeben (Tabelle 10a,b). Die Tabellen zeigen, dass Honig, entgegen den Darstellungen in zahlreichen Apitherapiebüchern, keinesfalls eine gute Quelle für Vitamine und Mineralstoffe ist.

Eine wichtige Rolle im Honig spielen die Aminosäuren, auch wenn der Gehalt bei nur etwa 0,1 % (im Durchschnitt 980 mg/kg) liegt. Für den Honig sind die Aminosäuren wichtig, weil sie über die chemische Reaktion (Maillard-Reaktion) Farb- und Aromastoffe im Honig entstehen lassen. Unter der Maillard-Reaktion versteht man eine nicht-enzymatische Bräunungsreaktion, bei der Aminosäuren und reduzierende Zucker unter Hitzeeinwirkung zu neuen Verbindungen umgewandelt werden. Etwa 120 verschiedene solcher Aromastoffe wurden im Honig nachgewiesen.

In einem typischen Honig finden sich Pollenkörner, die zwar kaum für die Ernährung von Bedeutung sind, jedoch Aussagen über die Herkunft des Honigs eventuell auch über „Honigpanschereien" erlauben. Bei der Pollenanalyse werden die verschiedenen Pollenkörner bestimmt und ausgezählt. Über diese Methode lassen sich Sortenhonige identifizieren.

Ferner wird immer wieder darauf hingewiesen, dass Acetylcholin und Cholin im Honig zu finden sind. Allerdings ist auch ihr Anteil nur gering und die Mengenangaben in der Literatur schwanken. Nach Bogdanov und Mitarbeitern enthält Honig zwischen 0,3 und 25 mg/kg Cholin und zwischen 0,06 und 5 mg/kg. Acetylcholin (Bogdanov et al. 2008). Eine andere Arbeitsgruppe gibt für Acetylcholin Werte von maximal 45 mg/kg und vermerkt, dass diese je nach Trachtquelle und Bienenart schwanken (Valente et al. 1981).

In jüngerer Zeit wurden die für das Aroma verantwortlichen Duftstoffe analysiert. Sie könnten auch eine medizinische Bedeutung haben. Darüber gibt es aber bislang keine Untersuchungen. Nähere Informationen finden sich dazu in der Arbeit von Manyi-Loh et al. (2011).

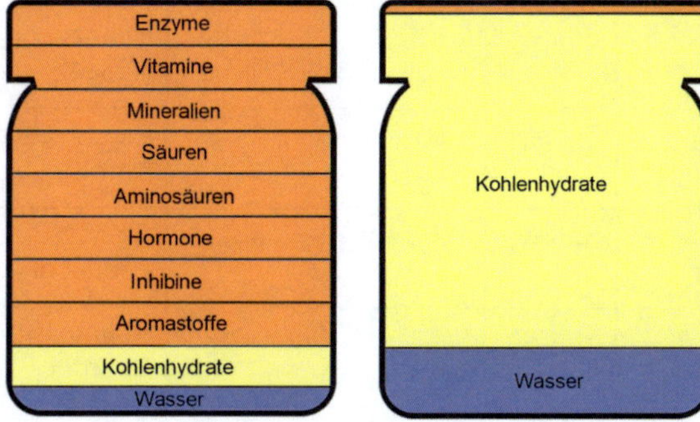

Abbildung 23: Links: Irreführende Darstellung der Inhaltsstoffe von Honig wie in der Werbung des Deutschen Imkerbundes e. V.. Rechts: Verhältnis der verschiedenen Inhaltsstoffe entsprechend den realen Mengenverhältnissen.

Tabelle 10a: Vitamingehalt eines durchschnittlichen Honigs, täglicher Bedarf an Vitaminen (DRD) und die Menge Honig, die zur Deckung des Bedarfs notwendig wäre. Daneben sind gute Quellen für das Vitamin dargestellt.

Komponente	**Menge [µg/g]**	**DRD [mg]**	**Menge um Tagesbedarf zu decken [g]**	**Gute Quellen**
Retinol – Vitamin A	Spuren	1	∞	Käse, Eier, Aprikosen, gelbe Früchte
Thiamin – Vitamin B1	Spuren	1 – 2	∞	Vollkornprodukte
Riboflavin – Vitamin B2	1	1,5 – 2,7	1500	Milchprodukte, Eier
Pantothensäure – Vitamin B5	1	6	6000	Hefe, Vollkornprodukte, Brokkoli, Pilze, Eigelb
Pyridoxin – Vitamin B6	20	1,5 – 2,5	100	Vollkornprodukte
Ascorbinsäure – Vitamin C	26	50 – 100	3000	Kohl, Spinat, Paprika, Brokkoli, Früchte
Cholecalcipherol – Vitamin D	Spuren	5 – 60	∞	Milchprodukte, Eigelb, Fisch
Tocopherol – Vitamin E	Spuren	6 – 12	∞	Pflanzenöl, Korn, Nüsse
Biotin – Vitamin H	Spuren	0,03 – 0,2	∞	Eigelb, Soja, Erbsen, Karotten
Phytomenadion – Vitamin K	Spuren	1500	∞	Spinat, Sauerkraut, Grünkohl
Folsäure	Spuren	0,15 – 0,3	∞	Spinat, rote Beete, Spargel
Niacin	10	10 – 20	1500	Vollkornprodukte, Pilze, Kartoffeln, Fleisch

Tabelle 10b: Mineraliengehalt eines durchschnittlichen Honigs, täglicher Bedarf (DRD) und die Menge Honig, die zur Deckung des Bedarfs notwendig wäre. Daneben sind gute Quellen für die Mineralien dargestellt.

Komponenten	**Menge [µg/g]**	**DRD [mg]**	**Menge um Tagesbedarf zu decken [g]**	**Gute Quellen**
Kalzium – Ca	50	800 – 1200	20.000	Milchprodukte, Grünkohl
Kupfer – Cu	1	2	2000	Vollkornprodukte, Kirschen, Hülsenfrüchte, Geflügel, Nüsse
Eisen – Fe	12	10 – 15	1000	Vollkornprodukte, Hülsenfrüchte, Gemüse, Aprikosen
Kalium – K	460	2000	4000	Kartoffeln, Gemüse, Vollkornprodukte, Hülsenfrüchte
Magnesium – Mg	60	300 – 400	6000	Kartoffeln, Gemüse, Vollkornprodukte, Hülsenfrüchte
Mangan – Mn	0,3	2	3000	Vollkornprodukte, Hülsenfrüchte, Blaubeeren, Früchte, Tee
Natrium – Na	70	< 5000	?	Kochsalz – die heutige Ernährung enthält zu viel Salz
Zink – Zn	4	15	4000	Vollkornprodukte, Milchprodukte, Fleisch

Schließlich gibt es Stoffe, die im Honig vorkommen können, deren Anwesenheit aber unerwünscht ist. Dazu zählen Giftstoffe, die von manchen

Pflanzen abgegeben werden (z. B. Rhododendrenarten), Pestizide (Pflanzenschutzmittel) aus der Landwirtschaft, Plastikstücke (Mikroplastik), Ruß und Holzkohlestückchen sowie Hefepilze und Bienenhaare, die in den Nektar, bzw. Honig gelangen. Entgegen einer früheren Publikation von Liebezeit und Liebezeit (2013) findet eine aktuelle Publikation kaum noch Plastik im Honig, beschreibt jedoch die Anwesenheit von Ruß und Holzkohlestückchen, die aus der Anwendung von Smokern bei der Bearbeitung der Bienen herrühren (Mühlschlegel et al. 2017).

Wie verliert Honig seine Heilkräfte?

Dass Honig gesundheitsfördernde Eigenschaften hat, ist unbestritten. Wie erwähnt, verändert sich Honig ständig. Die Frage stellt sich, ob und wie Honig seine Heilwirkungen verlieren kann.

Honig gilt als newtonsche Flüssigkeit (Flüssigkeit, deren Viskosität sich nicht ändert, selbst wenn sich die auf sie ausgeübte Kraft ändert). Da Honig jedoch im Laufe der Zeit kristallisiert, handelt es sich dann um eine kolloidale Suspension oder kolloidale Lösung, bei der eine feine Verteilung von Feststoffen (Zuckerkristallen) in einer Flüssigkeit (gesättigte Zuckerlösung) vorliegt. Allerdings finden sich in Honig auch Makromoleküle, die sich in flüssigem Honig zu Feststoffen umwandeln, organisieren und so ein Kolloid bilden. Bei diesen Makromolekulen handelt es sich um Eiweiße (Proteine), Polyphenole und Produkte der Maillard-Reaktion (Reaktion, bei der Aminverbindungen mit reduzierenden Verbindungen unter Hitzeeinwirkung in neue Verbindungen umgewandelt werden). Diese kolloidalen Bestandteile sind wahrscheinlich für viele der biologischen Funktionen von Honig verantwortlich.

Es zeigt sich, dass gerade bei dunklen Honigen eine irreversible Kolloidbildung auftritt, während bei hellen Honigen die Kolloide sich wieder auflösen und funktionsfähig bleiben. Die irreversible Fraktion besteht hauptsächlich aus Proteinen mit relativ hohem Molekulargewicht, Pentosanen (Pentosepolymeren) und einem deutlich höheren Gehalten an Mineralien wie Eisen, Silizium, Kalzium und Magnesium, die bei dunklen Honigen häufiger zu finden sind.

So zeigt sich, dass die Aktivität der Glukoseoxidase, die für die Produktion von H_2O_2 verantwortlich ist, zunächst mit der Verdünnung zunimmt, einen Höhepunkt erreicht, danach aber an Aktivität verliert. Mit der Aktivität der Glukoseoxidase geht auch die antibakterielle Aktivität des Honigs einher, so dass bei stärkerer Verdünnung des Honigs die antibakterielle Aktivität wieder abnimmt (Brudzynski & Sjaarda 2021).

Die Erforschung der kolloidalen Struktur von Honig stellt einen neuen Trend in der Erforschung der Honigfunktionen dar, da hier ein interessanter Faktor vorliegt, der für Veränderungen der Bioaktivität von Honig verantwortlich zu sein scheint.

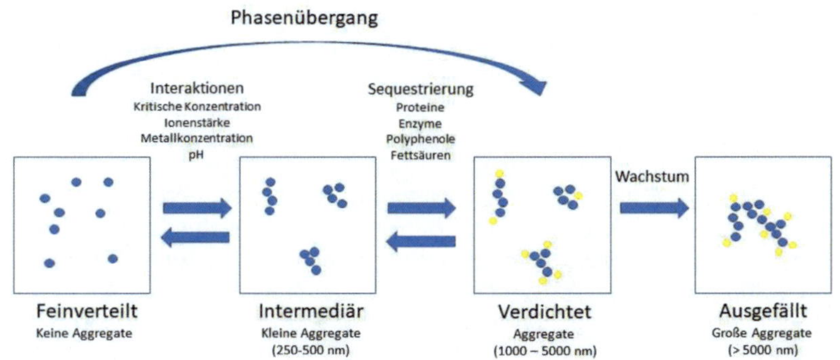

Abbildung 24: Entwicklung von Substanzen im Honig, die sich zusammenlagern und zu Feststoffen verändern können, aber auch im Laufe der Zeit eine irreversible Veränderung nehmen können, so dass deren ursprüngliche Funktion nicht mehr besteht.

Honig von stachellosen Bienen und anderen Honigbienenarten

Die Europäische Honigbiene (Apis mellifera) stellt heute den größten Teil der kommerziellen Honigproduktion und hat sich mithilfe des Menschen weltweit verbreitet. Ihre Verbreitung erfolgte in Bereiche, in denen früher andere Bienenarten beheimatet waren. Damit sind sowohl die Ausbreitungsgebiete anderer Honigbienen (Kliffhonigbiene (Apis laboriosa), Riesenhonigbiene (Apis dorsata), Asiatische Rote Honigbiene (Apis koschevnikovi), Schwarzgebänderte Honigbiene (Apis nigrocincta), Asiatische Bergbiene (Apis nuluensis), Östliche Honigbiene oder Asiatische Honigbiene (Apis cerana), Zwerghonigbiene (Apis florea), und Zwergbuschbiene oder Buschhonigbiene (Apis andreniformis)) als auch die Ausbreitungsgebiete der stachellosen Bienen gemeint. Diese leben in tropischen und subtropischen Regionen der Welt, wobei sie besonders artenreich in Mittel- und Südamerika vertreten sind. Es gibt etwa 500 Arten stachelloser Bienen, die in fünf Gattungen, Meliponula, Melipona, Dectylurina, Lestrimelitta und Trigona eingeteilt werden.

Die stachellosen Bienen speichern den aromatischen Honig in kleinen Harzgefäßen und so mussten spezielle Verfahren entwickelt werden, um eine brauchbare Menge Honig von diesen Bienen gewinnen zu können, ohne die Neststruktur zu zerstören. Über die Anfänge dieser Art der Bienennutzung ist wenig bekannt. Untersuchungen aus Mittelamerika zeigen jedoch, dass die Mayas bereits seit etwa 300 v. Chr. die stachellosen Bienen nutzen (Kritsky 2017). Meist produzieren stachellose Bienen weniger als ein Kilogramm Honig pro Jahr und Volk. Dieser Honig hat einen besonderen Geschmack aufgrund der Pflanzen-harze, die von den Bienen zum Bau der Stöcke und Honigtöpfe benutzt werden, wobei dieser auch in Abhängigkeit von den besuchten Blumen und Bäumen variiert. In den Ländern, in denen Honig von stachellosen Bienen geerntet wird, erfreut sich dieser besonderer Beliebtheit, denn ihm werden größere Heilwirkungen zugeschrieben (http://healthyliving.natureloc.com/what-makes-stingless-bee-honey/; Zugang 08.10.2017). In Indien wird dieser Honig als Cheruthen in ayurvedischen Texten als Heilmittel erwähnt. Entsprechend werden auch höhere Preise erzielt, etwa € 30,- pro Kilogramm (Andualem 2013; Garedew et al. 2003; https://nearbees.de/blog/stachellose-schoenheit/; Zugang 08.10.2017). Honig von stachellosen Bienen wird jedoch auch in anderen Ländern hochgeschätzt und als Heilmittel für verschiedene Krankheiten angewendet (Andualem 2013; Garedew et al. 2003). In Korea wird der Honig der dort beheimateten Biene (A. cerana) deutlich mehr geschätzt als der von A. mellifera. Da wohl vielfach Honig von A. mellifera in betrügerischer Absicht als Honig von A. cerana zu einem vielfach höheren Preis verkauft wird, hat man immunologische Testverfahren entwickelt, um diese Lebensmittelfälschungen aufdecken zu können (Kim et al. 2017).

Unterschiede zwischen normalem Honig und Honig anderer Bienenarten

Da das Produkt Honig wesentlich von der Qualität des Grundstoffes Nektar bestimmt wird, ist ein Vergleich von Honigen schwierig. Ideal wäre eine Untersuchung, bei der der Honig verschiedene Bienenarten unter gleichen Umweltbedingungen analysiert würde. Bedauerlicherweise gibt es eine solche Untersuchung nicht. Verschiedene Untersuchungen haben jedoch Honig von Apis mellifera mit Honig anderer Honigbienenarten verglichen.

Fast alle Untersucher stimmen darin überein, dass der Honig von unterschiedlichen stachellosen Bienen unterschiedlicher Provenienz einen deutlich höheren Wassergehalt hat. Eine Untersuchung aus Trinidad und Tobago ergab einen durchschnittlichen Wassergehalt im Honig von Plebeia tobagoensis von 42 % und im Honig von Melipona favosa von 32,2 %, während bei europäischen Honigbienen (A. mellifera) ein Wassergehalt im Honig von 20,2 % gefunden wurde. Unter tropischen Bedingungen schaffen es europäische Honigbienen wohl nicht, Wassergehalte unter 20% zu erreichen (Bijlsma et al. 2006). Weitere Untersuchungen bei verschiedenen stachellosen Bienen in Brasilien und Thailand fanden eine Spannweite beim Wassergehalt von 23 – 47 % (Biluca et al. 2016; Chuttong et al. 2016). Stachellose Bienen lösen das Problem der leichten Verderblichkeit dieser wässrigen Honige vermutlich durch Zusatz von Enzymen oder anderer Substanzen mit antibiotischer Aktivität (Bijlsma et al. 2006). Im Gegensatz dazu unterscheidet sich der Wassergehalt bei Honigen von A. florea, A. cerana und A. dorsata nicht, bzw. nicht wesentlich von dem von A. mellifera (Akhtar & Khan 1989; Iftikbar et al. 2011). Die Honige dieser vier Bienenarten unterscheiden sich auch sonst nur unwesentlich (Iftikbar et al. 2011). In der Untersuchung von Iftikbar et al. (2011) war nur der Gehalt an Sukrose unterschiedlich. Eine Zusammenfassung der verschiedenen im Honig stachelloser Bienen nachgewiesenen Substanzen findet sich bei Al-Hatamleh et al. (2020).

Honig von A. florea und von stachellosen Bienen scheint auch temperaturresistenter zu sein und produziert weniger HMF im Vergleich zu Honig von A. mellifera (Al-Gamdi et al. 2017; Biluca et al. 2014).

Besondere medizinische Eigenschaften von Honigen anderer Bienenarten

Wie eingangs erwähnt, wird der Honig von stachellosen Bienen von den Bewohnern der Länder, in denen stachellose Bienen leben, für medizinische Zwecke genutzt und sehr geschätzt. In Äthiopien nutzen die Menschen Honig von A. mellipodae und Knoblauch für die Behandlung von Erkältungen, Husten, Asthma, Durchfall und anderen Atemwegserkrankungen (Andualem 2013). Mittlerweile liegen die ersten Ergebnisse von Studien aus Laboren sowie tierexperimentelle Untersuchungen vor, die gesundheitsrelevante Eigenschaften nahelegen. Die Ergebnisse können wie folgt zusammengefasst werden:

- Antibakterielle Eigenschaften (Boorn et al. 2010; da Silva et al. 2013; Ewnetu et al. 2013; Garedew et al. 2003): Im Vergleich zu Honigen von A. mellifera sind die Honige von stachellosen Bienen nicht wirksamer (Nwese et al. 2016). Eine Studie konnte jedoch zeigen, dass durch Mischung von zwei Honigen unterschiedlicher stachelloser Bienen sich die antibakterielle Wirksamkeit steigern lässt (Nishio et al. 2016).
- Antientzündliche und antibakterielle Eigenschaften: Eine Studie an Meerschweinchen konnte zeigen, dass mit dem Honig stachelloser Bienen eine Augenentzündung so effektiv wie mit dem Antibiotikum Gentamycin behandelt werden kann (Ilechie et al. 2012)

- Pilzabtötende Wirkungen (da Silva et al. 2013)
- Bauchspeicheldrüsenschützende und/oder antidiabetische Effekte (Aziz et al. 2017)
- Antioxidative Wirkungen (Radikalfänger) (da Silva et al. 2013)
- Antitumorale Wirkungen (Al-Hatamleh et al. 2020)
- Gedächtnis- und nervenstärkende Wirkungen (Al-Hatamleh et al. 2020)

Zu den medizinischen Wirkungen von Honigen der anderen Honigbienenarten findet sich nur eine Studie. Sie zeigt, dass Honig von A. florea und A. dorsata den Zuckerstoffwechsel von diabetischen Kaninchen weniger belastet als Honig von A. mellifera, wobei die Autoren die Qualität des Honigs von A. mellifera in Zweifel ziehen, da es womöglich um wärmebehandelten Honig handelte (Akhtar & Khan 1989).

Zusammenfassend lässt sich sagen, dass die Forschung zu Honigen anderer Bienenarten (andere Honigbienen und stachellose Bienen) noch ganz am Anfang steht. Es finden sich bisher keine Hinweise dafür, dass Honige stachelloser Bienen tatsächlich gesundheitlich wirksamer sind, denn die beschriebenen Wirkungen lassen sich auch für konventionelle Honige zeigen. Der sicherlich interessanteste Befund ist, dass sich durch Mischung von zwei Honigen unterschiedlicher stachelloser Bienen die antibakterielle Wirksamkeit steigern lässt (Nishio et al. 2016). Wenn sich dies bestätigt, könnte man vielleicht die antibakterielle Wirksamkeit bereits für die Wundbehandlung zugelassener Honige durch Zugabe von Honig stachelloser Bienen steigern. Eine Empfehlung zur medizinischen Anwendung von Honig stachelloser Bienen oder anderer Honigbienenarten kann jedoch aufgrund der fehlenden Studien am Menschen nicht gegeben werden.

Honig in der Apitherapie

In der Apitherapie werden Honig verschiedene Wirkungen zugeschrieben. Laut der Internetseite des Deutschen Apitherapiebundes e. V. (http://www.apitherapie.de/dab-ev/bienenprodukte/honig/honig-in-der-apitherapie.html; 29.12.2011) wird Honig für folgende Anwendungsgebiete empfohlen:

- Geschwächter Organismus – Honig soll als rasch wirkender, nicht belastender Energiespender durch schnelle Resorption von Enzymen und Hormonen Erholung bringen
- Leberprobleme – Honig soll die entgiftende Funktion unterstützen und der Verfettung entgegenwirken

- Magenprobleme, Darmträgheit – Honig soll die Magensekretion und Darmperistaltik fördern
- Fieberhafte Infekte
- Halsschmerzen – Honig soll Beschwerden besonders in Verbindung mit Kräutern lindern
- Schlafstörungen – warme Milch mit Honig als Schlaftrunk
- Hyperaktivität – Honig soll hyperaktiven Kindern helfen, ruhiger zu werden
- Immunschwäche – Honig soll das Immunsystem unterstützen
- Vorbeugung gegen Herzinfarkt und Herzmuskelschwäche – Honig soll einen günstigen Einfluss auf den Herzmuskel und die Durchblutung haben
- Hautkrankheiten – Honig soll ein Hautpflegemittel sein und zur Pflege, Gesunderhaltung und Heilung der Haut eingesetzt werden
- Entgiftung – Eine Honigmassage mit einer speziellen Technik, die die spezifische Eigenschaft von Honig nutzt, soll dem Körper Stoffwechselschlacken und Schadstoffe entziehen.
- Honig soll wohltuende kräftigende Wirkungen haben und bei vielen Stoffwechselerkrankungen eine wertvolle Hilfe sein
- Wundheilungsstörungen – Enzyme in hygienisch einwandfreiem Honig fördern bei offenen Wunden die Wundheilung

Die folgenden Ausführungen zeigen, welche dieser Behauptungen bei wissenschaftlicher Betrachtung nachvollziehbar sind.

Honig und Wundheilung

Zur Behandlung von Wunden

Man unterscheidet Wunden anhand verschiedener Kriterien:

Nach der zeitlichen Entstehung sowie des Heilungsverlaufs:

- Akute Wunden – entstehen meist durch Verletzungen von außen
- Chronische Wunden – zeigen nach 4 Wochen keine Zeichen der Heilung, stehen oft in Zusammenhang mit anderen Krankheiten (z. B. Diabetes mellitus mit Durchblutungsstörungen), sind fast immer infiziert.

Nach dem Ausmaß und Ort der Schädigung

- Äußere Wunden – offene Verletzung mit einer Gewebsdurchtrennung der Haut

- Inneren Wunden – Gewebsdurchtrennung an inneren Geweben oder Organen bei intakter Haut
- Einfache Wunden – Wunden ohne erheblichen Gewebeverlust, mit guter Durchblutung und geraden Wundrändern oder nur die Epidermis betreffende Wunden
- Komplizierte Wunden – innere Wunden oder auch äußere Wunden mit großen Gewebeverlusten, schlechter Durchblutung und zerklüfteten Wundrändern

Nach der Besiedlung mit Keimen

- Aseptische Wunden – unter sterilen Bedingungen entstandene Wunden, typischerweise Operationswunden
- Septische Wunden – mit Keimen besiedelt und mit typischen Entzündungszeichen

Nach der Entstehung

- Mechanische Wunden – entstanden durch Gewalteinwirkung von außen (z. B. Schnitt-, Stich-, Platz-, Quetsch-, Schürf- und Risswunden).
- Thermische Wunden – durch Hitze- oder Kälteeinwirkung verursacht (Verbrennung, Verbrühung oder Erfrierung), auch Verletzungen durch elektrischen Strom
- Chemische Wunden – durch Säuren oder Laugen verursacht und als Verätzungen bezeichnet
- Aktinische Wunden – durch ionisierende Strahlung (Röntgenstrahlung, radioaktive Isotope) verursacht, Verbrennungswunden sehr ähnlich

Je nach Art der Wunde sind unterschiedliche Behandlungsmaßnahmen erforderlich. Bei mikrobiell infizierten Wunden steht die Behandlung der Wundinfektion im Vordergrund, bei mechanischen, chemischen, thermischen und strahlenbedingten (aktinischen) Wunden die Verhinderung einer solchen. Insbesondere chronische Wunden stellen ein erhebliches Problem dar, da sie meist auf dem Boden peripherer arterieller Verschlusskrankheiten (Schaufensterkrankheit), Diabetes mellitus und chronisch venöser Insuffizienz (Flüssigkeitsstau in den Beinen) entstehen. Entsprechend gibt eine Behandlungsleitlinie, die auf der Basis der bisherigen Erfahrungen erstellt wurde (https://www.deutsche-diabetes-gesellschaft.de/fileadmin/Redakteur/Leitlinien/Evidenzbasierte_Leitlinien/091-001l_S3_Lokaltherapie_chronischer_Wunden_2012-06.pdf; Zugang 16.10.2017). Aber auch Wunden nach Operationen oder im Rahmen von Strahlentherapie bei Krebserkrankungen stellen ein Problem dar. Im Folgenden sollen die Arten von Wunden dargestellt werden, bei denen der Einsatz von Honig sinnvoll sein könnte.

Honig und Wundheilung

Honig wird als Heilmittel, vor allem in der Wundversorgung, in beinahe allen frühen Hochkulturen erwähnt. Auch in vielen Ländern der dritten und vierten Welt wird Honig heute noch in diesem Bereich eingesetzt. Das Vordringen antibiotikaresistenter Keime, die Möglichkeit, mit Hilfe von Honig diese resistenten Keime in den Griff zu bekommen, sowie Studien, die zeigen, dass Wunden, die durch konventionelle Behandlung nicht zur Abheilung gebracht werden konnten, unter Honigbehandlung einen deutlichen Behandlungserfolg zeigten, erregten einiges Aufsehen.

Wirkmechanismus von Honig

Wenn Honig im Zusammenhang mit Wundbehandlungen erwähnt wird, wird vielfach darauf hingewiesen, dass früher auch einfacher Zucker eingesetzt wurde, der ebenfalls erfolgreich in der Wundbehandlung war (Schulz 2004; Tanner et al. 1988). Die Hintergründe der antibakteriellen Wirksamkeit von Honig lassen sich wie folgt zusammenfassen (Kwakman et al. 2010). Danach weist Honig folgende Wirkmechanismen auf:

- Osmotischer Effekt: Honig in einer bakteriell infizierten Wunde entzieht den Bakterien Wasser, die dann nicht mehr lebensfähig oder vermehrungsfähig sind. Der osmotische Effekt ist von größter Bedeutung und bei allen Honigen etwa gleich, wie man aus Untersuchungen zu Helicobacter pylori, dem Keim, der für Magengeschwüre verantwortlich ist, weiß (Osato et al. 1999). Insofern ist grundsätzlich jeder Honig für die Wundbehandlung geeignet. Über diesen Mechanismus lässt sich auch die Wirksamkeit von Zucker bei der Behandlung infizierter Wunden erklären.
- Wasserstoffperoxyd (H_2O_2): Wasserstoffperoxyd wurde früher zur Wundreinigung eingesetzt. Doch Wasserstoffperoxyd führte in der eingesetzten Verdünnung (etwa 3 %) zu Schädigungen des Gewebes, was den Nutzen oft übersteigt. H_2O_2 wird heute kaum noch verwendet. Honig enthält Wasserstoffperoxyd in geringerer Konzentration. Es wird jedoch vom Enzym Glukoseoxydase kontinuierlich nachproduziert, sobald sich der Honig (siehe Osmose) verdünnt und wirkt gegen fast alle Bakterienarten. Neuere Untersuchungen an Zebrafischen deuten darauf hin, dass Wasserstoffperoxyd darüber hinaus Leukozyten (weiße Blutkörperchen) anlockt, die die Wundinfektion bekämpfen (Yoo &

Huttenlocher 2009). Die Produktion von Wasserstoffperoxyd stellt damit einen spezifischen Mechanismus der antibakteriellen Wirksamkeit von Honig dar.

- Methylglyoxal: Die auch 2-Oxopropanal genannte Substanz ist eine reduzierte Form der Brenztraubensäure und entsteht als Nebenprodukt im Zuckerstoffwechsel der Körperzellen. Da es für den Organismus giftig ist, hat der Körper Mechanismen entwickelt, durch die Methylglyoxal wirksam abgebaut werden kann. Bei der Wundbehandlung bindet Methylglyoxal im Honig an die Erbsubstanz (DNS) von Bakterien und beeinträchtigt damit die Steuerung ihrer Stoffwechselprozesse (Ferguson et al. 1998). Insbesondere der neuseeländische Manukahonig enthält viel Methylglyoxal. Methylglyoxal entsteht aber erst im Laufe der Zeit, denn der Nektar der Manukablüte enthält ursprünglich nur Dihydroxyaceton. Erst bei der Lagerung des Honigs bei Temperaturen von 37°C wird es zu Methylglyoxal umgewandelt. Methylglyoxal wirkt aktiv gegen eine Vielzahl von Bakterien.
- Defensine: Defensine sind kleine, aus 33 – 47 Aminosäuren bestehende Peptide mit drei intramolekularen Disulfidbrücken. Defensine werden von der Honigbiene, aber auch anderen tierischen Organismen und höheren Pflanzen produziert und haben verschiedene Wirkmechanismen. Zum Beispiel zerstören sie die Bakterienmembran oder behindern die Eiweißsynthese. Damit unterstützen Defensine die Abwehr von Bakterien und Viren. Sie lassen sich im Honig nachweisen (Jenssen et al. 2006). Inzwischen wurde auch wissenschaftlich bestätigt, dass die Defensine die Wundheilung beschleunigen (Bucekova et al. 2017).
- pH-Wert: Die pH-Werte von Honigen liegen im sauren Bereich zwischen 3,8 und 4,3, je nach Herkunft. Für den niedrigen pH-Wert sind etwa 30 verschiedene organische Säuren im Honig verantwortlich (Mato et al. 2003). Diese Säuren im Honig verhindern direkt und/oder indirekt über den pH-Wert das Wachstum von Bakterien in Wunden. Dieser Mechanismus des Ansäuerns wird vielfach genutzt, z. B. bei der Haltbarmachung von Nahrungsmitteln (z. B. Sauerkraut). Auch der menschliche Körper nutzt Säuren um Bakterien abzutöten. Beispielsweise sterilisiert die Magensäure die aufgenommene Nahrung.

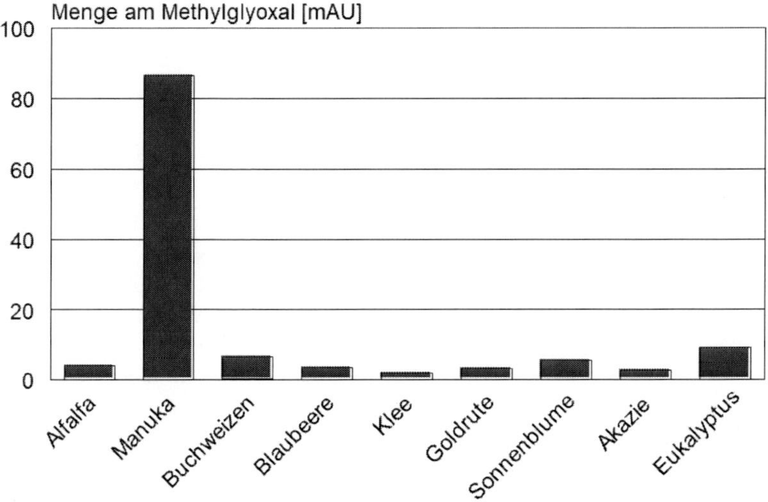

Abbildung 25: Methylglyoxal in verschiedenen Honigen (nach Marceau et al. 2009).

Diese Auflistung zeigt, dass Honig auf vielfältige Art und Weise das Wachstum von Bakterien beeinflusst und daher für eine Wundbehandlung wohl besser geeignet ist als Zucker, der nur über den osmotischen Effekt wirken kann. Allerdings haben unterschiedliche Honige auch unterschiedliche Wirkmechanismen (Kwakman et al. 2011). Bislang konnte noch nicht beobachtet werden, dass Bakterien gegen die Wirkungen des Honigs resistent wurden (Cooper et al. 2010). Manukahonig gilt aufgrund seines hohen Gehalts an Methylglyoxal als besonders wirksam (Abbildung 24). Vergleichende Untersuchungen haben seine besondere Aktivität gegenüber verschiedenen Bakterien gezeigt. Forschungen zum Manukahonig zeigen weiterhin, dass dieser die Beweglichkeit von Bakterien und ihre Fähigkeit, sich an Körperoberflächen anzuheften so beeinflusst, dass sich diese nicht ausbreiten und anheften können (Roberts et al. 2015; Maddocks et al. 2013). So ist Manukahonig die Basis der meisten kommerziellen Honigprodukte, z. B. Medihoney® oder InfectoHoney®. Dieser medizinische Honig unterscheidet sich von normalem Honig durch den Umstand, dass er bestrahlt wurde, um mögliche Sporen von Clostridien abzutöten (siehe Kapitel Risiken und Nebenwirkungen – Honig). Allerdings weisen auch einige europäische Waldhonigsorten ein interessantes Wirkspektrum gegen Bakterien auf (Majtan & Majtan 2010).

Medihoney®, InfectoHoney® und SurgihoneyRO® – besondere für die Wundbehandlung aufbereitete Honige

In vielen Ländern der Welt wird normaler Honig in der Wundbehandlung verwendet. Aufgrund der Anwesenheit von Hefen, Bakterien und Sporen im Hong, die ein mögliches Risiko bei der Wundbehandlung darstellen, wird Honig, der zu medizinischen Zwecken verwendet werden soll, bestrahlt, um diese Keime abzutöten.

Medihoney® ist ein CE-zertifiziertes Medizinprodukt auf der Basis von Manukahonig. Zu Medihoney® liegen zahlreiche Studien vor, die dessen Nützlichkeit bei der Behandlung infizierter Wunden gezeigt haben. Wesentliches Wirkprinzip von Medihoney® ist Methylglyoxal, das in Manukahonig im Gegensatz zu anderen Honigen in höheren Konzentrationen vorhanden ist (Carter et al. 2016). Mittlerweile hat sich das Image einer Wundbehandlung mit Honig verändert. Eine Wundbehandlung mit Honig ist Bestandteil der klassischen Medizin (Schulmedizin) geworden, was nochmals unterstreicht, dass die klassische Medizin dynamisch ist und sinnvolle Behandlungsansätze integriert. Details zu den Studien zu Medihoney® finden sich im Kapitel „Manukahonig – Ist er so viel gesünder und besser als andere Honige?"

Ein weiteres Medizinprodukt ist SurgihoneyRO®. Dabei handelt es sich um Honig, der nicht pflanzenspezifisch ist, sondern nur den Vorgaben der Hersteller (rückstandsfrei) entsprechen muss. Dem Honig für die Produktion von SurgihoneyRO® wird dann eine Substanz zugesetzt, die Sauerstoffradikale freisetzt. SurgihoneyRO® wird auch als biologisch manipulierter (bio-engineered) Honig bezeichnet. Die Substanz ist jedoch wohl Betriebsgeheimnis und Produkt eines intensiven Forschungsprozesses (Cooke et al. 2015). Auch SurgihoneyRO® ist gegen eine Vielzahl von gefährlichen Bakterien aktiv. Klinische Studien haben nachgewiesen, dass SurgihoneyRO® die Bakterienlast in chronischen Wunden reduziert (Dryden et al. 2014; Dryden et al. 2016). Im Vergleich zu Medihoney® soll SurgihoneyRO® stärker antimikrobiell wirksam sein und sogar die Wirksamkeit von Silber oder Jod übertreffen.

Honig bei der Operation von Rachenmandeln (Tonsillektomie)

Wenn die Rachenmandeln wiederholt Entzündungen zeigen, kann es sinnvoll sein, sie zu entfernen. Nach gängiger Ansicht soll eine Operation jedoch erst erwogen werden, wenn nach 3 – 5 Entzündungen der Rachenmandeln weitere Entzündungen zu erwarten sind oder 6 und mehr entsprechende Entzündungen bereits aufgetreten sind. Die Details zum Umgang mit Entzündungen der Rachenmandeln kann man der Leitlinie entnehmen (http://www.awmf.
org/uploads/tx_szleitlinien/017-024l_S2k_Tonsillitis_Gaumenmandeln_

2015-08_01.pdf; Zugang 16.10.2017). Die Operation geht mit Schmerzen einher. Insgesamt liegen die Ergebnisse von acht Studien vor, die den möglichen Vorteil von Honig bei der Operation untersucht haben. Diese acht Studien wurden im Rahmen einer zusammenfassenden statistischen Analyse (Meta-Analyse) betrachtet. Es kam heraus, dass

- Honig die Schmerzen nach der Operation und die Notwendigkeit von Schmerzmitteln verringert,
- Kinder nach der Operation nachts weniger häufig wegen Schmerzen aufwachen und
- die Wundheilung verbessert wird (Lal et al. 2017; Hatami et al. 2020).

Damit wird eine frühere Meta-Analyse zum Thema im Ergebnis bestätigt (Hwang et al. 2014). Da auch neuere Studien den positiven Effekt von Honig nach Tonsillektomie bestätigen (Geißler et al. 2020; Hatami et al. 2020; Lubis et al. 2021), empfiehlt man aktuell neben einigen anderen Substanzen Honig für das postoperative Management nach Tonsillektomie (Aldamluji et al. 2021).

In Übereinstimmung mit den Daten zur Tonsillektomie erwies sich Honig auch in der Studie zur Operation von Nasenpolypen als sinnvoll. In dieser Studie an 28 Patienten zeigte sich ein deutlicher Trend, dass die postoperative Schwellung weniger ausgeprägt war als auch die Polypen seltener wiederauftraten (Movahed et al. 2022).

Honig in der Plastischen Chirurgie

Bei der Plastischen Chirurgie erfolgen operative Eingriffe aus funktionellen oder ästhetischen/kosmetischen Gründen, um die Körperform und sichtbar gestörte Körperfunktionen wiederherzustellen oder zu verbessern. Sie wird landläufig auch als Schönheitschirurgie bezeichnet. Entsprechend wichtig sind auch schöne Narben. Die Frage, ob Honig die Narbenbildung positive beeinflussen kann, wurde in einer Studie an 52 Patienten untersucht. Es zeigte sich, dass mit Honig behandelte Narben deutlich schmaler ausfielen, als wenn Wunden im Rahmen der üblichen Routine versorgt wurden. Während die Breite der Narben sechs Monate nach der Operation in der Honiggruppe im Mittel bei etwa 3,5 mm lag, betrug sie in der Kontrollgruppe 5,3 mm (Goharshenasan et al. 2016). Eine kleinere Studie an 21 Patienten konnte diese Ergebnisse allerdings nicht bestätigen (Thamboo et al. 2016). Eine weitere Studie von Manukahonig bei Augenlidoperationen ergab keine wirklichen Unterschiede hinsichtlich der Narbenbildung, aber die Patienten bevorzugten Honig gegenüber Vaseline, da Honig weniger Schmerzen verursachte (Malhotra et al. 2017).

Bei einer Studie zu Hauttransplantationen an 88 Patienten wurden die Hautentnahmestellen mit Honig, Paraffingaze, Hydrokolloidverbänden oder kochsalzgetränkten Kompressen verbunden. Im Vergleich zur Paraffingaze und den kochsalzgetränkten Kompressen schnitt Honig besser ab. Die Wunden heilten schneller und mit weniger Wundschmerzen. Honig erwies sich gegenüber den üblichen, modernen Hydrokolloidverbänden als gleichwertig (Misirlioglu et al. 2003). Eine aktuellere Studie, bei der nach Hauttransplantationen eine Mischung aus Aloe vera, Honig und Pfefferminz zur Anwendung kam, kam zu dem Schluss, dass diese natürliche topische Salbe eine akzeptable Alternative zu Vaseline bei der Versorgung von Wunden an der Spenderstelle von Spalthauttransplantaten ist, weil diese die Wundheilung effektiv fördert, Infektionen und Narben verhindert, Schmerzen lindert und die Patienten beruhigt (Abbasi et al. 2020).

Honig zur Verhinderung von Verwachsungen im Bauchraum

Operationen im Bauchraum führen oft zu Verwachsungen und Verklebungen (Adhäsionen) zwischen den Organen des Bauchraums. In der Folge kann es zu verschiedenen Beschwerden (Schmerzen), zur weiblichen Unfruchtbarkeit oder sogar zum lebensbedrohlichen Darmverschluss kommen. Honig könnte zukünftig in diesem Bereich eine Rolle spielen. Studien am Menschen sind jedoch schwer zu kontrollieren, denn um beispielsweise das Ausmaß der Bildung von Adhäsionen bestimmen zu können, müssten sich Studienteilnehmer einer Kontrolloperation unterziehen, was ethisch bedenklich wäre. Bislang gibt es entsprechend nur tierexperimentelle Untersuchungen. Versuchstieren wurde im Rahmen von Operationen Honig in die Bauchhöhle gegeben. Die Tiere wurden nach einigen Tagen getötet, um zu untersuchen, ob Honig Verwachsungen verhindert. So wurden bislang vier Studien an Tieren durchgeführt. Diese zeigten, dass in die Bauchhöhle gegebener Honig die Adhäsionsrate deutlich verringern kann (Aysan et al. 2002; Saber 2010; Rahimi et al. 2017; Negahi et al. 2019). In einer Studie erwies sich Honig einem ehemals kommerziell erhältlichen und amtlich zugelassenen Produkt (Intergel®) sogar als überlegen (Saber 2010). In einer anderen Studie erwies sich ein Pektin-Honig-Gel als wirksam (Giusto et al. 2017). Möglicherweise ist jedoch bereits der normale Konsum von Honig und Pollen wirksam. Eine Studie, bei der Ratten nach einer Operation Honig und/oder Pollen (4 g/kg Körpergewicht und Tag) gefüttert wurde, zeigte, dass sich bei den mit Honig und Pollen gefütterten Ratten weniger Verwachsungen bildeten als bei Ratten, die normales Futter erhielten (Celeplı et al. 2011).

Trotz dieser zahlreichen interessanten Ansätze gibt es zu diesem Thema keine Studien am Menschen. Vor diesem Hintergrund steht eine Anwendung beim Menschen aktuell nicht zur Diskussion.

Honig bei infizierten Wunden

Honig kann gerade bei infizierten Wunden sinnvoll eingesetzt werden und ist konventionellen Behandlungsmaßnahmen meist überlegen (Wijesinghe et al. 2009; Molan 2006; Bardy et al. 2008). Eine Studie beurteilte bei 89 % der 104 Patienten die Anwendung von Honig als positiv. Nur bei 1,3 % kam es zu Schmerzen bei der Anwendung von Honig. Bei 55 % brachte die Anwendung von Honig eine Verminderung der Schmerzen und viele der Wunden heilten gut ab. Da aber Wunden von bösartigen Tumoren dabei waren, war eine komplette Abheilung aller Wunden nicht zu erwarten; die Honiganwendung erfolgte hier nur palliativ. Insgesamt bestätigte diese Studie erneut den Stellenwert von Honig in der Wundbehandlung (Biglari et al. 2013). Obwohl die moderne Ära von Honig bei der medizinischen Behandlung mit infizierten Wunden offensichtlich begonnen hat, finden sich aktuell keine neuen, relevanten Studien zum Thema. Da in vielen Studien gezeigt werden konnte, dass Honig gegen Bakterien wirkt, erscheint diese Behandlungsoption weiterhin als sehr sinnvoll. Honig wirkt auch gegen antibiotikaresistente Keime (Hammond et al. 2016). Eine aktuelle Meta-Analyse weist nach, dass Honig der Behandlung mit Jod überlegen ist (Zhang et al. 2021).

Honig bei diabetischem Fuß

Bei der Zuckerkrankheit handelt es sich um eine chronische Stoffwechselkrankheit, die durch eine gestörte Aufnahme von Traubenzucker (Glukose) durch die Zellen verursacht wird, weil Insulin fehlt. Man unterscheidet verschiedene Formen des Diabetes, im Wesentlichen den Typ-1-Diabetes und den Typ-2-Diabetes (Altersdiabetes). Kennzeichen des Diabetes sind langanhaltende, hohe Blutzuckerwerte, die Folgeschäden an verschiedenen Organsystemen (z. B. Gefäß- und Nervensystem) verursachen können. Wesentlicher Schlüssel zur Vermeidung dieser Komplikationen ist die optimale Einstellung der Blutzuckerwerte, was durch geregelte Ernährung (Diät), Sport und verschiedene medikamentöse Behandlungsansätze gelingen kann. Auch hier sollen die Details der Standardtherapie nicht vertieft werden. Bei strenger Einstellung der Blutzuckerwerte ergeben sich aus der Krankheit kaum Probleme. Liegen die Blutzuckerwerte jedoch langfristig deutlich über dem Normalbereich, können sich Schäden an verschiedenen Organsystemen, insbesondere an den Augen und Nieren, ergeben. Es ergeben sich Probleme an den Füßen, die bei Menschen mit Typ-2-Diabetes hauptsächlich auf Schädigungen der Gefäße (Makroangiopathie) und der Nerven (Neuropathie) und damit auf Störungen der Durchblutung zurückzuführen sind. Wenn diese Veränderungen nicht rechtzeitig bemerkt oder ernst genommen werden, können Amputationen erforderlich werden (http://www.awmf.org/uploads/tx_szleitlinien/nvl-001ck_S3_Typ-2-Diabetes_Fusskomplikationen_01.pdf). Kommt es zu diesen Spätfolgen, sollten Betroffene auf passendes Schuhwerk und Druckentlastung von Stellen mit beginnenden Schädigungen achten. Kommt es zum Aufbrechen der Geschwüre, können Bakterien die Wunde besiedeln. Da aufgrund der schlechten Durchblutung die körpereigene Abwehr eingeschränkt ist und auch systemisch wirkende Antibiotika den Wundherd aufgrund der mangelhaften Durchblutung kaum erreichen, können sich Entzündungen rasch ausbreiten.

Als eine der ersten berichteten Eddy & Gideonsen (2005) eindrucksvoll über einen Patienten, der bei sehr ausgedehnten Geschwüren am Fuß vor einer Amputation des Fußes stand, sich aber weigerte, diese durchführen zu lassen. Die Probleme hatten zu 5 Krankenhausaufenthalten mit 4 Operation geführt und Kosten in Höhe von knapp US $ 400.000 verursacht. Trotzdem fanden sich weiterhin Geschwüre von einer Ausdehnung von 8 x 5 cm und 3 x 3 cm, auf denen verschiedene antibiotikaresistente Keime (methicillinresistenter Staphylococcus aureus (MRSA), vancomycin-resistenter Enterococcus, Pseudomonaden) wuchsen. Eine durchgeführte Behandlung mit Honig verringerte die Größe der Geschwüre, bis diese schließlich ganz abheilten. Die behandelnden Ärzte waren beeindruckt. Seither wurden zahlreiche Studien zu Honig bei diabetischem Fuß durchgeführt.

Eine Analyse der Studien zum Thema kommt aktuell zu dem Schluss, dass Honigverbände die Wundheilungsrate verbessern können und dazu führen, dass die Bakterienbesiedlung schneller beseitigt wird. Entsprechend kann die Anwendung von Honigverbänden bei der Behandlung von diabetischen Fußgeschwüren die Dauer von Krankenhausaufenthalten verkürzen, Gesundheitsressourcen sparen und das Vertrauen der Patienten sowie deren Zufriedenheit erhöhen (Wang et al. 2019). In diesem Zusammenhang ist erwähnenswert, dass die Honigapplikation möglicherweise auch bei offenen Beinen effektiv ist. Allerdings erlaubt die Qualität der Studien zum Thema kein abschließendes Urteil (Holland & Norris 2015).

Bei Druckgeschwüren erwies sich Honig zwar als wirksam, allerdings nicht so wirksam wie eine Behandlung mit einer besonderen, das Kollagen abbauenden Salbe (clostridial collagenase ointment). Die

Behandlung mit der Salbe erwies sich auch als deutlich kostengünstiger (Mearns et al. 2017; Gilligan et al. 2017).

Honig bei fortgeschrittenen Tumorerkrankungen

Manchmal warten Patienten mit bösartigen Erkrankungen lange, bis sie sich bei einem Arzt vorstellen und erreichen ein fortgeschrittenes Krankheitsstadium, in dem der Tumor bereits die Haut durchbrochen hat oder aber es kommt zu einem Rückfall der Erkrankung, die durch Operation oder Strahlentherapie nicht therapierbar ist. Solches Tumorwachstum führt zur Absonderung von eiweißreicher Flüssigkeit aus der Wunde (Exsudation) sowie zu sehr unangenehmen Gerüchen, die manchmal dazu führen, dass die Betroffenen von der Umwelt gemieden werden. Dies soll bei bis zu 5 % aller Tumorerkrankungen und insbesondere bei Frauen mit Brustkrebs der Fall sein. Bereits 1980 wurde Honig bei entsprechenden geschwürigen Tumoren der Brust empfohlen, um die Beschwerden zu lindern (Keast-Butler 1980). In einer anderen Publikation wurden bei insgesamt 69 Patienten honigbeschichtete Bandagen mit silberbeschichteten Bandagen verglichen. Im Ergebnis fand sich kein wesentlicher Unterschied zwischen den beiden Behandlungsmöglichkeiten (Lund-Nielsen et al. 2011). Entsprechend kann auch bei bösartigen Tumorerkrankungen mit Tumordurchbruch Honig empfohlen werden, zumal Honig zumindest bei direkte Einwirkung Tumorzellen abtöten kann (Erejuwa et al. 2014; Ahmed & Othman 2013; Jaganathan et al. 2014; Moskwa et al. 2014). Eine Arbeit weist nach, dass sich die unangenehmen Gerüche bei durchgebrochenen Tumoren im Mundbereich durch Honig gut behandeln lassen (Drain & Fleming 2015). Ein systematisches Review, das Honig auch im Vergleich zu anderen Behandlungsmöglichkeiten untersuchte, bestätigt die positive Wirksamkeit von Honig (Tsichlakidou et al. 2019).

Wenn sich unter der Behandlung mit Honig bei durchgebrochenen Tumoren die Wundfläche verkleinert, kann das durchaus positive Auswirkungen auf das Überleben der Patienten haben (Lund-Nielsen et al. 2011; Othman 2014). Diese Befunde dürfen aber nicht als Rechtfertigung für eine primäre Behandlung eines bösartigen Tumors mit Honig gelten, ebenso wenig wie Studien an Tumorzellen im Reagenzglas, die ein Ansprechen auf Honig zeigen (Ahmed et al. 2017; Seyhan et al. 2017). Eine Studie, die die Auswirkungen von ergänzenden Methoden auf das Überleben bei Krebserkrankungen von Kindern untersuchte und in der ein Großteil der Kinder Honig, seltener auch Pollen angewendet haben, fand keine Vorteile für die ergänzenden Behandlungsansätze (Karalı et al. 2012).

Honig bei Brandwunden

Unter Verbrennungen versteht man Schädigungen des Körpergewebes durch übermäßige Hitzeeinwirkung, z. B. durch heiße Flüssigkeiten (Verbrühung), Dämpfe oder Gase, Flammeneinwirkung und Explosionen, starke Sonneneinstrahlung (Sonnenbrand), elektrischen Strom oder Reibung. Dabei werden primär Haut und Schleimhaut geschädigt. Je länger und je intensiver die Einwirkung, desto stärker die Schädigung. Verbrennungen werden entsprechend in verschiedene Grade eingeteilt:

Grad	Beschwerden/Symptome
1	Rötung und leichte Schwellung der Haut, Schmerzen, nur die Oberhaut (Epidermis) betroffen, bildet sich vollständig zurück
2	Blasenbildung, starke Schmerzen, Oberhaut (Epidermis) und Lederhaut (Dermis) betroffen, bei tiefer Dermisbeteiligung Heilung unter Narbenbildung
3	Abgestorbenes Gewebe (Nekrosen), keine Schmerzen, da Nervenendigungen zerstört. Lederhaut und Unterhaut betroffen, Abheilung nur unter Narbenbildung
4	Verkohlung, keine Schmerzen, alle Hautschichten und darunter liegende Knochen/Faszien betroffen, Abheilung nur unter Narbenbildung

Bei höhergradigen und ausgedehnten Verbrennungen kann es in der Folge zu Flüssigkeitsverschiebungen und damit zum Schock kommen. Auf die Details der Behandlung einer Verbrennung soll nicht weiter eingegangen werden. In jedem Fall kann es sich um einen lebensbedrohlichen Zustand handeln, der intensivmedizinisch zu behandeln wäre.

Nach der akuten Behandlung des Schocks stellt das verbrannte oder abgestorbene Gewebe eine Eintrittspforte für Mikroorganismen (Bakterien und Pilze) dar. Diese können vor Ort schädliche Entzündungsvorgänge in Gang setzten und unterhalten, sich aber auch in den Körper ausbreiten sowie zur so genannten Sepsis (Blutvergiftung) und dem Versagen von mehreren Organen führen. Entsprechend ist es sinnvoll, die Brandwunden keimfrei zu halten. Eine der Standardtherapien ist die Silbersulfadiazin-Creme, die während der Heilungsphase das Wachstum vieler Bakterien und Hefen auf der verletzen Haut verhindert. Silbersulfadiazin wirkt, weil es einerseits ein Sulfonamid (Antibiotikum) ist, aber auch die oligodynamischen Effekte (schädigende Wirkung von Metall-Kationen auf lebende Zellen) des Silberions nutzt.

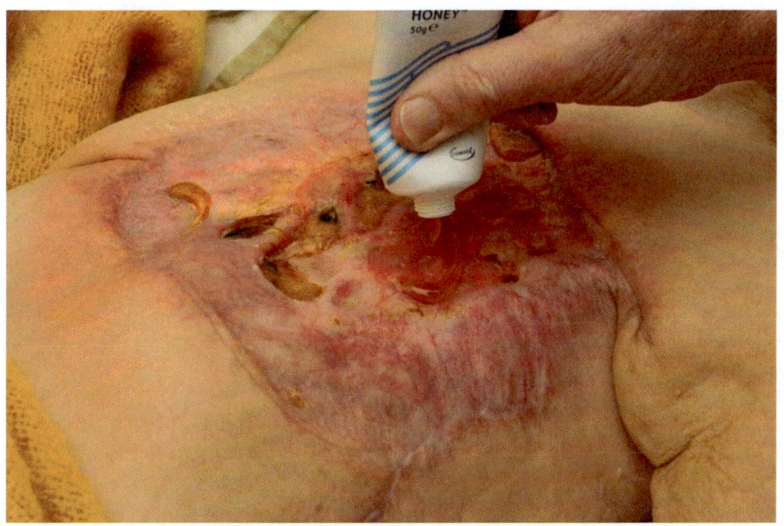

Abbildung 26: Wundbehandlung mit medizinischem Honig (Abbildung mit freundlicher Genehmigung von Comvita New Zealand Ltd).

Aufgrund eingangs erwähnter antibiotischer Eigenschaften erscheint Honig für die Behandlung von Brandwunden geeignet. Bereits früh haben systematische Reviews und Metaanalysen auf die Bedeutung von Honig bei Brandwunden hingewiesen (Jul et al. 2008; Wijesinghe et al. 2009; Vandamme et al. 2013; Zbuchea 2014; Jull et al. 2015; Lindberg et al. 2017). Mittlerweile wurden die Ergebnisse von 9 Studien zum Thema gemeinsam analysiert. Bei dieser großen Datenbasis zeigte sich, dass Honig besser ist als die jeweiligen Vergleichssubstanzen, insbesondere Silbersulfadiazin (Azis et al. 2017).

Honig bei Haut- und Schleimhautreizungen durch Strahlentherapie

Eine der Säulen der Krebstherapie ist die Strahlentherapie. Bei ihr werden ionisierende, hochenergetische Strahlen, vorwiegend Gamma-strahlung, Röntgenstrahlung und Elektronen verwendet. Die Strahlen treffen auf für das Zellwachstum wesentliche Biomoleküle, unter anderem auf die Erbsubstanz der Zellen (DNS) und führen zu Brüchen im DNS-Doppelstrang. Da diese Schäden die Reparaturfähigkeit der Tumorzelle überschreiten, verhindert die Strahlentherapie die Zellteilung oder führt dazu, dass die Tumorzelle das eingebaute Programm für die Selbstzerstörung (Apoptose) startet. Doch trotz moderner Technik (computertomographiegestützte Bestrahlungsplanung, Fraktionierung etc.), die dazu beitragen soll, dass nur so viel Gewebe wie nötig bestrahlt wird, treten Begleiterscheinungen auf, die je nach bestrahltem Gebiet variieren. Es kommt zu Hautrötungen im Bestrahlungsfeld, Schleimhautentzündungen im Mund-Rachen-Bereich oder der Speiseröhre, wenn die Kopf-Hals-Region bestrahlt wird. Übelkeit, Durchfälle sowie Blasenbeschwerden treten bei Bestrahlungen im Bauchbereich auf.

Honig bei Strahlentherapie im Kopf-Hals-Bereich

Bösartige Tumoren der Mundhöhle, des Rachens (Pharynxkarzinom), des Kehlkopfes (Larynxkarzinom), der Nase, der Nasennebenhöhlen sowie des äußeren Halses, insbesondere der Schilddrüse werden unter dem Begriff Kopf-Hals-Tumoren zusammengefasst. Sie treten besonders häufig durch den Genuss von Tabak und Alkohol auf, die zusammen mit verschiedenen Viren (Ebstein-Barr Virus, humanes Papilloma-Virus) zu den Risikofaktoren im Hinblick auf die Entstehung von Tumoren zählen. Weltweit stehen Tumoren des Kopf-Hals-Bereiches an sechster Stelle bezüglich der Häufigkeit des Auftretens. Die Heilungschancen hängen wesentlich vom Tumorstadium und anderen Prognosefaktoren ab. Ein Viertel bis zu einem Drittel der Patienten verstirbt trotz der Behandlung.

Schmerzhafte oder schmerzfreie Veränderungen der Schleimhaut (Schwellungen, Verfärbungen, länger anhaltende Geschwüre), Schwellungen und Schluckbeschwerden, chronische Heiserkeit, anhaltendes Kratzen im Hals mit ständigem Zwang, sich zu räuspern, chronischer Husten, Schluckstörungen, Schmerzen im Hals, die bis zu den Ohren ausstrahlen, Fremdkörpergefühl im Hals und Atembeschwerden unklarer Ursache können Hinweise auf die Erkrankung sein. Die Diagnose erfolgt durch Gewebeproben aus verdächtigen Bereichen und eine anschließende feingewebliche (histologische) Untersuchung.

Frühe Stadien werden operiert; eine wichtige Säule der Behandlung ist jedoch die Strahlentherapie, die zum Einsatz kommt, wenn

- ein Tumor aus medizinischen oder anderweitigen Gründen nicht operiert werden kann,
- bei einem operativen Eingriff das Tumorgewebe nicht vollständig oder nicht mit ausreichendem Sicherheitsabstand entfernt werden konnte, oder wenn
- der Tumor bereits in Lymphknoten oder andere Organe gestreut hat.

Die Strahlentherapie wird in der Regel mit einer Chemotherapie kombiniert (Radiochemotherapie). Auch eine Antikörpertherapie (z. B. Cetuximab) wird eingesetzt.

Nebenwirkungen einer Strahlentherapie im Kopf-Hals-Bereich

Die Schleimhäute im Mund- und Rachenbereich reagieren empfindlich auf Strahlentherapie und sind für die wichtigsten Nebenwirkungen verantwortlich. Nach 2 – 3 Wochen Bestrahlung leiden viele Patienten unter Entzündungen und Mundtrockenheit im Hals, was zu Beeinträchtigungen der Schluckfähigkeit und des Geschmacksempfindens führt. Manchmal ist eine normale Ernährung nicht mehr möglich. Es kommt zum Gewichtsverlust, der in dieser Situation nicht gewollt ist. So sind die Patienten auf eine adäquate Haut- und Schleimhautpflege während der Bestrahlung angewiesen.

In der heutigen Zeit werden Behandlungsempfehlungen zwischen den verschiedenen medizinischen Berufsgruppen abgestimmt und in Form von Leitlinien dargestellt. Die Leitlinie „Supportive Therapie“ beschäftigt sich mit den Schleimhautentzündungen unter Strahlentherapie und Chemotherapie (http://www.leitlinienprogramm-onkologie.de/fileadmin/user_upload/Downloads/Leitlinien/Supportivtherapie/LL_Supportiv_Langversion_1.1.pdf). Danach sind folgende Maßnahmen zur Vorbeugung der Schleimhautentzündungen in allen Altersgruppen und bei allen Krebsbehandlungsarten sinnvoll:

1) Pflege durch den Patienten
    a. Mundspülung (=regelmäßige Mundbefeuchtung)
    b. Pflege der Zähne mit einer weichen Zahnbürste
    c. Reinigung der Zahnzwischenräume mit Zahnseide und/oder Interdentalbürsten
    d. Vermeidung von Noxen (alkohol- oder zuckerhaltige Lösungen, Tabak, scharfe und heiße Speisen, säurehaltige Lebensmittel)
    e. Fortlaufende Kontrolle auf Läsionen und Schmerzen
2) Risikoadaptierte vorbeugende Maßnahmen durch den Zahnarzt
3) Engmaschige klinische Kontrolle

Doch die Frage, ob es nicht weitere Möglichkeiten zur Vorbeugung und Behandlung der Schleimhautentzündungen gibt, wird in der Leitlinie nicht zufriedenstellend beantwortet. Die Leitlinie, die im Dezember 2016 herauskam, hat zu diesem Thema keine eigene Recherche durchgeführt, sondern bezieht sich auf eine andere Leitlinie aus dem Jahr 2014, die sich wiederum auf ältere zusammenfassende Arbeiten bezieht. Damit wurden die wissenschaftlichen Untersuchungen der letzten Jahre nicht berücksichtigt. Bereits in der letzten Ausgabe dieses Buches wurde gezeigt, dass Honig, nicht jedoch Manukahonig sinnvoll bei Mukositis eingesetzt werden kann. Diese Befunde wurden als systematisches Review publiziert (Münstedt et al. 2019). Des Weiteren hat eine Analyse gezeigt, dass in zahlreiche Meta-Analysen zum Thema Honig bei Mukositis Studien eingeschlossen wurden, bei denen kein Honig, sondern ätherische Öle von Manuka, Mischungen von Glyzerin und Honig, verdünnte Honiglösungen, Eiswürfel mit Honiggeschmack, Mischungen von Honig und Kaffee sowie Propolis untersucht wurden oder aber die Patienten keine Strahlentherapie erhielten (Münstedt & Männle 2020). Nachdem die schwierige Lage zu diesem Thema geklärt wurde, hat die Mucositis Study Group der Multinational Association of Supportive Care in Cancer / International Society of Oral Oncology (MASCC/ISOO), also die Arbeitsgruppe, die sich für Mundschleimhautentzündungen im Rahmen von Behandlungen bei Krebs auseinandersetzt, erstmals eine positive Empfehlung für Honig ausgesprochen. Patienten mit Tumoren im Kopf-Hals-Bereich können damit Honig zur Vorbeugung und Behandlung von Mundschleimhautentzündungen unter Strahlentherapie und Strahlentherapie in Kombination mit Chemotherapie, einsetzen (Yarom et al. 2020). Diese Empfehlung ist ein Durchbruch, denn bislang hat kein Bienenprodukt Einzug in die Schulmedizin gefunden. Hervorzuheben ist auch der Umstand, dass eine Empfehlung für „normalen" Honig gegeben wurde, nachdem sich Manukahonig in dieser Situation nicht als vorteilhaft herausgestellt hat. Die Arbeitsgruppe gilt als sehr streng. Auch hat kein anderes Naturprodukt bislang eine solche positive Empfehlung bekommen.

Da sich Manukahonig und andere Honige im Wesentlichen durch den Gehalt an Methylglyoxal unterscheiden, ist anzunehmen, dass das Methylglyoxal für diese Problematik verantwortlich ist und deshalb Manukahonig in diesem Anwendungsbereich nicht geeignet ist. Bei Methylglyoxal handelt es sich schließlich um ein Zellgift, dass vom Körper aktiv entgiftet werden muss (Allaman et al. 2015). Wird Methylglyoxal nicht ausreichend entgiftet, geht dies mit Alterung und Krankheit einher (Rabbani et al. 2016). Methylglyoxal, welches bei der Behandlung von infizierten Wunden aufgrund dieser besonderen Wirkungen auf die Bakterien besonders geeignet erscheint, wirkte in den Studien auf durch Strahlentherapie bereits geschädigte Schleimhäute ein. Die Notwendigkeit der Entgiftung hat wahrscheinlich das Gewebe unter zusätzlichen Stress gesetzt und damit waren positive Ergebnisse nicht wahrscheinlich. In manchen Laborexperimenten zeigte Manukahonig eine schädliche Wirkung auf gesunde Zellen (Yabes et al. 2017). Normaler, polyfloraler Honig hingegen scheint dagegen die Schleimhäute zu schützen.

Ob damit Honig bereits die ideale Behandlungsoption darstellt, kann zum gegenwärtigen Zeitpunkt nicht gesagt werden, denn zusammenfassende Arbeiten (Meta-Analysen) zu anderen Behandlungsoptionen (z. B. Glutamin und Amifostin) zeigen, dass diese und andere Substanzen sinnvoll bei strahlentherapie-induzierter Mukositis eingesetzt werden können. Im direkten Vergleich sollte es dann gelingen, die besten Optionen zu identifizieren. Zumindest aber kann Krebspatienten unter Strahlentherapie mit Honig einfach und kostengünstig geholfen werden. Die jüngste Analyse zum Thema bewertet Honig und Aloe vera als die besten Naturprodukte in diesem Bereich (Lima et al. 2021).

Honig bei der Bestrahlung der Brust

Bei Brustkrebs stellt die brusterhaltende Therapie die derzeit favorisierte Behandlungsmöglichkeit dar, da die Entfernung der weiblichen Brust oftmals zu Störungen des Körperbildes der Frau führt. Eine brusterhaltende Therapie ist allerdings nicht immer möglich. Die brusterhaltende Therapie zieht immer eine anschließende Strahlentherapie nach sich und kann entsprechend zu Reizungen der Haut in diesem Bereich führen. Die Frage der optimalen Behandlung dieser Hautreizungen ist ungeklärt. Die aktuell abgelaufene und damit nicht mehr gültige Leitlinie zur Behandlung von Problemen bei der Strahlentherapie (http://www.awmf.org/uploads/tx_szleitlinien/052-014_S1_S10_Supportive_Massnahmen_in_der_Radioonkologie___-2006_12-2011_01.pdf) nennt nur die Hydrokolloidverbände als sinnvolle Möglichkeit der Behandlung. Bei der Erstellung der Leitlinie lagen die Daten von 2 Studien zu Honig in diesem Anwendungsbereich noch nicht vor. Bei der ersten Studie wurden 27 von 600 Patientinnen, die im Rahmen der Bestrahlung wegen Brustkrebs stärkere Hautprobleme entwickelten (Grad 3 Hauttoxizität), zufällig einer Behandlung mit Paraffin-Gaze oder Honig zugelost. Die Studie ergab eine Tendenz im Hinblick auf eine schnellere Heilung und eine höhere Patientenzufriedenheit unter Honig, denn dieser ließ sich bei Verbandswechseln im Vergleich zum fettigen Paraffin leicht mit warmem Wasser abspülen (Moolenaar et al. 2006). Die zweite Studie untersuchte insgesamt 150 Patientinnen, die ebenfalls zufällig einer von drei Behandlungsgruppen mit jeweils 50 Patientinnen zugeteilt wurden: a) ein die Durchblutung förderndes Mittel (Pentoxifyllin; 2 x 400 mg/d), b) Honig sowie c) eine Kombination von Honig und Pentoxifyllin (Shoma et al. 2010). In dieser Studie schnitten die ausschließlich mit Pentoxifyllin behandelten Patientinnen am schlechtesten ab. Honig war deutlich besser, aber am besten schnitt die Kombination von Honig und Pentoxifyllin ab. Möglicherweise wird dieser Befund bei zukünftigen Behandlungsempfehlungen berücksichtigt.

Honig zur Linderung von Beschwerden unter Chemotherapie

Bei einer Chemotherapie im Rahmen einer Krebsbehandlung werden, je nachdem welche Medikamente zur Anwendung kommen, verschiedene Organsysteme beeinträchtigt. Da die Chemotherapie sich insbesondere auf Zellen mit hoher Zellteilung auswirkt, werden insbesondere Gewebe mit hoher Zellteilung (Knochenmark, Haare, Schleimhäute) in Mitleidenschaft gezogen, wodurch sich Nebenwirkungen wie Immunschwäche, Haarausfall oder Durchfall erklären lassen. Gerade die Immunschwäche kann lebensbedrohlich sein, denn durch die beeinträchtigten Schleimhäute können Keime in den Körper eindringen, sich rasch dort vermehren und zu einer Blutvergiftung (Sepsis) führen. Auch führt eine onkologische Behandlung oft zu einer anhaltenden Müdigkeit (Fatigue). Die Frage, ob Honig in diesen Situationen sinnvoll sein könnte, wurde in mehreren Studien untersucht.

Honig bei Schleimhautentzündungen (Mukositis)

Eine erste Studie untersuchte bei 90 Patienten die Wirkung von Honig auf die Mundschleimhautentzündungen (Mukositis), die im Rahmen von Chemotherapien entstehen. Die Patienten wurden zufällig auf 3 Studienarme verteilt: 1. Honig, 2. eine Mischung von Honig, Olivenöl, Propolis und Bienenwachs und 3. einer Kontrollgruppe (Abdulrhman et al. 2012). Bei leichteren Mundschleimhautentzündungen (Grad 2) erwies sich Honig als beste Behandlungsmöglichkeit, bei schwereren waren sowohl Honig als auch die Mischung von Honig, Olivenöl, Propolis und Bienenwachs der Standardbehandlung überlegen.

Die zweite Studie verglich in einer dreiarmigen, doppelblinden, randomisierten Studie eine Siruplösung, der 20 mg Betamethason (Cortison) zugesetzt wurden mit einer Honiglösung sowie einerIoniglösung (300 g), der 20 g Instantkaffeepulver zugesetzt wurden (Raeessi et al. 2014). Unter allen drei Behandlungsmöglichkeiten besserten sich die Beschwerden. Die Besserung war allerdings in der Sirup-Betamethason-Gruppe am geringsten, in der Honig-Gruppe am zweitbesten, aber in der Honig-Kaffee-Gruppe am deutlichsten ausgeprägt.

Ghadiri et al. (2014) untersuchten 39 Patienten unter Chemotherapie und fanden deutliche Vorteile für Honig im Vergleich zu einer Kontrollgruppe. Die vierte Studie mit 83 Kindern mit Leukämie hatte einen ähnlichen Aufbau und konnte ebenfalls Vorteile für eine Behandlung mit Honig zeigen (Kobya Bulut & Güdücü Tüfekci 2016).

Die vorerst letzte Studie an 40 Kindern mit Leukämie untersuchte Honig im Vergleich zu einer Kontrollgruppe. Auch hier fanden sich Vorteile für eine Behandlung mit Honig (Al Jaouni et al. 2017).

Insgesamt finden sich damit gute Hinweise dafür, dass Honig zur Behandlung von Mundschleimhautentzündungen unter Chemotherapie geeignet ist. Dies bestätigt auch die Analyse einer Forschergruppe, die sich des Themas angenommen hatte (Friend et al. 2017) sowie eine aktuelle Meta-Analyse auf der Basis von 5 Studien und 316 Patienten, die zu dem Schluss kommt, dass schwere Grade der Mukositis durch Honig verhindert werden und Honig eine interessante Möglichkeit zur Verhinderung der Mukositis darstellt (Hao & Wang 2022). Wenngleich die Studien nur aus dem Bereich der pädiatrischen Onkologie kommen, darf man wohl annehmen, dass Honig auch bei Erwachsenen sinnvoll ist.

Honig bei weiteren Problemen unter Chemotherapie

In einer der ersten Studien zum Thema wurde ein Bienenprodukt untersucht, das nicht als Honig bezeichnet werden darf. Es nennt sich Lifemel® und es entsteht, wenn Honig mit verschiedenen Kräutern sowie Eisen, Proteinen und Vitaminen versetzt, an Bienen verfüttert und wieder geerntet wird. In einer Studie an 30 Patienten mit schwerer Immunschwäche, die in einem früheren Chemotherapiezyklus im Blutbild einen Abfall der neutrophilen Granulozyten (Neutropenie) zeigten, erhielten diese in einem Folgezyklus derselben Chemotherapie Lifemel®. Unter dieser Medikation litten nur noch 60 % der Patienten in einem Folgezyklus derselben Chemotherapie an vergleichbar schweren Beeinträchtigungen des Immunsystems (Zidan et al. 2006). Eine jüngere Studie scheint diese positiven Effekte zu bestätigen (Sponghini et al. 2021). Möglicherweise ist dieses honigartige Produkt ein interessanter Beitrag in dem Bemühen, Chemotherapien für den Patienten verträglicher zu gestalten. Dieser Befund darf jedoch nicht dazu verleiten, dieses Produkt bedenkenlos einzusetzen. Gerade wenn Lifemel® während der Chemotherapie eingenommen wird, kann es aufgrund der hohen Konzentration an Zusätzen (Kräuter sind oft pharmakologisch aktiv!) den Stoffwechsel der Medikamente beeinflussen und dazu führen, dass Chemotherapeutika vermehrt abgebaut werden (Wirksamkeitsverlust). Damit wäre die Chemotherapie zwar besser verträglich, aber auch wirkungslos. Normaler Honig hat solche Effekte nicht und kann bei Chemotherapie angewendet werden (Fetzner et al. 2011; Malhotra et al. 2003).

Auf der Basis dieser Studie untersuchten jedoch Abdulrhman et al. (2016) die Frage, ob nicht auch normaler Honig positiv zur Verhinderung einer Immunschwäche unter Chemotherapie sein könnte. Mit Hilfe von 40 Kindern, die an einer Leukämie litten, konnte dies gezeigt werden.

Eine weitere Studie untersuchte, ob Honig oder Gelée royale in der Lage ist, mögliche Schädigungen der Nieren durch eine Chemotherapie (Cisplatin) zu verhindern. In einer dreiarmigen Studie an 30 Patienten konnte gezeigt werden, da sich sowohl mit Honig als auch Gelée royale die Nierenwerte unter einer Chemotherapie nicht verschlechtern (Osama et al. 2017).

Zu diesen Einsatzgebieten von Honig bei Chemotherapie sind weitere gut-geplante Studien sinnvoll, bevor Honig als möglicher Behandlungsansatz empfohlen werden kann.

Honig bei Heuschnupfen

Heuschnupfen ist eine weit verbreitete Krankheit, die mehr als 20 % der Bevölkerung betrifft. Die Erkrankung, in der Fachsprache „allergische Rhinitis" genannt, wird vor allem durch Pollen hervorgerufen und macht sich durch allergiebedingtes Niesen, Juckreiz, laufende oder verstopfte Nase sowie eine Entzündung der Augenbindehäute bemerkbar. Infolge der Beschwerden kommt es auch zu Schlafstörungen mit begleitender Tagesmüdigkeit oder zu Konzentrationsstörungen, bei Kindern auch zur Herabsetzung der Lernfähigkeit. Durch diese Beschwerden wird die Lebensqualität der Betroffenen oft erheblich beeinträchtigt. Die Behandlung des Heuschnupfens basiert auf drei Säulen:

1. die Meidung des Allergens,
2. die pharmakologische Therapie mit Medikamenten, die die Mastzellen stabilisieren (Cromone), Antihistaminika (blockieren die Histamin-H1-Rezeptoren und unterdrücken so die Wirkung des wichtigsten Mediators der Allergie), Cortisonspray und Nasentropfen (nasale Sympathomimetika),
3. die spezifische Immuntherapie. Die Allergene werden dabei alle 7–13 Tage gespritzt. Dabei werden, wie bei der Behandlung der Bienengiftallergie, die Dosierungen bei guter Verträglichkeit ständig gesteigert.

Eine möglichst frühzeitige Behandlung soll von Vorteil sein, weil dadurch die Entwicklung von weiteren Allergien verhindert werden soll. Doch Nebenwirkungen der konventionellen Therapie (z.B. Müdigkeit bei manchen Antihistaminika, Angst vor den Nebenwirkungen des Cortisons) oder der Wunsch nach natürlicher Behandlung führen dazu, dass Betroffene oft Methoden der alternativen und komplementären Medizin anwenden.

Eine immer wieder propagierte Möglichkeit ist die Behandlung mit Honig. Dabei soll insbesondere Honig, der in der unmittelbaren Umgebung und möglichst unmittelbar nach der Blütezeit der jeweiligen Pflanze geerntet wurde, von besonderer Bedeutung sein.

Die Theorie hinter dieser Behandlungsweise besagt, dass mit Hilfe von Honig eine langsame Desensibilisierung möglich ist, weil im Honig geringe Mengen an Pollen vorhanden sind, die aufgrund ihrer geringen Konzentration keine feststellbare allergische Reaktion hervorrufen können, dennoch aber das Immunsystem beeinflussen. Zwischen den Windblütlerpollen, die meist für den Heuschnupfen verantwortlich sind, und den Blütenpollen, die im Honig zu finden sind, bestehen einige Gemeinsamkeiten, sodass regionaler Honig, der das gesamte Blütenpollenspektrum einer bestimmten Jahreszeit enthält, zumindest bedingt für eine Desensibilisierung geeignet sein kann. Es wird allgemein empfohlen, die Behandlung mit Honig in den Wintermonaten zu beginnen, damit zum Zeitpunkt der Blüte der entsprechenden Pflanze bereits eine Toleranz gegenüber ihren Antigenen besteht. Diese Art der Therapie nennt sich orale Desensibilisierung und es gibt einige Hinweise dafür, dass eine solche Auseinandersetzung mit den problematischen Allergenen effektiv zur Behandlung von Allergien beitragen kann (Calvani et al. 2010). Eine Studie zeigt, dass zwischen den Pollen von windbestäubten Pflanzen und Blütenpflanzen eine gewisse Übereinstimmung in der Antigenität gibt (Popescu 2015).

Zur Behandlung des Heuschnupfens mit Honig liegen einige Studien vor. Die erste aus den fünfziger Jahren mit einer Kohorte von 20 Patientinnen beschrieb eine Ansprechrate von 75 % (von Arx 1957). Eine weitere Studie bei 353 Kindern ergab eine Ansprechrate von 69 %, wobei festgestellt wurde, dass die Behandlung bei jüngeren Kindern (< 11 Jahre alt) effektiver ist (Wortmann 1965). Zu dieser Studie ist allerdings anzumerken, dass kein normaler Honig verwendet wurde, sondern ein Honig, dem erhebliche Mengen Pollen zugesetzt wurden. Bei einer Studie mit 21 Patienten, die täglich 10 bis 20 Gramm Honig konsumierten, fand sich eine Ansprechrate von 76,2 % (Croft 1990).

2002 sollte eine wissenschaftliche Untersuchung das Konzept der Desensibilisierung durch Honig prüfen (Rajan et al. 2002). Bei dieser Studie handelte es sich um eine dreiarmige Studie (prospektiv-randomisiert) mit 36 Teilnehmern. Jeweils 12 Probanden erhielten (1) lokal geernteten, unpasteurisierten, ungefilterten Honig, (2) kommerziellen, gefilterten und erwärmten Honig oder aber (3) Maisstärkesirup mit synthetischem Honiggeschmack. Die Teilnehmer der Studie mussten täglich einen Esslöffel der jeweiligen Substanzen zu sich nehmen und daneben die sonst übliche Behandlung fortführen. Die Beschwerden mussten in einem Tagebuch protokolliert werden. Die Behandlungsergebnisse zeigten keine Unterschiede zwischen den einzelnen Gruppen, sodass eine Wirksamkeit von Honig bei allergischer Rhinokonjunktivitis von den Autoren verneint wurde (Rajan et al. 2002). Die geringe Fallzahl von 12 Teilnehmern pro Prüfarm bei Beginn der Studie und eine hohe Ausfallrate von 33 %, meist weil der Honig oder der Maissirup als zu süß empfunden wurden, lassen jedoch Zweifel am Wert der Studie aufkommen. Das Ergebnis basiert nach Abzug der Ausfälle dann nämlich nur noch auf dem Vergleich von etwa 8 Patienten im Prüfarm, was für eine aussagekräftige statistische Analyse zu wenig ist. Eine Studie von Thamboo und Mitarbeitern (2011) untersuchte Manukahonig und fand, dass nur 9 von 34 Patienten ansprachen.

Eine Fallsammlung erfasste den Erfolg einer Behandlung mit Honig bei 23 Patienten. Im Mittel nahmen die Teilnehmer 34 g Honig zu sich, um den Heuschnupfen zu behandeln. Bei 12 Teilnehmern (52,2 %) führte die Behandlung dazu, dass keine weiteren Medikamente mehr notwendig waren. Bei weiteren 9 Teilnehmern (39,1 %) verbesserte sich die Situation. Auch verschiedene andere mit Heuschnupfen in Zusammenhang stehende Beschwerden wurden als gebessert beschrieben (Münstedt & Kalder 2010).

Eine weitere Studie untersuchte, ob die Gabe von 1 g Honig pro Kilogramm Körpergewicht im Vergleich zu Maissirup in der Lage war, Allergiebeschwerden zu lindern. Nach 4-wöchiger Behandlung zeigten sich deutliche Verbesserungen in der Honiggruppe, die nach dem Absetzen von Honig anhielten (Asha'ari et al. 2013).

2011 wurde eine Studie (prospektiv-randomisiert) mit 44 Patienten veröffentlicht, die ergab, dass bei Birkenpollenallergikern ein mit Birkenpollen versetzter Honig deutlich besser die Probleme einer Birkenpollenallergie beseitigt als konventioneller Honig (Saarinen et al. 2011). Dieses Ergebnis bestätigt, dass es vorteilhaft ist, wenn Honig die Allergene enthält, gegen die eine Allergie besteht (Saarinen et al. 2011).

Bei Menschen, die unter Heuschnupfen leiden und für eine konventionelle Desensibilisierung nicht in Frage kommt oder die nach sanften Alternativen suchen, kann ein Versuch mit Honig sinnvoll sein. Möglicherweise ist es interessant, zukünftig Honig herzustellen, dem gezielt die für Allergien verantwortlichen Pollen in geringer Menge zugesetzt werden. Um allerdings Risiken einer Behandlung abzumildern, sollte immer langsam und mit geringen Mengen Honig begonnen werden, da in seltenen Fällen auch allergische Reaktionen auf Honig möglich sind (Kiistala et al. 1995). Eine mit der Allergie oft einhergehende Entzündung der Bindehäute des Auges (Konjunktivitis) soll sich durch das Einträufeln einer 60 %igen Honiglösung bessern (Salehi et al. 2014).

Honig bei Zuckerkrankheit (Diabetes mellitus)

Nach Schätzungen der WHO gibt es rund 10 Millionen Diabetiker in Deutschland. Wenn der Blutzuckerspiegel dauerhaft deutlich erhöht ist, ergeben sich daraus gravierende Folgeschäden. Man schätzt, dass in Deutschland alle

- 12 Minuten ein Schlaganfall,
- 19 Minuten ein Herzinfarkt,
- 19 Minuten eine Amputation,

auf das Konto der Zuckerkrankheit geht. Alle 60 Minuten kommt ein neuer dialysepflichtiger Patient hinzu, und alle 90 Minuten erblindet ein Diabetespatient.

Im Hinblick auf die Zuckerkrankheit stellen sich in puncto Honig zwei Fragen:

1. Dürfen Diabetiker Honig essen?
2. Ist Honig für Diabetiker womöglich gesünder als Zucker?

Erste Untersuchungen aus den 1950er Jahren haben gezeigt, dass Honig sich günstiger auf den Blutzuckerspiegel auswirkt als normaler Zucker (Tobiasch & Kilian 1953). Die meisten späteren Untersuchungen bestätigten diese Ergebnisse (Samanta et al. 1985; Shambaugh et al. 1990), andere wiederum fanden keine wesentlichen Unterschiede zwischen Honig, normalem Haushaltszucker (Saccharose/Sukrose) und Brot (Bornet et al. 1985; Katsilambros et al. 1988). Diese Thematik wurde in den vergangenen Jahren intensiver untersucht. Die bisherigen Untersuchungen zeigen, dass manche Arten von Honig, z. B. Lindenhonig, einen antidiabetischen Effekt haben (Münstedt et al. 2008), andere hingegen nicht, z.B. Rapshonig, Akazienhonig (Münstedt et al. 2011). Möglicherweise spielt der Gehalt an Palatinose eine wichtige Rolle in dieser Hinsicht (Oizumi et al. 2007).

Die meisten der genannten Untersuchungen haben den Einfluss von Honig auf den Zuckerstoffwechsel jedoch nur bei gesunden Personen untersucht. Um eine befriedigende Antwort zum Thema auch für Diabetiker abgeben zu können, wären diese auch in entsprechende Studien einzubinden. Bisher ist dies jedoch nur in zwei Studien erfolgt. Eine zeigt deutlich, dass Honig auch bei Diabetikern zu geringeren Blutzuckerspiegeln führt (Agrawal et al. 2007). Die andere deutet darauf hin, dass Honig den Zuckerstoffwechsel bei Diabetikern weniger belastet (Abdulrhman et al. 2013). Da die Problematik der Zuckerkrankheit jedoch im Wesentlichen durch langfristig erhöhte Blutzuckerspiegel bestimmt wird, müssen auch langfristige Untersuchungen erfolgen, um mögliche Vorteile von Honig herausarbeiten zu können. Dies erfolgte bislang erst in einer Studie, bei der Typ 2-Diabetikern zusätzlich Honig gegeben wurde. Bei dieser Studie kam es zu einer positiven Entwicklung mit einer Abnahme des Körpergewichts und der Blutfettwerte (Gesamtcholesterin, LDL-Cholesterin) sowie einem Anstieg des „guten" HDL-Cholesterins. Allerdings stieg der HBA1c-Wert an, der als ein Maß für den mittleren Blutzuckerwert der letzten acht Wochen und daher als Langzeit-Blutzucker gilt. Ein erhöhter HBA1c-Wert bedeutet entsprechend eine schlechte Kontrolle des Blutzuckerspiegels und damit keinen wirklichen Vorteil von Honig (Bahrami et al. 2009).

Es ist sinnvoll, verschiedene Honige im Hinblick auf ihre antidiabetische Potenz zu untersuchen. In jedem Fall gilt aber, dass ein Diabetiker mit Honig keinesfalls ein süßeres Leben führen darf. Der Ersatz von Zucker durch Honig kann möglicherweise einen Beitrag zur Senkung chronisch erhöhter Blutzuckerspiegel bei Diabetikern leisten. Sowohl der Genuss von Zucker als auch der von Honig stellen für Diabetiker grundsätzlich kein Problem dar, solange dieser bei der Anpassung der Medikation und der Mahlzeiten berücksichtigt werden. Zukünftige Studien sollten die Wechselwirkungen von Honig mit den etablierten Medikamenten zur Behandlung der Zuckerkrankheit (Insulin, Metformin, Glibenclamid) miteinbeziehen (Erejuwa et al. 2012).

Es wurde auch geprüft, ob sich durch Zusatz von Zimt, Chrom und Magnesium zum Honig die antidiabetische Wirksamkeit steigern lässt (Whitfield et al. 2015). Das war aber nicht der Fall.

Die neueste Studie untersuchte probiotischen Honig bei Patienten mit durch Diabetes geschädigten Nieren (diabetische Nephropathie) (Mazruei Arani et al. 2019). Probiotischer Honig hatte bei Konsum über einen Zeitraum von 12 Wochen positive Auswirkungen auf den Insulin- und Cholesterinstoffwechsel. Unter probiotischem Honig wurde ein Honig verstanden, dem Bacillus coagulans T11 (IBRC-M10791) (10^8 CFU/g) zugesetzt wurden.

Der wohl interessanteste Befund in diesem Zusammenhang ist eine Querschnittstudie aus China an 18.281 Teilnehmern, die zeigte, dass ein höherer Honigkonsum mit einer geringeren Häufigkeit von Prädiabetes verbunden war (Zhang et al. 2020). Insofern könnte sich durch den Ersatz von Zucker durch Honig die Wahrscheinlichkeit an Diabetes zu erkranken, verringern.

Honig zur Behandlung einer Hypercholesterinämie

Unter einer Hypercholesterinämie versteht man Cholesterinspiegel im Blut, die einen Wert für Gesamtcholesterin von 200 mg/dl übersteigen. Langfristig sollen die hohen Cholesterinwerte zur Verkalkung der

Blutgefäße (Arteriosklerose) führen und damit Herzinfarkte und Schlaganfälle begünstigen. Im Zentrum der Bemühungen um eine Senkung des Cholesterinspiegels sollten die Gewichtsnormalisierung/ -abnahme und die sportliche Aktivität stehen. Hilfreich dabei ist eine cholesterinarme, fettreduzierte, kalorienangepasste und ballaststoffreiche Diät.

Die ursprüngliche Annahme, erhöhte Cholesterinspiegel seien allein verantwortlich für die koronare Herzerkrankung, wurde in jüngerer Zeit revidiert. Heute weiß man, dass bestimmte Arten von Cholesterin (High-Density-Lipoprotein – HDL) der Arteriosklerose eher entgegenwirken und sogar günstig sind. Im Wesentlichen wirken sich nur hohe Serumspiegel der Low-Density-Lipoproteine (LDL) ungünstig aus. Entsprechend rückt die Senkung der hohen LDL-Spiegel in das Zentrum des Interesses. Wenn sich mit den genannten Maßnahmen nicht der gewünschte Erfolg erreichen lässt, kann eine zusätzliche medikamentöse Behandlung mittels so genannter Statine notwendig werden. Studien haben allerdings gezeigt, dass die Einnahmedisziplin von Patienten unter Statin-Therapie schlecht ist, da die notwendige Dauer der Therapie und auch das Herzinfarktrisiko von den Betroffenen unterschätzt werden. Nach dem Lipobay-Skandal bestehen bei vielen Patienten Bedenken hinsichtlich der möglichen Gefahren durch Statine.

Grundlage der Überlegungen, dass Honig sinnvoll sein könnte, war, dass unsere Vorfahren ca. 2 – 3 % ihrer Energie über Honig aufgenommen haben und dabei vergleichsweise gesund geblieben sein sollen. Demgegenüber nehmen Menschen heute bis zu 15 % der Kalorien über raffinierte Zucker zu sich und leiden unter zahlreichen Krankheiten (Eaton 2006). Wenngleich dies bei näherer Betrachtung kein wirkliches Argument für Honig darstellt, zeigten tierexperimentelle Untersuchungen und Untersuchungen im Labor einen günstigen Einfluss von Honig auf die Blutfette (Busserolles et al. 2002; Hegazi & Abd El-Hady 2007). Erste Studien an wenigen Personen deuteten auf günstige Eigenschaften von Honig hin (Gheldof & Engeseth 2002; Al-Waili 2004).

Mit Unterstützung der Firma Langnese Honig GmbH & Co. KG wurden in einer größer angelegten Studie die Ergebnisse von Al-Waili (2004) überprüft. 30 Probanden musste über einen Zeitraum von 14 Tagen täglich 75 g Honig zu sich nehmen, 30 weitere Probanden eine Zuckerlösung, die dem Honig in seinen wesentlichen Bestandteilen entsprach. Die Studie ergab, dass es unter Einnahme der Zuckerlösung zu einem Anstieg des LDL-Cholesterins kam, während dies unter Gabe von Honig nicht der Fall war. Der Effekt war jedoch weitgehend auf Frauen beschränkt (Münstedt et al 2009). Auch eine andere, parallel durchgeführte Studie aus dem Iran bestätigt, dass Honig keinen wesentlichen Einfluss auf die Cholesterinspiegel hat (Yaghoobi et al. 2008). Zwei jüngere Studien haben bei übergewichtigen Männern und

Frauen (n = 80) und bei Studenten (n = 70) den Effekt von 4-wöchigem Honigkonsum untersucht und positive Effekte auf die Blutfettwerte und Cholesterinspiegel festgestellt (Majid et al. 2013; Mushtaq et al. 2011). Tualanghonig (Honig vom Tualang-Baum, aus Malaysia, Sumatra, Borneo und Indonesien, gesammelt von der Riesenhonigbiene (Apis dorsata)) erhöhte in einer Studie die LDL-Cholesterinspiegel, was als ungünstig anzusehen ist (Lili Husniati et al. 2013). Die aktuellste Studie wiederum findet keine Unterschiede zwischen Honig, Maissirup und Haushaltszucker (Sukrose) im Hinblick auf die Blutfette (Raatz et al. 2016).

Eine Analyse der Caerphilly-Kohorten-Studie, die das Leben von 2500 Männern in Großbritannien beobachtete, erfasste alle Krankheiten und Todesursachen der Personen und auch deren Honigkonsum. Die Analyse der Daten ergab, dass die Blutfettwerte (Triglyzeride) und Blutdruckwerte bei Honigkonsumenten deutlich geringer waren (Cooper et al. 2010). Unter Berücksichtigung aller erfassten Einflussfaktoren (Rauchen, Triglyzeride, Blutdruck) fand man, dass Personen mit regelmäßigem Honigkonsum länger lebten. Aufgrund der Problematik der Datenerhebung sollte dieses Ergebnis allerdings nicht überinterpretiert werden.

Eine jüngere tierexperimentelle Studie zu einem Gemisch von Honigen der stachellosen Bienen Trigona und Honigen von Apis mellifera und Apis dorsate zeigt, dass eine solche Mischung gegen eine Fettleber ebenso effektiv ist, wie Atorvastatin, ein Statin, dass aktuell zur Therapie der Hypercholesterinämie eingesetzt wird (Alfarisi et al. 2020). Es bleibt abzuwarten, ob diese Ergebnisse sich auch in Studien am Menschen reproduzieren lassen.

Aufgrund der abweichenden Ergebnisse diverser Studien scheint ein vermehrter Honigkonsum kaum geeignet zu sein, das Problem einer Hypercholesterinämie zu lösen oder zu verbessern. Möglicherweise ist es sinnvoll, Zucker durch Honig zu ersetzen.

Honig bei Erkrankungen des Verdauungstraktes

Erkrankungen des Mund- und Rachenraumes

Bei Entzündungen im Bereich des Mundraumes scheint Honig sinnvoll zu sein, wie bereits in den Bereichen Strahlen- und Chemotherapie angeführt. Dreißig betroffene Patienten erhielten ein mit Manukahonig getränktes Kauleder oder konventionelles Kaugummi (English et al. 2004). Im Ergebnis zeigten sich weniger Zahnfleischentzündungen und Zahnbeläge unter der Honigtherapie. Eine verringerte Bildung von Zahnbelägen bestätigt eine Studie an 60 Freiwilligen, bei der Manukahonig im Vergleich zu zuckerfreiem Kaugummi (Xylit) oder eine Mundspülung mit dem Antiseptikum Chlorhexidinglukonat geprüft wurde (Nayak et al. 2010).

Eine jüngere Studie untersuchte den Einfluss von Honig auf entzündliche Veränderungen der Mundschleimhaut (Mundgeschwüre; Aphthen) (El-Haddad et al. 2014). Insgesamt 94 Patienten erhielten Honig, einen Cortisonabkömmling oder eine spezielle Paste. Die Geschwüre heilten in der Honiggruppe schneller ab; mit den Geschwüren assoziierte Schmerzen verschwanden schneller. Eine weitere Studie untersuchte die Wirkung von Honig auf die Wunden nach einer Zahnextraktion. Sie fand, dass unter Gabe von Honig die Wunden im Zahnfleisch im Vergleich zu Mundspülungen mit Kochsalzlösung schneller abheilten (Mokhtari et al. 2019). Siehe hierzu auch der fördernde Einfluss einer Honigtamponade nach einer Zahnextraktion beim Pferd im Kapitel „Bienenprodukte in der Veterinärmedizin".

Erkrankungen des Magens

Entzündungen sind häufige Erkrankungen des Magens. Man unterscheidet im Wesentlichen 3 Formen:

- Die Typ-A-Gastritis, eine Autoimmunkrankheit,
- die Typ-B-Gastritis, die am häufigsten ist und der eine meist durch das Bakterium Helicobacter pylori bedingte Infektion zugrunde liegt und
- die Typ-C-Gastritis, eine chemisch-toxisch induzierte Gastritis, die durch zurückfließende Gallenflüssigkeit oder Medikamente (nichtsteroidale Antirheumatika, z. B. Acetylsalicylsäure, Diclofenac) begünstigt wird, da durch die Medikamente die schützende Schleimschicht vermindert wird.

Im Bereich des Darmes gibt es chronisch-entzündliche Erkrankungen, die wiederkehrend verlaufen. Die beiden häufigsten Vertreter sind die Colitis ulcerosa und der Morbus Crohn (Ileitis terminalis).

Zur Frage der Behandlung der entzündlichen Erkrankungen des Magen- und Darmtraktes lagen bislang nur tierexperimentelle Untersuchungen oder Befunde aus dem Labor vor. Sie weisen auf eine gewisse Empfindlichkeit des Bakteriums Helicobacter pylori gegenüber Honig hin (Ndip et al. 2007). Darüber hinaus soll Honig den Magen vor den Folgen von Medikamenten, die die Magenwand angreifen, sowie gegen Alkohol schützen (Gharzouli et al. 2001; Gharzouli et al. 2002). Ferner soll Honig die Wirksamkeit von Medikamenten, die die Magenschleimhaut schützen (z. B. Sucralfat), verstärken (Ali et al. 2003). Im März 2015 erschien die erste Analyse von 150 Patienten mit Magenbeschwerden. Sie ergab, dass sich bei Personen, die Honig konsumierten, das Bakterium Helicobacter pylori seltener nachweisen ließ. Ein schützender Effekt von Honig wird angenommen (Boyanova et al. 2015).

Erkrankungen des Darms

Durchfälle bei Kindern stellen besonders in den Entwicklungsländern ein großes Problem dar. Nach Angaben der Autoren einer Studie zum Thema sind 5 Millionen Kinder jährlich davon betroffen, wobei von diesen 1,5 bis 2,5 Millionen daran sogar sterben.

Bei einer ersten Studie an 100 Kindern mit Magen- und Darmentzündung (Gastroenteritis) erfolgte zusätzlich zu normalen Maßnahmen (Wiederherstellung des Flüssigkeitshaushalts) in einem Teil der Gruppe die Gabe von Honig (Abdulrhman et al. 2010). Die Studie zeigte, dass die mit zusätzlichem Honig behandelten Kinder schneller von Durchfällen, Übelkeit und Erbrechen befreit waren und dass das Flüssigkeitsgleichgewicht schneller wiederhergestellt wurde. In einer früheren Studie wurde dazu festgestellt, dass Honig insbesondere bei bakterienbedingter Gastroenteritis wirksam ist (Haffejee & Moosa 1985).

Eine jüngere Studie prüfte bei 150 Kindern (Alter von 6 bis 24 Monaten) mit starkem Durchfall in einer dreiarmigen Studie die Wirksamkeit von Honig (Elnady et al. 2013). Bei dem verwendeten Honig handelte es sich um Kleehonig, der auf Clostridiensporen untersucht wurde und als clostridienfrei beurteilt wurde, sodass keine Bedenken gegen den Einsatz von Honig bei Kindern gesehen wurden. Die Gruppen unterschieden sich wie folgt:

- Gruppe 1: Trinken einer Elektrolytlösung gemäß den Empfehlungen der Weltgesundheitsorganisation (WHO) - Standardtherapie
- Gruppe 2: Trinken einer Elektrolytlösung, der 50 ml Honig je Liter beigemischt wurden
- Gruppe 3: Trinken einer Elektrolytlösung gemäß den Empfehlungen der Weltgesundheitsorganisation (WHO), parallel dazu Einnahme von 5 ml reinem Honig alle 4 Stunden

Die Studie ergab, dass sich die Kinder in der Gruppe 3 deutlich schneller erholten als die Kinder in den anderen beiden Gruppen (3 Tage gegenüber knapp 5 Tage). In der Diskussion der Studie weisen die Autoren darauf hin, dass der Prophet Mohammed (570 – 632 n. Chr.) Honig für die Behandlung der Diarrhoe empfohlen hat wie auch andere antike Ärzte, z. B. der römische Arzt Celsus (25 v. Chr. – 50 n. Chr.) und der berühmte arabische Universalgelehrte Ibn Sina (Avicenna; 980 – 1037 n. Chr.). Als Wirkmechanismus wird angenommen, dass Honig eine Nahrungsgrundlage für Milchsäurebakterien (Lactobacillus bifidus) darstellt, die die natürliche Darmflora wiederherstellen, die dann wiederum das Wachstum der schädlichen Bakterien hemmen und schließlich zu deren Ausrottung führen. Die jüngste Studie untersuchte 80 Kinder mit akutem Durchfall und verglich Zink mit einer Kombination von Zink und Honig (Mahyar et al. 2021). Sie kam zu dem Ergebnis, dass die Dauer des Durchfalls, die Zeit zur Erholung als auch die Dauer des Krankenhausaufenthalts in der Gruppe, die die Kombination von Honig und Zink erhielt, deutlich kürzer war.

Tierexperimentelle Untersuchungen zu entzündlichen Darmerkrankungen (Morbus Crohn, Colitis ulcerosa) haben ergeben, dass Honig bei normaler Einnahme oder als Klistier verabreicht einen schützenden Effekt auf die Darmschleimhaut bei entzündlichen Darmerkrankungen hat, der bei einfachen Zuckerlösungen nicht nachzuweisen war und in etwa der Effektivität von Cortison entspricht (Mahgoub et al. 2002; Bilsel et al. 2002). Darüber hinaus soll Honig die Wirksamkeit eines Standardmedikaments (Sulfasalazin) verstärken (Medhi et al. 2008).

Fazit

Auch wenn die Datenlage keinesfalls ausreicht, um Honig bei entzündlichen Erkrankungen des Magen-Darm-Traktes grundsätzlich zu empfehlen, erscheint es vertretbar, Honig bei entsprechenden Erkrankungen auszuprobieren und abzuwarten, ob sich Verbesserungen ergeben. Insbesondere die positiven Ergebnisse aller Untersuchungen zu Honig im Mundraum rechtfertigen diese Schlussfolgerung (siehe orale Mukositis).

Honig bei virusbedingten Erkrankungen

Honig ist gegen Viren wirksam. Beispielsweise konnte eine gute Wirksamkeit gegen Rötelviren festgestellt werden (Zeina et al. 1996). Allerdings ist dieser Bereich vergleichsweise schlecht erforscht. Begrüßenswert ist es, dass es eine Studie an 16 Personen gibt, die an Lippen- und Genitalherpes litten und die entweder mit dem Standardmedikament Acyclovir-Creme oder lokalem Auftrag von Honig behandelt wurden (Al-Waili et al. 2004). Im Hinblick auf alle relevanten Parameter (Dauer der Schmerzen, Dauer bis zur Abheilung) schnitt Honig deutlich besser ab. Über viele Jahre ist zu diesem Themenbereich kaum etwas geforscht worden. Umso erfreulicher ist es, dass aktuell eine Studie läuft, die die Wirksamkeit von Kanukahonig bei Herpesinfektion untersucht

(Semprini et al. 2017). Eine andere Studie an 100 Kindern zeigte, dass Honig bei Mund- und Zahnfleischentzündungen durch Herpesviren wirksam ist (Abdel-Naby Awad et al. 2018).

Honig zur Behandlung des erkältungsbedingten Hustens

Unter Husten versteht man das explosionsartige Ausstoßen von Luft, bei dem sich die Stimmritze öffnet und die durch den Hustenreiz ausgestoßene Luft eine hohe Geschwindigkeit erreicht. Seine Funktion besteht darin, die Atemwege von Substanzen zu befreien, die diese verlegen oder verengen könnten. Er kann durch entzündliche, chemische (saure, alkalische, hyper- oder hypotone Substanzen) oder physikalische Reizungen (Rauch, Staubpartikel) der Schleimhaut der oberen und unteren Atemwege ausgelöst werden sowie durch mechanische Veränderungen (Atelektase, Verminderung der Lungen-Compliance). Der Hustenreiz wird über Hustenrezeptoren ausgelöst, die sich vor allem am Kehlkopf, der Stimmritze und an den Stellen, wo sich die Bronchien aufteilen, befinden.

Man unterscheidet den produktiven Husten (Auswurf von Schleim) vom trockenen Reizhusten (ohne Auswurf von Bronchialschleim) sowie akuten Husten (bis acht Wochen Dauer) und chronischen Husten (Dauer über acht Wochen). Im Laufe einer Erkrankung kann sich die Qualität des Hustens ändern. Beispielsweise ist der Husten zu Beginn einer Erkältung eher trocken (Reizhusten) und wird nach ein bis drei Tagen zu verschleimten Husten. Auslöser von akutem Husten sind meist Entzündungen der Atemwege und der Lunge (Sinusitis, Laryngotracheitis, Tracheobronchitis, Pneumonien, Erkrankungen des Rippenfells), die Aspiration von Fremdmaterial oder das Einatmen von Reizstoffen. Aber auch akute Herzerkrankungen, Lungenembolien sind mögliche Ursachen. Akuter Husten tritt auch bei Asthma bronchiale oder bei Einnahme von Medikamenten (z. B. ACE-Hemmern) auf.

Chronischer Husten wird meist durch Rauchen oder die längerfristige Inhalation anderer Schadstoffe hervorgerufen oder er ist eine Folgeerscheinung der vorgenannten Problematiken (z. B. COPD, Lungenkrebs, Asthma, chronische Herzerkrankungen).

Die Behandlung orientiert sich immer an den zugrundeliegenden Erkrankungen. Die aktuelle Leitlinie zur Behandlung von Husten zeigt, dass man bei einfachem Husten insgesamt zurückhaltend beim Einsatz von Medikamenten (Antibiotika, Antitussiva, Sekretolytika) sein sollte (https://www.awmf.org/uploads/tx_szleitlinien/053-013l_S3_akuter-und-chronischer-Husten_2021-06.pdf; Zugang 31.10.2021). Auf die vielfältigen Details bei den unterschiedlichen Erkrankungen in Bezug auf notwendige Diagnostik, Differentialdiagnosen und Behandlung kann an dieser Stelle nicht eingegangen werden. Auf der o. g. Internetseite lassen sich aber Details nachlesen.

Gemäß den oben genannten Leitlinien ist bei Erkältungshusten mit natürlichen Therapeutika bislang nur für Myrtol, Pelargonium Extrakt, Thymian/Efeu- oder Thymian/Primelwurzel-Präparate eine Linderung der Beschwerden nachgewiesen worden. Die Wirkung von Honig und anderen Hausmitteln (Ingwer, Inhalationen und Hühnersuppe) wird als wissenschaftlich nicht belegt betrachtet. An dieser Stelle soll der Frage nachgegangen werden, ob diese Bewertung von Honig als richtig betrachtet werden kann.

Honig bei Lungen- und Atemwegserkrankungen in der Volksmedizin

Honig ist mit einer Anwendungshäufigkeit von 76 % nach Inhalationen und einem heißen Zitronengetränk das in Deutschland am dritthäufigsten angewendete Hausmittel (Parisius et al. 2014). Auch wenn diese Studie nicht die Krankheiten beschreibt, bei denen Honig vorwiegend zum Einsatz kommt, so dürften Erkältungen sicher eine große Rolle spielen.

Eine Studie aus dem europäischen Raum zeigt, dass Honig mit einer Anwendungshäufigkeit von 41,9% an Platz eins der am häufigsten verwendeten Hausmittel steht und auch in Kombination mit Zitronen und Milch angewendet wird (Thielmann et al. 2016). In Nigeria rangiert die Empfehlung für Honig mit Zitrone bei Erkältungskrankheiten mit 19,5 % auf Platz 2 nach Kräutergetränken (39 %; Oyejide & Oke 1995). Studien zu Asthma zeigen, dass

- In Saudi-Arabien 34,5 % der Betroffenen zusätzliche Methoden nutzen und dass Honig mit einer Anwendungshäufigkeit von 24,5 % die am häufigsten angewendete Methode ist (Al Moamary 2008) und
- In der Türkei 66 % der Kinder mit Asthma zusätzliche Methoden nutzen, und dort Honig mit einer Anwendungshäufigkeit von 41,6 % die am zweithäufigsten genutzte Methode nach Kräutern (45 %) ist (Hocaoglu Babayigit 2015).

Studien zu Honig bei Atemwegserkrankungen

Die erste dreiarmige Studie untersuchte Honig gegenüber Dextromethorphan (Antihustenmittel) oder keiner Behandlung bei 108 Kindern. Sie fand, dass eine Honig- oder eine Dextromethorphan-Behandlung besser waren als keine Behandlung. Unterschiede zwischen Honig und Dextromethorphan fanden sich nicht (Paul et al. 2007).

Eine zweite Studie mit 139 Kindern untersuchte Honig im Vergleich zu Dextromethorphan oder Diphenhydramin, einem Medikament, welches ursprünglich gegen Allergien eingesetzt wurde, heute aber auch Bedeutung bei der Behandlung von Übelkeit und Erbrechen oder zur Beruhigung hat. In dieser Studie erwies sich Honig als den beiden Medikamenten überlegen (Shadkam et al. 2010).

Eine dritte Studie verglich drei verschiedene Sorten Honig (Eukalyptus-Honig, Zitrus-Honig, Lippenblütler-Honig) gegen ein Placebo (Dattelextrakt als Scheinarzneimittel) bei 270 Kindern mit Husten. Häufigkeit und Schwere der Hustenattacken, Beeinträchtigung des Kindes durch den Husten und die Qualität des Schlafes des Kindes sowie der Eltern wurden abgefragt und verglichen. Alle drei Arten von Honig verbesserten die Beschwerden deutlich effektiver als der Dattelextrakt. Die Autoren der Arbeit (Cohen et al. 2017) betonen, dass Honig nach ihrer Ansicht die zu bevorzugende Methode der Behandlung von Husten bei Erkrankungen der oberen Atemwege bei Kindern darstellt, die älter als ein Jahr sind (Bei Säuglingen besteht die Gefahr von Botulismus durch Honig – Details siehe entsprechendes Kapitel).

Die vierte, dreiarmige Studie untersuchte 145 Kinder und verglich Honig, Salbutamol und Placebo. Auch in dieser Studie stellte sich Honig als überlegene Option dar (Waris et al. 2014).

Auf der Basis von den genannten 4 Arbeiten schlussfolgern Oduwole und Mitarbeiter, dass nichts gegen den Einsatz von Honig spricht (Oduwole et al. 2018). Sie schreiben, dass Honig Hustensymptome stärker lindert als keine Behandlung, Diphenhydramin oder Placebo, aber kaum wirksamer ist als Dextromethorphan. Des Weiteren reduziert Honig wahrscheinlich die Hustendauer besser als Placebo und Salbutamol.

Zwei weitere Studien wurden nicht berücksichtigt:

1. Eine Studie an 87 Kindern verglich zwei iranische Honige mit Diphenhydramin und fand, dass zwar alle Mittel die Hustenbeschwerden besserten, jedoch beide Honige dem Diphenhydramin überlegen waren (Ayazi et al. 2017).
2. Eine weitere Studie an 134 Kindern, die entweder Milch mit Honig oder Dextromethorphan und Levodropropizin erhielten, ergab Vorteile für Milch mit Honig (Miceli Sopo et al. 2015).

So scheint auf der Basis von nunmehr sechs Studien der Einsatz von Honig bei Husten sinnvoll zu sein.

Honig in Kombination mit Pflanzenextrakten

Aktuell gibt es 2 Studien zu Pflanzenextrakten von Grindelien (Grindelia robusta), Spitzwegerich (Plantago lanceolata) und Italienischen Strohblumen (Helichrysum italicum), die mit Honig vermischt auf Wirksamkeit bei Husten bei Kindern untersucht wurden. Die Mischung ist unter dem Namen grinTuss® im Handel erhältlich. Beiden Studien, die zusammen 252 Kinder untersucht haben, konnten nachweisen, dass der honighaltige Sirup Husten effektiver lindert als Placebo oder Carbocystein (Schleimlöser) (Cohen et al. 2016; Canciani et al. 2014). Ob die Wirkung von grinTuss® damit eher den Phytotherapeutika, dem Honig oder Kombination von beiden zuzuschreiben ist, bleibt unklar. Spitzwegerich und Italienische Strohblume scheinen bei Atemwegserkrankungen aktiv wirksam zu sein (Antunes Viegas et al. 2014; Beer & Loew 2008).

Eine weitere Studie, die Extrakte der Wilden Malve (Malva sylvestris), vom Echten Alant (Inula helenium), vom Breitwegerich (Plantago major) und der Mittelmeer-Strohblume (Helichrysum stoechas) in Kombination mit Akazienhonig (KalobaTUSS®) bei 106 Kindern im Vergleich zu Placebo untersuchte, ergab, dass das Produkt gut verträglich ist und positiv wirkt, indem es die Schwere und die Dauer des Hustens reduziert, bzw. verkürzt (Carnevali et al. 2021).

Eine weitere Studie an 60 Kindern untersuchte, ob sich die Wirksamkeit von Honig gegen Husten durch Zugabe von Ananasextrakt verbessern lässt, fand aber keine Hinweise dafür (Peixoto et al. 2016).

Ebenfalls auf dem Markt ist ein Medizinprodukt gegen Reizhusten mit dem Namen Silomat® Eibisch/Honig Sirup®. Es handelt sich um eine Mischung von Eibischwurzelextrakt (Wurzel von Althaea officinalis) und polyfloralem Honig aus Frankreich, der den Qualitätsanforderungen des Europäischen Arzneibuches entspricht. Dieser soll

- zur Linderung, Beruhigung und Verringerung von Hustenreiz,
- zur Linderung und Beruhigung von hartnäckigem trockenem Husten und Reizhusten und
- zur Beruhigung der gereizten Stellen im Hals

führen, um das Wechselspiel zwischen Rachenreizungen und Hustenreiz zu unterbrechen und so Symptome von trockenem Husten/Reizhusten zu mindern. Klinische Studien sind bislang nicht publiziert worden. Aber Studien zum Eibischwurzelextrakt zeigen, dass darin Wirkstoffe enthalten sind, die gegen Husten wirksam sind (Deters et al. 2010; Rouhi & Ganji 2007). Ansonsten scheinen Polysaccharide aus der Süßholzwurzel sehr wirksam gegen Husten zu sein (Nosalova et al. 2013).

Honig bei chronischem Husten

Normalerweise verschwinden mit dem Ende einer Erkältung die Beschwerden, doch manchmal haben die Betroffenen noch wochenlang später einen starken Hustenreiz, der sehr störend sein kann. Der Frage nach neuen Behandlungsmöglichkeiten haben sich iranische Wissenschaftler gestellt. Dazu haben sie 97 Patienten mit einem mittleren Alter von 40 Jahren rekrutiert. Diese erhielten entweder (1) eine Mischung von Honig und Kaffeepulver (500 g Honig + 70 g Instantkaffeepulver; Dosierung 3 x ca. 25 g täglich) oder (2) einen Cortisonabkömmling (13,3 mg Prednisolon) oder (3) ein Placebo (25 g Guaifenesin – Substanz zur Lösung von Bronchialsekret). Die Patienten beurteilten den Schweregrad ihrer Probleme vor und nach der Behandlung. Sie waren entsprechend ihrer demographischen Daten gleichmäßig auf die Studienarme verteilt worden. Im Ergebnis erbrachte nur die Honig-Kaffee-Mischung eine deutliche Verbesserung der Beschwerden. Interessanterweise übertraf die Mischung von Honig und Kaffee die Wirksamkeit konventioneller Behandlungsansätze (Raeessi et al. 2013).

Wirkmechanismen von Honig

Eine wichtige Frage in Zusammenhang mit dem Thema Honig bei Husten ist, ob Honig aufgrund seiner Inhaltsstoffe geeignet wäre, eine Besserung der Beschwerden herbeizuführen. Vielfach wird Honig auch heute noch als nichts Anderes als eine Mischung von Wasser und Zucker angesehen. Die oben erwähnte Studie, die verschiedene Sorten von Honig mit Dattelextrakt als Scheinarzneimittel verglich, spricht dafür, dass es die Inhaltsstoffe von Honig sind, bei Husten einen pharmakologischen Effekt haben (Cohen et al. 2012).

In einer Studie zu den Hintergründen zur Modulation des Hustenreflexes zeigte sich, dass süßer Geschmack und Menthol dazu führen, dass der Hustenreiz unterdrückt wird (Wise et al. 2012; Wise et al. 2014). Im Honig finden sich verschiedene ätherische Öle ähnlich dem Menthol, so dass sich dadurch eine verbesserte Wirksamkeit gegenüber den Zuckerlösungen erklären lässt. Auch Polysaccharide sollen den Hustenreflex beeinflussen (Nosalova et al. 2013[1,2]). Diese kommen in geringen Mengen im Honig vor. Schließlich soll Honig einen Schutzfilm über die gereizten Schleimhäute legen, so dass die Reizschwellen verringert sind. Neben den genannten Effekten kann die lokale antivirale und antibakterielle Wirkung von Honig dazu beitragen, dass die Infektion schneller abklingt, was zur Gesundung beiträgt.

Zusammenfassung

Die Gesamtschau der vorliegenden Daten zu Honig bei Husten zeigt, dass Honig als eine sinnvolle Möglichkeit zur Behandlung des Hustens anzusehen ist. Diese Schlussfolgerung stimmt mit den aktuellen Meta-Analysen der vorliegenden Studien zum Thema (Nitsche & Carreño 2016; Oduwole et al. 2018; Marseglia et al. 2021) überein, die wie bereits erwähnt, die neuesten Studien noch nicht berücksichtigen. Nitsche und Carreño fassten die Ergebnisse folgendermaßen zusammen: Honig

1. verringert wahrscheinlich die Schwere und die Häufigkeit des Hustens bei Kindern
2. verbessert den Schlaf der Eltern und der Kinder
3. ist mit einer geringfügig erhöhten Wahrscheinlichkeit von Nebenwirkungen (Bauchschmerzen, Übelkeit, Erbrechen) vergesellschaftet und
4. erscheint hilfreich, sicher und nebenwirkungsarm sowie kosteneffizient und kann so empfohlen werden.

Die Studiendaten zu Honig, dem verschiedene pflanzliche Wirkstoffe (Pflanzenextrakte, Kaffee) zugesetzt wurden, sprechen dafür, dass sich die Wirksamkeit von Honig weiter verbessern lässt, bzw. Honig die Wirksamkeit dieser Pflanzenwirkstoffe verbessert.

Trotzdem bleiben viele Fragen offen. Zu klären ist,

- ob es Honige gibt, die mehr oder weniger gut für die Behandlung des Hustens geeignet sind (aromatische Honige wie Thymianhonig könnten besser geeignet sein),
- welche Inhaltsstoffe außer Zucker für die Wirksamkeit von Honig wichtig sind,
- welche pflanzlichen Zusätze besonders geeignet sind für die Verbesserung der Wirksamkeit,
- ob die Wirksamkeit von Honig bei Erwachsenen mit akutem Husten genauso gut ist (Studien erfolgten nur bei Kindern).

Es ist zu hoffen, dass Studien zur Klärung dieser neuen Fragen bald initiiert werden.

Honig bei Asthma

Eine Studie an 76 Patienten zeigte, dass die orale Anwendung von 7,5 ml Honig (drei Monate lang zweimal täglich) zu einer Verbesserung verschiedener Parameter der Lungenfunktion bei mittelschwerem und schwerem Asthma führt (Waqas et al. 2018). Dieser Studie widerspricht ein systematisches Review zum Thema, dass zu dem Schluss kommt, dass im Wesentlichen Kombinationen von Honig und Echtem Schwarzkümmel (Nigella sativa) die Verbesserung der Lungenfunktionen bewirken, während Honig allein bei der Kontrolle von Asthma wenig wirksam ist (Abbas et al. 2019).

Honig und Über- und Untergewicht

Übergewicht geht neben psychologischen Problemen oft auch mit einer mechanischen Belastung der Gelenke einher. Insbesondere die Kniee werden stark beansprucht. Auch die Wirbelsäule kann so frühzeitig verschleißen. Darüber hinaus gilt Übergewicht als Wegbereiter für Krankheiten wie metabolisches Syndrom, Diabetes (Zuckerkrankheit), Bluthochdruck, und Herzleiden. Ferner stehen Übergewicht sowie erhöhter Fettkonsum im Zusammenhang mit verschiedenen Krebserkrankungen (z.B. Dickdarmkrebs, Gebärmutterschleimhautkrebs/ Endometriumkarzinom). In einer Studie an 14 normalgewichtigen Frauen, bei der die Auswirkungen von 450 kcal Honig oder Haushaltszucker (Sukrose) verglichen wurden, konnte gezeigt werden, dass es unter Honig zu einer verzögerten Freisetzung von Grhelin, einem appetitanregenden Hormon, dass vor allem in der Magenschleimhaut gebildet wird, kommt. Des Weiteren kommt es zu einer vermehrten Freisetzung von Peptid YY im Dünn- und Dickdarm. Da Ghrelin eine appetitanregende Wirkung und Peptid YY eine appetitsenkende Eigenschaft hat, lässt sich daraus ableiten, dass Honig im Vergleich zu Zucker weniger der Entstehung von Übergewicht Vorschub leistet (Larson-Meyer et al. 2010). Auch bei Unterernährung scheint Honig sinnvoll zu sein, denn Honig hat in der Studie gezeigt, dass es die Magenentleerung und die Aufnahme von Eiweißen fördert (Shaaban et al. 2010). In einer solchen Situation trägt Honig möglicherweise zur schnelleren Wiederherstellung der Körperabwehr bei (Abdulrhman et al. 2011).

Honig in der Dermatologie

<u>Lichen planus</u>

Eine Untersuchung zum Lichen planus, einer entzündlichen Hauterkrankung unklarer Herkunft, ergab keine Wirksamkeit, wenn die Patienten Honig zusätzlich zu einer Standardtherapie erhielten (Sanatkhani et al. 2014).

Akne

Schon in der Antike wurde Akne unter anderem mit Bienenprodukten behandelt. Die Griechen und Ägypter empfahlen Honig für „weichere Läsionen“ und eine Seifenmischung für hartnäckigere Stellen (Eber et al. 2017). Dioscorides (~ 40 – 90 n. Chr.), ein römischer Chirurg und Sanitäter, lobt die positiven Eigenschaften von Myrrhe (Harz eines in Anatolien beheimateten dornigen Busches) gegen Akne, wenn diese mit Kassia (Pflanze aus der Unterfamilie Johannisbrotgewächse) und Honig gemischt wird (Eber et al. 2017). Eine Untersuchung zur Akneproblematik zeigte, dass Honig die verantwortlichen Bakterien abtötet und daher auch bei Akne sinnvoll sein könnte (Eady et al. 2013). Trotz interessanter in-vitro-Daten konnte eine klinische Studie, bei der sich die Teilnehmer zweimal täglich die Haut mit Kanukahonig in Kombination mit 10% Glycerin einreiben und 30 – 60 Minuten einwirken lassen mussten, nicht zeigen, dass dies wirksamer ist als eine Standardbehandlung mit antibakterieller Seife (Semprini et al. 2016).

Atopische Dermatitis (Neurodermitis)

In zwei Studien wurde Honig als Mittel zur Behandlung der Atopischen Dermatitis untersucht. Die erste untersuchte eine Mischung aus natürlichem Honig, Bienenwachs und Olivenöl und stellte fest, dass bei acht von zehn Patienten nach 2 Wochen eine signifikante Verbesserung auftrat (Al-Waili 2003).

Bei einer weiteren Studie wurden 15 Patienten mit bilateraler Atopischer Dermatitis gebeten, an sieben aufeinanderfolgenden Tagen über Nacht Manukahonig auf der einen Seite aufzutragen und die kontralaterale Seite unbehandelt zu lassen (Alangari et al. 2017). Bei allen Patienten verbesserten sich die Läsionen mit der Manuka-Honig-Behandlung im Vergleich zur Vorbehandlung und den Kontrollläsionen deutlich.

Bei verschiedenen Hauterkrankungen (Schuppenflechte, Ekzemen, atopische Dermatitis, Neurodermitis) war Kanukahonig einer Standardbehandlung nicht überlegen (Fingleton et al. 2014). Das klingt im ersten Moment nicht wie ein positives Ergebnis, zeigt aber, dass Honig einer Standardtherapie ebenbürtig ist und daher eingesetzt werden kann.

Intertrigo

Hautfalten sind anfälliger für Reizungen und nachfolgende Infektionen aufgrund von Faktoren, die den Hautabbau fördern, wie Feuchtigkeit, Reibung und Exposition gegenüber Körpersekreten, insbesondere Schweiß. Diese Art von entzündlichem Ausschlag wird als Intertrigo bezeichnet (Mistiaen et al. 2004). In einer multizentrischen Interventionsstudie wurden zwei topische Behandlungen verglichen, d. h., eine Standardtherapie mit Zinkoxidsalbe und einer Honigbarrierecreme bei 31 Patienten mit symmetrischer Intertrigo in großen Hautfalten. Die Studie ergab keine signifikanten Unterschiede zwischen den beiden Gruppen und beide Behandlungen waren wirksam. Die Verwendung der Honigschutzcreme zeigte jedoch eine geringere Anzahl von Juckreizbeschwerden (12,9% gegenüber 29,0%), sodass die Honigbarrierecreme als geeignete Alternative bei der Behandlung von Intertrigo angesehen wird, da sie den Patientenkomfort fördert (Nijhuis et al. 2012).

Rosacea

In einer randomisierten, placebokontrollierten Studie wurden 90%iger Kanuka-Honig in medizinischer Qualität und 10%ige Glycerincreme mit einer nichtionischen Creme auf Paraffinbasis (Cetomacragol) verglichen. Die Situation verbesserte sich am Ende der achten Woche gegenüber dem Ausgangswert bei Honig um 34,3% und um 17,4% in der Kontrollgruppe (Braithwaite et al. 2015).

Honig bei Entzündungen der Nasenschleimhäute durch Pilze

Pilzinfektionen der Nasenschleimhäute treten oftmals bei Patienten auf, deren Immunsystem unterdrückt ist. Eine entsprechende Infektion kann mit einem Ausfluss aus der Nase, übelriechendem Geruch und Schmerzen im Bereich der Nasennebenhöhlen einhergehen. In einer Studie zur Behandlung dieser Problematik an 34 Patienten sprühte sich die Hälfte der Probanden eine mit Kochsalzlösung verdünnte Manukahoniglösung in die Nase, während die andere Hälfte die bisherige Behandlung fortsetzte. Insgesamt fand sich kein wesentlicher Unterschied, einige Patienten gaben jedoch deutliche Erfolge bei Anwendung der Honiglösung an (Thamboo et al. 2011).

Honig in der Gynäkologie und Geburtshilfe

Pilzinfektionen der Scheide stellen ein häufiges Problem in der Gynäkologie dar. Mehrere Studien haben sich mit der Frage beschäftigt, ob Honig in dieser Situation zu einer Besserung der Situation beitragen könnte. In den Studien wurde Honig mit Joghurt oder neutraler Creme vermischt und mit Hilfe eines Applikators intravaginal angewendet. Verglichen wurde diese Mischung mit einem klassischen Antipilzmittel (z. B. Clotrimazol). In allen Studien zeigte sich eine vergleichbare Wirksamkeit. Gerade im Hinblick auf den Wunsch vieler Patientinnen nach einer natürlichen Behandlung gibt es mit diesen Mischungen eine Alternative zu klassischen Medikamenten (Abdelmonem et al. 2012; Darvishi et al.

2015; Banaeian et al. 2017). Zu den Möglichkeiten der Behandlung einer Dysmenorrhoe sei auf das entsprechende Kapitel verwiesen.

Unter der Geburt und bei Wehentätigkeit ersetzt Honig die verbrauchten Kalorien, belastet den Stoffwechsel nicht und verhindert eine Laktatazidose (Maganha e Melo & Peraçoli 2007).

Eine weitere Studie untersuchte den Einfluss von medizinischem Honig (bestrahlt und dadurch nicht gefährlich im Hinblick auf Clostridien) auf die Entwicklung von Frühgeborenen (Aly et al. 2017). Sie zeigt, dass frühgeborene Kinder von der zusätzlichen Gabe von Honig profitierten und schneller wuchsen (höheres Gewicht, größerer Kopfumfang nach 2 Wochen) und eine günstigere Darmflora aufwiesen.

Honig bei Krebserkrankungen

In vielen Apitherapiebüchern und auch in einigen wissenschaftlichen Artikeln wird erwähnt, dass Honig, neben den oben intensiv besprochenen Aspekten auch die Entstehung von Krebs verhindern soll (z. B. Badalato et al. 2017). Das Problem bei den meisten Darstellungen zum Thema ist, dass Ergebnisse von Untersuchungen im Labor direkt auf die Situation des ganzen Menschen übertragen werden. Viele Arbeiten suggerieren dies (z. B. Seyhan et al. 2017). Das ist jedoch nicht korrekt, denn wie bereits eingangs erwähnt, sollte die Wirksamkeit erst in Studien am Menschen nachgewiesen werden. Allerdings scheint es so zu sein, dass Honig in Marokko die am häufigsten verwendete Methode ist, die parallel zur konventionellen Medizin eingesetzt wird. Honig wurde dort mit einer Häufigkeit von 29% angewendet, gefolgt von Thymian (18%), Bockshornklee (15%), Schwarzkümmel (8%) und Knoblauch (8%) (Orfi et al. 2021). Nach den Daten einer anderen Studie ist die längerfristige Gabe von Honig auch bei Brustkrebspatientinnen sicher. In der Honiggruppe (20 g täglich über 12 Wochen) war die Zahl weißer Blutkörperchen und der Thrombozyten unter einer antihormonellen Therapie (Aromatasehemmer) höher (Zakaria et al. 2018).

Sonstige Wirkungen von Honig

In Tierexperimenten hat ein palästinensischer Honig die Zahl der Spermien in den Nebenhoden um 37 % erhöht (Abdul-Ghani et al. 2008).

Bei Patienten mit einer Hautleishmaniose (kutane Leishmaniose, Orient- oder Aleppobeule), einer Erkrankung, die durch Parasiten der Gattung Leishmania hervorgerufen wird und durch Stiche infizierter Mücken weitergegeben wird, wurde eine Behandlung mit N-Methylglucamin-Antimonat (Glucantim®) allein und in einem Studienarm mit Honig bei insgesamt 100 Patienten durchgeführt. Hier führte die Zugabe von Honig zu keiner Verbesserung der Wirksamkeit (Nilforoushzadeh et al. 2007).

Einige Autoren unterstellen Honig auch nervenschonende (neuroprotektive) oder den Knochenabbau (Osteoporose) verhindernde Wirkungen und argumentieren auf der Basis verschiedener Befunde in dieser Richtung (Mijanur Rahman et al. 2014; Mohd Effendy et al. 2012). Aussagekräftige Studien zu den Themen fehlen. Insofern kann eine Anwendung in diesen Bereichen nicht empfohlen werden.

Insbesondere Tualanghonig soll den diastolischen Blutdruck und den Nüchternblutzucker senken (Ab Wahab et al. 2018). Dieser Honig stammt von einem Baum der Unterfamilie der Johannisbrotgewächse (Koompassia excelsa), der in Südostasien vorkommt.

Eine Studie an 68 Patienten zeigte, dass die Mischung aus Milch und Honig den Schlafzustand von Patienten mit akutem Koronarsyndrom (instabile Angina pectoris, Herzinfarkt) verbessert (Fakhr-Movahedi et al. 2018).

Honig von Rhododendren – ein Ersatz für Viagra®?

Bienenhonig mit hohen Anteilen von Pollen und Nektar von Rhododendron ponticum, einer Rhododendrenart, die an der türkischen Schwarzmeerküste vorkommt, enthält so genannte Grayanotoxine (z. B., Grayanotoxin I, Andromedotoxin, Rhomotoxin) aus der Klasse der Diterpene. Insgesamt wurden mehr als 25 verschiedene Grayanotoxine entdeckt. Je nach Mischung und Konzentration dieser Giftstoffe im Honig lösen sie Schwindel, Blutdruckabfall, Herzschlagverlangsamung (Bradykardie), Lähmungen, Übelkeit, Erbrechen, Durchfälle oder Halluzinationen aus. Aufgrund der Herkunft wird der Honig als Pontischer Honig oder Türkischer Wildhonig bezeichnet; wegen seiner Wirkung auch Tollhonig bzw. Giftiger Honig. Todesfälle sind bislang nicht bekannt geworden (Silici et al. 2015). Bei schweren Vergiftungen mit Kreislaufschwäche wird als Gegenmittel das Gift der Tollkirsche (Atropin) gegeben.

Bislang hat man sich ausschließlich mit der gesundheitlichen Problematik dieses Honigs beschäftigt und vor dem Verzehr aus der Region der türkischen Schwarzmeerküste gewarnt (http://www.bfr.bund.de/cm/343/vergiftungsfaelle_durch_grayanotoxine_in_rhododendron_honigen_aus_der_tuerkischen_schwarzmeerregion.pdf). In der Literatur finden sich zahlreiche Berichte von Personen, die nach dem Genuss von Pontischem Honig mit dem Bild eines akuten Herzinfarkts oder sonstigen Herz-Kreislaufproblemen in Kliniken eingeliefert wurden. In manchen

Fällen schienen die Personen fast dem Tode nah zu sein (Jansen et al. 2012).

Vor diesem Hintergrund fragt man sich, warum die Zahl der Berichte zu Vergiftungen mit Pontischem Honig in den letzten Jahren deutlich zugenommen hat. Fehlte es an gesundheitlicher Aufklärung in der Türkei? Silici und Mitarbeiter (2015) konnten 1199 Vergiftungsfälle aufarbeiten. Ferner fragte man sich, warum deutlich häufiger Männer (75%) in der Altersgruppe zwischen 41 und 65 Jahren (83%) von den Vergiftungen betroffen sind (Silici et al. 2015). Im Fall von unbeabsichtigten Vergiftungen müssten alle Altersgruppen und auch Frauen unter den Vergifteten gleichermaßen vertreten sein. Bei dieser hohen Fallzahl konnte der Zufall ausgeschlossen werden. In den letzten Jahren wurde deutlich, dass der Pontische Honig als Medizin gegen Bluthochdruck und bei Impotenz eingesetzt wird. Beide Probleme sind bei Männern und in der genannten Altersgruppe deutlich häufiger anzutreffen (Silici et al. 2015). Die Wirkung als Potenzmittel scheint wohl die wichtigere zu sein. In einer Studie berichteten 10 türkische Imker, dass sie diese Wirkung als besonders wichtig ansehen und deshalb der Honig von den Frauen gekauft wird (Demircan et al. 2009). In der Literatur finden sich Fallberichte, in denen es dann zu Überdosierungen gekommen ist, denn in der Region blühen parallel zu den Rhododendren auch andere Pflanzen (Yarlioglues et al. 2011). Je nach Anteil des Rhododendrenhonigs im polyfloralen Honig schwankt die Konzentration der Grayanotoxine.

Die Geschichte dieser Wirkungen der Grayanotoxine erinnert an den Wirkstoff Sildenafil, besser bekannt unter seinem Handelsnamen Viagra®. Sildenafil hat blutdrucksenkende Eigenschaften und wurde ursprünglich als Blutruckmedikament entwickelt. Die potenzsteigernde Wirkung wurde auch erst später entdeckt.

Der Umstand, dass Pontischer Honig wohl von weiten Bevölkerungsschichten in der Türkei vorwiegend als Potenzmittel angewendet wird, wirft viele Fragen auf, denn bislang wurden ja nur die Fälle dokumentiert, in denen es aufgrund von Überdosierungen zu Vergiftungserscheinungen kam. Fragen nach dem Anteil der Bevölkerung, die Pontischen Honig nutzen, der Anwendungshäufigkeit und der Häufigkeit von Komplikationen unter der Einnahme von Pontischem Honig können bislang nicht beantwortet werden.

Im Übrigen – auch bei Bienen können Verhaltensänderungen unter dem Einfluss von Grayanotoxinen beobachtet werden. Sie verbringen z. B. mehr Zeit mit dem Kopf nach unten. Aber die Grayanotoxine scheinen für Bienen nicht tödlich zu sein. Eine LD50 für Bienen ist bislang nicht bekannt (Oliver et al. 2015).

Manukahonig – Ist er so viel gesünder und besser als andere Honige?

Honig aus dem Blütennektar der Südseemyrte (Manuka; lat.: Leptospermum scoparium) findet sich heute als Naturheilmittel im Handel. Medihoney ist der Handelsname des sicherlich bekanntesten Produktes von Manukahonig, welches Ende 2004 die CE-Zertifizierung als Medizinprodukt und 2007 schließlich sogar die Zulassung durch U. S. Food and Drug Administration (FDA, Behörde für Lebens- und Arzneimittel) der USA erhielt. Haupteinsatzgebiet ist die Behandlung von Wunden aller Art. Die Wirksamkeit in dieser Indikation wird durch vielfältige Publikationen dokumentiert. Eine Liste der Publikationen findet man unter http://www.medihoney.de/sites/publikationen.html; Zugang 18.08.2017. Es konnte gezeigt werden, dass Methylglyoxal, der besondere Wirkstoff von Manukahonig, die Fimbrien und die Geißeln von Bakterien zerstört, so dass diese sich nicht an Körperzellen anheften oder sich fortbewegen können (Rabie et al. 2016).

Die Besonderheit von Manukahonig hat auch einige Menschen dazu veranlasst, dem Manukahonig weitere positive Wirkungen zu unterstellen. Unter anderen suggerieren die Bücher von Detlef Mix und Paula Kons, dass Manukahonig quasi ein Allheilmittel gegen eine Vielfalt an Beschwerden und Krankheiten ist. Sie loben und preisen diesen Honig über alle Maßen. Einsatzgebiete von Manukahonig sollen sein (http://www.manuka-neuseeland.info/; Zugang 16.09.2017; http://www.alternativ-gesund-leben.de/wie-gesund-ist-hochwertiger-echter-Manukahonig-aus-neuseeland/; Zugang 20.09.2017; Mix 2014; Kons 2017):

- Bekämpfung von Helicobacter pylori, dem Erreger von Magengeschwüren und Magenschleimhautentzündungen – innerliche Anwendung
- Erkältungen, Bronchitis und Lungenentzündungen – innerliche Anwendung
- Hautpilz, Fußpilz – äußerliche und innerliche Anwendung
- Entzündungen am Gaumen oder am Zahnfleisch sowie im Mund und Rachenraumes
- Ekzeme und Akne
- Linderung von Erkältungen mit Halsschmerzen, Atemwegserkrankungen
- Hautpflege
- Magen- und Darmproblemen

- Einschlafhilfe und zur Beruhigung
- Stärkung des Immunsystems
- Unterstützung gegen Schuppenflechte

Der Vergleich zwischen den oben angegebenen Behandlungsindikationen und den vorliegenden Studien zeigt, dass die Angaben zum Teil nicht mit den Ergebnissen von Studien zu Manukahonig in Einklang zu bringen sind. Zu den genannten Indikationen liegen folgende Informationen vor:

- Erkältungen, Bronchitis und Lungenentzündungen: Zu dieser Indikation gibt es weder Laborstudien noch Studien am Menschen. Bei chronischer Nasennebenhöhlenentzündung waren Spülungen mit Manukahoniglösung nicht besser als Kochsalzlösung, wenn Antibiotika gegeben wurden. Wenn auf Antibiotika verzichtet wurde, wurden die Keime in 50% der Fälle durch Manukahonig eliminiert (Lee et al. 2017). Bei Patienten mit zystischer Fibrose (Mukoviszidose) zeigten vorläufige Daten, dass Manukahonig einen klinisch wichtigen Unterschied in der Lebensqualität und ein signifikant besseres Ergebnis bei der klinischen Untersuchung erzielte. Eine mikrobiologische Kontrolle war jedoch schwierig zu erreichen (Lee et al. 2021).
- Infektionen am Gaumen oder am Zahnfleisch: Manukahonig wirkt kaum gegen den Karieserreger Streptococcus mutans und führt zur Demineralisierung des Zahns (Safii et al 2017). Eine frühe Studie zu Manukahonig imprägnierten Kauledern mit 30 Teilnehmern zeigte initial positive Ergebnisse.
- Haut:
    - Ekzeme und Akne: Eine kleine Studie zeigt möglicherweise einen positiven Effekt von Manukahonig bei atopischer Dermatitis (Neurodermitis) (Alangari et al. 2017). Keine Daten zur Akne.
    - Hautpflege: Keine Daten zu Manukahonig
    - Unterstützung gegen Schuppenflechte: Keine Daten zu Manukahonig
    - Fußpilz: Manukahonig hat eine gewisse Wirkung gegen Pilze, dazu gibt es jedoch nur Laborstudien (Yabes et al. 2017).
- Magen- und Darmtrakt:

- Magengeschwüre und Magenschleimhautentzündungen: Zu dieser Indikation gibt es keine Studien am Menschen für Manukahonig, nur Laborstudien. Diese reichen jedoch nicht aus, um daraus eine Behandlungsempfehlung ableiten zu können (Al Somal et al. 1994).
- Magen- und Darmproblemen: Eine tierexperimentelle Studie an Ratten weist auf eine Wirksamkeit von Manukahonig hin. Eine Studie zu Manukahonig mit hohen Methylglyoxalwerten (UMF 20+) hatte bei 20 gesunden Personen im Vergleich zu konventionellem Honig keinen Einfluss auf deren Darmflora (Wallace et al. 2010).

- Einschlafhilfe und zur Beruhigung: Keine Daten zu Manukahonig. Die ätherischen Öle der Manukapflanze haben sich jedoch im Tierversuch als entspannungsfördernd herausgestellt.
- Stärkung des Immunsystems: Keine Daten zu Manukahonig

Die Ergebnisse weiterer Studien am Menschen sind im Folgenden kurz vorgestellt:

- Manukahonig zur Vorbeugung und Behandlung von Schleimhautentzündungen im Mund-/Rachenraum bei Strahlentherapie wegen bösartiger Erkrankungen im Hals-, Rachen- und Lungenbereich: Studien mit Manukahonig bei Strahlentherapie zeigten keine Vorteile für Manukahonig, während Studien mit „normalem" Honig deutliche Vorteile zeigten (Bardy et al. 2012; Fogh et al. 2017; Hawley et al. 2014). Konventioneller Honig scheint hier besser als Manukahonig zu sein.
- Manukahonig bei Wunden am Augenlid: Wunden an den Augenlidern von 55 Patienten wurden mit Vaseline behandelt und einige erhielten, zufällig zugeteilt, zusätzlich eine Behandlung mit Manukahonig. Unabhängige Untersucher, die nicht wussten, welche Wunden mit Manukahonig behandelt wurden, konnten keine Unterschiede bezüglich der Wundheilung beobachten (Malhotra et al. 2017). Eine weitere Studie bei 53 Patienten mit entzündeten Wunden am Augenlid (Blepharitis) fand, dass die lokale Anwendung einer Manukahonig-Mikroemulsion-Augencreme über Nacht verschiedene Aspekte einer entzündeten Wunde am Augenlid verbesserte (Augenoberflächensymptomatik, Tränenfilmstabilität, Lipidschichtdicke, Lidrandfärbung, Bakterienbelastung). Das günstige klinische Wirksamkeits- und Verträglichkeitsprofil lässt die manukahonighaltige Augencreme zur

Behandlung von entzündeten Wunden am Augenlid vielversprechend erscheinen (Craig et al. 2020).

- Trockenes Auge: Sechsundvierzig Probanden mit Symptomen im Zusammenhang mit trockenem Auge erhielten nach dem Zufallsprinzip entweder den Augentropfen mit Manukahonig oder ein kommerziell erhältliches Standardprodukt. Vor und nach 28 Tagen, in denen die Probanden die Augentropfen enwendeten, wurden verschiedene relevante Parameter erhoben. Die Manukahonig enthaltenden Augentropfen waren wirksam bei der Verringerung der Verdunstungsrate des Tränenfilms und waren wirksamer bei der Verbesserung der Symptome des trockenen Auges im Vergleich zu den Kontroll-Augentropfen (Tan et al. 2019).
- Manukahoniggaze zur Behandlung von neuropathischen, diabetischen Fußgeschwüren: 63 Patienten mit diabetischem Fuß erhielten eine Behandlung mit Manukahoniggaze oder eine konventionelle Wundbehandlung. Es zeigte sich, dass die Wunden, die mit Manukahonig behandelt wurden, schneller keimfrei waren und schneller abheilten (mit Manukahonig innerhalb von 31 Tagen, mit konventioneller Behandlung innerhalb von 43 Tagen; Kamaratos et al. 2014). In einer anderen Studie bei 31 Patienten war Manukahonig einer Behandlung mit Silberalginat unterlegen (Tsang et al. 2017). Aufgrund des Methylglyoxals halten manche Autoren Manukahonig bei Brandwunden und diabetischen Geschwüren für nicht geeignet (Majtan 2011).
- Manukahonignasenspray bei pilzbedingter Nasennebenhöhlenentzündung: Im Rahmen einer Studie sprühte ein Teil der 34 Patienten mit pilzbedingter Nasennebenhöhlenentzündung eine Manukahonig/Kochsalzlösung zusätzlich zu ihrer Basismedikation. Es wurden keine Unterschiede zwischen den Gruppen gefunden (Thamboo et al. 2011).
- Bei chronischen Nasennebenhöhlenentzündungen erwies sich Manukahonig bei einer Studie an 25 Patienten ebenbürtig zu einer Standardtherapie mit gezielt eingesetzten Antibiotika und Kochsalzspülungen (zweimal täglich) (Ooi et al. 2019).
- Manukahonig bei infizierten Venengeschwüren (Ulcus cruris): Bei 108 Patienten mit infizierten Venengeschwüren am Bein wurde Manukahonig gegen eine Hydrogel-Behandlung getestet. Es zeigte sich, dass antibiotikaresistente Staphylokokken mit Manukahonig schneller eliminiert wurden (nach 4 Wochen 70% mit Manukahonig, 16% mit Hydrogel; Gethin & Cowman 2008). Eine zweite Studie mit 368 Patienten zeigte jedoch keine verbesserte Heilung

bei Manukahonig-imprägnierten Bandagen im Vergleich zur Standardbehandlung (Jull et al. 2008).

- Manukahonig bei Druckgeschwüren bei schwer kranken Kindern: In dieser Indikation erwies sich Manukahonig gegenüber einer Standardtherapie als überlegen (Sankar et al. 2021).
- Manukahonig nach Zehennageloperationen: Eine Studie an 100 Patienten untersuchte, ob Honig die Wundheilung nach einer Zehenoperation verbessert und kam zu dem Schluss, dass das nicht der Fall war (McIntosh & Thomson 2006).

Mögliche unerwünschte Wirkungen von Manukahonig

Manukahonig enthält Methylglyoxal, welches ein Zwischenprodukt im Zuckerstoffwechsel darstellt und ständig im menschlichen Körper hergestellt wird. Methylglyoxal ist für den Körper schädlich und wird daher schnell durch die Enzyme Glyoxylase I und Glyoxylase II in Milchsäure umgewandelt.

Wird der Wirkstoff Methylglyoxal nicht abgebaut, kommt es zu Reaktionen von Kohlenhydraten mit Eiweißen, Fetten oder Nukleinsäuren (Glykation). Folgen davon können degenerative Erkrankungen (Zuckerkrankheit, Alzheimer-Krankheit, Parkinson-Krankheit, Osteoporose, Glomerulosklerose) sein (Shamsaldeen et al. 2016; Hipkiss 2017; Wetzels et al. 2017). Die rasche Eliminierung von Methylglyoxal im Gewebe von Diabetikern hingegen zeigte eine deutliche Verringerung der Nervenschmerzen (Bierhaus et al. 2012). Daraus lässt sich indirekt ein schädlicher influss ableiten. Auch die Entstehung von bösartigen Tumoren scheint möglich zu sein (Bellahcène et al. 2017). Erhöhte Konzentrationen von Methylglyoxal in Wunden verzögerte in Tierversuchen die Wundheilung (Fleming et al. 2013).

In Laborexperimenten zeigte Manukahonig eine schädliche Wirkung auf gesunde Zellen (Yabes et al. 2017). In einer tierexperimentellen Untersuchung bei der Behandlung einer Wunde in der Nähe des Ohres fand sich eine Schädigung des Gesichtsnervens (N. facialis), des Gleichgewichtsorgans und ein Gehörverlust. Bei Anwendung von Manukahonig in der Nähe wichtiger Nerven ist daher Vorsicht geboten (Aron et al. 2012).

Die Frage, ob Manukahonig als Nahrungsmittel möglicherweise schädliche Wirkungen auf den menschlichen Körper hat, kann derzeit nicht beantwortet werden. Eine kleine Studie an 20 gesunden Personen, die 20 g Honig mit hohem Methylglyoxalgehalt (UMF 20+) täglich über 4 Wochen konsumiert haben, hat keine unerwünschten Nebenwirkungen gezeigt (Wallace et al. 2010). Aber es lassen sich keine Aussagen zur

Sicherheit einer langfristigeren und höher dosierten Einnahme von Manukahonig treffen.

Ist die Wirksamkeit von Manukahonig einzigartig?

Es gibt zahlreiche Studien, die zeigen, dass normaler Honig in einigen der oben für Manukahonig angegebenen Indikationen wirksam ist. Zur Bekämpfung von gefährlichen resistenten Bakterien gibt es Honige, z.B. slowakischen Waldhonig, die Manukahonig überlegen sind (Majtan et al. 2011). Nachfolgend sollen einige Studien aufgeführt werden, die Manukahonig mit anderen Honigen direkt verglichen:

- Im Hinblick auf mögliche antitumorale Eigenschaften zeigte Erdbeerbaumhonig (Arbutus unedo) Wirkungen (Afrin et al. 2017)
- Tualanghonig (Koompassia excelsa) ist effektiver gegen manche gram-negativen Bakterienstämme als Manukahonig (Ahmed & Othman 2013). Auch griechische und zyprische Honig zeigen eine deutlich höhere Aktivität gegen Problemkeime (Anthimidou & Mossialos 2013).
- Honig der Chilenischen Scheinulme (Eucryphia cordifolia) erwies sich als effektiver als Manukahonig gegen problematische Bakterien (Sherlock et al. 2010).
- Mehrere malaysische Honige (Sauerbaum - Oxydendrum arboreum; Gelam - Melaleuca cajuputi; Longanbaum - Dimocarpus longan; Gummibaum - Hevea brasiliensis) und insbesondere der Sauerbaum- und Longanbaumhonig erwiesen sich als wesentlich bessere Radikalfänger im Vergleich zu Manukahonig (Moniruzzaman et al. 2013).

Zusammenfassung

Manukahonig stellt eine interessante Möglichkeit bei der Behandlung infizierter Wunden dar und ist als Medizinprodukt zugelassen. Inzwischen gibt es mehrere Hersteller für medizinischen Manukahonig, der auch bestrahlt wird, um Bakterien und Bakteriensporen im Honig abzutöten. Dieser Honig stellt eine interessante Alternative zu konventionellen Möglichkeiten der Behandlung infizierter Wunden dar. Durch den Wirkstoff Methylglyoxal wird schnell eine Keimfreiheit erreicht. Es stellt sich jedoch die Frage, ob angesichts der möglichen gewebeschädigenden Eigenschaften des Methylglyoxals nach Erreichen der Keimfreiheit nicht ein Wechsel auf andere Honigsorten, die eher pflegende Eigenschaften haben, sinnvoll wäre. Diese Frage sollte durch zukünftige Forschungen geklärt werden.

Diverse Seiten im Internet als auch die angesprochenen Bücher suggerieren, dass mit dem vergleichsweise hohen Preis für Manukahonig auch ein hoher gesundheitlicher Wert einhergeht. Entgegen diesen Behauptungen sind die wissenschaftlichen Daten zu Manukahonig außerhalb der Behandlung bakteriell besiedelter Wunden nicht so überzeugend, dass man sagen kann, Manukahonig sei entscheidend besser als andere Honige.

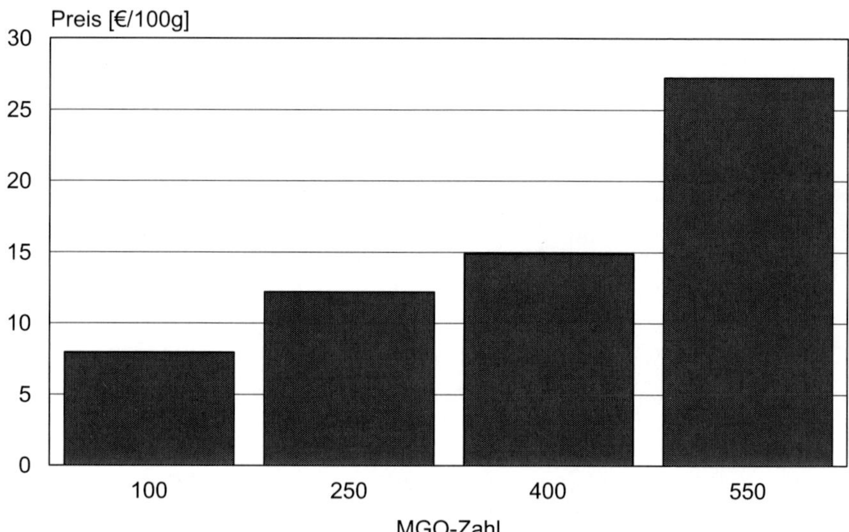

Abbildung 27: Preise von 100 g Manukahonig in Abhängigkeit vom Gehalt an Methylglyoxal.

Bisher wurden auch keine Daten veröffentlicht, die eine Antwort auf die Frage ermöglichen, ob Manukahonig tatsächlich gesundheitsfördernd ist. Aber die Kenntnis um Methylglyoxal, dass ein für den Körper gefährliches Stoffwechselprodukt darstellt, welches schnell und effektiv durch Umwandlung in Milchsäure entgiftet werden muss und das möglicherweise in Zusammenhang mit verschiedenen Erkrankungen steht und auf Gewebe schädlich wirkt, lassen Zweifel an den gesundheitsfördernden Eigenschaften aufkommen. Warum soll die Zufuhr eines Giftstoffes gut für die Gesundheit sein? Insbesondere eine langfristige und hochdosierte Einnahme von Manukahonig mit hohem Methylglyoxalgehalt (hohe MGO-Zahl, hoher UMF) sollte kritisch hinterfragt werden, weil schädliche Einflüsse nicht ausgeschlossen sind. Der Umstand, dass 3 Studien zu Manukahonig zur Vorbeugung und Behandlung von Schleimhautentzündungen im Mund-/Rachenraum bei Strahlentherapie wegen bösartiger Erkrankungen im Hals-, Rachen- und Lungenbereich keine positiven Ergebnisse zeigten, während 12 mit konventionellem Honig positiv ausfielen, zeigt, dass Skepsis gegenüber Manukahonig angebracht ist.

Eine Abkehr vom konventionellen Honig im Rahmen einer gesundheitsbewussten Ernährung erscheint bei dem aktuellen Kenntnisstand nicht gerechtfertigt. Gegen einen Konsum von Manukahonig sprechen:

1. Für viele der für Manukahonig reklamierten Vorteile finden sich Entsprechungen bei anderen Honigen. Ein echter Vorteil für Manukahonig existiert nicht.
2. Die Preise für Manukahonig sind nicht durch bessere Qualität oder hohe Produktionskosten gerechtfertigt. Durch die Öffentlichkeitsarbeit der Manukahonigproduzenten wurde eine Nachfrage generiert.
3. Es besteht die Gefahr, dass man an Produktfälschungen gerät, auch wenn inzwischen Qualitätsnormen eingeführt wurden.
4. Die möglichen schädlichen Wirkungen eines dauerhaft hohen Konsums von Honigen mit hohem Methylglyoxalgehalt sind nicht erforscht. Bei kleinen Mengen (20 g pro Tag) scheint es keine Probleme zu geben.

Insgesamt hat man den Eindruck, dass der Hype um Manukahonig eine PR-Kampagne darstellt, bei der es mehr um Manipulation der Öffentlichkeit hin zum höheren Konsum von teurem Manukahonig als um Information über den gesundheitlichen Stellenwert von Honig geht. Außerhalb der Anwendung als zugelassenes Medizinprodukt im Bereich infizierter Wunden sind aktuell keine Vorteile von Manukahonig zu erkennen. Im Bereich von bakteriell besiedelten Wunden und auch solchen, die mit antibiotika-resistenten Keimen besiedelt sind, hat Manukahonigjedoch einen klaren Stellenwert, wie ein systematisches Review zeigt (Nolan et al. 2020).

Hydroxymethyfurfural (HMF) – mehr als nur ein lästiges Abbauprodukt im Honig?

Hydroxymethylfurfural, HMF, auch 5-Oxymethylfurfurol, ist eine Aldehyd- und Furanverbindung, die sich bei der thermischen Zersetzung von Zuckern oder Kohlenhydraten bildet.

Der Imker kennt HMF im Wesentlichen als einen Indikator für Frische und Naturbelassenheit von Honig. Hohe HMF-Werte weisen auf länger anhaltende Erwärmung oder längere Lagerung hin, denn bei Erwärmung bildet es sich aus Fruchtzucker HMF (Puścion-Jakubik et al. 2020). Auch bei korrekter Lagerung steigt der HMF-Gehalt, je nach pH-Wert und Lagertemperatur, um ca. 2–3 mg/kg pro Jahr an. Ab einem Grenzwert von maximal 40 mg/kg darf Honig, der unter europäischen Bedingungen produziert wurde, nicht mehr verkauft werden. Der Deutsche Imkerbund erlaubt höchstens 15 mg/kg für sein Gütesiegel „Echter Deutscher Honig".

Was ist HMF?

HMF gibt es nicht nur im Honig. HMF lässt sich in allen hitzeverarbeiteten, zuckerhaltigen Lebensmitteln nachweisen, das heißt in Frühstückszerealien, Broten, Milchprodukten, Fruchtsäften, Marmeladen bis hin zu Likören. HMF gilt als einer der wichtigsten Qualitätsindikatoren für Molkenproteine, Melasse und vieler anderer Produkte. Eine Studie aus Norwegen benennt Kaffee, Pflaumen, dunkles Bier, Dosenpfirsiche und Rosinen als Lebensmittel mit den höchsten HMF-Werten (Husøy et al. 2008). HMF gilt als ein schädliches Produkt, das negative Auswirkungen auf die menschliche Gesundheit haben soll. Zu den schädlichen Wirkungen zählen die Zellschädigung (Zytotoxizität) an den Schleimhäuten, der Haut und den oberen Atemwegen, die Mutagenität und damit die Fähigkeit das Erbgut zu verändern und über Chromosomenaberrationen Krebserkrankungen hervorzurufen (Shapla et al. 2018).

Dieses Negativimage von HMF hat sich in jüngerer Zeit deutlich gewandelt. Sowohl im Hinblick auf technische als auch auf medizinische Anwendungen geben umfangreichen Studien dafür Hinweise, dass HMF helfen kann, einige aktuelle Probleme zu lösen.

Technische Anwendungen

Phenol-Formaldehyd (PF)-Harze mit ihren vielseitigen Eigenschaften wie thermische Stabilität, chemische Beständigkeit, Feuerbeständigkeit und Dimensionsstabilität stellen ein Material mit einem breiten Anwendungsspektrum dar. Sie spielen in der Holzindustrie als Klebstoffe, in Farben und Beschichtungen sowie in der Luftfahrt-, Bauindustrie als Verbundwerkstoffe und Schäume eine wichtige Rolle. Derzeit stellt Erdöl die wichtigste Quelle für Rohstoffe, die bei der Herstellung von PF-Harz verwendet werden, dar. Allerdings haben die Umweltverschmutzung und die Erschöpfung fossiler Brennstoffe die Industrie dazu veranlasst, nach nachhaltigen Alternativen zu Erdöl zu suchen. In den letzten zehn Jahren haben Forscher Phenol und Formaldehyd ersetzt und produzieren mit nachhaltigen Materialien wie Lignin, Tannin, Cardanol, Glyoxal und

Hydroxymethylfurfural biobasiertes PF-Harz. Auch Lebensmittel und Lebensmittelabfälle kommen als mögliche Quellen für HMF in Frage (Menegazzo et al. 2018). Obwohl diese biobasierten Harze als umweltfreundlich gelten, sind die biobasierten Harze im Hinblick auf die mechanischen Eigenschaften noch nicht mit den herkömmlichen Phenolharzen vergleichbar. Noch gilt es einige Herausforderungen zu meistern bis die Probleme der biologischen Harze, die aufgrund der Variabilität in der chemischen Zusammensetzung der verwendeten Bioressourcen bestehen, gelöst sind. Hydroxymethylfurfural kann insbesondere das Formaldehyd ersetzen, da es

- die Zugfestigkeit (als auch die Nasszugfestigkeit) der Materialien erhöht
- thermisch stabil ist und die Aushärtezeit verlängert
- die Klebrigkeit und die Fließfähigkeit von Gummi erhöht (Sarika et al. 2020).

Darüber hinaus lässt sich HMF zur Herstellung von Dimethylfuran (DMF) und Ethoxymethylfurfural (EMF) verwenden, die als zwei Biokraftstoffkandidaten gelten (Sarika et al. 2020). Mehrere andere Chemikalien, einschließlich Lävulinsäure, Bernsteinsäure und 2,5-Furandicarbonsäure können ebenfalls aus HMF durch chemische Reaktionen synthetisiert werden. Diese spielen bei chemischen Reaktionen wie Oxidation, Hydrierung, Verätherung und Rehydrierung eine wichtige Rolle. Sicherlich wird Honig keine Quelle für HMF werden, um den Bedarf der Industrie zu decken. Da HMF mit Hilfe von organischen Lösungsmitteln und ionischen Flüssigkeiten aus Lignocellulose und Cellulose einfach synthetisiert werden kann, dürfte Holz eine wichtigere Rolle spielen.

Medizinische Anwendungen

Neben den bereits erwähnten nachteiligen Wirkungen von HMF haben jüngere Studien gezeigt, dass HMF ein breites Spektrum an positiven Wirkungen hat. Dazu zählen antioxidative, antiallergische, entzündungshemmende, antihypoxische Wirkungen, Wirkungen gegen die Sichelzellenbildung bei Sichelzellenanämie und anti-hyperurikämische Wirkungen (Shapla et al. 2018).

Antioxidative Wirkungen

Reaktive Sauerstoffspezies, vereinfachend als „Sauerstoffradikale“ bezeichnet, werden als toxische Nebenprodukte des aeroben Stoffwechsels des Körpers produziert. Diese Sauerstoffradikale oxidieren zelluläre Makromoleküle wie Proteine, Membranlipide und das Erbgut

(DNS) und verursachen Zellschäden. Die Folgen reichen von Stress bei Stoffwechseldefekten, neurodegenerativen Erkrankungen bis hin zu neoplastischen Transformationen (Krebs). In einer Studie zeigte HMF eine dosisabhängige (0,8–6,4 mM) Radikalfängerkapazität. Auf diese Weise werden verschiedene Zellen des Körpers vor Substanzen wie Wasserstoffperoxyd geschützt (Shapla et al. 2018).

Antiallergische Wirkungen

Jabara ist eine Zitrusfrucht, die für ihre positive Wirkung gegen saisonale Allergien bekannt ist. Untersuchungen von Uchida et al. (2020) zeigen, dass 5-HMF einer der aktiven Bestandteile von fermentiertem Jabara ist, der an der Hemmung der Mastzellaktivierung, die wiederum ein wichtiger Teil einer allergischen Reaktion ist, beteiligt ist.

Entzündungshemmende Wirkungen

Untersuchungen von Kong et al. (2019) zeigen, dass 5-HMF eine entzündungshemmende Wirkung bei Lipopolysaccharide-induzierten Entzündungsreaktionen hat, in dem es wichtige Wege der Entzündungsreaktion (MAPK-, NFκB- und Akt/mTOR-Wege) blockiert. In Hydrogele eingebettetes HMF beschleunigt in verschiedenen Laborexperimenten die Wundheilung. Verschiedene Mechanismen (geringere Entzündungen, verbesserte Blutgefäßbildung (Angiogenese/Vaskularisierung), erhöhte Kollagenproduktion und verbesserte Reepithelisierung) kommen dabei zum Tragen (Kong et al. 2019).

Antihypoxische Wirkungen

Sauerstoff wird für das Überleben der Zellen benötigt. Sauerstoffmangel hat zahlreiche schädliche und sogar lebensbedrohliche Auswirkungen. In präklinischen Studien konnte gezeigt werden, dass mit HMF vorbehandelte Zellen unter verminderten Sauerstoffbedingungen (Hypoxie) seltener abstarben, also weniger Apoptose und Nekrose zeigten.

Eine Vorbehandlung mit HMF verringerte auch das Ausmaß einer Nervenschädigung in bestimmten Regionen des Gehirns (Hippocampus). Da HMF die Überlebensfähigkeit unter Sauerstoffmangel (hypobare hypoxische Bedingungen) zu erhöhen scheint, könnte es ein wirksames Therapeutikum gegen akute Bergkrankheit, Höhenhirnödem und Höhenlungenödem sein (Shapla et al. 2018). Sir Edmund Percival Hillary (1919 – 2008), Berufsimker aus Neuseeland und Erstbesteiger des Mount Everests im Jahre 1953 führte eine 5-Pfund-Dose Honig mit. Er war der Meinung, dass der Honig den Bergsteigern Widerstandskraft,

Ausdauer und Durchhaltevermögen verliehen habe. Wenn es sich um HMF-reichen Honig gehandelt haben sollte, wäre HMF ein Teil dieses Erfolges zuzuschreiben. Dies ist jedoch nur spekulativ.

Wirkungen bei Sichelzellenanämie

Dieser erblichen Erkrankung der roten Blutkörperchen (Erythrozyten) liegt eine Mutation der ß-Kette des Hämoglobins zugrunde, was zu einer korpuskulären hämolytischen Anämie bei den Betroffenen führt. Bei Menschen, die reinerbig für diese Mutation sind, verläuft die Erkrankung oft tödlich. Tierexperimentelle Studien zeigten, dass oral verabreichtes 5-HMF schnell aus dem Magen-Darm-Trakt in den Blutkreislauf aufgenommen wird ohne zerstört zu werden, danach die Membran der roten Blutkörperchen passiert, sich spezifisch an die mutierten Hämoglobin-Moleküle bindet und so die Bildung von Sichelzellen verhindert. Dadurch lässt sich das Überleben der von einer Sichelzellanämie betroffenen Menschen verbessern (Shapla et al. 2018).

Anti-hyperurikämische Wirkungen

Hohe Harnsäurewerte im Blut führen zur Entwicklung einer Hyperurikämie, die die Hauptursache für Gicht ist. Harnsäure wird hauptsächlich über den Urin ausgeschieden und ist das Endprodukt des Purinkatabolismus. Die letzten beiden Schritte des Purin-Katabolismus werden katalysiert durch ein kritisches Enzym, die Xanthinoxidase. HMF hemmt die Aktivität der Xanthinoxidase (Shapla et al. 2018). Insofern könnte sich HMF positiv bei Gicht auswirken.

Bisherige klinische Studien

In einer prospektiven randomisierten Studie wurden die metabolischen Wirkungen einer Kombination aus Alpha-Ketoglutarsäure (alpha-KG) und HMF hinsichtlich ihres Einflusses auf die Verbesserung der Belastbarkeit und die Reduktion von oxidativem Stress bei Lungenoperationen untersucht. Alle 32 Patienten mit kleinzelligem Lungenkarzinom erhielten präoperativ Ernährungsratschläge gemäß den allgemeinen Empfehlungen. 16 Patienten erhielten zusätzlich von Tag 1 bis 10 eine Supplementation von 7,2 g alpha-KG und 720 mg 5-HMF/Tag. Eine spiroergometrische Untersuchung (Messung der Atemgase) zeigte unter Berücksichtigung der Ausgangswerte vor der Operation bessere Ergebnisse zugunsten der Studiengruppe mit HMF. Auch im Hinblick auf die Aufenthaltsdauer auf der Intensivstation und im Krankenhaus war die Studiengruppe, die alpha-KG und HMF erhielt, deutlich im Vorteil. Eine einfache orale Supplementation mit einer Kombination von alpha-KG und

5-HMF könnte damit die Chirurgie bei Lungenkrebs verbessern helfen (Matzi et al. 2007). Bedauerlicherweise wurde diese Studie in den letzten Jahren nicht wiederholt.

Zusammenfassung

HMF ist ein interessanter Bestandteil von Honig, dessen mögliches Potenzial bislang kaum ausreichend erforscht ist. Sicherlich wird 5-HMF aus Honig keine wirtschaftliche Bedeutung in der Herstellung von biobasierten Harzen erlangen, die in der Industrie als Klebstoffe, in Farben und Beschichtungen, Verbundwerkstoffen und Schäumen eine wichtige Rolle spielen. HMF hat jedoch in mancher Hinsicht interessante gesundheitsfördernde Eigenschaften. Aktuell wäre der Einsatz von HMF bei vielen Krankheiten sicher verfrüht. Allerdings könnte Honig mit hohem HMF-Gehalt eine gute Alternative zu Manukahonig bei der Wundheilung sein. Auf diese Weise ließe sich überlagerter Honig sinnvoll weiter nutzen. Studien zu diesem Thema und zum Einsatz bei Lungenoperationen wären sinnvoll. Erhitzter Honig hat sich auch in Studien als immunstimulierend erwiesen (Ota et al. 2019). Allerdings war das nicht direkt auf HMF zurückzuführen.

Honigwein (Met)

Der gegorene Honigtrank soll positive Eigenschaften haben, die die des reinen Honigs angeblich übertreffen. Nach Pfarrer Sebastian Kneipp soll Met positiv auf den Appetit, die Verdauung, den Magen und die Entgiftung des Körpers wirken sowie Blut, Säfte, Nieren und Blase reinigen und als Stärkungsmittel wirken. Studien dazu gibt es nicht.

Honigmassage

Eine Honigmassage nach russischen Vorbildern soll bei einer Vielzahl von Erkrankungen wirksam sein. Diese reichen von Blasenbeschwerden über Kreislaufprobleme, Erkältungen, Cellulitis, Immunschwäche, Kopfschmerzen, Beschwerden im Magen- und Darmtrakt bis zu psychischen, sexuellen und rheumatischen Beschwerden (Tschenze 2001). Die Honigmassage soll der Entgiftung des Körpers dienen (Harnisch 2008). Als Beweis für die Effektivität der Entgiftungsmassage werden Heilungsbeispiele angeführt, die jedoch nicht überzeugen.

Es gibt Hinweise dafür, dass Massagen verschiedene Beschwerden wie Schmerz und Übelkeit lindern können und die Lebensqualität verbessern (Wilkinson et al. 2008; Collinge et al. 2012). In wissenschaftlichen Datenbanken finden sich keine Untersuchungen zur Honigmassage. Im

Internet findet sich jedoch ein ausführliches Manuskript zu einer Präsentation auf der Apimondia 2013 (https://www.apimondia.com/congresses/2013/Apitherapy/Plenary-Session/Detoxification%20Effects%20Of%20Honey%20Massage%20-%20Janos%20Kormendy-Racz.pdf; Zugang 22.10.2017). Der Untersucher Herr Körmendy Rácz fand keine entgiftende Wirkung im Rahmen seiner kleinen Untersuchung. Damit darf bezweifelt werden, dass eine Honigmassage eine Wirkung hat, die über eine konventionelle Massage hinausgeht. Insgesamt haben die von Seiten der Alternativmedizin vorgestellten Konzepte zur Entgiftung bislang nicht den Nachweis der Wirksamkeit und Sinnhaftigkeit bewiesen.

Inhalation von Honig

In jüngerer Zeit wird das Einatmen von Honiglösungen empfohlen. Dazu sollen Zerstäuber 30 %ige Honigwasserlösung ggf. auch Gelée royale oder Propolislösung in feinste Partikel zerlegen, die eingeatmet werden können und sich auf entzündete Atemwege legen (Hainbuch 2014).

Die Hintergründe dieser Empfehlung erschließen sich nicht unbedingt aus der wissenschaftlichen Literatur. Bei tierexperimentellen Studien zum Thema wurde eine wässrige Lösung von Honig zerstäubt, die die Tiere inhalieren mussten. Die erste Studie zeigte, dass sich im Rahmen der Inhalation der Blutzuckerspiegel senkte, was bei Inhalation von Wasser allein nicht der Fall war (Al-Waili 2003). Die zweite Studie ergab, dass die inhalierte Honiglösung Entzündungen nach künstlich ausgelöstem Asthma verringerte und von den Forschern damit als Möglichkeit der Behandlung von Asthma auch bei Menschen vorgeschlagen wird (Kamaruzaman et al. 2014). Die Daten reichen jedoch nicht aus, um die Honiginhalation zu empfehlen.

Honigspray in den Nasennebenhöhlen bei chronischen Nasennebenhöhlenentzündungen und Mittelohrentzündungen

Eine akute Nasennebenhöhlenentzündung (Schnupfen) ist eine Volkskrankheit, heilt aber meist innerhalb von einigen Wochen aus. Manchmal geht sie jedoch in eine chronische Form über. Man spricht dann von einer chronischen Nasennebenhöhlenentzündung, wenn die Beschwerden länger als 12 Monate anhalten. Der Umstand, dass sich dort Biofilme von Bakterien befinden, die auf die Gabe von Antibiotika als Tabletten oder Infusion kaum reagieren, lässt Honig als eine gute Behandlungsmöglichkeit erscheinen, da Honig im direkten Kontakt diese

Bakterienfilme zerstören kann, ohne dass die Schleimhäute der Nase und Nasennebenhöhlen Schaden nehmen (Alandejani et al. 2009).

Tierexperimentelle Studien, bei denen die Nasennebenhöhlen mit Manukahoniglösungen gespült wurden, haben gezeigt, dass sich die Entzündungen bessern und dass sich die Bakterienbiofilme dadurch auflösen lassen (Aron et al. 2015; Paramasivan et al. 2014).

Zu dieser Problematik gibt es bereits drei Studien an Menschen. Die erste untersuchte ein Nasenspray mit Manukahonig und fand zwar keine hohe Effektivität gegen die Bakterien. Bei einigen Betroffenen zeigte sich jedoch eine deutliche Besserung der Beschwerden (Thamboo et al. 2011). Eine zweite untersuchte Thymianhonig und fand keine großen Unterschiede im Hinblick auf die Beschwerden, aber bei der Untersuchung der Nasennebenhöhlen zeigten sich weniger Entzündungen und die geringere Bildung von Polypen (Hashemian et al. 2015). Die dritte Studie untersuchte Honig im Vergleich zu einem Antibiotikum (Mupirocin) im Hinblick auf die Eliminierung von antibiotikaresistenten Keimen in der Nase und fand, dass Honig geringfügig weniger wirksam war, aber aufgrund der Möglichkeit der Entwicklung von Resistenzen auch gegenüber von Mupirocin und anderen Antibiotika eine sinnvolle Behandlungsalternative darstellt (Poovelikunnel et al. 2017).

Eine weitere Studie aus dem Bereich der Hals-Nasen-Ohrenheilkunde untersuchte Patienten mit chronisch entzündeten Knochenhöhlen im Bereich des Schläfenbeins. Im Vergleich zur klassischen Behandlung mit Ohrentropfen war die Behandlung mit Honig weniger unangenehm und führte zu weniger Ausfluss aus dem Ohr. In anderen Aspekten (z. B. Keimfreiheit) war Honig der Standardtherapie nicht unterlegen (Henatsch et al. 2015). Weitere Studien sind nötig, um den Einsatz von Honigspray bewerten zu können.

Intravenöse Anwendung von Honig

In den 40iger, 50iger und 60iger Jahren des 20. Jahrhunderts gab es einzelne Untersuchungen zur Behandlung von Durchblutungsstörungen des Herzens (z. B. Metz 1948). Erst im 21. Jahrhundert wurde die wissenschaftliche Arbeit an diesem Thema wiederaufgenommen.

In den Studien von Al-Waili (2003) wurde festgestellt, dass sich in Tierversuchen Honig intravenös positiv auf den Blutzuckerspiegel, die Nieren-, Leber- und Knochenmarkfunktion als auch den Fettstoffwechsel auswirkt. In einer weiteren tierexperimentellen Studie hat Al-Waili (2003) festgestellt, dass nach intravenöser Gabe von dunklen Honigen sich der Gehalt von Stickstoffoxidverbindungen im Urin erhöht.

Die sicherlich interessanteste Studie untersuchte den Einfluss von intervenös verabreichten Manukahonig auf Tumorzellen des Schwarzen Hautkrebses (malignes Melanom) und zeigte, dass Manukahonig die Tumorzellen zu 33 % hemmte. Insbesondere die Kombination von Manukahonig mit einem Chemotherapeutikum (Paclitaxel) stellte sich als wesentlich wirksamer als die Einzelsubstanzen dar und die Versuchstiere zeigten ein besseres Überleben (Fernandez-Cabezudo et al. 2013).

Diese spärlichen Befunde rechtfertigen die Anwendung von Honig als Injektion und Infusion nicht. Eine Studie von Rieg und Mitarbeitern (2010) zeigt, dass es im Rahmen der intravenösen Anwendung von Honig zum Auftreten einer Infektion des Menschen mit Paenibacillus larvae, dem Erreger der amerikanischen, bösartigen Faulbrut gekommen ist. Mehr dazu im Kapitel „Mikrobiologie des Honigs".

Oxymel – Medizin aus Honig und Essig

Bei Oxymel handelt es sich um eine Mischung von Honig und Essig, die zur Behandlung verschiedener Krankheiten, unter Anderem denen des Magen- und Darmtraktes, bei Erkältungen, bei Ischias, Gelenkbeschwerden wie Rheuma, Arthrose und Gicht und der Stärkung des Immunsystems hilfreich sein soll. Das Mischungsverhältnis beträgt meist 3 Teile Honig und ein Teil Essig. Je nach Geschmack und Therapieziel können dieser Mischung Früchte, Kräuter und/oder Gewürze zugegeben werden. Einige Bücher propagieren derzeit Oxymel als Gesundheitselixier und auch im Internet finden sich zahlreiche Seiten mit Informationen zum Thema.

Die Behandlung mit Oxymel soll bereits in den antiken Hochkulturen und im alten China bekannt gewesen sein. Eine besondere Blüte scheint die Behandlung mit Oxymel im mittelalterlichen Persien gehabt zu haben. Dort wurden 1200 verschiedene Zubereitungen beschrieben (Zargaran et al. 2012). Einige wichtige Rezepte sind bei Zargaran et al. (2012) auch nachzulesen.

Bedauerlicherweise wurden Oxymel-Präparationen bislang kaum wissenschaftlich erforscht. Eine Studie untersuchte die Effekte von Oxymel mit Weißer Meerzwiebel (Drimia maritima (L.) Stearn) bei Patienten mit mittelschwerem und schwerem Asthma und fand positive Effekte für diese Präparation (Nejatbakhsh et al. 2017). Eine weitere Studie beobachtete 2 Männer mit Prostata-Schmerzen, die unter einer Oxymel-Präparation eine Besserung ihrer Beschwerden erzielten. In dieser Studie wurde Oxymel jedoch nur mit Zucker hergestellt (Latifi et al. 2014). Aktuell wird eine Studie zum Effekt von Quitten-Oxymel bei Migräneattacken (Effect of "Sekanjabin e Safarjali" (Quince Oxymel) in the Prevention of Migraine Attacks) an der Universität von Shiraz/Iran durchgeführt (https://clinicaltrials.gov/ct2/show/NCT02179775; Zugang 28.10.2018).

Jüngere Studien untersuchten den Einfluss von Zataria-Oxymel und Thymian-Oxymel auf metabolische Krankheiten wie Diabetes und Übergewicht (Vahid et al. 2019; Abubakar et al. 2020). Die Studien sprechen für einen positiven Einfluss von Oxymel. Die Autoren der Studien mahnen jedoch zur Zurückhaltung, da die Ergebnisse erst noch durch weitere Studien bestätigt werden müssen.

Vor diesem dürftigen wissenschaftlichen Hintergrund ist es schwierig, eine objektive Einschätzung des gesundheitlichen Stellenwerts von Oxymel vorzunehmen. Zu mindestens erscheint es verfrüht, positive Effekte auf die Gesundheit anzupreisen. Kranke sollten sich entsprechend nicht auf die Empfehlungen selbsternannter Experten verlassen.

Gelée royale

Entstehung und Produktion

Gelée royale, auch Weiselfuttersaft oder Bienenköniginnenfuttersaft genannt, ist die Substanz, mit der Honigbienen ihre Königinnen aufziehen. Früher glaubte man, dieses Gemisch aus den Sekreten der Futtersaftdrüse und der Oberkieferdrüse der Arbeiterinnen würde den gewöhnlichen Bienenlarven nur während der ersten drei Lebens- und Larventage gefüttert und die Arbeiterinnenlarven erhielten danach nur noch Pollen und Honig. Heute weiß man, Königinnen- und Arbeiterinnenlarven erhalten das gleiche Sekret aus den Futtersaftdrüsen, das Sekret für die Königinnen hat nur eine etwas höhere Zuckerkonzentration. Der wesentliche Unterschied in der Ernährung zwischen den beiden Kasten im Bienenvolk liegt darin, dass die Königinnenmade im Futtersaft schwimmt, während die Arbeiterinnenmaden im 4. Larvenstadium und Vorpuppenstadium sowie nach dem Verschluss der Zelle hungern müssen (Page 2013). Infolge des Hungerns kommt es zur geringeren Ausbildung der Eierstöcke der Arbeitsbienen. Nicht so sehr die Qualität der Ernährung macht den Unterschied, sondern die Quantität.

Für die Gewinnung von Gelée royale macht sich der Imker den für die Fortpflanzung wichtigen Trieb der Bienen zunutze, Königinnen nachzuziehen. Mit Hilfe von Zuchtrahmen mit 20 – 30 künstlichen Weiselbechern wird das Gelée royale gewonnen. Dabei werden die mit Eiern oder sehr jungen Larven bestückten Weiselbecher von den Bienen als Weiselzellen betrachtet und entsprechend verpflegt, d.h. mit Weiselfuttersaft gefüllt. Am dritten Tag, wenn die eingelagerte Menge an Gelée royale in den Weiselbechern am größten ist, erfolgt unter Einsatz von kleinen Vakuumpumpen die Ernte. Dieses Verfahren, mit dessen Hilfe aus 4 – 5 Weiselbechern ca. 1 g Gelée royale geerntet werden kann, kann mehrmals wiederholt werden. Nach der Ernte wird das Produkt meist durch Einfrieren konserviert werden. Aufgrund des hohen Aufwands sind die Preise für Gelée royale relativ hoch.

Inhaltsstoffe

Gelée royale ist ein komplexes Gemisch verschiedener Stoffe, wobei die mengenmäßig wichtigsten Inhaltsstoffe sind (http://de.wikipedia.org/wiki/Gel%C3%A9e_Royale#Inhaltsstoffe):

- 60 – 70 % Wasser,
- 10 – 23 % Zucker,
- 9 – 18 % Proteine und Aminosäuren,
- 4 – 8 % Fette, vor allem die 10-Hydroxy-2-Decensäure (Anteil bis zu 6 %),
- Thiamin, Riboflavin, Pyridoxin, Niacin, Pantothensäure, Biotin, Folsäure, Sterine, Biopterin und Neopterin, Mineralstoffe und Spurenelemente,
- 4-Hydroxybenzoesäuremethylester als natürliches Konservierungsmittel.

Moderne Laboranalytik hat es erlaubt, eine große Zahl weiterer Substanzen im Gelée royale zu identifizieren. Auf die einzelnen Substanzen soll an dieser Stelle aber nicht näher eingegangen werden, sondern auf die Arbeit von Zhang et al. (2014) verwiesen werden, die unlängst zahlreiche neue Proteine in Gelée royale identifiziert haben. Von Interesse dürfte der Befund sein, dass Gelée royale, zumindest was seinen Gehalt an Mineralien und Spurenelementen betrifft, weitgehend konstante Mengen aufweist, die vermutlich an den Bedarf und die Aufrechterhaltung des Stoffwechselgleichgewichts der Königinnen angepasst sind (Stocker et al. 2005).

Wichtige Substanzen im Gelée royale sind 10-Hydroxy-2-Decen-säure, Royalisin, die Jelleine und Apisin (Li et al. 2008). Sie sind pharmakologisch aktiv. Jelleine und jelleinartige Verbindungen sind Eiweiße mit antibiotischen Eigenschaften, die gegen Bakterien mit einer festen Zellwand (gram-positive Bakterien) wirken (Romanelli et al. 2011). Eine weitere Substanz ist Royalactin. Sie soll eine besondere Rolle bei der Entstehung von Bienenköniginnen spielen (Kamakura 2011). Weitere Substanzen im Gelée royale und deren mögliche Bedeutung wurden bislang kaum erforscht (Han et al. 2011; Kodai et al. 2007; Stocker et al. 2005).

Tabelle 11a: Vitamingehalt von Gelée royale, täglicher Bedarf (DRD) und die Menge Gelée royale, die zur Deckung des Bedarfs notwendig wäre. Daneben sind gute Quellen für das Vitamin dargestellt.

Komponente	Menge [µg/g]	DRD [mg]	Menge um Tagesbedarf zu decken [g]	Gute Quellen
Retinol – Vitamin A	Spuren	1	∞	Käse, Eier, Aprikosen, gelbe Früchte
Thiamin – Vitamin B1	2 – 8	1 – 2	300	Vollkorn
Riboflavin – Vitamin B2	9 – 19	1,5 – 1,7	120	Milchprodukte, Eier
Pantothensäure – Vitamin B5	100 – 200	6	40	Hefe, Vollkorn, Brokkoli, Pilze, Eigelb
Pyridoxin – Vitamin B6	3 – 24	1,5 – 2,5	150	Vollkorn
Ascorbinsäure – Vitamin C	Spuren – 4	50 – 100	15000	Kohl, Spinat, Paprika, Brokkoli, Früchte
Cholecalcipherol – Vitamin D	Spuren	5 – 60	∞	Milchprodukte, Eigelb, Fisch
Tocopherol – Vitamin E	Spuren	6 – 12	∞	Pflanzenöl, Korn, Nüsse
Biotin – Vitamin H	0,2 – 0,3	0,03 – 0,2	400	Eigelb, Soja, Erbsen, Karotten
Phytomenadion – Vitamin K	Spuren	1500	∞	Spinat, Sauerkraut, Grünkohl
Folsäure	0,2 – 0,35	0,15 – 0,3	800	Spinat, rote Beete, Spargel

Tabelle 11b: Mineraliengehalt von Gelée royale, täglicher Bedarf (DRD) und die Menge Gelée royale, die zur Deckung des Bedarfs notwendig wäre. Daneben sind gute Quellen für die Mineralien dargestellt.

Komponenten	**Menge [µg/g]**	**DRD [mg]**	**Menge um Tagesbedarf zu decken [g]**	**Gute Quellen**
Niacin	50 – 150	10 – 20	150	Vollkorn, Pilze, Kartoffeln, Fleisch
Kalzium – Ca	300	800 – 1200	3000	Milchprodukte, Grünkohl
Kupfer – Cu	25	2	80	Vollkorn, Kirschen, Hülsenfrüchte, Geflügel, Nüsse
Eisen – Fe	30	10 – 15	420	Vollkorn, Hülsenfrüchte, Gemüse, Aprikosen
Kalium – K	5500	2000	360	Kartoffeln, Gemüse, Vollkorn, Hülsenfrüchte
Magnesium – Mg	700	300 – 400	500	Kartoffeln, Gemüse, Vollkorn, Hülsenfrüchte
Mangan – Mn	7	2	290	Vollkorn, Hülsenfrüchte, Blaubeeren, Früchte, Tee
Natrium – Na	600	< 5000	∞	Kochsalz – heutige Ernährung enthält zu viel Salz
Zink – Zn	4	15	4000	Vollkorn, Milchprodukte, Fleisch

Wie alle Naturprodukte verändert sich Gelée royale durch Lagerung. Als guter Marker für Frische bzw. gute Lagerbedingungen wird die Bestimmung von MRJP5 (Major Royal Jelly Protein 5) angesehen, welches bei schlecht gelagerten Proben nicht mehr nachweisbar ist (Li et al. 2008). Andere Autoren favorisieren Furosin, welches als Produkt einer Maillard-

Reaktion ähnlich dem HMF-Gehalt im Honig im Laufe der Zeit ansteigt (Li et al. 2008).

Gelée royale und die Apitherapie

Bei einer Abfrage wurden auf den Seiten des Deutschen Apitherapie-Bundes e.V. folgende Eigenschaften von Gelée royale beschrieben (http://www.apitherapie.de/dab-ev/bienenprodukte/gelee-royale.html):

- Förderung der Bildung gesunder Zellen (auch im Knochenmark)
- Unterstützung des Immunsystems
- Anregung des Stoffwechsels
- Antibakterielle, antivirale und fungizide Wirkungen
- Positiver Einfluss auf den weiblichen Hormonhaushalt
- Stimulierung innersekretorischer Drüsen
- Wirksamer Einsatz in der Tumortherapie

Auf einer früheren Homepage (http://www.sci.fi/~apither/filesge/ROYALE.html) wurden folgende weitere Einsatzgebiete für Gelée royale beschrieben: Atherosklerose, hohes Cholesterin, Bluthochdruck, Karies, Stress, Nebennierenrinden- und Schilddrüsenfunktionsstörungen, Impotenz, Prostataprobleme, Altern/Anti-Aging (Langlebigkeit, Hautstraffheit), Stimmungsprobleme (Ängstlichkeit, Schlaflosigkeit, Depressionen), Ernährungsstörungen (Gewichtskontrolle, Unterernährung, Ernährung für Spitzensport), chronische Müdigkeit und Anämie sowie degenerative Erkrankungen (Gedächtnisverlust, M. Alzheimer, M. Parkinson, koronare Herzkrankheit, hoher Cholesterinspiegel und Bluthochdruck, Knochenkrankheiten, Zuckerkrankheit – Diabetes mellitus).

Wie bereits erwähnt, sind viele dieser Behauptungen davon abgeleitet, dass nur durch Gelée royale eine Bienenlarve zur Königin wird, nur die Königin, die ständig mit Gelée royale versorgt wird, ein vergleichsweise langes Leben hat und dass sie am Tag mehr als 2000 Eier legen kann, was in etwa ihrem eigenen Gewicht entspricht. Wie bereits erwähnt, hat sich die Hypothese bezüglich der Entstehung von Königinnen inzwischen als falsch herausgestellt (Page 2013).

In der wissenschaftlichen Medizin wurde Gelée royale verhältnismäßig wenig erforscht. In den letzten Jahren hat die Forschungsaktivität jedoch deutlich zugenommen. Die wesentlichen Befunde sind im Folgenden dargestellt:

Cholesterinsenkende Eigenschaften von Gelée royale

Hohe Cholesterinwerte stellen bekanntermaßen ein großes Problem dar (siehe auch Kapitel Honig zur Behandlung einer Hypercholesterinämie). Aufgrund von tierexperimentellen Daten erfolgte eine kleine Studie mit 7 Patienten, die einen cholesterinsenkenden Einfluss von Gelée royale zeigte (Guo et al. 2007). Diese war wiederum Anlass zu einer größeren Studie an 50 Personen, die diesen Effekt nicht allgemein, sondern nur für ältere Menschen bestätigen konnte (Münstedt et al. 2009). Unlängst wurde im Gelée royale das Major Royal Jelly Protein 1 identifiziert, welches für die cholesterinsenkenden Eigenschaften verantwortlich sein soll (Kashima et al. 2014). Eine weitere Studie an 40 Personen mit leicht erhöhtem Cholesterin fand unter Gabe von Gelée royale eine Verringerung des Gesamtcholesterinspiegels, aber nicht beim als gefährlich eingestuften LDL-Cholesterin (Chiu et al. 2016). Ein systematisches Review zum Thema ergab, dass Gelée royale die Serumspiegel von Triglyceriden und Cholesterin (HDL, LDL, VLDL und Apo-A1) bei Patienten mit Diabetes mellitus senkt (Maleki et al. 2019). Die bisherige Forschung zum Thema reicht allerdings nicht aus, um Gelée royale in dieser Indikation empfehlen zu können.

Blutzuckersenkende Eigenschaften von Gelée royale

Auch Zuckerkranke sollen von der Anwendung von Gelée royale profitieren. In einer Studie zum Thema wurde 1 g Gelée royale bei Frauen mit Typ 2-Diabetes (Altersdiabetes) täglich über 8 Wochen gegeben (Pourmoradian et al. 2014). Man beschrieb Veränderungen im Hinblick auf die tägliche Fettzufuhr, untersuchte aber nicht die wirklich relevanten Parameter Blutzuckerspiegel oder den HBA1c-Wert (Pourmoradian et al. 2012). Bei Gesunden wirkten sich 3 g Gelée royale positiv auf den Blutzucker aus (Morita et al. 2012). Studien bestätigen einen antidiabetischen Effekt von Gelée royale, der im Rahmen von vergleichenden Provokationstests gefunden wurde (Münstedt et al. 2009). Zwei weitere Studien mit 46 und 40 Patienten mit Diabetes untersuchten Gelée royale bei Patienten mit Typ-2-Diabetes und fanden keinen wesentlichen Effekt (Shidfar et al. 2015; Mobasseri al. 2015). Im Rahmen einer doppelblinden, placebokontrollierten Studie an 50 Patienten mit Typ-2-Diabetes erhielten zwei Gruppen entweder 1 g Gelée royale oder Placebo (3-mal täglich über 8 Wochen). Die Daten der Studie legen nahe, dass die Aufnahme von Gelée royale wünschenswerte Auswirkungen auf die Serumglukose, Apolipoprotein-Konzentrationen hat (Khoshpey et al. 2016). Allerdings kommt ein systematisches Review mit Meta-Analyse aller Daten zum Thema zu dem Schluss, dass Gelée royale die relevanten Marker bei Glykämie nicht beeinflusst und damit nicht zur Behandlung des Diabetes mellitus empfohlen werden (Mahboodi et al. 2019).

Gelée royale und Unfruchtbarkeit

Eine Studie an Mutterschafen hat gezeigt, dass Gelée royale keinen Einfluss auf die Brunst hat, möglicherweise jedoch die Schwangerschaftsraten verbessert (Kridli & Al-Khetib 2006). Bei einer Studie am Menschen, bei denen Paare aufgrund einer verminderten Beweglichkeit der Spermien beim männlichen Partner kinderlos blieben (Asthenozoospermie), wurde vor dem Geschlechtsverkehr eine Mischung von Gelée royale und Honig in die weibliche Scheide gegeben. Die Schwangerschaftsraten darunter wurden mit denen bei direkter Einspritzung von Spermien in die Gebärmutter (intrauterine Insemination) verglichen. Im Ergebnis war die Behandlung mit Gelée royale und Honig der Standardtherapie überlegen (Abdelhafiz & Muhamad 2008). Hieraus ergeben sich Hinweise für eine Wirksamkeit von Gelée royale, die jedoch noch in weiteren Studien bestätigt werden muss.

Gelée royale und Wundheilung

Im Rahmen einer Pilotstudie bei 60 Patienten wurde eine Salbe auf der Basis von Gelée royale und Dexpanthenol (Wirkstoff zur Behandlung von Erkrankungen der Haut und Schleimhäute oder zur kosmetischen Hautpflege) bei diabetesbedingten Geschwüren untersucht. Das Produkt trägt den Namen „Pedyphar®“. Bei fast allen Patienten kam es zu einer guten Abheilung innerhalb kurzer Zeit (Abdelatif et al. 2008). Eine Fallserie bei 8 Patienten mit Geschwüren am Fuß infolge einer Zuckerkrankheit zeigte, dass Gelée royale zu einem erfolgreichen Abheilen bei 7 von 8 Geschwüren führte (Siavash et al. 2011). Von Siavash et al. (2013) wurde das Thema in einer späteren vergleichenden Studie erneut untersucht. Sie zeigte dann jedoch, dass unter Gelée royale die Abheilung der Geschwüre nicht besser verlief als unter einer Behandlung mit einem Scheinmedikament (Placebo). Der Umstand, dass eine besser geplante Untersuchung frühere Studien widerlegt, zeigt, wie wichtig eine sorgfältig durchgeführte Forschung ist.

Haut- und Schleimhautreizungen (Mukositis) durch Strahlen- und Chemotherapie

Wie bereits im Kapitel Honig ausgeführt, werden die Schleimhäute im Rahmen einer Krebsbehandlung mit Bestrahlung und/oder Chemotherapie oft erheblich in Mitleidenschaft gezogen. Drei Studien haben die Heilwirkungen von Gelée royale in dieser Situation untersucht.

Die erste von Watanabe et al. (2013) untersuchte einen Gelée royale enthaltenden Chitosan-Natriumalginat-Film, der auf durch Chemotherapie verursachte Wunden in der Mundhöhle von Hamstern gelegt wurde. Man fand bei dieser Wundbehandlung schnellere Heilungen mit der Gelée-royale-Behandlung.

Die zweite Studie setzte Gelée royale bei 103 Patienten mit Schleimhautreizungen im Mundbereich, die Strahlen- und Chemotherapie erhielten, ein (Erdem & Güngörmüş 2014). Zusätzlich zu einer Standardtherapie mit entzündungs- und pilzinfektionshemmenden Mitteln (Benzydamin, Nystatin) erhielt eine Gruppe 1 g Gelée royale täglich, welches zweimal am Tag auf die angegriffenen Schleimhäute aufgetragen und danach geschluckt wurde. Je nach Schweregrad der Schleimhautreizung war die Abheilung um bis zu 6,5 Tage kürzer im Vergleich zu einer Kontrollgruppe, die nur die Standardtherapie erhielt.

Die dritte Studie von Yamauchi et al. (2014) ist vergleichbar zu der von Erdem & Güngörmüş (2014), nur dass die Fallzahl mit 13 Fällen deutlich geringer war und 3 x 1 g Gelée royale täglich vorbeugend auf die Schleimhäute der Mundhöhle aufgetragen und danach geschluckt wurde. In der Gelée royale-Gruppe entwickelte sich die Mukositis später. Eine schwere Mukositis entwickelte sich bei allen Patienten der Kontrollgruppe, aber „nur" bei 5 der 7 Patienten der Interventionsgruppe mit Gelée royale. Vor diesem Hintergrund erscheint die Vorbeugung und Behandlung der Mukositis bei Strahlen- und Chemotherapie mit Gelée royale als mögliche Behandlungsoption, die noch näher erforscht werden sollte. Da die Daten zu Honig in dieser Indikation deutlich mehr überzeugen, wäre Honig zu bevorzugen.

Gelée royale, Wechseljahresbeschwerden und prämenstruelles Syndrom

Eine Studie an 120 Frauen untersuchte ein Kombinationspräparat, welches Gelée royale enthielt, bei Wechseljahresbeschwerden (Yakoot et al. 2011). Darunter besserten sich die Beschwerden. Allerdings lässt sich der Effekt nicht unbedingt auf Gelée royale zurückführen, da das Präparat auch andere in dieser Hinsicht aktive Substanzen (Nachtkerzenöl, Ginseng und Safranmalve) enthielt. In einer jüngeren doppelblind-randomisierten Studie an 200 postmenopausalen Frauen (45–60 Jahre) erhielten diese acht Wochen lang täglich entweder 1 g Gelée royale-Kapseln oder ein Placebo. Die Studie fand, dass Gelée royale wirksam bei der Linderung der Wechseljahresbeschwerden ist (Sharif & Darsareh 2019). Gelée royale hat wohl östrogenartige Eigenschaften (Mishima et al. 2005; Suzuki et al. 2007). Diese sind möglicherweise für das positive Abschneiden der Gelée-royale-

Behandlung beim prämenstruellen Syndrom und beim Knochenverlust verantwortlich. Unter dem Begriff prämenstruelles Syndrom (PMS) fasst man verschiedene Beschwerden, die sich während der letzten 4–14 Tage vor dem Eintreten der Regelblutung in jedem Monatszyklus zeigen, zusammen. Unter Einnahme von 1 g Gelée royale halbierte sich der Score in einem Fragebogen zu dieser Problematik, während dieser unter der Placebotherapie gleichblieb (Taavoni et al. 2014). Dieser Befund ist interessant und sollte von unabhängiger Seite überprüft werden.

Eine doppelblind-randomisierte, placebokontrollierte Studie an 72 gesunden postmenopausalen Frauen im Alter von 45-60 Jahren untersuchte Kapseln mit getrocknetem Gelée royale (entsprechend 3 g frischem Gelée royale) und einem Placebo über einen Zeitraum von 6 Monaten. Knochenmineraldichtemessungen der Lendenwirbelsäule, des Oberschenkelknochens und der linken Hüfte sowie Knochenumsatzmarker ergaben Verschlechterungen der Knochendichte, die in der Gelée royale-Gruppe nicht auftraten. So kommt die Studie zu dem Schluss, dass Gelée royale den Knochenstoffwechsel bei postmenopausalen Frauen positiv beeinflusst (Matsushita et al. 2021).

Weitere Studien haben die Auswirkungen einer Gelée royale-haltigen Scheidencreme mit einer östrogenhaltigen Scheidencreme sowie einer Befeuchtungscreme im Hinblick auf Lebensqualität, Scheidenatrophie sowie Sexual- und Blasenfunktion verglichen (Seyyedi et al. 2016; Seyyedi et al. 2016). Im Ergebnis erwies sich die Gelée royale-haltige Scheidencreme gleichwertig zu einer östrogenhaltigen Scheidencreme. Beide waren einer Befeuchtungscreme überlegen.

Gelée royale und Anti-Aging

Da sich die Bienenkönigin überwiegend von Gelée royale ernährt und deutlich länger lebt als Arbeiterinnen, wird Gelée royale eine lebensverlängerte und verjüngende Wirkung zugeschrieben. Für die lebensverlängernden Wirkungen finden sich wissenschaftliche Hinweise allerdings nur bei Fadenwürmern (Honda et al. 2011).

Eine dreiarmige Studie an 194 Bewohnern von Altenheimen, die 1 Jahr Gelée royale in hoher oder niedriger Dosis oder ein Placebo nehmen mussten, untersuchte die Auswirkungen auf Kraft und Körperbeherrschung. Es zeigte sich, dass es zu keinen Verbesserungen kam. Die Autoren mutmaßen, dass Gelée royale höchstens einen Kraftverlust verringern hilft (Meng et al. 2017).

Gelée royale und sonstige Wirkungen

Gelée royale wurde in Kombination mit Gingko und Ginseng bei Patienten mit beeinträchtigtem Gedächtnis untersucht. Ein positiver Effekt dieses Kombinationspräparates wurde festgestellt (Yakoot et al. 2013). Dieser Befund beweist jedoch nicht die Wirksamkeit von Gelée royale, denn auch Gingko und Ginseng enthalten Pflanzenwirkstoffe, die als wirksam gelten.

Eine weitere Studie untersuchte die Wirkung einer Kombination von Gelée royale mit Honig gegenüber Honig allein bei Müdigkeit unter Chemotherapie (Fatigue) und fand, dass es unter der Kombination von Gelée royale mit Honig zu einer Besserung der Beschwerden und der körperlichen Fitness kam, was unter Honig allein nicht im gleichen Ausmaß der Fall war (Mofid et al. 2016).

Eine Untersuchung an Männern mit gutartiger Prostataerkrankung (Hypertrophie) zeigte, dass unter Gelée royale die Spiegel des Tumormarkers PSA abfielen und sich die Lebensqualität besserte. Auswirkungen auf die Größe der Prostata oder die Blasenfunktion hatte Gelée royale jedoch nicht (Pajovic et al. 2016).

Aus tierexperimentellen Untersuchungen geht hervor, dass Gelée royale noch weitere interessante Wirkungen hat, z. B. blutdrucksenkende Eigenschaften (Tokunaga et al. 2004). Andere tierexperimentelle Untersuchungen weisen auf leberschützende Effekte hin (Kanbur et al. 2009; Karadeniz et al. 2011). Studien am Menschen fehlen bisher.

Hinweise für einen möglicherweise sinnvollen Einsatz bei der Behandlung des Heuschnupfens fanden sich in einer Studie an 80 Kindern nicht (Andersen et al. 2005).

Fehlregulierte Tyrosinkinasen (Enzyme des Zellstoffwechsels) spielen häufig eine Schlüsselrolle bei der Entstehung von Tumorerkrankungen. Deren Hemmstoffe (TK-Inhibitoren) erlauben es, eine Tumorerkrankung zu behandeln, allerdings geht eine solche Behandlung mit unerwünschten Wirkungen einher. Dazu zählen orale Mukositis, Hand-Fuß-Syndrom, Bluthochdruck, Müdigkeit und Magen-Darm-Probleme. Eine klinische Studie zeigte, dass Gelée royale eine schützende Wirkung gegen TK-Inhibitoren-induzierte Müdigkeit und Appetitlosigkeit hatte und damit seltener Dosisreduktion und Therapieabbrüche auftraten. Gelée royale ist damit vorteilhaft im Hinblick auf die Aufrechterhaltung der Lebensqualität und Bereitschaft von Patienten, die Medikamente dauerhaft einzunehmen (Medikamenten-Compliance) (Araki et al. 2018).

Pollen/Perga

Entstehung und Produktion

Bienen sammeln den Pollen (Blütenstaub) aus den Staubblättern von Blütenpflanzen. Über den im Detail sehr komplexen Pollensammelapparat werden die Pollenkörner von den beiden vorderen Beinpaaren zum hintersten Beinpaar transportiert. Mit Hilfe der dort gelegenen Fersenbürsten wird der Pollen in die Pollenkörbchen eingetragen. Diese je nach Pollensorte unterschiedlich gefärbten und deutlich sichtbaren Klümpchen werden auch Pollenhöschen genannt. Beim so genannten Höseln wird den Pollenkörnern Speichelsekret aus den Kieferdrüsen der Biene zugesetzt, was deren Aneinanderhaften begünstigt. Anhand der Farbe und Dicke dieser Höschen ist es dem erfahrenen Imker möglich, Auskunft über die jeweils angeflogenen Blühpflanzen zu geben.

Im Bienenvolk wird der Pollen von den Arbeiterinnen in der Regel kreisförmig um das Brutnest herum eingelagert. Dazu wird er in den Zellen „gestampft“ und dann mit Honig überzogen. Dieser Pollen wird Bienenbrot“ oder Perga“ genannt.

Pollen wird aus dem Bienenvolk auf zwei Wegen gewonnen – mit Hilfe einer Pollenfalle, die am Flugloch oder im Unterboden angebracht wird, sodass die Bienen beim Passieren dieses mit Lochstreifen versehenen Hindernisses ihre Pollenhöschen abstreifen, oder (seltener) mit Hilfe einer Pollenstanze, mit der das in den Waben eingelagerte, so genannte Bienenbrot (Perga) gewonnen wird.

Aus einem Bienenvolk können pro Saison etwa 10 – 20 kg Pollen mit einer Pollenfalle geerntet werden. Ein Bienenvolk, das je nach Volksgröße und Pollenwert zwischen 50 und 100 kg Pollen im Jahr braucht, gleicht die Verluste durch erhöhte Sammeltätigkeit wieder aus. Um ein Verderben des aus den Fallen geernteten Pollens zu verhindern, ist dieser nach der Gewinnung entsprechend zu trocknen und zu lagern. Pollen kommt meist als mehrfarbiges Mischgranulat unterschiedlichster Herkunft in den Handel.

Inhaltsstoffe

Der Pollen dient den Bienen vor allem als Eiweiß und Fettlieferant und ist Basis der Ernährung der Bienenlarven. Die Zusammensetzung hängt vom jeweiligen pflanzlichen Ursprung ab. Insbesondere der Eiweißgehalt des Pollens beeinflusst die Bruttätigkeit eines Bienenvolkes maßgeblich. Sinkt dieser unter eine bestimmte Grenze, kann die Bruttätigkeit sogar vorübergehend eingestellt werden. Insofern erklärt es sich auch, dass Bienen bevorzugt ganz bestimmte Blühpflanzen zum Pollensammeln anfliegen.

Neben allen grundlegenden Aminosäuren können im Pollen beispielsweise noch Glutamin- und Asparaginsäure, Prolin, Histidin, Serin, Valin, Lysin, wertvolle Vitamine und Provitamine sowie Nikotin- und Folinsäure, Lipide und Phospholipide enthalten sein. Eine Übersicht geben die folgenden Tabellen (nach: http://www.bee-hexagon.net/en/pollen.htm). Detailliertere chemische Analysen finden sich bei Feás et al. (2012).

Die antioxidativen und biologischen Eigenschaften von Pollen korrelieren mit dem Gehalt an Polyphenolen und Flavonoiden.

Tabelle 12: Hauptinhaltsstoffe von Pollen

Komponente	Gehalt [g in 100 g Trockengewicht] (Minimum – Maximum)
Eiweiß	10 – 40
Fett	1 – 13
Kohlenhydrate	13 – 55
Ballaststoffe, Pektin	0,3 – 20
Polyphenole, Flavonoide	0,25

Pollenextrakte

Neben dem naturbelassenen Pollen werden im Handel auch Pollenextrakte angeboten. Besondere Wirkstoffe werden mit bestimmten Verfahren extrahiert. Das Extraktionsverfahren variiert je nach Zweck der Anwendungen, die im Bereich der Behandlung von allergischen Erkrankungen, Wechseljahresbeschwerden und der Prostataentzündung liegen. Die entsprechenden Extrakte werden oftmals in Kapselform angeboten, wobei meist Pollen von Windblütlern und damit kein von Bienen gesammelter Pollen als Grundlage der Zubereitung in Frage kommen. Nähere Details zu den Inhaltsstoffen dieser Produkte liegen nicht vor.

Tabelle 13a: Vitamingehalt von Pollen, täglicher Bedarf (DRD) und die Menge Pollen, die zur Deckung des Bedarfs notwendig wäre. Daneben sind gute Quellen für die Vitamine dargestellt.

Komponente	Menge [µg/g]	DRD [mg]	Menge um Tagesbedarf zu decken [g]	Gute Quellen
Retinol – Vitamin A	10 – 200	1	5 – 100	Käse, Eier, Aprikosen, gelbe Früchte
Thiamin – Vitamin B1	6 – 13	1 – 2	150	Vollkorn
Riboflavin – Vitamin B2	6 – 20	1,5 – 1,7	100	Milchprodukte, Eier
Pantothensäure – Vitamin B5	5 – 20	6	600	Hefe, Vollkorn, Brokkoli, Pilze, Eigelb
Pyridoxin – Vitamin B6	2 – 7	1,5 – 2,5	500	Vollkorn
Ascorbinsäure – Vitamin C	70 – 560	50 – 100	500	Kohl, Spinat, Paprika, Brokkoli, Früchte
Cholecalcipherol – Vitamin D	0,2 – 0,6	5 – 60	50.000	Milchprodukte, Eigelb, Fisch
Tocopherol – Vitamin E	40 – 320	6 – 12	100	Pflanzenöl, Korn, Nüsse
Biotin – Vitamin H	0,5 – 0,7	0,03 – 0,2	500	Eigelb, Soja, Erbsen, Karotten
Phytomenadion – Vitamin K	Spuren	1500	∞	Spinat, Sauerkraut, Grünkohl
Folsäure	3 – 10	0,15 – 0,3	50	Spinat, rote Beete, Spargel
Niacin	40 – 110	10 – 20	50	Vollkorn, Pilze, Kartoffeln, Fleisch

Tabelle 13b: Mineraliengehalt von Pollen, täglicher Bedarf (DRD) und die Menge Pollen, die zur Deckung des Bedarfs notwendig wäre. Daneben sind gute Quellen für die Mineralien dargestellt.

Komponenten	Menge [µg/g]	DRD [mg]	Menge um Tagesbedarf zu decken [g]	Gute Quellen
Kalzium – Ca	200 – 3000	800 – 1200	1000	Milchprodukte, Grünkohl
Kupfer – Cu	2 – 16	2	1000	Vollkorn, Kirschen, Hülsenfrüchte, Geflügel, Nüsse
Eisen – Fe	11 – 170	10 – 15	100	Vollkorn, Hülsenfrüchte, Gemüse, Aprikosen
Kalium – K	4000 – 20000	2000	200	Kartoffeln, Gemüse, Vollkorn, Hülsenfrüchte
Magnesium – Mg	200 – 3000	300 – 400	100	Kartoffeln, Gemüse, Vollkorn, Hülsenfrüchte
Mangan – Mn	20 – 110	2	50	Vollkorn, Hülsenfrüchte, Blaubeeren, Früchte, Tee
Zink – Zn	30 – 250	15	100	Vollkorn, Milchprodukte, Fleisch

Bienenbrot (Perga; Ambrosia)

Blütenpollen, der in Wabenzellen von den Bienen konserviert wurde, wird als Perga, manchmal auch als Ambrosia bezeichnet. In den meisten Artikeln zum Thema wird die Ansicht vertreten, dass Pollen durch die Zugabe von Honig und Speichel fermentiert wird, nicht nur um haltbar zu werden, sondern auch, damit die Nährstoffe im Pollen besser aufgeschlossen werden und damit für die Bienen bekömmlicher wird. Neuere

Studien zum Thema widerlegen diese Ansicht nachdrücklich. Eine Untersuchung von Anderson et al. (2014) hat gezeigt, dass

- Bienen frischen Pollen als Nahrung bevorzugen,
- im Bienenstock gelagerter Pollen im Vergleich zu anderem Pflanzenmaterial nur wenige Bakterien enthält,
- sich die Bakterienstämme im Perga nicht von denen im frischen Pollen unterscheiden und nur während der Saison variieren,
- die Menge der Bakterien im Perga nicht ausreicht, um eine chemische Veränderung (Fermentation) herbeizuführen,
- im Laufe der Zeit sich die Zahl der Mikroben im Perga verringert und damit Perga als ein für die Bakterienvermehrung ungeeigneter Nährboden angesehen werden muss,
- bei mikroskopischer Betrachtung von Perga im Laufe der Zeit keine Veränderungen gefunden wurden, die auf enzymatische Prozesse hindeuten.

Damit dürfte sich auch die These nicht halten lassen, dass der gesundheitliche Wert von Perga höher als der von Pollen wäre. Die Unterschiede liegen damit mehr im Bereich des Geschmacks.

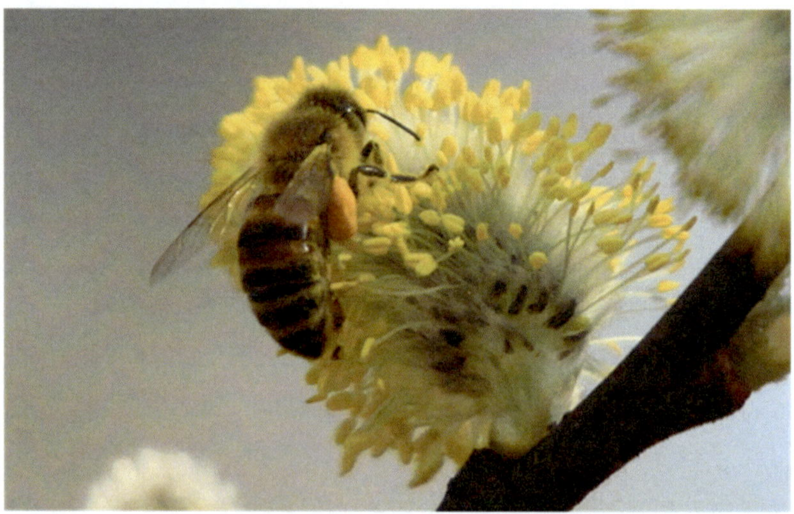

Abbildung 28: Biene beim Pollensammeln (Abdruck mit freundlicher Genehmigung von Herrn Prof. Dr. med. vet. Dr. habil. agr. Gerald Reiner).

Pollen/Perga in der Apitherapie

Von apitherapeutischer Seite wird die Polleneinnahme bei verschiedenen Beschwerden empfohlen, unter anderem

- zur Appetitsteigerung bei Kranken und Rekonvaleszenten,
- bei Darmbeschwerden wie Verstopfung und Darmentzündungen,
- bei Nervosität und Nervenschwäche sowie zur Verbesserung der Hirndurchblutung und des Denkvermögens,
- zur Verbesserung des Allgemeinzustands und des Wohlbefindens,
- zu einer natürlichen Desensibilisierung bei Pollenallergien,
- zur Wachstumsförderung von schwächlichen Kindern und bei Blutarmut,
- zur Verbesserung der Sehkraft,
- zur Verhinderung von Haarausfall und zur Förderung des Haarwuchses sowie
- bei Prostataerkrankungen.

Zu den meisten dieser Erkrankungen liegen keine wissenschaftlichen Studien vor. In den folgenden Abschnitten sollen die Bereiche näher vorgestellt werden, zu denen Studien vorliegen.

Pollen bei Erkrankungen der Prostata

Viele Imker empfehlen Pollen zur Behandlung von Prostataerkrankungen und wenden diese auch bei sich selbst an (Hellner et al. 2008). In der Literatur finden sich einige Hinweise für die sinnvolle Anwendung von Pollen bei chronischer Prostatitis und Prostataadenom, doch handelte es sich bei den Untersuchungen um Gräserpollen bzw. Extrakte aus Gräserpollen (Shoskes 2002; MacDonald et al. 2000; Wagenlehner et al. 2009; Murakami et al. 2008). In Laboruntersuchungen stellte sich Blütenpollen als wirksam gegen Prostatakrebszellen dar (Wu & Lou 2007). Diesbezüglich sei auf das Kapitel „benignes Prostataadenom“ verwiesen.

Chronische Prostatitis

Eine chronische Prostatitis entsteht vermutlich durch kleinere Entzündungsherde, die bei der Behandlung einer akuten Prostataentzündung zurückgeblieben sind. Die Beschwerden sind in der Regel geringer als bei der akuten Prostatitis. Zu den häufigsten Symptomen und Beschwerden gehören Fieber, ständiger Harndrang, Brennen beim oder nach dem Wasserlassen, Schmerzen in der Leiste und in der Blasenregion, Druck und Schmerzen im Bereich des Damms und Schambeins, Schmerzen bei der Ejakulation sowie leicht erhöhte PSA-Werte.

Eine Analyse zum Thema kommt zu dem Schluss, dass die Verwendung von Blütenpollenextrakt für die Behandlung von Patienten mit chronischer Prostatitis und chronischem Beckenschmerzsyndrom von Vorteil ist (Cai et al. 2017). Neuere Studien bestätigen den möglichen therapeutischen Stellenwert von Pollen bei chronischer Prostatitis. Die erste untersuchte ein Blütenpollenpräparat mit zugesetzten Vitaminen im Vergleich zu Präparaten der Sägepalme (Serenoa repens) an insgesamt 63 Patienten. Die Auswertung ergab deutliche Hinweise für einen positiven Effekt des Pollenpräparates (Macchione et al. 2019). Eine weitere Studie bei 54 Patienten zum gleichen Präparat bestätigte den Befund und zeigte, dass sich die Lebensqualität und die Krankheitssymptome bessern, was mit Hilfe von standardisierten Fragebögen erfasst wurde (Maurizi et al. 2019). Mit dem Extrakt der Sägepalmenfrüchte werden Beschwerden beim Wasserlassen behandelt, die im Zusammenhang mit einer vergrößerten Prostata auftreten. Eine aktuelle Auswertung der vorhandenen Studienergebnisse zu Präparaten der Sägepalme aus 2021 bewertet diese als "wenig geeignet" (http://www.test.de/medikamente/wirkstoff/pflanzliches-mittel-saegepalme-w680/ Zugang 12.01.2022). Die geringe Wirksamkeit der Präparate der Sägepalme relativiert den Vorteil der Pollenextrakte.

Pollen bei Beschwerden in den Wechseljahren (Menopause, Klimakterium)

Eine Analyse der Anwendungshäufigkeit von alternativen Heilmethoden bei Wechseljahresbeschwerden in Finnland ergab, dass Bienenprodukte mit einer Anwendungshäufigkeit von 4,1% an Platz drei der am häufigsten verwendeten Methoden hinter Nahrungsergänzungsmitteln (8,1%) und Vitaminen (4,7%) stehen (Mäntyranta et al. 1997). Auch im Internet finden sich auf verschiedenen Seiten Empfehlungen, wonach Honig und Pollen zur Behandlung von Wechseljahresbeschwerden geeignet sein sollen (http://www.34-menopause-symptoms.com/articles/taking-honey-to-alleviate-menopausal-symptoms.htm; http://ezinearticles.com/?Natural-Menopause-Relief-Secrets---4-Natural-Remedies-For-Menopause-Symptoms&id=2748830; http://www.beepollenhub.com/bee-pollen-and-menopause/: http://pollenhealthbenefits.com/bee-pollen-menopause/; Zugang 16.11.2014).

Zwei klinische Studien haben die Wirkung von Pollen bei Frauen während der Wechseljahre untersucht. Sie zeigten, dass die Verabreichung einer Mischung aus Blütenpollen, Gelée royale und Propolis (Melbrosia) deutliche Vorteile brachte (Szanto et al. 1994; Georgiev et al. 2004). So führte die Anwendung von Melbrosia zur Verbesserung des Wohlbefindens und des Fettstoffwechsels mit einem Anstieg des guten HDL-Cholesterins und einem Abfall des LDL-Cholesterins (Georgiev et al. 2004).

Dass Pollen wahrscheinlich das wirksame Prinzip hinter diesen Effekten ist, dafür sprechen drei Studien zu Pollenextrakten, die als Medikament unter den Namen Femal® oder Sérélys® auf dem Markt erhältlich sind. Im Rahmen einer doppelblinden, prospektiv-randomisierten, placebokontrollierten Studie konnte eine signifikante Verbesserung der Problematik der Hitzewallungen (65% vs. 38%) und der Lebensqualität durch die Pollenextrakte nachgewiesen werden (Winther et al. 2005). Die einer zweiten vergleichbaren Studie konnte eine Verringerung der Schlafstörungen, der Reizbarkeit und anderer postmenopausaler Symptome festgestellt werden, ohne dass unerwünschte Wirkungen beobachtet wurden (Gerhardsen et al. 2008). Eine offene Studie von Elia und Mares (2008) bei etwa 400 Frauen zeigte ebenfalls eine 20 – 30%ige Verringerung der postmenopausalen Beschwerden unter dem Pollenextrakt.

Für die positiven Effekte sind wahrscheinlich Flavonoide verantwortlich. Sie könnten unabhängig von einer direkten Hormonwirkung sein, obwohl auch östrogenartige Wirkungen nachgewiesen wurden (Einer-Jensen et al. 1996; Hellström & Muntzing 2012; Kafadar et al. 2012). Manche Pollensorten haben sogar antihormonelle Wirkungen (Sarić et al. 2009). Wenn sich dies bestätigen würde, wäre eine solche Behandlungsoption sehr interessant für Frauen mit Wechseljahresbeschwerden nach einer hormonabhängigen Tumorerkrankung (Brustkrebs, Gebärmutterkrebs). Eine Studie zu diesem Thema ergab subjektive Verbesserungen bei Hitzewallungen und anderen Beschwerden (Münstedt et al. 2015). In diesem Zusammenhang ist es erwähnenswert, dass wohl die Mischung von Pollen und Honig wirksamer ist als Pollen oder Honig allein. Tierexperimentelle Untersuchungen legen dies zumindest nahe (Küpeli Akkol et al. 2010).

Pollen und andere Anwendungen

Zum Anwendungsbereich „Verbesserung der Rekonvaleszenz und Appetitsteigerung" gibt es tierexperimentelle Studien, die keinen Hinweis auf positive Effekte ergaben (Vamanu et al. 2008; Turner et al. 2006). Eine andere Studie zeigte, dass sich unterernährte Ratten erholten, wenn sie Pollen erhielten (Salles et al. 2014). Diese Studie ist jedoch kaum aussagekräftig, da eine Vergleichsgruppe mit andersartig gut gefütterten Ratten fehlt.

Zum Thema *Darmbeschwerden und Verstopfung* zeigte eine Untersuchung an Hühnern, dass sich unter einer Pollentherapie die Zotten im Darm und damit die Möglichkeiten der Aufnahme von Nährstoffen vergrößerten (Wang et al. 2007). Tierexperimentelle Untersuchungen an Ratten zeigten, dass Pollen die negativen Wirkungen verschiedener Insektizide (Carbaryl, Propoxur), die zu Nervenschädigungen führen können, verringert (Eraslan et al. 2009[1,2]). Eine Wirksamkeit im Hinblick auf Nervosität, Nervenschwäche, Hirndurchblutung und Denkvermögen lässt sich daraus aber nicht ableiten. Zur Applikation beim „Wachstum von schwächlichen Kindern und Therapie von Blutarmut" zeigen tierexperimentelle Untersuchungen lediglich, dass Pollen und Propolis eine Eisenmangelsituation bessern können (Haro et al. 2000). Eine gezielte konventionelle, also kausale Therapie (z. B. Eisen- und Folsäuresupplementation) erscheint allerdings sinnvoller, denn bei einem durchschnittlichen Eisenbedarf wären täglich, je nach Art des Pollens, zwischen 50 und 1000 g Pollen nötig (Matzke & Bogdanov 2001).

Auch bei Mundschleimhautentzündungen bei onkologischer Therapie soll Pollen (Dattelpollen) sinnvoll sein. Allerdings ist die diesbezügliche Studie mit insgesamt 20 Patienten kaum aussagekräftig (Elkerm & Tawashi 2014).

Nach einer Analyse zur Anwendung von Pollen in der Kosmetik soll Bienenpollen Schutz gegen Hautalterung, Hauttrockenheit, ultraviolette B-Strahlung, oxidative Schäden, Entzündungen und Melanogenese vermitteln (Xi et al. 2018). Aussagekräftige klinische Studien dazu fehlen.

Propolis

Entstehung und Produktion

Das Wort „Propolis" leitet sich von den griechischen Wörtern *„pro"* = „vor" und *„polis"* = „die Stadt" ab und bezeichnet eine harzartige Substanz, die meist jüngere Sammlerbienen von Rissen in den Borken oder Pflanzenknospen verschiedener Pflanzen sammeln (hierzulande hauptsächlich von Pappelarten). Die einzelnen Propolisstücke werden mit den Mundwerkzeugen der Biene vom Baum abgetragen, mit Sekreten der Mandibeldrüsen vermischt und dann wie ein Pollenhöschen zum Bienenstock transportiert. Die Pflanzen produzieren diese harzige Substanz mit wasserabweisenden, fäulnisverhindernden und wärmeisolierenden Eigenschaften, um damit ihre Blätter, Blüten, Früchte oder Knospen zu schützen.

Pro Flug sammelt eine entsprechende Sammelbiene etwa 10 mg Propolis. Man schätzt, dass ein Bienenvolk in Europa 50 – 150 g Propolis im Jahr sammelt. Im Bienenvolk wird es je nach Verwendungszweck mit unterschiedlichen Mengen an Bienenwachs und anderen Stoffen vermischt und stellt sich sehr unterschiedlich dar. Je nach Ursprung und Verwendungszweck variiert Propolis schon farblich von gelb-braun bis dunkel-braun, manchmal sogar grünlich. Bienen nutzen Propolis

- zur Verengung des Eingangs und als Schutz gegen Eindringlinge (daher auch der Name „Propolis“ = „das, was zum Schutz vor die Stadt gebracht wird“, bzw. die ältere deutsche Variante: „Stopfwachs“)
- als Repellent – verringert es die Aufmerksamkeit von möglichen Eindringlingen (Bienenstock wird chemisch-geruchlich getarnt)
- zur Glättung der inneren Wände – Bienen können somit Eindringlinge einfacher herausdrängen
- zur Einbalsamierung toter, meist größerer Eindringlinge, die nicht entfernt werden können, etwa Mäusen (verhindert deren Verwesung und Fäulnis)
- zur Abdichtung der Bienenwohnung gegen Feuchtigkeit, z.B. bei stärkeren Regenfällen
- zum Verschluss von Löchern in Honigwaben
- zur Verhinderung von Pflanzen-, v. a. Pilzwachstum in der Bienenwohnung – hindert Keime, Samen oder Körner am Aussprossen
- zur allgemeinen Desinfektion, sodass es den Bienen möglich ist, ihr Immunsystem herunter zu regeln.

Der Imker hat verschiedene Möglichkeiten, Propolis zu ernten. Die einfachste Art und Weise stellt das Abschaben von mit Propolis behafteten Stellen im Bienenstock, etwa den Rähmchen oder der Führungsschiene der Rähmchen, dar. Es gibt aber auch so genannte Propolisgitter. Diese mit Löchern einer bestimmten Größe versehenen Kunststoffplatten werden eigens als Abdeckung über der letzten Zarge eingelegt. Bienen neigen dazu, Löcher, Spalten und Risse einer bestimmten Größe mit Propolis zu verkitten. Das eingelegte Gitter wird binnen kurzer Zeit von den Bienen vollständig mit Propolis zugekittet und kann dann vom Imker entnommen werden. Durch Tiefkühlen wird Propolis spröde, so dass diese einfach abgekratzt werden kann. Der Vorteil der Verwendung von Gittern liegt darin, dass die so gewonnene Propolis relativ rein ist, während sie an anderen Stellen im Bienenstock oft mit größeren Wachsanteilen vermischt auftritt, was zusätzlichen Arbeitsaufwand bei der späteren Aufreinigung bedeutet.

Inhaltsstoffe

Chemisch gesehen ist Propolis ein Vielstoffgemisch von mehr als 400 Substanzen. Viele davon sind noch unbekannt und unerforscht. Wichtige bekannte Inhaltsstoffe sind Hydrochinone, Kaffeesäure und seine Ester, Quercetin, Flavonoide und Lignane. Einen groben Überblick gibt Tabelle 9. Jüngere wissenschaftliche Arbeiten berichten detailliert über neue Inhaltsstoffe (Bankova et al. 2014; Huang et al. 2014; Ristivojević et al. 2015). Da eine ausführliche Darstellung der Thematik dieses Werk zu umfangreich werden ließe, ohne dass dies zum besseren Verständnis beiträgt, sei auf die voranstehenden Publikationen verwiesen. Historische Aspekte zur Verwendung von Propolis als auch zur Entdeckung der verschiedenen Inhaltsstoffe finden sich bei Kuropatnicki und Mitarbeitern (2013).

Tabelle 14: Zusammensetzung von Propolis (nach Bogdanov)

Stoffgruppe	Relativer Anteil in der Rohpropolis [%]
Kohlenwasserstoffe, Wachse, hochmolekulare Ester, Ether und Ketone, höhere Fettsäuren, Steroide	5 – 40
Polyphenole; Chalkone, Dihydroxychalkone, Flavanone, Flavone, Flavonole	5 – 50
Aromatische Säuren: Ester aromatischer Säuren mit Alkoholen, Terpenoide, Alkohole, Aldehyde, Ketone	1 – 25
Aminosäuren, Zucker, Vitamine, Mineralstoffe	1 – 10

Ein wesentliches Problem des medizinischen Einsatzes von Propolis ist die Heterogenität des Ausgangsproduktes, denn je nach Region (Herkunftspflanzen) und Jahreszeit hat Propolis unterschiedliche Zusammensetzungen und Eigenschaften. Propolis wird ferner meist nicht als Reinsubstanz eingesetzt, sondern in Form von Extrakten auf wässriger und/oder alkoholischer Basis mit variierenden Anteilen von Wasser und Alkohol. In jüngerer Zeit wird Propolis auch zerstäubt oder verdampft, um es inhalierbar zu machen. Von Interesse dürfte sein, dass Propolis mit dem Alter nicht seine Wirksamkeit verliert, sodass auch ältere Propolis medizinisch verwendet werden kann (Schmidt et al. 2014).

GH2002 – ein besonderer Propolisextrakt

Um dem Problem der Unterschiedlichkeit der Ursprungspflanzen als auch der uneinheitlichen Extraktionsmethoden zu begegnen, hat die Firma Gehrlicher Pharmazeutische Extrakte GmbH (Robert-Koch-Str. 5, D82547 Eurasburg) einen Propolisextrakt standardisiert. Tschechische Propolis bildet die Basis des Extraktes, der GH 2002 genannt wird. Einige Informationen zur Extraktion werden in der Arbeit von Astani et al. (2013) genannt. Dieser Extrakt ist nach Studien gegen eine Vielzahl von Bakterien und Viren wirksam. Seine Bedeutung bekommt er aber aufgrund seiner antiviralen Eigenschaften, die durch mehrere klinische Studien geprüft wurden. Insgesamt zeigen mehrere klinische Studien, dass der Propolis-Extrakt GH 2002 wirksam ist. Die Arbeiten, die im Wesentlichen in Tschechien erfolgt sind, beweisen, dass eine wissenschaftliche Erforschung und Weiterentwicklung der Bienenprodukte möglich sind, so dass sich daraus Produkte entwickeln lassen, die ihren Platz in der Medizin haben. Der Umstand, dass Propolis sich als wirksamer als das Standardmedikament Aciclovir herausgestellt hat, beweist das Potenzial von Propolis (siehe Kapitel Propolis bei Herpesviren).

Pharmakokinetik von Propolis

Die Pharmakokinetik beschreibt den Weg eines Arzneimittels in den Körper, durch den Körper und aus dem Körper heraus, kurz gesagt, was „was der Körper mit dem Arzneimittel macht“. Dabei werden die Aspekte der

- Freisetzung des Arzneimittels
- Aufnahme des Arzneimittels in die Blutbahn
- Verteilung des Arzneimittels im Organismus
- Verstoffwechselung des Arzneimittels
- Ausscheidung (renal, biliär, pulmonal, intestinal) des Arzneimittels

beschrieben. Die Kenntnis dieser Faktoren ist wichtig, um sicherzustellen, dass das Arzneimittel in einer Konzentration im Körper vorliegt, die für die Wirkung ausreicht, ohne dass die unerwünschten Effekte überwiegen (therapeutischer Bereich).

Zu dieser Thematik gibt es zwei Untersuchungen zu Bienenprodukten. Die erste untersuchte, wie sich Chrysin, ein Bestandteil von Propolis, verstoffwechselt wird (Walle et al. 2001; Gao et al. 2021). Chrysin (5,7-Dihydroxyflavon) ist ein Aromatasehemmer, der beim Mann für die Umwandlung von Testosteron in Östrogen und bei der Frau für die Aktivierung von Östrogenvorstufen zu aktivem Östradiol verantwortlich ist. In der Studie von Walle et al. (2001) nahmen 7 Testpersonen 400 mg

Chrysin. Sie fand, dass Chrysin eine geringe orale Bioverfügbarkeit aufweist und damit kaum im Körper nachgewiesen werden kann. Ursache dafür ist, dass Chrysin schnell verstoffwechselt wird, die Metaboliten in den Darm abgegeben werden und über den Stuhl ausgeschieden werden.

Die zweite Studie beschäftigt sich mit Pinocembrin, dem am häufigsten vorkommenden Flavonoid in Propolis. Dieses wurde intravenös gegeben. Die Studie zeigte, dass Pinocembrin überwiegend über den Stoffwechsel eliminiert wird und nur zu einem geringen Grad im Urin und im Stuhl zu finden sind (Cao et al. 2015). Die weitere Forschung zu diesem Themenbereich ist wichtig.

Geopropolis – Propolis stachelloser Bienen – besser als gewöhnliche Propolis?

Mehr als 600 Arten von stachellosen Bienen finden sich in den tropischen und subtropischen Gegenden der Erde. Die bekanntesten gehören zu den Familien Plebeia, Trigona, Melipona, Scaptotrigona und Trigonisca. Sie unterscheiden sich in vielerlei Hinsicht von den europäischen Honigbienen, z. B. im Hinblick auf die Größe der Völker und die Nestbiologie. Ihr größtes Unterscheidungsmerkmal ist jedoch der Stachel, der bei den stachellosen Bienen gar nicht oder in verkümmerter Form vorliegt. Stachellose Bienen haben jedoch andere Abwehrmechanismen, wie die Fähigkeit stark zuzubeißen, entwickelt. Manche Arten produzieren auch Ameisensäure in den Mundspeicheldrüsen und verstärken so den Schmerz bei einem Biss.

Unter Geopropolis versteht man die Propolis dieser stachellosen Bienen. Auch stachellose Bienen sammeln Harz von Pflanzen und vermischen es mit Speichel und Wachs, fügen aber dieser Mischung noch Ton oder Erde hinzu. Dadurch ergibt sich eine deutlich weniger verformbare Masse, die aufgrund des Zusatzes von Ton oder Erde auch mehr Mineralien, allerdings keine Pflanzenhaare (Trichome) wie die Propolis der europäischen Honigbienen enthält (Lavinas et al. 2019).

Im Unterschied zur Propolis der westlichen Honigbiene hat man erst in der jüngeren Zeit Interesse am Geopropolis entdeckt. Entsprechend gibt vergleichsweise nur wenige Untersuchungen. Sie zeigen, dass die Vertreterinnen der Gattungen Melipona, Frieseomelitta, Scaptotrigona, Trigona und Tetragonisca eine Geopropolis herstellen, die im Wesentlichen Terpenoide, Phenole und besonders Flavonoide enthält und ein ähnliches chemisches Profil hat. Demgegenüber stellen die Arten Frieseomelitta longipes und Scaptotrigona bipunctata eine Propolis her, die polyphenylierte Benzophenone, bzw. Piperidinalkaloide enthält (Lavinas et al. 2019). Eine Analyse von Propolis der Arten Tetrigona apicalis, Tetrigona binghami und Homotrigona fimbriata findet sich bei Syed Salleh und Mitarbeitern (2021). Aufgrund der Verbreitung der verschiedenen stachellosen Bienen in verschiedenen tropischen und subtropischen Bereichen auf verschiedenen Kontinenten mit verschiedenen Pflanzen ist es nicht verwunderlich, dass in Geopropolis unterschiedlichste Substanzen gefunden wurden, ja sogar bislang unbekannte chemische Verbindungen. Aufgrund der noch fehlenden Relevanz bei der medizinischen Anwendung soll an dieser Stelle auf weitere Details verzichtet werden.

Geopropolis wurde in einigen Studien auf seine medizinischen Eigenschaften hin untersucht, unter anderem nachdem bekannt wurde, dass Geopropolis für medizinische Zwecke verwendet wird. So nutzen die Bewohner der Region Barra do Corda (Brasilien) die Geopropolis von Scaptotrigona postica in Form von Salben zur Behandlung von Tumoren und bei der Wundbehandlung (Coelho et al. 2015). Propolis von Trigona sp. ist eine Volksmedizin für eine Vielzahl von Erkrankungen in der Region West Maharashtra (Indien) (Choudhari et al 2012). Zahlreiche Untersuchungen konnten feststellen, dass Geopropolis radikalfangende (antioxidative), antibakterielle, antivirale, antimykotische, immunmodulierende, antiproliferative und antientzündliche Wirkungen hat, auf Tumorzellen zytotoxisch wirkt und den Zelltod einleitet (Lavinas et al. 2018; Kustiawan et al. 2015; Campos et al. 2015; Liberio et al. 2011). Neue Analysen von Geopropolis sprechen dafür, dass Geopropolis zahlreiche Substanzen enthält, die in der Krebstherapie zukünftig eine Rolle spielen könnten (Barboza et al. 2020; Bartolomeu et al. 2016). Die bisherigen Untersuchungen zu Geopropolis haben jedoch dessen Eigenschaften nur unter Laborbedingungen geprüft. Bislang gibt es keine Daten zu Anwendungen am Menschen, d. h. weder Fallberichte, Berichte von Fallserien und schon gar keine klinischen Studien. Das bedeutet, dass der gesundheitliche Stellenwert von Geopropolis bislang nicht abgeschätzt werden kann. Entsprechend kann aktuell die Anwendung von Geopropolis nicht empfohlen werden. Hinweise dafür, dass eine Anwendung gefährlich ist, finden sich aber nicht (Lavinas et al. 2019).

Diese Frage, ob denn Geopropolis besser sein könnte als die Propolis der europäischen Honigbienen. lässt sich nur schwer beantworten. Eine Studie dazu fand, dass grüne Propolis europäischer Honigbienen effektiver gegen gefährliche Krankheitserreger (Pseudomonas aeruginosa) wirkt als die Propolis von Melipona quadrifasciata and Scaptotrigona sp. (Farnesi et al. 2009). Aufgrund dieser spärlichen Datenlage sollten jedoch keine voreiligen Schlüsse gezogen werden. Da die Geopropolis eine große Bandbreite an Inhaltsstoffen hat, die vielfach noch unbekannt sind und positive Auswirkungen auf Krankheiten haben könnten, ist die weitere Erforschung von Geopropolis gerechtfertigt.

Propolis in der Apitherapie

Laut Deutschem Apitherapiebund e.V. hat Propolis folgende Wirkungen (http://www.apitherapie.de/dab-ev/bienenprodukte/propolis.html):

- unterstützt die Fresszellen des menschlichen Immunsystems hemmt die schmerzerzeugenden Prostaglandine
- bekämpft freie Radikale
- beschleunigt die Wundheilung
- bindet giftige Schwermetalle
- wirkt einer übermäßigen Entzündungsreaktion entgegen
- stärkt Blutgefäße und Zellmembranen
- schützt die Haut und die Schleimhäute
- wirkt antidepressiv
- verringert die Nebenwirkungen von Chemo- und Strahlentherapie
- wirkt der Zahnfleischrückbildung (Parodontose) entgegen und festigt die Zähne

Antibakterielle, entzündungshemmende und wundheilende Eigenschaften

Experimente im Labor oder Tierversuche bestätigten direkte Wirkungen von Propolis gegen Bakterien und Pilze. Propolis beeinflusst das Immunsystem; seine Wirksamkeit hängt dabei jedoch wesentlich von der Herkunft der Propolis ab (Hegazi et al. 2000; Nieva Moreno et al. 1999). Neben der direkten Wirkung soll Propolis Bakterien daran hindern, sich an Zellen anzuheften. So kann eine Erkrankung der Zelle verhindert werden (Cafarchia et al. 1999; Koo et al. 2000; Drago et al. 2000; Marcucci et al. 2001). Studien zu Ohrentzündungen bei Hunden (unter Anwendung 7 %iger Propolis-Rizinus- oder Propolis-Glyzerin-Mischung), Magengeschwüren (Helicobacter pylori) sowie Wund- und Augeninfektionen bei Nagetieren bewiesen die Wirksamkeit von Propolis. Propolis verhinderte z. B. das unerwünschte Einsprießen neuer Blutgefäße (Neovaskularisation) bei Augenentzündungen (Heinze et al. 1996; Hepsen et al. 1999; Ozturk et al. 1999; Nostro et al. 2006). Propolis zeigte über die immunmodulierenden Wirkungen hinaus auch antientzündliche Eigenschaften und wies eine vergleichbare Wirksamkeit wie

Cortisonpräparate auf (Ozturk et al. 1999; Machado et al. 2012). Propolis beeinflusst Entzündungsvorgänge (Modulator des Arachidonsäure-systems; Mirzoeva et al. 1996) und soll die Wirksamkeit konventioneller Antibiotika und Tuberkulostatika (Medikamente zur Behandlung der Tuberkulose) verstärken (Scheller et al. 1989; Fernandes Junior et al. 2005).

Während Propolis gegen eine Vielzahl von Bakterien aktiv ist, wirkt es allgemein nur wenig gegen die Einzeller (Eukaryonten), wie die Ruhr (Entamoeba histolytica), die Toxoplasmose (Toxoplasma gondii), Entzündungen der Scheide (Trichomoniasis; Trichomonas vaginalis) oder die Chagas-Krankheit (Trypanosoma cruzi) hervorrufen (Burdock 1998). Es gibt jedoch bestimmte Arten von Propolis, die auch gegen diese Erreger wirken (Vural et al. 2007).

Trotz dieser vielfältigen Befunde gibt es kaum Studien am Menschen. Die wenigen Studien zeigten, dass Propolis die Anzahl gefährlicher Mundkeime verringert, allerdings nicht so effektiv ist wie eine konventionelle Mundspülung (Steinberg et al. 1996; Murray et al. 1997). In einer anderen Studie konnten chronische Scheidenentzündungen, die durch andere Methoden nicht geheilt werden konnten, durch eine Scheidenspülung mit 5 %iger Propolislösung in 87 % der Fälle gebessert werden (Imhof et al. 2005). Propolis aus Kuba scheint gegen das Geißeltierchen Giardia intestinalis wirksam zu sein. In einer Studie an 130 Patienten mit einer Giardiasis wurde ein Propolisextrakt in unterschiedlichen Konzentrationen mit einem Antibiotikum (Tinidazol) verglichen. In einer 20 %igen Konzentration zeigte der Propolisextrakt vergleichbare Wirkungen. In einer 30 %igen Konzentration war der Propolisextrakt überlegen (Miyares et al. 1988). Miyares und Mitarbeiter betonen die mögliche Bedeutung von Propolis bei Infektionskrankheiten in ärmeren Ländern.

Bei Harnwegsinfektionen werden neben der antibiotischen Behandlung aktuell auch Behandlungsstrategien verfolgt, bei denen das Anheften bestimmter Bakterien an die Schleimhäute der Blase und Harnröhre verhindert werden soll. Cranberries enthalten diese Wirkstoffe, die dies bewirken und so wird Cranberrysaft zur Behandlung von Harnwegsinfektionen propagiert. Eine Studie hat gezeigt, dass Propolis die Wirkung der Cranberries verstärken kann und damit eine interessante Behandlungsalternative darstellt, die sowohl die Anheftung der Bakterien an die Blasenwand als auch deren Vermehrung verringern kann (Lavigne et al. 2011). In Italien wurde daraus ein Produkt entwickelt (Kistinox® Forte), das sich auch in Studien als wirksam herausstellte (De Leo et al. 2017). Eine jüngere Studie an 85 Patientinnen zeigt, dass sich durch die Kombination von Propolis und Cranberries das Wiederauftreten von Harnwegsinfekten verhindern lässt (Bruyère et al. 2019). Eine Meta-

Analyse, die die Wirksamkeit einer Kombination von Xyloglucan, Hibiscus und Propolis bei unkomplizierten Infektionen der unteren Harnwege untersuchte, fand, dass bei erwachsenen Frauen mit mikrobiologisch gesichertem oder klinischem Verdacht auf eine unkomplizierte Zystitis das Propolis enthaltende Produkt hinsichtlich der klinischen Wirksamkeit Vergleichsregimen überlegen und mit einer hohen Patienten-Compliance verbunden ist (Cai et al. 2017).

Propolis und das Immunsystem

Ein schwaches Immunsystem wird derzeit für viele Krankheiten verantwortlich gemacht. Eine vorbeugende Stimulation des Immunsystems gilt im Bereich der komplementären und alternativen Medizin als Möglichkeit, Infektionskrankheiten und auch Krebs zu verhindern. Im Internet wird Propolis als eine interessante Möglichkeit zur Immunstimulation gehandelt. In der Tat wurden in Propolis immunstimulierende Substanzen (Flavonoide) gefunden (Tao et al. 2014). Ob jedoch eine dauernde Immunstimulation wirklich sinnvoll ist oder aber eine andauernde Stimulation nicht sogar zu einer Ermüdung des Immunsystems führen könnte, darüber gibt es keine Daten beim Menschen. Eine aktuelle Studie bei Hähnchen, die unterschiedliche Propolis-Konzentrationen über einen Zeitraum von bis zu 21 Tagen gefüttert bekamen, zeigte keine Unterschiede im Hinblick auf relevante Immunparameter (Eyng et al. 2015). Bei fehlenden Studien am Menschen und negativen Ergebnissen in Tierexperimenten erscheint die Propolisgabe zur Immunstimulation als nicht sinnvoll.

Propolis und durch Viren hervorgerufene Erkrankungen

Warzen

Warzen sind ansteckende, meist scharf begrenzte, leicht erhabene oder flache und in der Regel gutartige Geschwulste der oberen Hautschicht. Sie werden durch verschiedene humane Viren aus der Familie der Papillomaviridae (unbehüllte, doppelsträngige DNA-Viren) hervorgerufen. Die Behandlung erfolgt auf verschiedene Art und Weise, unter anderem durch chirurgische Entfernung, Elektrokoagulation (Veröden durch hohe Temperatur), Laserbehandlung, Vereisung (Kryotherapie), Auftragen von chemischen Substanzen (z. B. Salicylsäure, Trichloressigsäure, Hautdesinfektionsmittel, Silbernitrat) oder Medikamente mit Antitumorwirkungen (Zytostatika; z. B. Fluorouracil, Podophyllin) sowie Medikamente, die gegen Viren wirken. Die Stimulation des Immunsystems an der betroffenen Stelle, z. B. durch den Immunmodulator Imiquimod, soll dieses soweit stärken, dass die Viren vernichtet werden.

Auch eine Therapie mit Dithranol (Arzneistoff zur Behandlung der Schuppenflechte) ist erfolgversprechend und wirkt über eine Stimulation des Immunsystems.

Ein wesentliches Problem ist, dass Warzen nach einer Behandlung oft wiederkommen. Für das direkte Auftragen von Propolis auf die Warze gibt es nur Empfehlungen von Imkern (Hellner et al. 2008). Aber auch die Einnahme von Propolis kann die Warzen zerstören. Dazu gibt es eine dreiarmige prospektive Studie an 135 Patienten, die Propolis direkt mit Echinacin und Placebopräparaten getestet hat. Nach einer 12-wöchigen Propolisbehandlung waren mehr als 70 % der vulgären Warzen (Stachelwarzen) und Flachwarzen verschwunden, während unter Echinacin nur etwa 35 % verschwanden. Gegenüber Plantarwarzen (Dornwarzen, Warzen an der Fußsohle, Ferse oder zwischen den Zehen) war Propolis weniger effektiv (etwa 15 % Heilung), allerdings zeigten sich hier unter Echinacin und Placebopräparaten überhaupt keine Heilungserfolge (Zedan et al. 2009).

Herpesinfektion

Es gibt acht bekannte Herpesviren, die die menschliche Gesundheit beeinträchtigen: Herpes-simplex-Virus Typ 1 (HSV-1; orale Herpesläsionen), Herpes-simplex-Virus Typ 2 (HSV-2; genitale Herpesläsionen), Varizella-Zoster-Virus (VZV; Windpocken, Gürtelrose), Epstein-Barr-Virus (EBV; infektiöse Mononukleose), Cytomegalovirus (CMV; CMV-Mononukleose), humanes Herpesvirus 6 (HHV-6; Roseola, Mononukleose-Syndrome), humanes Herpesvirus 7 (HHV-7; keine definitive Verbindung zu einer menschlichen Erkrankung) und humanes Herpesvirus 8 (HHV-8; vermutete Assoziation mit dem Kaposi-Sarkom). Die größte medizinische Bedeutung haben die Herpes-simplex-Viren und das Varizella-Zoster-Virus.

Herpes-simplex-Viren sind hoch ansteckend und verursachen schmerzhafte blasenartige Läsionen um den Mund und die Genitalien. Obwohl früher angenommen wurde, dass HSV-1 hauptsächlich durch oral-oralen Kontakt übertragen wird und orolabialen Herpes oder „Fieberbläschen“ um den Mund herum verursacht, betrachten neue Schätzungen HSV-1 auch als eine wichtige Ursache für Herpes genitalis, was früher als die Domäne von HSV-2 angesehen wurde und fast ausschließlich sexuell durch Haut-zu-Haut-Kontakt übertragen werden sollte. Schätzungen aus dem Jahr 2012 zufolge sind mehr als 3,7 Milliarden Menschen unter 50 Jahren mit HSV-1 infiziert. Einhundertvierzig Millionen Menschen im Alter von 15 bis 49 Jahren leiden an einer Herpes genitalis-Infektion aufgrund von HSV-1, während 417 Millionen Menschen unter einer genitalen Herpesinfektion durch HSV-2 leiden.

Nach der Infektion bleiben die Viren in der Desoxyribonukleinsäure (DNA) von Nervenganglien inaktiv. Ausgelöst durch Stress, zahnärztliche Eingriffe, Infektionen und Traumata reaktivieren sie sich von Zeit zu Zeit, wandern den Nerv hinunter und lösen einen Ausbruch aus. Die Schübe werden im Laufe der Zeit weniger schwerwiegend.

Ein weiteres wichtiges Virus ist das Varizella-Zoster-Virus (VZV). Es verursacht einen schmerzhaften Hautausschlag mit Blasen (Gürtelrose) in einem einzigen, breiten Streifen, entweder auf einer Körperseite oder im Gesicht. Die Reaktion stellt eine Reaktivierung des gleichen Virus dar, das bei der Erstinfektion Windpocken verursacht. Obwohl der Ausschlag normalerweise innerhalb von zwei bis vier Wochen abheilt, entwickeln manche Menschen anhaltende Nervenschmerzen (postherpetische Neuralgie), die Monate oder Jahre anhalten können.

Tabelle 15: Übersicht zu den Studien zu Propolis gegen Herpesviren.

Studie	**Virus-typ**	**Studiengruppe (Propolis)**		**Kontrollgruppe**		**Effekt auf Schmerzen**	**Effekt auf Heilung**
		Patienten-zahl	**Konzen-tration Propolis**	**Patienten-zahl**	**Art der Kontrolle**		
Vynograd 2000	HSV-2	30	3 % Salbe	30	Acyclovir	-	**
				30	Placebo	**	**
Hoheisel 2001	HSV-1	33	3 % Salbe	35	Placebo	**	**
Holcova 2011	HSV-1	50	0,5 % Salbe	48	Propolis 0,1 % Salbe	-	-
				52	Propolis 1,0 % Salbe	-	**
Tomanova 2017	HZV	33	0,5 % Salbe + oral Acyclovir	27	Placebo + oral Acyclovir	**	**
Arenberger 2018	HSV-1	189	0,5 % Salbe	190	Acyclovir	**	**
Jautova 2019	HSV-1	200	0,5 % Salbe	200	Acyclovir	**	**

** = deutlicher (signifikanter) Unterschied zugunsten der Studiengruppe

Herkömmliche Behandlungen von Hautläsionen, die aufgrund von VZV und HSV auftreten, umfassen antivirale Medikamente wie Acyclovir. Es wurde festgestellt, dass Acyclovir die Dauer und Intensität von Ausbrüchen verkürzt, die Häufigkeit von Schüben verringert und somit die Übertragung der Krankheit verringert.

Insgesamt liegen 6 Studien vor, die den Effekt von Propolis bei HSV-1, HSV-2 und VZV untersucht haben. Eine Übersicht über die Studien gibt Tabelle 15. Die Daten aus den verschiedenen Studien wurden zusammenfassend analysiert. Die Analyse dieser Studien zeigte, dass die Heilkraft von Propolis der von Aciclovir überlegen ist (Münstedt 2019; Rocha et al. 2021). Daraus ergibt sich, dass in diesem Bereich dem Einsatz von Propolis sogar der Vorzug gegeben werden sollte.

Papillomviren

Auch gegen humane Papillomaviren (HP-Viren), die für Gebärmutterhalskrebs und wahrscheinlich auch Kehlkopfkrebs verantwortlich sind, scheint Propolis wirksam zu sein. Dies zeigen 2 Studien. Bei der einen erfolgte die Behandlung mit einer 5 %igen Propolislösung bei bakterieller Entzündung. Nebenbefundlich normalisierten sich die Zellabstriche vom Muttermund, was als Zeichen der Wirksamkeit gegen die Viren, die für die Vorstufen des Gebärmutterhalskrebses verantwortlich sind, gewertet werden kann (Imhof et al. 2005). In einer weiteren Studie kam es nach intravaginaler Anwendung einer Kombination von Interferon, Aloe vera und Propolis zu einem 100 %igen Verschwinden der HP-Viren, während in der Kontrollgruppe noch bei 90 % der betroffenen Frauen Viren nachweisbar waren (Iljazović et al. 2006).

Erkältungskrankheiten – Influenzaviren

Unter einer Erkältung oder einem grippalen Infekt versteht man akute Infektionskrankheiten der Nasenschleimhaut einschließlich der Nebenhöhlen sowie des Halses oder/und Bronchien. Die Infektion wird in erster Linie von Viren verursacht, vielfach kommt es jedoch zu einer zusätzlichen Infektion mit Bakterien (Sekundärinfektion, Superinfektion). Eine ursächliche Behandlung gibt es nicht, da wirksame Medikamente gegen die Viren nicht verfügbar sind. Die Therapie orientiert sich vielmehr an den Beschwerden. Im Vordergrund der Behandlung steht, dem Körper Ruhe zu gönnen, der Ausgleich des Flüssigkeitshaushaltes (viel trinken), Inhalationen, abschwellende Nasensprays, Fiebersenkung und Schmerzbehandlung. Antibiotika sind nicht wirksam und nur sinnvoll, wenn eine zusätzliche bakterielle Besiedlung/Infektion besteht.

In einer Studie an 430 Kindern im Alter von 1 bis 5 Jahren wurde eine Mischung von Echinacin, Propolis und Vitamin C im Vergleich zum einem Placebo-Präparat gegeben. Man fand, dass die Häufigkeit von

Erkältungskrankheiten um 55 % verringert werden konnte (Cohen et al. 2004). Entsprechende Befunde sprechen allerdings nicht unbedingt für Propolis, sondern eben nur für diese Kombination von Wirkstoffen. Um den Stellenwert von Propolis näher zu bestimmen, wäre es wichtig, Propolis allein in einer vergleichbaren Situation zu prüfen. Eine aktuelle Studie untersuchte ein Propolis-Nasenspray bei 40 Kindern, die akut an Schnupfen und Erkältungssymptomen litten, fand, dass es unter der Anwendung des Propolis-Nasensprays zu einer schnelleren Verbesserung des Allgemeinbefindens und der Lebensqualität kam (Marti et al. 2017).

Bei Denguefieber (Siebentagefieber) wurde der Einsatz eines Propolisfertigpräparates (Propoelix®) geprüft. Unter Propoelix® kam es zu einer schnelleren Verbesserung der Blutplättchen und Entzündungswerte (TNF-α). Eine schnellere Entlassung aus dem Krankenhaus wurde dadurch ebenfalls erreicht (Soroy et al. 2014).

Coronaviren (COVID-19; SARS-CoV-2)

Eine erste Studie zeigte, dass sich im Fall einer Coronainfektion ein Krankenhausaufenthalt bei Anwendung von 800 mg Propolis um 7 Tagen verkürzt (Silveira et al. 2021). Im Iran wird demnächst eine weitere Studie diesbezüglich beginnen (Miryan et al. 2020).

Eine andere Studie untersuchte Propolis in Kombination mit Schwarzem Bilsenkraut (Hyoscyamus niger) und fand, dass diese Kombination sich günstig auf die Symptome und Beschwerden auswirkte (Kosari et al. 2021).

Zellschutz

Propolis hat in verschiedenen Studien den Beweis erbracht, dass sie die Leberzellen (Hepatozyten) gegen verschiedene giftige Substanzen wie Alkohol, Tetrachlorkohlenstoff, Galaktosamin und Allylalkohol schützen kann (Gonzalez et al. 1995; Lin et al. 1997; Rodriguez et al. 1997; Merino et al. 1996; Remirez et al. 1997; Basnet et al. 1997; Lin et al. 1999; Banskota et al. 2000; Moreno et al. 2000). Die für die Insulinproduktion zuständigen Betazellen der Bauchspeicheldrüse werden durch Propolis gegen Streptozotozin geschützt, einer Substanz, die in der Diabetesforschung eine Rolle spielt, aber auch zur Behandlung von Tumoren der Betazellen eingesetzt wird (Zhu et al. 2011). In tierexperimentellen Untersuchungen wurde der Heilungsverlauf nach Hodentorsionen oder Verletzungen der Wirbelsäule günstig beeinflusst (Koltuksuz et al. 2000; Ilhan et al. 1999; Türk Bilen et al. 2006). Von Bedeutung ist möglicherweise der Schutz des Herzmuskels während einer Chemotherapie mit Doxorubicin, einem in der Krebstherapie häufig verwendeten Medikament (Chopra et al. 1995). Weitere Arbeiten führen mögliche Bedeutungen von Propolis im Hinblick auf den Schutz der Nieren und des Herzens aus (Akyol et al. 2014; Daleprane & Abdalla 2013). Bedauerlicherweise gibt es dazu kaum Studien an Menschen, die den Wert von Propolis näher definieren. Lediglich eine ältere klinische Studie aus dem Bereich der Orthopädie zeigte, dass bei einer aseptischen Hüftkopfnekrose das Einspritzen von wässrigem, äthanolischem Propolisextrakt zu einem besseren Heilungsverlauf führte als die konventionelle Behandlung (Przybylski et al. 1985).

Propolis bei Zucker- und Fettstoffwechselstörungen

Zu diesem Thema wurde 2019 eine Meta-Analyse durchgeführt, die 6 Studien mit insgesamt 373 Patienten untersucht hat. In der Gesamtsicht der Daten ergibt sich, dass unter Propoliseinnahme die Nüchternblutzuckerspiegel als auch die HbA1C-Spiegel, als Ausdruck der langfristigen Einstellung des Blutzuckerspiegels, niedriger waren. Damit ergeben sich Hinweise für einen sinnvollen Einsatz von Propolis bei Zuckerkrankheit (Karimian et al. 2019). In diesem Bereich sind weitere Studien sicher sinnvoll.

Propolis bei Krebserkrankungen

Propolis wird zugeschrieben, dass sie die Krebsentstehung verhindern kann, was mit den Inhaltsstoffen Artepillin C, Clerodan-Diterpen, Kaffeesäure-Phenethylestern (CAPE) und Benzofuranen in Zusammenhang stehen soll (Matsuno 1995; Matsuno et al. 1997[(1-3)]; Banskota et al. 2000; Jeng et al. 2000). CAPE sollen diesbezüglich die Kommunikation zwischen den Zellen über bestimmte Zellverbindungen (gap junctions) wiederherstellen und den natürlichen Zelltod (Apoptose) einleiten sowie eine Wachstumshemmung auslösen (Chiao et al. 1995; Su et al. 1995; Na et al. 2000; Jeng et al. 2000).

Die genannten Substanzen haben in Tierversuchen bösartige Tumoren von Brust, Haut, Nieren, Darm u.v.a.m. unterdrückt, ohne dabei gutartiges Gewebe in Mitleidenschaft zu ziehen (Rao et al. 1995; Mitamura et al. 1996; Huang et al. 1996; Kimoto et al. 1998; Kimoto et al. 1999; Kimoto et al. 2000; Kawabe et al. 2000; Alizadeh et al. 2015). Diese seit längerem bekannten und immer wieder bestätigten Eigenschaften von Propolis sollten Anlass sein, in Propolis nach neuen Wirkstoffen für die Krebstherapie zu suchen (Watanabe et al. 2011). Auch eine Hemmung der Bildung von Blutgefäßen, die zum Tumor führen (Angiogenese), lässt sich mit Komponenten von Propolis erreichen (Lin et al. 2010). Im Hinblick auf die präventiven Eigenschaften wird die Wirkung von Propolis als Radikalfänger diskutiert, der die intrazellulären Glutathion-Spiegel reguliert oder aber den Vitamin C-Verbrauch der Zelle senken soll (Sun et al. 2000).

Eine Studie, die sieben verschiedene Sorten Propolis aus unterschiedlichen Regionen der Erde im Hinblick auf deren Wirksamkeit gegenüber Brustkrebszellen untersuchte, fand, dass nicht jede Art von Propolis gegen Krebszellen wirksam ist. Die Wirkstoffe Galangin, Kaffeesäure, Apigenin und Quercetin werden für die Wirkung gegen Tumorzellen als wichtig identifiziert (Seyhan et al. 2019). Dies bestätigt die Bedeutung der Standardisierung von Propolis.

Wie bereits erwähnt, gibt es reichlich Hinweise für direkte Wirkungen von Propolis gegen Tumoren. Konzepte, warum der Einsatz von Propolis bei Tumorerkrankungen sinnvoll sein könnte, wurden formuliert, z. B. bei der Behandlung von Leukämien (Abubakar et al. 2014; Sawicka et al. 2012). Leider wurden diese noch nicht in Studien am Menschen/ Betroffenen untersucht. Eine erste Studie an Patienten, bei denen Darmpolypen als Vorstufen einer bösartigen Darmerkrankung entfernt wurden und die 3 Monate lang Propoliskapseln einnahmen, zeigte keine Hinweise auf tumorverhindernde Wirksamkeit, sondern sogar unerwünschte Effekte im Sinne einer Schädigung des Herzmuskels (Ishikawa et al. 2012). Propolis kann auch die Wirkungen von manchen Krebsmedikamenten verstärken und damit zu mehr Nebenwirkungen führen. Dies wurde für Temozolomid, einem Alkylanz, gezeigt (Markiewicz-Żukowska et al. 2013).

Des Weiteren kann Chrysin, ein Bestandteil von Propolis die Aromatase hemmen, ein Ansatz, der bei der antihormonellen Therapie bei hormonabhängigen Tumoren wie Brustkrebs und Gebärmutterkrebs (Endometriumkarzinom) eine große Rolle spielt (Balam et al. 2020). Studien am Menschen, die Voraussetzung für eine medizinische Anwendung wären, gibt es nicht.

Bereits erwähnt wurde, dass Propolis den Herzmuskel vor den schädlichen Wirkungen der Chemotherapie mit Anthrazyklinen schützen kann. Eine entsprechende Behandlung mit Propolis während der Chemotherapie ist möglicherweise jedoch nicht unproblematisch, da Propolis die Wirksamkeit anderer Chemotherapeutika (z. B. Bleomycin) herabsetzt, was auf ungünstige Arzneimittelinteraktionen zurückgeführt wird (Scheller et al. 1989; Chopra et al. 1995). Die Chemotherapie wäre dann ineffektiv.

Zahnheilkunde und Probleme im Mundraum

Für die Zahnheilkunde dürfte Propolis interessant sein. In Labor- und tierexperimentellen Untersuchungen hat sich gezeigt, dass Propolis die Härte des Zahnschmelzes verbessert und die Empfindlichkeit der Zähne herabsetzt (De Campos et al. 1998; Giamalia et al. 1999; Almas et al. 2001). Das bestätigt eine Studie an 26 Patienten (Mahmoud et al. 1999). Propolis erhält die Lebensfähigkeit der Zellen in einem Zahn, wenn dieser herausgebrochen ist, sodass dieser bei einer Einpflanzung einfacher wieder festwachsen kann (Casaroto et al. 2010; Gjertsen et al. 2011). Eine Untersuchung an 25 Personen zeigte, dass eine Mundspülung, die Propolis enthält, Zahnfleischentzündungen und Zahnbeläge deutlich verringert (Pereira et al. 2011). Spätere Studien an jeweils 40 Personen haben den positiven Effekt auf Zahnfleischentzündungen (vorbeugend und therapeutisch) bestätigt (Anauate-Netto et al. 2014; Sanghani et al. 2014). Dies gilt wohl auch für chronische Zahnfleischentzündungen (Seth et al. 2022).

Kaugummi mit Propolis verringert kariesauslösende Bakterien mehr als xylithaltige Kaugummis (Tulsani et al. 2015). Allerdings gibt es auch Studien, die für Propolislösungen keine Wirksamkeit fanden (Bretz et al. 2014).

Bei der Behandlung von Abszessen im Bereich der Zähne erwies sich Propolis zwar als wirksam, nicht so effektiv jedoch wie eine Standardbehandlung mit 2 %iger Chlorhexidin-Lösung (Jolly et al. 2013).

Mundfäule (aphthöse Stomatitis)

Die aphthöse Stomatitis ist eine schmerzhafte, geschwürige (ulzerierende) und häufig wiederkehrende Erkrankung der Mundhöhle, deren Ursache nicht bekannt ist und die mit den derzeitigen Methoden der konventionellen Medizin nicht gut behandelbar ist. In einer zweiarmigen, doppelblinden, placebo-kontrollierten Studie wurden Propolis- und Placebokapseln verglichen. Die Studie ergab eine 50 %ige Verringerung des Wiederauftretens der Erkrankung und ein verbessertes Wohlbefinden bei einer Anwendung von 500 mg Propolis täglich (Samet et al. 2007). In Anbetracht fehlender anderer Behandlungsmöglichkeiten erscheint die Anwendung von Propolis bei dieser Krankheit sinnvoll und gerechtfertigt.

Eine Ende 2014 veröffentlichte Analyse der wissenschaftlichen Daten, die leider nur die Daten bis 2011 berücksichtigt hat, betrachtete Propolis als interessante Option bei Problemen im Mundraum, forderte aber weitere gut geplante Studien (Hwu et al. 2014). Insgesamt wurden die Möglichkeiten, die Propolis in der Zahnheilkunde bietet und bieten könnte, als positiv bewertet (Kumar 2014; Więckiewicz et al. 2013). Allerdings sind auch seit dieser Analyse kaum neue Studien durchgeführt worden, so dass eine Meta-Analyse im Jahre 2017 nicht in der Lage war, den Stellenwert von Propolis zu beurteilen (Sung et al. 2017).

Erkrankungen der Atemwege

Asthma

Beim Asthma bronchiale handelt es sich um eine chronische, entzündliche Erkrankung der Atemwege. Auf einen Reiz hin kommt es zu einer Entzündung, die wiederum über eine vermehrte Schleimbildung, eine Verkrampfung der Bronchialmuskulatur und Schwellungen der Schleimhaut zu einer Verengung der Atemwege (Bronchialobstruktion) und damit zu anfallsweiser Luftnot führt. Etwa 7 % der Bevölkerung ist von Asthma betroffen. Man unterscheidet allergisches und nicht-allergisches Asthma und unterteilt in verschiedene Schweregrade. Bei der Behandlung spielen Cortison und seine Abkömmlinge, Mastzellstabilisatoren, β2-Sympathomimetika, Theophyllin-Präparate, Leukotrienrezeptor-Antagonisten oder neuerdings auch Antikörper (Omalizumab) eine Rolle. Diese werden vorzugsweise inhaliert, um eine hohe Wirksamkeit vor Ort und geringe Nebenwirkungen für den Körper zu erreichen.

Tierexperimentelle Untersuchungen haben gezeigt, dass Inhaltsstoffe von Propolis (Kaffeesäurephenethylester CAPE) sich günstig auf Asthma auswirken (Jung et al. 2008; de Farias et al. 2014). Bereits zuvor hatte eine kontrollierte Studie an 46 Patienten gezeigt, dass 2 ml eines 13 %igen, wässrigen Propolisextraktes, der sprühgetrocknet zu Milchpulver gegeben und zur Anwendung mit Wasser angerührt und getrunken wurde, bei Patienten mit Bronchialasthma deutliche Verbesserungen im Hinblick auf die Häufigkeit nächtlicher Hustenanfälle, den Spiegel verschiedener Entzündungsparameter im Blut (Tumornekrosefaktor, Interleukin 6, 8 und 10, Leukotriene) und vor allem der Lungenfunktionstests erbrachte, wenn diese Maßnahme zusätzlich zur konventionellen Behandlung mit Theophyllin erfolgte (Khayyal et al. 2003).

Entzündungen der Atemwege

Die häufigsten Symptome von leichten Infektionen der oberen Atemwege (URTIs) sind Halsschmerzen, Heiserkeit sowie Schwellung und Rötung des Rachens. Eine Studie an 122 Erwachsenen mit leichten Infektionen der oberen Atemwege erhielten nach dem Zufallsprinzip entweder ein Propolis-Mundspray oder ein Placebo. Der Gesamtpolyphenolgehalt des Propolis-Mundsprays betrug 15 mg/ml. Die Dosierung betrug 2-4

Sprühstöße dreimal täglich über fünf Tage. Nach 3 Behandlungstagen zeigten 83 % der mit Propolis-Mundspray behandelten Personen einen Rückgang der Beschwerden, während 72 % der Personen in der Placebo-Gruppe mindestens ein verbleibendes Symptom aufwiesen. Nach fünf Tagen waren alle Probanden der Studiengruppe beschwerdefrei, was bedeutet, dass Propolis-Mundspray bei bakteriellen als auch viralen Erkrankungen der Atemwege den Heilungsprozess beschleunigt (Esposito et al. 2021).

Wunden und Geschwüre

Prof. Dr. Stan Scheller (* 1928 im Lviv, früher Lemberg) gilt als einer der Begründer der wissenschaftlichen Erforschung von Propolis (Kucharzewski et al. 2013[2]). Eine seiner Arbeiten beschreibt die Ergebnisse von 100 Patienten, die bei verschiedenen Verletzungen mit Propolis behandelt wurden (Kucharzewski et al. 2013[2]). In den meisten Fällen kam es zur Abheilung oder zu einer deutlichen Besserung der Beschwerden. Nur in 13% wirkte Propolis in den oft schwierigen Fällen nicht. Tierexperimentelle Untersuchungen zu Brandwunden an Schweinen weisen darauf hin, dass bei der Behandlung mit einer Mischung von Honig und Propolis (3 %ig) es zu einem schnelleren Beginn der Wundheilung kam im Vergleich zur Standardtherapie (1% Silber-Sulfadiazin) oder einer Kontrollgruppe (0,9% Kochsalzlösung) (Jastrzębska-Stojko et al. 2013).

Wie bereits unter dem Kapitel „Honig bei Zuckerkrankheit (Diabetes mellitus)" ausgeführt, sind Geschwüre infolge von schlecht eingestelltem Blutzucker ein Problem. 3 Studien haben untersucht, inwieweit Propolis beim diabetischen Fußsyndrom sinnvoll eingesetzt werden kann und zeigten, dass die Abheilung der Wunden unter lokaler Anwendung von Propolis deutlich besser war und die Wunden schneller frei von Infektionen waren (Henshaw et al. 2014; Afkhamizadeh et al. 2018; Mujica et al. 2019). Aus diesen Befunden ergibt sich hier ein interessantes Anwendungsgebiet, da unerwünschte Wirkungen nicht beobachtet wurden (Henshaw et al. 2014).

Auch das „offene Bein" (Ulcus cruris), das infolge eines fortgeschrittenen Venenleidens auftritt, heilt unter Propolisanwendung deutlich schneller ab im Vergleich zum bloßen Bandagieren, wie eine Studie an 56 Patienten zeigt (6 Wochen gegenüber 16 Wochen; Kucharzewski et al. 2013[1]). Auch für Brandwunden finden sich erste Hinweise dafür, dass der Einsatz von Propolis sinnvoll sein könnte (Olczyk et al. 2013).

Wässrige und alkoholische Propolisextrakte sollen auch strahlentherapiebedingte Schädigungen im Hals-Kopf-Bereich (z. B. entzündungsbedingte Schwellungen) vermindern, sodass unter Propolistherapie die

Strahlentherapie häufiger protokollgerecht durchgeführt werden konnte, welches wiederum die Rezidivrate verringern dürfte (Velikov & Zanev 1989; El-Ghazaly & Khayyal 1995; Javadzadeh Bolouri et al. 2015). In Zusammenhang mit der Strahlentherapie wurden unter Propolisbehandlung weniger Schädigungen der DNS gesunder Zellen beschrieben (Montoro et al. 2005). Weitere Untersuchungen zeigen, dass Propolis im Gegensatz zu Honig wohl eher nicht geeignet ist, die chemotherapiebedingten Schädigungen der Mundschleimhäute zu bessern (Tomaževič & Jazbec 2013). Eine jüngere Studie zeigt hier allerdings wieder positive Effekte (Akhavan-Karbassi et al. 2016).

Hauterkrankungen (Akne)

Akne ist bei Jugendlichen die häufigste Hautkrankheit. Akne entsteht, wenn sich am Ausgang einer Talgdrüse eine Hornschicht bildet und der Talg, der sonst die Haut geschmeidig hält und schützt, nicht abfließen kann und sich entzündet. Eine dreiarmige Studie an 60 Patienten mit leichter bis mittelschwerer Akne vulgaris verglich (1) eine Creme mit 20 % Propolis, 3 % Teebaumöl und 10 % Aloe vera oder (2) eine 3 %ige Erythromycin-Creme oder (3) ein Placebo (n=20 je Gruppe). Die Creme mit Propolis, Teebaumöl und Aloe vera war besser als die Erythromycin-Creme und dem Placebo im Hinblick auf den Akne-Schweregrad (Mazzarello et al. 2018).

Prostataentzündungen

40 Patienten mit chronischer Prostatitis erhielten 20 Tage lang ein Suppositorium mit Weihrauch-Extrakt und Polyphenolen aus Propolis. Die Studie ergab, dass diese Kombination urogenitale Schmerzen lindert und die Lebensqualität verbessert (Sibona et al. 2020).

Neurologische Wirkungen

Eine Studie an 79 älteren Japanern zielte darauf ab, die Wirkung von Propolis auf die kognitive Funktion zu analysieren. Die Teilnehmer erhielten 24 Wochen lang entweder ein Placebo oder ein Nahrungsergänzungsmittel mit Propolis-Extrakt (oral). Im Vergleich zur Placebo-Gruppe zeigte die Propolis-Gruppe eine signifikante Verbesserung des verbalen Gedächtnisses, aber auch verschiedener Blutwerte (Gesamtcholesterin, LDL-Cholesterin, Harnstoff, Kreatinin, Harnsäure). Diese Studie zeigt, dass Propolis bei älteren Japanern effektiv kognitive Funktionen wie Gedächtnis, Informationsverarbeitung, komplexe Aufmerksamkeit und Konzentration verbessert (Asama et al. 2021). Diese interessanten Befunde rechtfertigen weitere Studien, denn der

Gedächtnisverlust im Alter stellt ein großes Problem dar, für das bisher keine Lösungen existieren.

Im Rahmen einer Studie zur Wirkung von Antidepressiva erhielten 54 Teilnehmer nach dem Zufallsprinzip 6 Wochen lang entweder Propolis oder Placebo. Die Ergebnisse zeigten, dass eine ergänzende Behandlung von Propolis zusätzlich zur Gabe von Antidepressiva (Selektive Serotonin-Wiederaufnahmehemmer) die Symptome einer mittelschweren Depression abschwächen könnte. Diese antidepressiven Wirkungen werden auf den reichen Gehalt an Phenolsäuren und Flavonoiden in aserbaidschanischer Propolis zurückgeführt (Varzaghani et al. 2022).

Propolair

Bei Propolair handelt es sich um ein Gerät, welches laut Firmenangaben durch das Verdampfen von Propolis Nasen- und Nasennebenhöhlenentzündungen (Rhinitis, Sinusitis), Bronchitis und manchmal Asthma verbessern, sowie Krankheitszeiten und Fieber (wenn vorhanden) verringern soll. Unter www.propolair.at/media/.../Propolair _Innovation_English_Deutsch.p... finden sich Berichte von italienischen Forschern (Prof. Luciano Pecchiai, Prof. Matteo Bevilacqua), die Propolair bei 200 Kindern erfolgreich angewendet haben wollen. Studien, die geringere Fehlzeiten in Kindergärten beobachtet haben wollen, wenn Propolair angewendet wurde, sind erwähnt (http://www.propolair.de/ Informationen-ueber-Propolis/).

Die erwähnten Studien wurden wohl niemals in wissenschaftlichen Organen publiziert. Zumindest lassen sie sich nicht in den gängigen medizinischen Datenbanken finden. Entsprechend lassen sich die Details dieser Studien nicht eruieren. Damit lassen sich auch keine Aussagen zum Wert dieser Therapien treffen.

Wachs

Entstehung und Produktion

Honigbienen schwitzen Wachsplättchen aus Wachsdrüsen an ihrem Hinterleib aus, mit denen sie ihren Wabenbau errichten. Sie sammeln und recyceln aber auch Altwachs, das sie mit den Mandibeln abschaben. Anfänglich haben die Wachsplättchen eine weiße Farbe. Im Laufe der Zeit verfärbt sich jedoch das Wachs jedoch und bekommt eine gelbe Farbe.

Gewonnen wird Wachs, indem alte und durch Bebrüten braun gewordene Waben durch Einwirkung von Wärme in einem Dampf- oder Sonnenwachsschmelzer eingeschmolzen werden. Durch grobes Sieben entsteht helles, reines Wachs. Gereinigt und weiß gebleicht kommt es als Cera alba (weißes Wachs) in den Handel und findet meist Verwendung in der kosmetischen und pharmazeutischen Industrie, wo es Bestandteil von Cremes, Salben, Pasten, Lotionen und Lippenstiften ist. In der Lebensmittelindustrie wird Bienenwachs als Überzugs- und Trennmittel verwendet (z. B. bei Gummibären).

Inhaltsstoffe

Bienenwachs besteht aus Myricin (ca. 65 %), einem Gemisch von Estern langkettiger Alkohole und Säuren, das von Palmitinsäuremyricylester dominiert wird. Daneben enthält es freie Cerotinsäure; Melissinsäure und ähnlicher Säuren (12 %), gesättigte Kohlenwasserstoffe (ca. 14 %), Alkohole (ca. 1 %) und anderen Stoffe (wie bienenartspezifische Aromastoffe; 6 %).

Wachs in der Apitherapie

Unter dem Internetlink des deutschen Apitherapie-Bundes e. V. (http://www.apitherapie.de/dab-ev/bienenprodukte/bienenwachs.html) finden sich die Behauptungen, dass Bienenwachs

- als Entdeckelungswachs hilfreich bei Allergien sein soll,
- in Kombination mit Kräuterextrakten zu einer Art wohlschmeckendem Kaugummi gemacht werden kann und zur Behandlung von Entzündungen im Mund- und Rachenbereich eingesetzt werden kann,
- als Wickel Beschwerden bei Rheuma und Arthrosen lindert,
- Erdstrahlen abhält und deshalb schon von den alten Ägyptern unter die Matratze gelegt wurde
- für die Ohrkerzentherapie geeignet sein soll.

Ohrkerzentherapie

Auf der Seite http://www.paracelsus-magazin.de/alle-ausgaben/73-heft-012014/1136-die-apitherapie-bienenheilkunde.html (Zugang 20.12.2014) wird die Ohrkerzentherapie mit Bienenwachs empfohlen. Dabei handelt es sich angeblich um eine Reiztherapie zur Wiederherstellung der Harmonie zwischen Körper und Seele und zur Aktivierung der Selbstheilungskräfte. Der Ursprung der Ohrkerzentherapie soll weit zurück auf die Schamanen der asiatischen Naturvölker gehen. Bei der Herstellung von Ohrkerzen wird sehr feines Baumwollgewebe mit flüssigem Wachs getränkt und anschließend auf einen runden Stab aufgerollt. Das nach dem Erstarren entstandene Wachsröhrchen wird vom Stab abgestreift und zur Behandlung eingesetzt. Als Behandlungsindikationen werden genannt:

- Verschleimung jeglicher Art im Kopfbereich: Sinusitis, Schnupfen, Erkältung, Grippe, Tonsillitis, Nasenpolypen (therapieunterstützend wirkt die Einnahme von Propolis und Gelée royale)
- Pollenallergie
- Husten und Bronchitis
- Trockene Augen (Anregung der Tränenflüssigkeit)
- Stimulierung der bioenergetischen Punkte am Ohr (Akupunkturpunkte)
- Behandlung chronischer Ohrinfektionen (zusammen mit anderen Bienenprodukten)
- Tinnitus, Gleichgewichtsstörungen
- Anregung der Lymphdrainage
- Gesichtsneuralgie
- Kopfschmerzen, Migräne
- Verspannungen im Halswirbelsäulen- und Schulterbereich in Kombination mit Honigmassage und Bienengiftsalbe
- allgemeine Beruhigung und Entspannung auch von Herz und Lunge (über den Parasympathikus)
- Bluthochdruck (Hypertonie)

Wissenschaftliche Studien zu Ohrkerzen gibt es nicht. Allerdings wurden schädliche Wirkungen beschrieben, sodass von dieser Methode abgeraten wird (Ernst 2004; Hornibrook 2012).

Medizinische Anwendungen von Bienenwachs

Knochenwachs

Eine historische Anwendung von Bienenwachs ist Knochenwachs, eine sterile Mischung aus Bienenwachs (70 %) und Vaseline (30 %), die zur Stillung von Blutungen aus der Spongiosa (schwammartige Knochenstruktur im Inneren eines Knochens) diente. Die Wachsmasse wurde in handwarmem Zustand geformt und auf die blutende Stelle aufgedrückt. Sie unterband mechanisch die Blutung. Knochenwachs wurde bei Operationen angewendet, bei denen das Brustbein durchtrennt wurde (Sternotomie). In jüngerer Zeit geriet die Methode in Misskredit, weil die

Substanz nicht vom Körper aufgenommen wird und so Entzündungsreaktionen hervorrufen kann (Vestergaard et al. 2010). Modernere Mittel haben sich in Studien als überlegen herausgestellt (Nooh et al. 2014).

Sonstige Untersuchungen

Untersuchungen zum Stellenwert von reinem Wachs liegen nicht vor. Bienenwachs hat eine große Bedeutung in der kosmetischen und pharmazeutischen Industrie, wo es Bestandteil von Cremes, Salben, Pasten, Lotionen und Lippenstiften ist. Seine positiven Wirkungen auf die Haut wurden in verschiedenen Untersuchungen gezeigt, z. B. bei einer Salbe, die aus gleichen Teilen Wachs, Olivenöl und Honig besteht und bei Patienten mit Hautkrankheiten (Neurodermitis, Schuppenflechte, Kleienpilzflechte und andere Hautpilzerkrankungen) oder Hämorrhoiden eingesetzt wurde (Al-Waili et al. 2006; Al-Waili 2003; Al-Waili 2004). Das Problem der genannten Untersuchungen ist, dass sie nur an kleinen Gruppen durchgeführt und bislang nicht von anderen Untersuchern bestätigt wurden. Eine jüngere Studie hat die Wirksamkeit einer Mischung von Bienenwachs mit Pflanzenölen bei Juckreiz nach Abheilung von Brandwunden bestätigt (Lewis et al. 2012). Aktuell wird auch die bakterienabtötende Wirkung von Bienenwachs herausgestellt (Fratini et al. 2016).

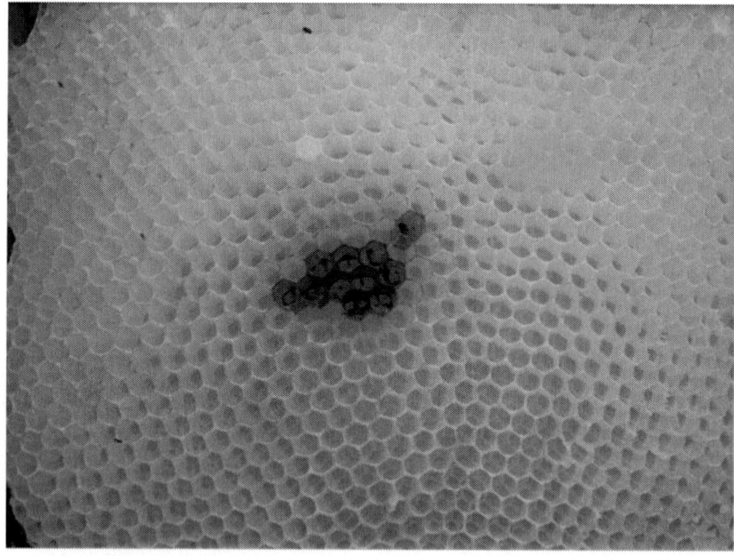

Abbildung 29: Bienenwabe im Naturbau aus reinem Wachs. In der Mitte Zellen nach einmaliger Bebrütung.

Nutzung von Extrakten von Bienenwachs

D-002 ist eine Mischung höherer aliphatischer Alkohole, die aus Bienenwachs extrahiert wurden. In einer placebokontrollierten Studie an 59 Patientinnen, die Piroxicam, ein nicht-steroidales Anti-Rheuma-Medikament einnehmen mussten, erhielt eine Gruppe D-002. Die Studie ergab, dass die mit dem Piroxicam zusammenhängenden Magenbeschwerden durch dieses Produkt deutlich gebessert werden konnten (Illnait et al. 2005). Andere Untersuchungen an Freiwilligen weisen auf antioxidative Eigenschaften hin (Menéndez et al. 2001). Jüngere Untersuchungen zeigen, dass D-002 sowohl Knochengelenksentzündungen als auch Fettlebern zu bessern vermag, wenn letztere nicht durch einen zu hohen Alkoholkonsum bedingt waren (Illnait et al. 2013; Puente et al. 2014). Soweit erkennbar, ist D-002 nicht im Handel erhältlich.

Wabentrester

Wabentrester ist das, was nach dem Ausschmelzen des Wachses von den Waben übrigbleibt. Er besteht größtenteils aus den Häutchen der Bienenpuppen, die beim Schlüpfen in der Zelle zurückbleiben, und dem Larvenkot.

Giampieri und Mitarbeiter (2017) haben Altwaben mit Dampf behandelt und zwei Fraktionen von Trester gewonnen. Fraktion 1 umfasst den Wabentrester, Fraktion 2 das feine Sediment, dass sich bildet, wenn das frische Wachs mit Wasser in Verbindung kommt. Aus beiden Fraktionen wurden wässrige Extrakte gewonnen und analysiert.

Fasern (13,7%), Eiweiße (etwa 13%), Fette (11%) und Kohlenhydrate (etwa 6,5%) sind die wesentlichen Bestandteile der ersten Fraktion. Sie enthält auch reichlich Mineralien. Isorhamnetin-, Kaempferol-, Myricetin- und Quercetin-Abkömmlinge konnten als medizinisch wirksame Bestandteile in der ersten Fraktion nachgewiesen werden. Die Konzentrationen dieser Wirkstoffe übersteigen die von Obst und Gemüse. Diese Fraktion soll auch eine positive Rolle bei der Ernährung spielen können. In weiteren Experimenten wurde festgestellt, dass einige Inhaltsstoffe Krebszellen in Zellkulturexperimenten abtöten (Giampieri et al. 2017).

Ob und wann die Heilwirkungen des Wabentresters nun auch in die Medizin Einzug halten werden, lässt sich jedoch noch nicht absehen. Bislang wurden keine weiteren Arbeiten zum Thema publiziert.

Apilarnil

Entstehung und Produktion

Als Apilarnil wird ein Presssaft von 7 Tage alten Drohnenzellen verstanden, d.h. es werden sowohl die 6 – 7 Tage alten Drohnenlarven als auch die eventuell in den Zellen befindliche andere Nährstoffe (Honig, Pollen) zerkleinert, homogenisiert und gefiltert. Dieser Presssaft muss dann entweder tiefgefroren, gefriergetrocknet oder in Honig konserviert werden. Apilarnil gilt als die preiswerte Alternative zu Gelée royale, die vom rumänischen Imker Nicolae Iliescu erfunden wurde. Daher auch der Name: Api-(von Apis = Biene)-lar-(Larve)-nil- (Nicolae Iliescu).

Inhaltsstoffe

Apilarnil besteht zu 65 – 75 % aus Wasser. 9 – 12 % sind Eiweiße, 6 – 10 % Kohlenhydrate, 5 – 8 % Fette, 2 % Asche und 3% Anteile, die noch nicht identifiziert sind (Bărnuţiu et al. 2013). Auch die Vitamine A, E, B1, B2, B6, Mineralstoffe (Kalzium, Phosphor, Natrium, Zink, Mangan, Eisen, Kupfer und Kalium) sowie Spurenelemente wurden nachgewiesen. Detaillierte Angaben zu den Aminosäuren, Fettsäuren, Glyzerolen und verschiedenen Zuckern finden sich bei Isidorov et al. (2016), Mărgăoan et al. (2017) und Sawczuk et al. (2019). Der Gehalt an männlichen Sexualhormonen soll zusätzliche Behandlungsmöglichkeiten eröffnen. Studien zu diesem Thema stammen von Gorpinchenko et al. (2004; zitiert nach Isidorov et al. 2016).

Tabelle 16: Vergleich der Inhaltsstoffe von Apilarnil und Gelée royale (nach Sawczuk et al. 2019).

	Apilarnil (Mittelwert)	**Gelée royale (Mittelwert)**
Wasser [%]	71,0	63,4
Eiweiß (Protein) [%]	9,4	16,7
Fruktose [%]	0,1	4,9
Glukose [%]	6,7	3,5
Sukrose [%]	0,1	1,5
pH	6,5	4,0
Elektrische Leitfähigkeit [µS/cm]	161,4	205,1

Apilarnil in der Apitherapie

Nach Angaben des deutschen Apitherapie-Bundes e. V. (http://www.apitherapie.de/dab-ev/bienenprodukte/apilarnil.html) soll ein Gehalt von 23 % an hochwertigem Eiweiß ein ausreichender Grund sein, um Bienenlarven oder deren Extrakt auf den Speisezettel zu setzen. Wie die Analyse der diesbezüglichen Literatur zeigt, kann diese Behauptung nicht bestätigt werden.

Präklinische Studien zu Apilarnil

Studien zu Apilarnil am Menschen finden sich in den medizinischen Datenbanken nicht. Aussagen zu einem möglichen medizinischen Wert von Apilarnil sind damit nicht möglich. Es gibt nur eine Studie an Hähnen, die zeigt, dass unter Gabe von Apilarnil der Hahnenkamm und der Kehllappen stärker ausgeprägt werden, was auf den Einfluss männlicher Geschlechtshormone (androgenen Effekt) zurückgeführt wurde. Unterschiede im Körpergewicht fanden sich nicht (Yucel et al. 2011). Eine weitere Publikation zu Studien an Hähnen zeigte, dass unter Apilarnil die Hähne weniger ängstlich sind und deren sexuelle Entwicklung schneller voranschreitet (Altan et al 2013). Eine androgene Wirkung (Wirkung männlicher Sexualhormone) von Apilarnil, die in neueren Publikationen auch als Drohnenmilch bezeichnet wird, ließ sich in einer Studie an kastrierten Ratten nachweisen (Seres et al. 2014[1]). Andere Studien an Ratten fanden aber auch schwache gestagene (schwangerschaftserhaltende) aber auch östrogenartige Wirkungen, (Seres et al. 2013, Seres et al. 2014[2]). Ob und ggf. was das für die Anwendung beim Menschen bedeutet, bleibt unklar. Entsprechend kann keine Empfehlung zur medizinischen Anwendung von Apilarnil gegeben werden.

Bienengift

Entstehung und Produktion

Die Arbeiterinnen im Bienenvolk produzieren zu Verteidigungszwecken in ihrer Giftdrüse ein Gift, das mit Hilfe eines komplizierten Stachelapparates in einen feindlichen Organismus injiziert werden kann. Beim Stich in die elastische Oberhaut eines Wirbeltieres (oder Menschen) bleibt der Stachel durch seine Widerhaken in der Haut stecken. Dabei wird der komplette Stachelapparat (inklusive Giftblase) aus dem Hinterleib der Biene gerissen. Der Stachelapparat kann so aufgrund seiner geringeren Größe nicht so leicht entfernt werden und pumpt eigenständig Bienengift in den Körper des Feindes, bis die Giftblase nach etwa 20 Sekunden vollends entleert ist. Die Giftmenge kann je nach Jahreszeit und Alter der Bienen variieren und liegt bei ca. 1 µl pro Stich.

Die Gewinnung von Bienengift erfolgt, indem Bienen angelockt und durch einen Stromreiz zum Stich durch eine Membran gebracht werden. Von darunterliegenden Folien oder Glasplatten wird das Bienengift gewonnen und dann weiterverarbeitet.

Neben der Nutzung der Substanz wurde seit den 80er Jahren des 19. Jahrhunderts vom österreichischen Arzt Filip Terc auch die „Bienenstichkur“ eingesetzt. Dabei ließ er seine Patienten wiederholt von lebenden Bienen in die betroffenen Körperpartien stechen.

Inhaltsstoffe

Bienengift ist sauer (pH 4,5 – 5,5) und hat eine gelblich-opalisierende Farbe. Es stellt eine komplexe Mischung verschiedener Proteine und kleiner Moleküle dar.

Hauptbestandteil des Bienengiftes ist Melittin (ca. 50 %). Weitere Bestandteile sind Phospholipase A2 (ca. 12 %), Apamin (ca. 2 %), Hyaluronidase (ca. 2 %), das mastzellen-degranulierende Peptid (MCD; ca. 2 %), Tertiapin sowie Secamin. Weitere kleine Moleküle im Bienengift sind Histamin (0,1 bis 1 %), Dopamin und Noradrenalin. Alarmpheromone (4 – 8 %) signalisieren anderen Bienen, dass ihr Volk angegriffen wurde, stimulieren deren Abwehrverhalten und markieren dazu auch die Stellen, an denen weitere Stiche gut platziert werden können. Durch seine Komposition bewirkt das Bienengift großen Schmerz, starke lokale Schädigung des Gewebes und führt zu typischen Entzündungssymptomen wie Quaddelbildung und Schwellung an der Einstichstelle, die v.a. auf die MCD-Peptid- und melittinbedingte Histaminausschüttung zurückzuführen sind. Daneben kommt es zum Absterben und Platzen von Zellen (Zytolyse) im umliegenden Gewebe und zum Platzen der roten Blutkörperchen (Hämolyse; v.a. durch Melittin-Einwirkung). Außerdem wirkt Bienengift toxisch auf Nerven und Nervenzentren (Wirkung des Apamins).

Bienengift in der Apitherapie

Nach Angaben des Deutschen Apitherapiebundes e. V. (http://www.apitherapie.de/dab-ev/bienenprodukte/bienengift.html) soll Bienengift durchblutungsfördernde, bakterien-, pilz-, und virenabtötende Eigenschaften haben und die körpereigene Cortisolbildung sowie die Bildung anderer Hormone wie ACTH und Adrenalin fördern. Außerdem soll Bienengift das Blut verdünnen, das Tumorwachstum hemmen, den

Cholesterinspiegel senken, Nervenschmerzen lindern und positiv auf das Nervensystem wirken.

Bienengift bei Bienengiftallergie

Phospholipase A, Melittin und Hyaluronidase sind die drei wichtigsten Substanzen im Bienengift, die Allergien auslösen können (Allergene). Kommt es nach einem Stich zu einer Sensibilisierung des Immunsystems, kann es bei einem erneuten Stich zu einer schweren allergischen Reaktion mit Atemnot, Bauchbeschwerden, Schwindel, Kreislaufproblemen oder gar Bewusstlosigkeit kommen. In seltenen Fällen kann eine solche Reaktion sogar zum Tod des Betroffenen führen. Zum Schutz gegen solche Reaktionen gibt es ein Notfallset, welches die Wirkungen des Bienengiftes abmildert oder aufhebt. Zur ursächlichen Behandlung kann eine spezifische Immuntherapie (Hyposensibilisierung) erfolgen. Dabei werden zunächst geringe Mengen an Bienengift gespritzt, die bei guter Verträglichkeit dann langsam gesteigert werden. Im Laufe der Zeit gewöhnt sich das Immunsystem an das Bienengift und die allergischen Reaktionen treten nicht oder nur noch in abgeschwächter Form auf. Besonders gefährdeten Allergikern wird zu einer Schnell-Hyposensibilisierung geraten, bei der bereits innerhalb weniger Tage Bienenstiche nicht mehr mit lebensgefährlichen Reaktionen des Immunsystems beantwortet werden. Die Behandlung sollte durch einen erfahrenen Allergologen durchgeführt werden. Weiterführende Angaben finden sich in dem Buch „Handbuch gesundes Imkern: Gefahren für den Imker erkennen – Krankheiten behandeln."

Für die Desensibilisierung bei Bienengiftallergie gibt es arzneimittelrechtlich zugelassenes Bienengift, welches unter verschiedenen Handelsnamen in den Apotheken erhältlich ist. Dies ist insofern erwähnenswert, da es keine anderen Bienenprodukte gibt, die Eingang in die klassische Medizin gefunden haben. Über die Sinnhaftigkeit der Desensibilisierung gibt es bereits zusammenfassende Analysen (systematische Reviews) und in Leitlinien festgelegte Handlungsanweisungen (http://www.awmf.org/leitlinien/detail/ll/ 061-020.html; Watanabe et al. 2010). Eine Studie zeigt, dass möglicherweise auch die Aufnahme von Bienengift über den Mund (sublinguale Immuntherapie) ein Ansatz zur Behandlung von Überempfindlichkeitsreaktionen sein könnte (Severino et al. 2008).

Bienengift bei rheumatischen Erkrankungen

Mehr als 100 verschiedene Krankheiten zählen zum "rheumatischen Formenkreis", unter anderem die rheumatoide Arthritis, der Morbus

Bechterew, das Reiter-Syndrom oder die Psoriasis-Arthritis. Dabei handelt es sich nicht um Alterserscheinungen, sondern ernste Erkrankungen, die alle Altersgruppen betreffen können.

Rheumatische Erkrankungen

Der Anfang der rheumatoiden Arthritis ist meist schleichend. Das Immunsystem bildet anscheinend grundlos Antikörper (Autoantikörper) gegen körpereigenes, gesundes Gewebe. Diese Antikörper greifen die Gelenkinnenhäute an, die sich dadurch entzünden und im Lauf der Zeit zerfallen. Dieser Zerfall führt zur Bildung neuer Antikörper und Ausschüttung von Botenstoffen (Zytokine), die die Entzündungsreaktion noch verstärken. Dazu gehören der Tumornekrosefaktor-alpha (TNF-alpha) und Interleukin-1 (IL-1). Es entsteht so ein Teufelskreis. Im Laufe der Zeit werden Knorpel und Knochen zerstört, sodass Form und Funktion der Gelenke beeinträchtigt werden. Im schlimmsten Fall kommt es zu groben Verformungen, zu Unbeweglichkeit, Gelenkversteifungen und weitgehender Invalidität.

Rheumatische Erkrankungen können beinahe alle Organe im Körper betreffen. Es gibt rheumatische Entzündungen der Augen, des Rippenfells, des Herzbeutels, der Herzklappen, des Herzmuskels, der Nieren, des Darms, der Gefäße, der Nerven sowie des Gehirns. Bei manchen Organen kann die Erkrankung lebensgefährlich sein und muss sofort erkannt und behandelt werden.

Moderne Konzepte der Rheumabehandlung kombinieren meist verschiedene Methoden miteinander und werden an die Behandlungssituation eines jeden Patienten angepasst. Die Therapie umfasst verschiedene Medikamente (Schmerzmittel, cortisonfreie Entzündungshemmer, Cortison-Präparate, Antirheumatika), Krankengymnastik und andere physikalische Therapien (z.B. Wärme, Kälte, Massagen, Elektrotherapie), Ergotherapie (Gelenkschutztraining), Hilfsmittelversorgung, Patientenschulung, psychologische Maßnahmen (Schmerzbewältigung, Entspannungstraining, seelische Stützung und Begleitung) und schließlich eine operative Therapie (z.B. Korrekturoperationen bei Gelenkfehlstellungen oder Funktionseinschränkungen, Gelenkersatz). Weitere, Informationen finden sich unter http://www.netdoktor.de/Krankheiten/Rheuma/Wissen/Rheumatoide-Arthritis-66.html oder http://www.rheuma-online.de.

Allerdings wird nicht in allen Fällen ein befriedigendes Therapieergebnis erzielt. Und so ist es nicht verwunderlich, dass etwa 45 % der Betroffenen nach Methoden aus dem Bereich der komplementären und alternativen Medizin suchen und dabei auch auf Bienengift stoßen.

Bienengift bei Rheuma

Wissenschaftlich wurde das Thema der Bienengifttherapie bei Rheuma schon früh bearbeitet. 1888 veröffentlichte Filip Terč eine erste Fallserie von 173 Patienten, die 39.000 Bienenstiche wegen rheumatoider Arthritis erhielten. Später fasste sein Sohn Rudolf Tertsch die gesamten Erfahrungen seines Vaters zusammen und berichtete, dass 82% (544/663) mit Hilfe von Bienenstichen geheilt werden konnten (Terč 1888; Tertsch 1912). Eine Studie aus den 60iger Jahren ergab, dass die Bienengifttherapie bei Rheuma eine Ansprechrate von 84 % hat (Steigerwaldt et al. 1966). Eine Fallserie von 199 Patienten mit verschiedenen rheumatischen Erkrankungen zeigte, dass sich die Krankheit in 140 Fällen (70,4 %) verbesserte (Feraboli 1997). Weitere größere Untersuchungen liegen zur alleinigen Bienengifttherapie nicht vor. Die Wirkungsweise wurde aufgeklärt: Melittin übt mehrere positive Wirkungen auf verschiedene Stoffwechselwege aus, so dass die Arthritis und Entzündungsprozesse gebessert werden. Dabei spielen Natriumnitroprussid, die IKK-Aktivität, die IkB-Freisetzung, die Aktivierung von NF-kB und die Entzündungsmediatoren iNOS, COX-2, NO und PEG2 sowie die Inaktivierung des JNK-Wegs eine wichtige Rolle (Zhang et al. 2018).

Bienengiftakupunktur/Apipunktur

In der traditionellen chinesischen Medizin (TCM), die auf dem mehr als 2500 Jahre alten, daoistischen Konzept von Yin und Yang basiert, werden die Funktionen des Körpers von einer „Qi" genannten Kraft oder Energie reguliert, die entlang von 12 Kanälen, den sogenannten Meridianen, fließt und die Gesundheit erhält. Beim Auftreten von Krankheiten hat die traditionelle Akupunktur das Ziel, durch Stimulation bestimmter Punkte den Fluss der Energie zu normalisieren und die Balance von Yin und Yang wiederherzustellen.

Bei manchen Erkrankungen und Beschwerden hat sich die Akupunktur auch unter Berücksichtigung moderner Kriterien des Wirksamkeitsnachweises als nützlich erwiesen, wie z. B. bei Schlaflosigkeit, Wehenschmerzen, Rückenschmerzen, Kopfschmerzen sowie Übelkeit und Erbrechen nach Operationen. Vor allem in Korea wurden im Rahmen verschiedener Studien Akupunktur und Bienengiftapplikation kombiniert. Bienengift wird dabei direkt in Akupunkturpunkte injiziert oder der Stachelapparat wird an den Akupunkturpunkten angesetzt, was auch als Apipunktur bezeichnet wird (http://www.apipuncture.com/www/html/history.html). Es gibt drei theoretische Vorstellungen zu den Wirkungen dieser Kombination von Akupunktur und Bienengift (Cherbuliez 1997; Lee et al. 2005):

1. Der Bienenstich führt zu einer gesteigerten Durchblutung im entsprechenden Körperteil und verändert den Stoffwechsel. Nach Abklingen des Schmerzes kommt es auf dem Blutweg zu einer Stimulation der Hirnanhangdrüse, wodurch Hormone freigesetzt werden, die wiederum die Produktion des körpereigenen Cortisons anregen.
2. Ein Stich in einen Akupunkturpunkt übt einen Stimulus aus sowohl über die lokale Reizung als auch über die Akupunkturwirkung.
3. In Gelenken und Muskeln ist der lokale Effekt am stärksten.

Tierexperimentelle Studien zeigten, dass bei der Bienengiftakupunktur verschiedene Teile des Nervensystems stimuliert werden und dass die Stimulation der Akupunkturpunkte einen zusätzlichen Vorteil bringt (Kim et al. 2005; Roh et al. 2004; Kwon et al. 2004; Kwon et al. 2001; Lee et al. 2004). Dabei kommt möglicherweise eine besondere Eigenschaft von Melittin zum Tragen, nämlich, dass es in einem bereits entzündeten Gewebe antientzündlich wirkt und zu einer körpereigenen Produktion von Cortisol führt. Diese Wirkung ist bei einem Bienenstich in nicht entzündetem Gewebe genau umgekehrt. Die Inaktivierung von anderen Entzündungsfaktoren (z. B. NF-kappaB) wird als weiterer Wirkmechanismus angesehen (Park et al. 2004). Eine gute Zusammenfassung der Wirkungen von Bienengift findet sich bei Chen und Lariviere (2010). Bereits früh konnte Adolapin als schmerzhemmender und antientzündlich wirkender Teil des Bienengiftes identifiziert werden (Shkenderov et al. 1982).

Seit 2008 wurden die Ergebnisse verschiedener Studien zur Bienengiftakupunktur in systematischen Reviews analysiert (Lee et al. 2008). Die Autoren des Reviews von 2008 kommen zu dem Schluss, dass es gute Hinweise für eine Wirksamkeit der Bienengiftakupunktur bei Gelenkentzündungen, Schmerzen und rheumatoider Arthritis gibt, fordern aber weitere Untersuchungen.

Bienengift bei Muskelkater, Gelenkentzündungen und chronischen Rückenschmerzen

Muskelkater entsteht nach heutiger Ansicht durch kleine Risse (Mikrotraumata) in den Z-Scheiben im Muskelgewebe durch Überanstrengung. In Folge dieser Mikroverletzungen kommt es zu Entzündungsreaktionen, Schwellungen der Muskelzellen (Ödembildung) und zum Ausschwemmen der Entzündungsstoffe, die im Kontakt mit den außerhalb liegenden Nervenzellen die Schmerzen signalisieren. Im Rahmen einer prospektiv-randomisierten Studie wurde bei 20 Versuchspersonen die Wirkung von Bienengiftakupunktur in Verbindung mit einer Ultraschallbehandlung im

Vergleich zu einer alleinigen Ultraschallbehandlung geprüft (Kim et al. 2014). Die Studie ergab weniger Schmerzen und eine bessere Beweglichkeit in den Gelenken bei der Bienengift-Ultraschall-Behandlungsgruppe. Die Studie bestätigt damit die antientzündlichen Wirkungen von Bienengift in einem entzündlich veränderten Gewebe. Darüber hinaus hat Bienengift auch muskelentspannende Eigenschaften (Nitecka-Buchta et al. 2014).

Eine andere Studie untersuchte Bienengift mit Physiotherapie gegen Physiotherapie allein bei Gelenkkapselentzündungen. Verbesserungen fanden sich bei allen 68 Patienten, aber in der Gruppe mit zusätzlicher Bienengiftbehandlung waren die Verbesserung der Schmerzen deutlicher ausgeprägt (Koh et al. 2013). Eine Nachuntersuchung der Patienten fand, dass der Behandlungserfolg mehr als 1 Jahr nach Therapieende noch nachweisbar war (Park et al. 2014).

Im Rahmen einer Studie an 538 Patienten mit Arthrose-Knieschmerzen und körperlicher Behinderung erhielten diese Bienengiftakupunktur oder Placebo-Akupunktur. Nach 12 Wochen zeigte sich eine deutliche Verbesserung gegenüber der Kontrolle, die auch 4 Wochen nach der Behandlung noch anhielt. Darüber hinaus war die körperliche Funktion verbessert und blieb ebenfalls 4 Wochen nach der Behandlung erhalten. Entsprechend kommt die Studie zu dem Ergebnis, dass eine Bienengiftakupunktur sinnvoll ist (Conrad et al. 2019).

Zum Thema Schulterschmerzen wurden sieben Studien in ein systematisches Review und vier Studien in die Metaanalyse eingeschlossen. Beim Vergleich von Bienengiftakupunktur plus konventioneller Therapie gegenüber Kochsalzinjektion plus konventioneller Therapie zeigten sich positive Effekte zugunsten der Bienengiftakupunktur plus konventioneller Therapie (Shen et al. 2020).

Rückenschmerzen sind heute eines der häufigsten Probleme und haben viele Ursachen. Häufige Auslöser sind altersbedingter Verschleiß, ungünstige Körperhaltungen, rückenbelastende Bewegungen (langes Sitzen oder Stehen, Tragen von Lasten, Arbeiten in gebückter Haltung) in Verbindung mit mangelnder Bewegung. Die mangelnde Bewegung führt zu einer geringen Ausbildung der Rückenmuskulatur, sodass die Wirbelkörper nicht in der korrekten Lage bleiben. Erkrankungen der Wirbelsäule, Verspannungen und Nervenschädigungen sind weitere Ursachen von Rückenschmerzen. Aktuell untersuchen 2 Studien mit guter Studienplanung (randomisiert, doppelblind, kontrolliert) die Wirkung von Bienengiftakupunktur bei Patienten mit chronischen Rückenschmerzen (Seo et al. 2013; Seo et al. 2014). Ergebnisse stehen noch aus.

In jüngerer Zeit wurden ein systematisches Review und eine Meta-Analyse durchgeführt. Untersucht wurde, ob sich eine Bienengiftakupunktur positiv auf die Schulterschmerzen nach einem Schlaganfall auswirkt. Auf der Basis von 2 Studien fand man positive Hinweise dafür (Lim & Lee 2016).

Multiple Sklerose, Parkinson-Krankheit und Nervenschmerzen

Die multiple Sklerose (MS) ist eine chronisch-entzündliche Erkrankung des zentralen Nervensystems, deren Ursache nicht geklärt ist. Im Rahmen der Erkrankung entstehen im Gehirn und Rückenmark Entmarkungsherde und dadurch Ausfälle oder Teilausfälle von Nervenfunktionen. Vermutlich entstehen die Probleme durch den Angriff körpereigener Abwehrzellen auf die Myelinscheiden der Nervenzellfortsätze. Die Krankheit ist nicht heilbar. Der Verlauf kann aber oft günstig beeinflusst werden.

Im alternativmedizinischen Bereich wird Bienengift zur Behandlung der multiplen Sklerose empfohlen. Wirksam sollen Melittin und Adolapin sein (http://www.esowatch.com/ge/index.php?title=Bienengift). Laut einem Internetdokument der Apimondia wurden in Tscheljabinsk (Russland) mehrere hundert Patienten mit multipler Sklerose mit sehr gutem Erfolg behandelt (http://www.apimondiafoundation.org/foundation/files/267g.pdf). Daten dazu sind in medizinischen Datenbanken nicht zu finden.

2005 wurde das Ergebnis einer kontrollierten Studie an 26 Patienten veröffentlicht, die keinen Hinweis für eine Wirksamkeit von Bienengift ergab (Wesselius et al. 2005). Eine spätere Studie an 9 Patienten ergab eine Verschlechterung bei 4 Patienten unter Bienengift. Von den verbleibenden 5 Patienten beschrieben 3 eine Verbesserung, und bei 2 Patienten konnten Verbesserungen tatsächlich auch nachgewiesen werden (Castro et al. 2005). Eine jüngere zweiarmige Studie untersuchte 50 Patienten mit multipler Sklerose. Eine Hälfte erhielt Honig, Pollen, Gelée royale, Propolis und eine Bienengiftakupunktur zusätzlich zur bestehenden Medikation, bei der anderen Hälfte wurde die bestehende Medikation fortgesetzt (Hegazi et al. 2015). 16 von 25 Patienten der Therapiegruppe mit Bienenprodukten (64 %) zeigten unter der Behandlung leichte Verbesserungen in einigen Problembereichen der Krankheit. Insgesamt bleibt damit die Datenlage unbefriedigend. Weitere Studien sind aber aufgrund der Befunde sinnvoll.

Die Parkinson-Krankheit (Morbus Parkinson, Schüttelkrankheit) ist gekennzeichnet durch das vornehmliche Absterben der dopaminproduzierenden Nervenzellen in einer Struktur im Mittelhirn (Substantia nigra) und zählt zu den neurodegenerativen Erkrankungen. Eine tierexperimentelle Studie bewies, dass Bienengift diese Degeneration des Nervengewebes verhindern kann (Alvarez-Fischer et al. 2013). Eine

Beobachtungsstudie an 43 Patienten mit Parkinson-Krankheit ergab zusätzliche Verbesserungen der Symptomatik durch Akupunktur und Bienengiftakupunktur zusätzlich zu einer medikamentösen Behandlung (Cho et al. 2012). Diese Daten rechtfertigen die weitere Erforschung dieses Bereiches. Auch die jüngste Analyse sämtlicher Daten zum Thema kommt zu dem Schluss, dass die Pharmakoakupunktur mit Bienengift als Therapie der idiopathischen Parkinson-Krankheit derzeit nicht eindeutig positiv zu bewerten ist (Cho et al. 2018).

Studien am Menschen

Eine kleine Studie bei 8 Patienten, die Bienengift im Hinblick auf die Besserung des Schmerzes nach Schlaganfall untersuchte, fand deutlich positive Ergebnisse (Cho et al. 2013).

Dermatologie

Auch bei Hauterkrankungen kann Bienengift möglicherweise sinnvoll eingesetzt werden:

- Eine kleine Studie mit 12 Versuchspersonen hat die Wirkung bienengifthaltiger Kosmetika bei Akne untersucht und kam zu dem Schluss, dass hier möglicherweise ein interessantes Anwendungsgebiet liegen könnte (Han et al. 2013).
- Bei atopischer Dermatitis (Neurodermitis) hat eine Studie an 114 Patienten ergeben, dass bienengifthaltige Cremes die Symptomatik eher bessern als Cremes ohne Wirkstoffe (You et al. 2016).
- Bienengift hat eine muskelentspannende Wirkung und glättet über diese Wirkung Hautfalten (Han et al. 2015; Nitecka-Buchta et al. 2014).

Die weitere Forschung in diesen Bereichen ist sinnvoll.

Sonstige Wirkungen

Weiterhin hat Bienengift antibiotische, antivirale und antiparasitäre Wirkungen (Han et al. 2009; Boutrin et al. 2008; Singla & Bhat 2010). Jedoch sind die Wirkungen bislang nicht in aussagekräftigen Studien, sondern meist nur im Labor untersucht worden. Auch wurde die Wirkung von Bienengift gegen Tumorzellen in der Haut im Labor bewiesen (Ip et al. 2012; Oršolić 2012; Choi et al. 2014).

Untersuchungen von Gajski et al. (2014) zeigen, dass Bienengift die Wirkung einer Chemotherapie mit Cisplatin verstärkt. Da es sich jedoch nur um Laborstudien (in-vitro) handelt, ist die Datenlage zu diesen Bereichen keinesfalls ausreichend, um hier den Einsatz von Bienengift in diesen Bereichen zu empfehlen.

Ein Fallbericht beschrieb eine gute Wirkung von Bienengift bei Nervenschmerzen nach einer Herpes-Viren-Infektion (Janik et al. 2007). Eine tierexperimentelle Studie klärte die Hintergründe dieses Effekts (serotoninartig) auf (Lee et al. 2014).

Vielfach wird von Seiten der Apitherapie behauptet, eine Borreliose ließe sich mit Bienengift behandeln. Man stützt sich dabei auf Laborexperimente. Eine Analyse von Daten von Imkern in Deutschland hat ergeben, dass Imker trotz wiederholter Bienenstiche oder der Anwendung von Propolis an Borreliose erkrankten (Münstedt & Thienel 2012).

Sweet bee venom – „Süßes Bienengift“

Entstehung und Produktion

Da bei Behandlungen mit Bienengift allergische Reaktionen möglich sind, wurde in Südkorea sogenanntes Süßes Bienengift entwickelt. Dieses wird durch Gelfiltration aus Bienengift gewonnen, wobei Enzyme und niedermolekulare Bestandteile mittels HPLC-Analyse entfernt werden. Damit besteht es zu mehr als 90% aus reinem Melittin, einem aus 26 Aminosäuren bestehenden Polypeptid, das entzündungshemmende Eigenschaften besitzt. Durch diese Modifikationen soll sich die Wahrscheinlichkeit allergischer Reaktionen auf ein Hundertstel verringern (Kwon 2011). Allerdings gibt es erste Berichte von schweren allergischen Reaktionen (Jo & Roh 2015). Behandlungen mit Süßem Bienengift scheinen aktuell auf Südkorea beschränkt zu sein.

Studien zum Sweet Bee Venom

Zu Süßem Bienengift liegen einige tierexperimentelle Studien sowie Berichte zu Anwendungen am Menschen vor. Es wird meist in Kombination mit Akupunktur angewendet. Nach einem Fallbericht soll Süßes Bienengift die Sexualfunktion eines Mannes wiederhergestellt haben (Lee & Yu 2014).

Die meisten Erkenntnisse liegen zur chemotherapie-induzierten Neuropathie vor. Dabei handelt es sich um eine Schädigung von Nerven im Rahmen einer Krebstherapie. Die Patienten leiden dabei unter verschiedensten Missempfindungen. Die Beschwerden beginnen meist in den Fußsohlen und Fingerspitzen und dehnen sich zum Knöchel und Handgelenk aus. Manche reagieren überempfindlich auf kleinste Berührungen, andere haben das Gefühl, als ob Ameisen über ihre Füße und Hände laufen, bei anderen wiederum fühlen sich Hände und Füße pelzig, taub oder eingeschlafen an oder sie haben den Eindruck, sie gingen auf Watte. Eine ursächliche Behandlung gibt es nicht. Mit dem Wirkstoff Duloxetin lassen sich die Schmerzen lindern, ansonsten ist es das Ziel der meisten Verfahren (Physiotherapie, Ergotherapie, Elektrotherapie, Bäder) das Gewebe unterschiedlichen Reizen auszusetzen. Aufgrund der Bedeutung der Problematik für die Betroffenen ist die Suche nach neuen Ansätzen sinnvoll.

In einer ersten Studie an 5 Patienten mit chemotherapie-induzierter Neuropathie wurden bei 3 Patienten Verbesserungen unter einer Therapie mit Süßem Bienengift beschrieben (Park et al. 2012). Später wurden im Labor die möglichen Hintergründe dieser Befunde untersucht. Details der Ergebnisse finden sich in den Publikationen von Kim et al. (2013) und Yang et al. (2013). Eine weitere Fallserie beschreibt ebenfalls die Wirksamkeit von Süßem Bienengift in dieser Indikation auf der Basis von 8 Patienten (Yoon et al. 2012). Trotz dieser initial positiven Befunde sind seither keine weiteren Studien dazu veröffentlicht worden.

Bienenstockluft

Entstehung und Produktion

Die Luft wird aus einem Bienenstock abgesaugt und kann mit Hilfe eines Inhalationsgerätes über einen Schlauch und eine Atemmaske eingeatmet werden.

Inhaltsstoffe

Eine Analyse der Inhaltsstoffe von Bienenstockluft soll durch Herrn Prof. Dr. Eberhard Bengsch erfolgt sein. Danach sollen darin Isoprenoide, Carotinoide, Terpene, ätherische Öle, Hormone, Pheromone, flüchtige Wachskomponenten, Alkohole, Spurenelemente, Enzyme, Cholin und Phytohormone nachgewiesen worden sein (Krämer-Eis 2011). Daneben dürften durch das Ansaugen der Stockluft auch feste Bestandteile angesaugt werden, wie z. B. Pollen, Haare und Körperteile von Bienen oder der Varroamilbe. Es ist nicht bekannt, ob und ggf. in welchem Umfang diese Stoffe die Filter passieren.

Bienenstockluft in der Apitherapie

Der Einsatz von Bienenstockluft (ApiAir®) soll bei Allergien, Pseudokrupp, Asthma, Bronchitis, chronischen Kopfschmerzen, Nasennebenhöhlenentzündungen und Erkältungskrankheiten sinnvoll sein (http://www.mediapis.de/apiair.htm). Tierexperimentelle Untersuchungen oder klinische Studien hierzu liegen nicht vor. Insofern kann keine positive Empfehlung für diese Behandlungsoption gegeben werden. Im Internet finden sich einige Fallberichte zur Bienenstocklufttherapie und die Ergebnisse einer „Studie“.

Nach Angaben eines der Hauptprotagonisten, dem Imker Hans Musch, sind nach 8 – 10 Sitzungen 95 % der behandelten Personen beschwerdefrei; allerdings sollen bei etwa 50 % der Personen im Folgejahr nochmals 4 – 5 Sitzungen beim Bienenvolk notwendig sein, um eine dauerhafte Beschwerdefreiheit zu erreichen. Die Erfahrungen ermutigen sicher zur Erforschung der Bienenstocklufttherapie; allerdings sollten diese Forschungen den aktuellen gesetzlichen Anforderungen an eine klinische Studie gerecht werden (siehe Kapitel „Klinische Studien“).

Apis mellifica (ganze Biene) und Apisinium (Bienengift) in der Homöopathie

Entstehung und Produktion

Für das homöopathische Medikament wird das gesamte Insekt samt dem Bienengift oder nur das Bienengift aufgearbeitet. Daraus wird die Grundsubstanz hergestellt, die später einer sogenannten Potenzierung unterzogen wird, das heißt sie wird wiederholt (meist im Verhältnis 1:10 oder 1:100) mit Milchzucker verrieben und zu Globuli gepresst.

Inhaltsstoffe

Rein chemisch betrachtet ist ein Wirkstoff in den homöopathischen Hochpotenzen kaum noch nachweisbar. Die Verdünnung D23 ($1:10^{23}$) bedeutet etwa, dass ein Tropfen einer beliebigen Substanz in einer Flüssigkeit mit dem Volumen des Mittelmeers verteilt worden wäre. Unter Berücksichtigung der Avogadro-Konstante ist bei höheren Verdünnungen statistisch kein Molekül der Urtinktur mehr in der Mischung enthalten.

Zur Behandlung mit homöopathisch potenzierten Bienen und Bienenprodukten

Apis mellifica wird in den Potenzen D6 – D12 bei einer Vielzahl von Krankheiten eingesetzt. Nachfolgend die Auflistung der verschiedenen Krankheitsbilder: Harnblasenentzündung, Fieberbläschen, Schlafstörungen, Allergien, Hautausschläge, Fieberkrämpfe, gerötete Mandeln, Verbrennungen, Gelenkentzündungen, Gelenkbeschwerden, Zahnfleischentzündungen, Schmerzen, Bindehautentzündungen, stechende

Halsschmerzen, Blinddarmbeschwerden, Gürtelrose mit großen Bläschen, Zahnen bei Kindern, Halsentzündungen, Abszesse, Verbrennungen, Verbrühungen und Sonnenbrand, Stimmverlust, Eierstockschmerzen, Blasenentzündungen, Mumps, Entzündungen nach Stich- oder Bisswunden, plötzliche Atemnot nach allergischen Reaktionen, Insektenstichen, Angina ohne Eiterbildung, Ohrschmerzen ohne Absonderung, akute Lidrandentzündung, Lichtempfindlichkeit, stark geschwollene Augenlider und Bindehäute, Verbrennungen mit Rötung der Haut, Blinddarmreiz, Sonnenstich, Hitzschlag, Insektenstiche (Bienen- und Wespenstiche), Venenentzündung, Sonnenstich – Kopf blassrot, Arthritis, Gelenkbeschwerden – Entzündungen, Rötungen, Schwellungen, Kehlkopfentzündung, Augen – Lidschwellung, Röteln, Nesselfieber, Nesselsucht, Windpocken, schmerzhafte Menstruation (Dysmenorrhoe), Schnittverletzung, Atemnot, Scharlach, Furunkel im Anfangsstadium, Tierbisse, Allergien, Schwellungen, Knochenhautentzündung, Kopfschmerzen, Ohrenschmerzen – wundes Ohr, Gerstenkorn, Juckreiz, Sonnenallergie/Sonnenbrand, Nagelumlauf, lokale Entzündungen der Haut und Schleimhäute, Sehnenscheidenentzündung, Sehnenverletzung, Impfreaktionen, Netzhautablösung, Stimmverlust, allergische Reaktionen an Augen Hals und Mund (http://www.homoeopathie-homoeopathisch.de/homoeopathische-mittel/Apis-mellifica.shtml).

Apisinium (Homöopathikum aus dem Gift der Biene) soll bei Blasenentzündung, Fieber, Gelenkentzündung, Insektenstichen, Juckreiz, Kehlkopfentzündung, Knochenhautentzündung, Kopfschmerzen, Nesselsucht, Schmerzen oder Ödemen wirksam sein (http://homoeopathie-liste.de/mittel/apisinum.htm).

Laut der Internetseite http://www.homoeopathie-homoeopathisch.de/homoeopathische-mittel/Apis-mellifica.shtml soll Apis mellifica in der Homöopathie sinnvoll eingesetzt werden können, wenn die Betroffenen

- eine Besserung durch kühle Umschläge, eine Verschlimmerung durch Wärme und Berührung angeben,
- eine geschwollene Haut oder geschwollene Schleimhäute haben und die Haut oder die Schleimhäute blassrot und heiß sind,
- stechende, brennende Schmerzen haben,
- das Gefühl haben, als wäre der Hals oder die Blase zugeschnürt,
- selbst bei Fieber keinen Durst haben,
- ruhelos sind und sich kaum konzentrieren können,

- unter Entzündungen der Schleimhäute zusammen mit Ödembildung, vor allem im Bereich des Rachenrings und der Bindehaut, leiden,
- bei rheumatischen Beschwerden unter entzündlichen Schwellungen der Gelenke leiden,
- unter Schmerzempfindungen im ganzen Körper leiden,
- unter Brennen, Stechen, Röte und Schwellung leiden,
- unter Herpes zoster leiden und stark angeschwollene Lippen haben,
- gereizt, misstrauisch, eifersüchtig, ungeschickt sind,
- unter Brennen, Stechen, roten Schwellungen, besonders auf der rechten Seite, leiden,
- keinen Durst haben,
- ein Wandern der Beschwerden von der rechten auf die linke Körperseite angeben.

Bewertung der Homöopathie

Zu Apis mellifica und Apisinium gibt es keine Studien. Für den Bereich der Homöopathie gilt, dass insgesamt keine zufriedenstellende Datenlage besteht. Zu diesem Thema findet sich unter Psiram folgender Eintrag (https://www.psiram.com/ge/index.php/Hom%C3%B6opathie): Eine 2005 erschienene Studie auf Basis von 110 placebokontrollierten Homöopathiestudien kam zum Ergebnis, dass die Wirkungen der Homöopathie nicht vom Placeboeffekt unterscheidbar sind. Die Studie belegte: Je genauer der Testaufbau nach wissenschaftlichen Kriterien, desto geringer die Effekte homöopathischer Behandlungen in den jeweiligen Studien. Auch andere Untersuchungen kommen zu keiner anderslautenden Bewertung (Ernst 2010).

Bienen-Podmore – Behandlung mit toten Bienen

In historischer Zeit hat man nicht nur die bekannten Bienenprodukte, sondern auch die Bienen selbst als Heilmittel verwendet. Hinter dieser Art der Organotherapie steckte der Glaube, die Funktion defekter menschlicher Organe durch die Einverleibung entsprechender tierischer Organe wiederherstellen zu können. Nachdem man Bienenhärchen nicht anderweitig gewinnen konnte, wandte man die Asche von Bienen und anderen „auffallend haarigen Insekten“ bei Kahlköpfigkeit in dem

Glauben an, dass das wirksame Prinzip in der Asche erhalten bliebe. Unfruchtbare Frauen sollen nach Genuss ganzer Bienen bald schwanger werden (Teichfischer 2010). Auch zur Verbesserung der Nierenfunktion wurden bis zum 18. Jahrhundert Bienen eingesetzt (Pranskuniene et al. 2016). Aktuell werden tote Bienen unter der Bezeichnung Bienen-Podmore beworben. Auf Informationsseiten im Internet findet man Hinweise, dass Bienen-Podmore besonders wertvoll sein soll, wenn die geernteten toten Bienen aus dem Sommer stammen, wo sie sich zu Lebzeiten mit reichlich frischem Pollen und Honig ernähren konnten. Es wird betont, dass die toten Bienen, die medizinischen Zwecken dienen sollen, keine Spuren von Verwesung oder Schimmel aufweisen sollen. Bienen-Podmore soll bei Temperaturen unter 50°C im Ofen getrocknet werden. So sollen seine Inhaltsstoffe,

- 27 Mikronährstoffe (Kalzium, Chrom, Aluminium, Silber, Eisen, Kupfer, Molybdän, Magnesium, Silizium, Phosphor, Zink etc.)
- die Vitamine C, D, E, K und P
- Eiweiße, Aminosäuren, Fasern, Fett und
- der Chitosan-Komplex (Heparin, Glukosamin, Melanin, Bienengift, Essigsäure)

erhalten bleiben (http://howexact.com/en/pages/211754; Zugang 19.09.2016).

Anwendungen von Bienen-Podmore

Um die Behandlung mit Bienen-Podmore ist es in den vergangenen Jahren ruhig geworden. Wie jedoch eine Untersuchung aus Litauen zeigt, werden dort noch immer Präparate auf der Basis von toten Bienen medizinisch zur Behandlung von Schlangenbissen, bei Zahnschmerzen, geschwollenem Hals und bei Epilepsie verwendet (Pranskuniene et al. 2016). Inzwischen tauchen im Internet Informationen zum medizinischen Einsatz verschiedener Zubereitungsformen von toten Bienen auf und verschiedene aus ihnen hergestellte Präparate werden zum Verkauf angeboten. Bienen-Podmore werden vielfältigste positive Eigenschaften zugeschrieben:

- antivirale und antibakterielle Wirkungen zum Schutz gegen Erkältungen, Grippe, Zahnfleischentzündungen, Karbunkel und Zahnwurzelentzündungen
- immunstimulierende Wirkungen
- entgiftende Wirkungen
- antioxidative Wirkungen

- strahlenschützende (radioprotektive) Eigenschaften – binden radioaktive Isotope und entfernen sie aus dem Körper
- regenerierende Eigenschaften – Stimulierung des Heilungsprozesses bei Brandwunden
- leberschützende (hepatoprotektive) Eigenschaften – Leberzell-regeneration
- Hautschutz durch Melanin
- fett- und cholesterinsenkende Eigenschaften
- blutzuckersenkende, antidiabetische Eigenschaften
- Eigenschaften, die die Magensäuresekretion normalisieren und so die Abheilung von Magengeschwüren und Darmgeschwüren begünstigen und bei Gastritiden (Magenentzündungen), Kolitiden (Darmentzündungen) wirken sowie die normale Darmflora wiederherstellen (http://howexact.com/en/pages/211754; Zugang 19.09.2016).

Insgesamt sollen gute Behandlungsergebnisse bei Nierenentzündungen, Nierensteinen, Bluthochdruck, Arteriosklerose, Diabetes, Kropf, Krampfadern, Schwäche, Osteochondrose, Arthrose, Rheuma, Muskelentzündungen, Nagelbettentzündungen, Furunkeln, Verbrennungen, schlechter Sexualfunktion, Gedächtnisschwäche sowie Seh- oder Hörverlust (http://howexact.com/en/pages/211754; Zugang 19.09.2016).

Bienen-Podmore wird in verschiedenen Zubereitungsformen angeboten – als Pulver, Tinktur (alkoholischer Extrakt), Absud (Dekokt) und Salbe/Balsam. Bei der Anwendung als Salbe wird Bienen-Podmore mit Pflanzenölen aus Sonnenblumen oder Oliven vermischt. Bienen-Podmore soll besonders gut wirken, wenn bei der Ernährung auf Fleisch, Milch und Backwaren auf der Basis von Hefeteig verzichtet oder noch besser gefastet wird (http://howexact.com/en/pages/211754; Zugang 19.09.2016). Podmore-Asche, vermischt mit Honig und mit Wasser verdünnt, soll als Augentropfen bei Augenerkrankungen wirken. Unter Krioporoshok versteht man die Mischung von Bienen-Podmore mit Honig (http://great-beemaster.blogspot.de/p/podmore.html; Zugang 24.09.2016).

Was ist von Bienen-Podmore zu halten?

Entgegen den Informationen auf den Internetseiten, wonach Bienen-Podmore von Wissenschaftlern erforscht wurde ((http://great-beemaster .blogspot.de/p/podmore.html; Zugang 24.09.2016), fand sich nur eine Studie, die die Kombination von 60 medizinischen Kräutern und toten

Bienen und deren Wirkung auf Knochen und Knorpel bei Mäusen untersuchte (Volkov et al. 2015). Ob die beschriebene Wirksamkeit auf den Bienen-Podmore oder auf die medizinischen Kräuter zurückzuführen ist und ob Effekte auch bei Menschen wahrscheinlich sind, kann in der Studie nicht beantwortet werden. Volkov und Mitarbeiter (2015) beschreiben aber unerwünschte Wirkungen. Es ist anzunehmen, dass allergische Reaktionen möglich sind, denn Allergien gegen Bestandteile des Bienenkörpers sind bekannt (Rudeschko et al. 2004; Helbling et al. 1992).

Für die angeblichen Heilwirkungen von Bienen-Podmore finden sich keine Hinweise. Selbst eine glaubwürdige, chemische Analyse der Inhaltsstoffe lässt sich nicht finden. Die obigen Angaben zu den Inhaltsstoffen erscheinen nicht glaubwürdig, denn der Wirkstoff Chitosan muss erst durch Deacetylierung aus Chitin gewonnen werden. Dies erfolgt durch (heiße) Natronlauge oder enzymatisch. Derartige Schritte sind nicht Teil der Präparation von Bienen-Podmore. Insofern dürften die wissenschaftlichen Ergebnisse zum Chitosan, die unter Anderem tatsächlich eine Senkung des Gesamtcholesterins belegen, nicht auf Bienen-Podmore übertragen werden (Baker et al. 2009). Es scheint, dass die angeblichen Wirkungen von Bienen-Podmore zumindest von Forschungen zum Chitosan abgeleitet wurden, was in keiner Weise wissenschaftlich seriös ist.

Bewertung

Bienen-Podmore mag zu einer Zeit, in der keine wirksamen Behandlungsmöglichkeiten für Krankheiten zur Verfügung standen, einen gewissen Stellenwert gehabt haben und den Patienten zumindest den Anschein einer wirksamen Behandlung vorgespiegelt haben. Die Behauptungen zu Bienen-Podmore werden durch keine Untersuchungen am Menschen gestützt und die Heilversprechen leiten sich zum Teil nur aus Studien zu Chitosan ab. Bienen-Podmore dürfte in erheblichem Maße bakteriell belastet sein. Der von toten Bienen ausgehende Geruch ist Ausdruck von Verwesung. Das Auftragen von derartigem Material auf Wunden erscheint problematisch. Insofern erscheint die medizinische Anwendung von Bienen-Podmore nicht angezeigt.

Beetosan / Chitosan (Polyglucosamin)

Beim Chitosan handelt es sich um ein natürlich vorkommendes Polyaminosaccharid (Biopolymer), das sich vom Chitin ableitet und aus etwa 2000 Monomeren besteht. Die Substanz wird technisch aus Chitin durch Deacetylierung gewonnen. Dazu werden (heiße) Natronlauge oder

Enzyme verwendet. Für Chitosan finden sich zahlreiche Anwendungen in den Bereichen Gesundheit und Biotechnologie, Landwirtschaft und Nahrungsmittel, Textilien, Kosmetika, Wasserbehandlung, Papierindustrie und Technik.

Im weitesten Sinne ist Chitosan ein nanotechnologisches Produkt, das Substanzen ähnlich wie die Aktivkohle eine Wirkoberfläche bietet oder diese umschließt (Nanoträger). Zu den Anwendungen im Bereich Gesundheit gehören die Hilfe bei der Verdauung von Fetten, die Verminderung der Cholesterinspiegel, die Anwendung als künstliche Haut, künstliche Gefäße, künstliche Tränenflüssigkeit oder als Wundauflage (u. a. Baker et al. 2009; Zhou et al. 2017). Chitosan soll Cholesterin quasi aufsaugen. Daneben sind weitere Anwendungen in klinischer Erprobung. Mit Chitosan ergeben sich für viele Wirkstoffe völlig neue Anwendungsmöglichkeiten, und der große Vorteil ist, dass Chitosan ungiftig, biokompatibel und biologisch abbaubar ist (Tyliszczak et al. 2016).

Normalerweise wird Chitosan aus Krustentieren gewonnen. 2001 haben Nemtsev und Mitarbeiter vorgeschlagen, Chitosan auch aus Bienen herzustellen, dass dann Beetosan genannt wird (https://www.apimondia.com/congresses/2001/Papers/162.pdf; Zugang 28.12.2017). Die Verwertung toter Bienen zur Herstellung von Chitosan könnte eine neue Einnahmequelle für Großimkereien bedeuten.

Tyliszczak et al. (2016, 2017) haben in Laborstudien gezeigt, dass das aus toten Bienen hergestellte Chitosan fast identische Eigenschaften hat wie das aus Krustentieren, möglicherweise jedoch besser gegen Krebszellen wirkt, insbesondere wenn es in Kombination mit anderen Substanzen wie Bienenpollen oder Salbei angewendet wird. Während es zu Chitosan zahlreiche klinische Studien und sogar Metaanalysen gibt (u. a. Baker et al. 2009; Zhou et al. 2017), fehlen zu Beetosan die Daten zum Einsatz beim Menschen.

Schlaf auf und in der Nähe von Bienenkästen

In den letzten Jahren wurde auch der Schlaf auf Bienenkästen als heilsam propagiert. Valery Sinelnikov und Mykhola Yarovy, beide aus der Ukraine, bezeichnen sich als Erfinder dieser Methode. Anderen Quellen zufolge soll ein Wanderimker aus Russland, der es sich nicht leisten konnte, ein Hotelzimmer zu mieten, im Wanderwagen auf den Bienenkästen übernachtet haben und am nächsten Morgen von seinen Beschwerden befreit gewesen sein.

Kranke schlafen bei dieser Methode in eigens dafür umgebauten Bienenständen oder ruhen auf oder in der Nähe von Bienenkästen. Laut

Sinelnikov analysiert das Bienenvolk die energetischen Probleme der kranken Person und produziert aktiv Schwingungen, die, an das jeweilige Leiden angepasst, dieses beseitigen. Anatoly (2013) spricht von einem Bioresonanz-System, welches auf energetische Weise den Kranken von seinem Leiden befreit. Die Probleme des Kranken sollen noch besser beseitigt werden, wenn vor dem Schlaf auch Bienenprodukte (Honig, Pollen, Gelée royale) konsumiert werden. Je nach Schweregrad der Erkrankung sollen bis zu 5 Heilschlafbehandlungen erforderlich sein. Sinelnikov betont ferner, dass die Produktion der Schwingungen für das Bienenvolk eine erhebliche Arbeitsleistung sei, sodass Honigerträge bei derart energetisch tätigen Völkern deutlich geringer ausfallen.

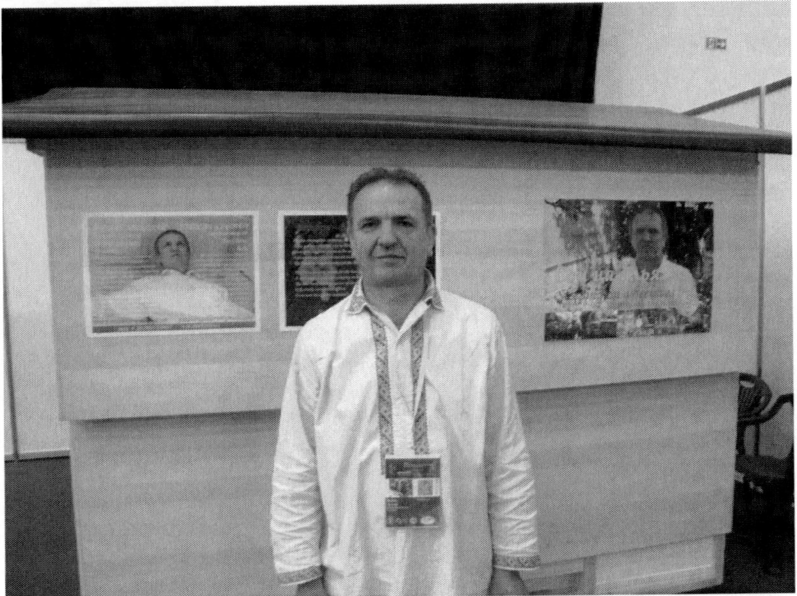

Abbildung 30: Mykhola Yarovy vor seinem Heilschlafbienenwagen auf der Apimondia 2013.

Belege für Heilungen durch Schlaf auf dem Bienenkasten wurden bislang nicht vorgelegt. Guter Schlaf ist sicher heilsam. Ob der Schlaf auf Bienenkästen zusätzliche gesundheitliche Vorteile mit sich bringt, ist zweifelhaft. Wenn man sich aber einmal auf den spirituell-esoterischen Ansatz der Apitherapie einlässt, so fragt man sich, warum die Bienen, die in der Lage sein sollen, alle Erkrankungen des Menschen zu heilen, diese Fähigkeiten nicht nutzen, um sich selbst vor Bedrohungen wie die durch die Varroamilbe zu schützen.

Mellifikation

Der chinesische Apotheker Li Shi Zehen beschrieb im 16. Jahrhundert in seinem „Buch heilender Kräuter", dass sich in Arabien ältere Männer gegen Ende ihres Lebens der Mellifikation unterziehen würden, um so anderen als Heilmittel zu dienen. Mit Mellifikation bezeichnet man einen Prozess, der bereits zu Lebzeiten beginnen soll. Der Mellifikationskandidat soll dabei in Honig baden und sich nur noch von Honig ernähren, bis seine Ausscheidungen (Urin, Stuhl und Schweiß) nur noch aus Honig bestehen. Nach dem Tod soll sein Körper in einen steinernen, mit Honig gefüllten Sarkophag gelegt werden. Es soll dann ungefähr ein Jahrhundert dauern, bis der Körper sich in eine Substanz verwandelt hat, die zur Behandlung von Knochenbrüchen geeignet sein soll. Eine mellifizierte Mumie soll aufgrund ihrer aufwändigen Herstellung und ihrer Seltenheit einen sehr hohen Preis erzielen.

Es wird vermutet, dass die Beschreibungen Li's auf der Vermischung von verschiedenen Informationen beruhen. Einerseits spielte Honig in der Begräbniskultur verschiedener Kulturen eine Rolle (beispielsweise soll die Leiche Alexander des Großen in Honig konserviert worden sein). Andererseits wurden Mumien, bzw. Mumienpulver (Mumia) in der Medizin bis ins frühe 20. Jahrhundert als Heilmittel für eine große Zahl von Krankheiten eingesetzt. Schließlich gab es in Japan die Praxis der Selbstmumifizierung, dem Sokushinbutsu (jap. 即身仏). Diese hat ihre Wurzeln in der buddhistischen Schule des Shingon-shū und wurde als ein Weg betrachtet, durch extreme Schmerzen und Selbstverleugnung einen Weg in das Nirwana zu finden und so Teil des Buddha zu werden. Die Mellifikation zu Arzneizwecken und die tatsächliche Anwendung sind bisher nicht nachgewiesen worden (http://de.wikipedia.org/wiki/Mellifikation; Zugang 25.12.2014).

Wachsmotten und von ihnen gewonnene Produkte

Wachsmotten (Galleriinae), bzw. deren Raupen ernähren sich von Pollen- oder Brutrückständen in den Waben von Bienenvölkern. Die bekanntesten Arten sind die Große Wachsmotte (Galleria mellonella), die Kleine Wachsmotte (Achroia grisella). Wachsmottenlarven und ihre Ausscheidungsprodukte sollen seit dem 17. Jahrhundert zur Behandlung der Tuberkulose und bei Unfruchtbarkeit verwendet worden sein.

Wachsmotten zwischen 1,0 und 1,5 cm sollen gegen Tuberkulose wirksam sein, größere Larven hingegen nicht mehr. Ein alkoholischer Extrakt der Larven soll den Herzmuskel schützen. Alternativmedizinische Testverfahren sollen gezeigt haben, dass Extrakte von Wachsmottenkot wirksamer sind als Extrakte der Motten selbst. Sie sollen die im dunklen Wachs befindlichen Wirkstoffe in konzentriertester Form enthalten. Begründer dieser Behandlung soll der russische Wissenschaftler und Nobelpreisträger Ilya I. Mechnikov (1845 – 1916) sein.

In der Tat bewirken Immunreaktionen in der Wachsmotte die Produktion möglicherweise medizinisch interessanter neuer Wirkstoffe (Clermont et al. 2004). Die Forschung auf diesem Gebiet ist aber noch nicht weit fortgeschritten und beschränkt sich noch auf das Labor. In Anbetracht des schlechten Erkenntnisstandes zu diesem Thema kann die Behandlung mit Wachsmotten und möglichen von ihnen gewonnenen Produkte nicht empfohlen werden.

Bakterien der Biene zur Förderung der menschlichen Gesundheit

Bakterien spielen eine immens große Rolle in vielen Bereichen. Von ihnen hängen die Fruchtbarkeit der Ackerböden und der Abbau von Schadstoffen ab. Zusammen mit verschiedenen Algengruppen bilden sie das so genannte Phytoplankton der Meere und Süßgewässer und damit die Nahrungsgrundlage vieler Ökosysteme. In jüngerer Zeit werden Bakterien für die Herstellung gentechnologischer Produkte (z. B. Insulin) genutzt. Bakterien sind überall präsent, in Wasser, Luft und Erde. Sie besiedeln auch den menschlichen Körper.

Früher wurden Bakterien im Wesentlichen als Krankheitserreger wahrgenommen. Seit einiger Zeit wird man sich mehr und mehr bewusst, dass die winzigen Lebewesen, die auf Haut, Schleimhäuten und vor allem im Darm leben, kein Zeichen von Unsauberkeit, sondern überlebenswichtig sind. Auf allen äußeren und inneren Oberflächen des Körpers leben Bakterien, etwa zehnmal so viele, wie ein menschlicher Körper Zellen hat (ca. 10 Billionen). Diese Bakterien leben mit dem Menschen in einer Symbiose, d.h., der Mensch bietet den Bakterien einen Lebensraum. Sie verdauen für ihn schwer verdauliche Nahrungsbestandteile und versorgen den Körper mit wichtigen Nährstoffen, wie Vitamin K, das der Mensch nicht selbst erzeugen kann. Sie stellen aber auch organische Säuren und Bakteriozine her, die wiederum andere Bakterien abtöten oder deren Wachstum hemmen. Damit haben es neu eingeschleppte, möglicherweise gefährliche Bakterien schwer, im Darm zu überleben. Ansonsten übernehmen sie so genannte Barrierefunktionen, d.h., sie fungieren als "Platzhalter" und lassen anderen, potentiell schädlichen

Mikroorganismen keinen Raum sich anzusiedeln. Die wissenschaftliche Erforschung symbiotischer Bakterien beim Menschen steckt noch in den Anfängen. Erste Studien konnten bereits zeigen, dass die Gabe bestimmter Bakterien und die Übertragung von Stuhl von Gesunden auf Patienten mit Diabetes Typ 2 deren Zuckerkrankheit und Hypercholesterinämie bessert, Hauterkrankungen verhindert oder Reizdarmsyndrome (RDS) lindert (Dughera et al. 2007; Gupta et al. 2016, Moroti et al. 2012, Rozé et al. 2011). Insbesondere Milchsäurebakterien sind gut untersucht. Die Gabe von Milchsäurebakterien (Laktobazillen) beeinflusst unter Anderem Cholesterinwerte und antibiotika-assoziierte Durchfälle positiv (Wu et al. 2017; Xu et al. 2017).

Aktuell wurde in 2 Studien untersucht, ob Laktobazillen, die von Bienen isoliert wurden, bei chronischer Nasennebenhöhlenentzündung einen positiven Effekt haben würden. Nachdem eine Studie an Gesunden gezeigt hat, dass die Laktobazillen keine schädlichen Effekte haben, wurde an 20 Personen mit chronischer Nasennebenhöhlenentzündung ein Nasenspray mit den Laktobazillen im Vergleich zu einer Placebobehandlung geprüft (Mårtensson et al. 2016; Mårtensson et al. 2017). Folgende Laktobazillen der Honigbiene waren im Spray: Lactobacillus apinorum Fhon13N, Lactobacillus mellifer Bin4N, Lactobacillus mellis Hon2N, Lactobacillus kimbladii Hma2N, Lactobacillus melliventris Hma8N, Lactobacillus helsingborgensis Bma5N, Lactobacillus kullabergensis Biut2N, Lactobacillus kunkeei Fhon2N, Lactobacillus apis Hma11N, Bifidobacterium asteroides Bin2N, Bifidobacterium coryneforme Bma6N, Bifidobacterium Bin7N, und Bifidobacterium Hma3N. Die Studie ergab, dass die Laktobazillen keinen Effekt auf die bakterielle Zusammensetzung der Nasennebenhöhlenflora und die Aktivität der Entzündung in der Nasennebenhöhle hatte.

Früherkennung von Erkrankungen mit Hilfe von Bienen

Bekanntermaßen haben Bienen außerordentliche Fähigkeiten, Gerüche wahrzunehmen. Sie lassen sich einfach mit Zuckerwasser, das die zu lernenden Geruchsstoffe enthält, trainieren und konditionieren. Wenn sie mit dem Geruch wieder in Kontakt kommen, reagieren sie in typischer Art und Weise durch das Herausstrecken ihrer Zunge, was sich einfach beobachten lässt. Auf diese Art und Weise werden Bienen zur Erkennung von Drogen oder Landminen verwendet (http://www.scienceinafrica.com/old/index.php?q=2004/january/beeslandmines.htm; Zugang 30.12.2014). Allerdings könnten Bienen auch für die Früherkennung von Krankheiten wie Tuberkulose und Krebs eingesetzt werden. Einige Zeitschriften berichten über Versuchsansätze in diesem Bereich (http://www.3news.co.nz/environmentsci/bees-help-in-the-battle-againsttuberculosis-2011102706#axzz3NOLfBHnm; http://globalmagazin.com /themen/wissenschaft/bienen-erschnueffeln-krebs-und-diabetes/; http://www.theguardian.com/science/2013/nov/12/honey-bees-trained-detect-cancer; Zugang 30.12.2014). Nach den Mitteilungen zu ersten Forschungen auf diesem Gebiet aus dem Jahre 2011, scheinen sich keine neuen Erkenntnisse ergeben zu haben.

Lassen sich durch Kombination von Bienenprodukten oder durch Zugabe fremder Substanzen die medizinische Wirksamkeit und Verträglichkeit verbessern?

Zumeist wurden in der Vergangenheit die medizinischen Wirkungen von Bienenprodukten als Einzelsubstanzen untersucht. Das Vermischen und Vermengen von Bienenprodukten mit anderen Medizinprodukten ist aber gängige Praxis und war schon in frühen Zeiten weit verbreitet. Beispielsweise finden sich im Papyrus Ebers zahlreiche Rezepte, die neben anderen Ingredienzen Honig, Gärungsprodukte von Honig und Bienenwachs enthalten (http://www.medizinische-papyri.de/PapyrusEbers/html/index.html; Zugang 09.12.2016). Am weitesten verbreitet ist die Nutzung von Bienenprodukten, insbesondere Bienenwachs als Verbindungsmedium, bzw. Bindemittel/Trennmittel. Auch mit Honig lassen sich Trockensubstanzen zu einem Teig verkneten. Dies wurde in früherer Zeit genutzt.

Bienenprodukte als Verbindungsmedium und Bindemittel/ Trennmittel verschiedener anderer Substanzen.

Bienenwachs dient als Glanzmittel für Tabletten und Pastillen, Konsistenzgeber für Salben, Tinkturen und Zäpfchen und als Hilfsstoff bei der Herstellung von Weichgelatinekapseln. Bienenwachs wird in großen Stil von der Pharmaindustrie benötigt. Es trägt in der europäischen Nomenklatur für Lebensmittelzusatzstoffe die europäische Zulassungsnummer E 901.

Darüber hinaus ist Bienenwachs ein Bestandteil von Salben. Bei einer Salbe werden Öl und Bienenwachs miteinander verschmolzen. Wenn sie abgekühlt sind, ergibt sich eine streichfähige Masse. Durch Zugabe anderer Konsistenzgeber kann diese cremiger und besser verstreichbar gemacht werden kann (z. B. 30 ml Öl, 1g Bienenwachs, 4 g Lanolin oder Kakaobutter). Zu Salben finden sich zahlreiche Angebote mit Bienenprodukten im Handel (einige Beispiele):

- Künzle Propolissalbe® (Propolis, Bienenwachs, Hamamelis und Allantoin.
- Bergland Bienensalbe® (Bienenwachs, Propolis, ätherische Öle, Pflanzenöle)
- Lindesa Hautschutz Creme® (Bienenwachs, Pflanzenöle)

Hintergründe der Kombination von Bienenprodukten untereinander und mit anderen Substanzen

Als Hintergründe dafür, Bienenprodukte miteinander oder mit anderen Substanzen zu kombinieren, kommen folgende Überlegungen in Betracht:

1. Zugabe von Bienenprodukten zur Verbesserung der Verträglichkeit anderer Wirkstoffe
2. Zugabe von Bienenprodukten zur Verbesserung der Wirksamkeit anderer Wirkstoffe
3. Zugabe anderer Wirkstoffe zur Verbesserung der Verträglichkeit von Bienenprodukten
4. Zugabe anderer Wirkstoffe zur Verbesserung der Wirksamkeit von Bienenprodukten
5. Kombination verschiedener Bienenprodukte zur gegenseitigen Wirksamkeitsverstärkung

Von Bedeutung ist, wie die Kombination von Bienenprodukten und anderen Stoffen erfolgt. Im Hinblick auf Kräuter wurden in einer Studie 3 Möglichkeiten der Kombination mit Honig untersucht (Dżugan et al. 2016):

1. Die Bienen wurden mit einem Sirup gefüttert, der einen Kräuterextrakt enthielt
2. Die Bienen produzierten Honig aus dem Nektar von Kräutern
3. Honig wurde mit getrockneten Kräutern versetzt.

Dżugan und Mitarbeiter (2016) fanden, dass sich je nach Art und Weise der Produktion Honige mit unterschiedlichen Eigenschaften ergaben.

Zugabe von Bienenprodukten zur Verbesserung der Verträglichkeit oder Akzeptanz anderer Wirkstoffe

In der Medizin kommen zahlreiche Stoffe zum Einsatz, deren Geschmack die Akzeptanz einer regelmäßigen Einnahme beeinträchtigen würde. Bei den Bienenprodukten ist es sicherlich der Honig, der mit seiner Süße und den Aromastoffen den bitteren Geschmack einiger Therapeutika überdecken und die Compliance (kooperatives Verhalten im Rahmen der medizinischen Behandlung) der Patienten verbessern kann. Während dieser Aspekt in geschichtlicher Zeit eine große Rolle gespielt hat, weil Honig vor Einführung des Zuckers der einzige Süßstoff war, dürfte er aktuell in der Pharmaindustrie kaum noch eine Rolle spielen. Der Umstand, dass Honige in ihren Zusammensetzungen schwanken und neben Zucker und Wasser Inhaltsstoffe haben, die möglicherweise mit medizinischen Wirkstoffen in Wechselwirkung treten könnten, macht Honig für die Pharmaindustrie zu keinem guten Kombinationspartner.

Zugabe von Bienenprodukten zur Verbesserung der Wirksamkeit anderer Wirkstoffe

(Im Folgenden werden Beispiele für aktuell im Handel befindliche Produkte gegeben, die Bienenprodukte enthalten. Die Aufzählungen in diesem Text erheben keinen Anspruch auf Vollständigkeit, und die Reihenfolge der Aufzählung stellt keine Wertung dar.)

Da Bienenprodukte selbst pharmakologisch aktive Substanzen enthalten, ist es möglich, dass man durch die Zugabe von Bienenprodukten die Wirksamkeit anderer Wirksubstanzen steigern kann. So konnte man zeigen, dass

- Bienengift die Wirksamkeit von Cisplatin, einem Krebszellgift (Zystostatikum), verstärkt (Alizadehnohi et al. 2012),
- die Kombination von Honig und Knoblauch wirksamer gegenüber einer Vielzahl von Bakterien ist als Honig oder Knoblauch allein und in den meisten Fällen sogar wirksamer war als das Antibiotikum Chloramphenicol (Andualem 2013),
- sich die Kombination von Johanniskraut und Propolis gegen über Zellen eines Glioblastoms (bösartiger Hirntumor) als wirksamer erwies als jede der beiden Einzelsubstanzen (Borawska et al. 2016),
- Honig die Wirksamkeit verschiedener Kräuter zur Behandlung von Schäden an der Leber verbesserte (Pereira et al. 2015)
- die Kombinationen von Honig mit Metformin, einem Arzneimittel, das bei Zuckerkrankheit (Diabetes mellitus Typ 2) zum Einsatz kommt, sich als günstiger als Metformin allein erwies (Nasrolahi et al. 2012; Erejuwa et al. 2011),

- Honig die antidiabetische Wirksamkeit von Ingwer verstärkt (Sani et al. 2014) und dass
- Tualanghonig die Wirksamkeit von Tamoxifen, einem Antihormon zum Östrogen, verstärkt und so die Wirkung gegenüber Brustkrebszellen verbessert (Yaacob et al. 2013).

Die genannten Studien beziehen sich auf Untersuchungen im Labor. Studien am Menschen, die zeigen würden, dass sich die Effekte auch in die medizinische Wirklichkeit am Patienten übertragen lassen, liegen nicht vor.

Möglicherweise werden die positiven Wirkungen von Honig bei Mitteln zur Behandlung von Husten und schmerzhaften Entzündungen der Rachenschleimhaut in diesem Sinne ausgenutzt. So finden sich aktuell auf dem Markt folgende Hustenmittel, die Honige enthalten:

- WICK Husten-Sirup gegen Reizhusten mit Honig® (Wirkstoff Dextromethorphanhydrobromid),
- Grintuss Pediatric Hustensaft® (Wirkstoffe – Pflanzenextrakte aus Grindelie, Spitzwegerich und Strohblume)
- Silomat® Eibisch/ Honig-Sirup (Wirkstoff – Eibischwurzel)

Folgende Produkte gegen schmerzhafte Entzündungen der Rachenschleimhaut, die Honig enthalten, finden sich auf dem Markt:

- Em-eukal pro Halspastillen Lindenblütenhonig® (Wirkstoffe – Extrakte aus Eibischwurzel und Spitzwegerich)
- Dobendan® Direkt Flurbiprofen 8,75 mg Lutschtabletten
- Dobensana® Honig- und Zitronengeschmack 1,2 mg / 0,6 mg Lutschtabletten
- Strepsils® Lutschtabletten (Wirkstoff Amylmetacresol)

Die Hintergründe der meisten Produktentwicklungen werden von den Herstellerfirmen nicht offengelegt, und Daten zur Wirksamkeit aus klinischen Studien liegen nicht vor. Es ist anzunehmen, dass die Hersteller über Daten verfügen, die die Sinnhaftigkeit der Kombinationen der Medikamente mit Honig belegen. Beispielsweise gibt es Daten zur Eibischwurzel (Sutovská et al. 2009).

Zugabe anderer Wirkstoffe zur Verbesserung der Verträglichkeit oder Akzeptanz von Bienenprodukten

Bienenprodukte zeichnen sich insgesamt durch eine gute Verträglichkeit aus. Wesentliches Problem sind mögliche allergische Reaktionen. Wenngleich Bienenprodukte medizinische Wirksamkeit haben, sind sie jedoch in keiner Weise unverzichtbar. Entsprechend wird diese Möglichkeit in der klassischen Medizin meist nicht realisiert.

Im Bereich der Bienengifttherapie geht man gerade den umgekehrten Weg. Man entfernt die Substanzen aus dem Bienengift, die mit einer hohen Wahrscheinlichkeit für starke allergische Reaktionen einhergehen (siehe Sweet Bee Venom – Süßes Bienengift).

Zugabe anderer Wirkstoffe zur Verbesserung der Wirksamkeit von Bienenprodukten

Honig gilt als wirksam bei Mundschleimhautentzündungen im Rahmen onkologischer Behandlungen. Eine Studie konnte zeigen, dass der Zusatz von Kaffee zum Honig die Wirksamkeit verbessert und besser ist als lokal aufgetragenes Cortison (Raeessi et al. 2014). Eine solche Kombination erwies sich ebenfalls als sehr wirksam bei chronischem Husten und auch dort als wirksamer als die Standardtherapie (Raeessi et al. 2013).

Positive Wechselwirkungen der Bienenprodukte untereinander

Insbesondere in der Apitherapie werden verschiedene Bienenprodukte miteinander kombiniert. Eine Studie zeigte, dass die Kombination von Honig und Propolis eine höhere antibakterielle Wirksamkeit aufwies als beide Einzelsubstanzen (Al-Waili et al. 2012). Bei der Wundheilung sollen sich Honig und Propolis ebenfalls ergänzen (Takzaree et al. 2016; tierexperimentelle Studie). Eine solche Kombination war wirksam in der Behandlung experimentell erzeugter Brandwunden (Jastrzębska-Stojko et al. 2013). In letztgenannter Studie wurden 2 unterschiedliche Konzentrationen von Propolis gegen Placebo und den Standard (Silbersulfadiazin-Creme) verglichen. Die höher konzentrierte Propolispaste erwies sich als am wirksamsten. Bereits zuvor hatten Zusammenschauen aller wissenschaftlichen Daten zu Honig bei Brandwunden gezeigt, dass Honig die bessere Alternative darstellt (Lindberg et al. 2015; Aziz & Abdul Rasool Hassan 2016). Jetzt wären Studien an Menschen sinnvoll, die prüfen, ob die Kombination von Honig und Propolis auch in der klinischen Wirklichkeit die bessere Alternative darstellt.

Die Kombination von Propolis und Bienengift soll ebenfalls wirksamer gegen Brustkrebszellen sein als die Einzelsubstanzen (Drigla et al. 2016). Bei Wechseljahresbeschwerden soll die Kombination von Honig und Pollen wirksamer sein als die beiden Einzelsubstanzen (Küpeli Akkol et al. 2010). In einer Studie zu Beschwerden von Brustkrebspatientinnen unter einer antihormonellen Therapie konnte dies jedoch nicht überzeugend gezeigt werden (Münstedt et al. 2015).

Nahrungsergänzungsmittel mit Bienenprodukten

Im Handel befinden sich zahlreiche Produkte, die Bienenprodukte enthalten und als Nahrungsergänzungsmittel beworben werden. Zu diesen werden, auch as rechtlichen Gründen nur allgemeine gesundheitliche Wirkungen oder nur indirekte Hinweise auf spezifische Wirkungen gegeben werden. Allgemein positiv wirken sollen:

- Alsifemin Gelée Royal + Vitamin E mit Ginseng Kapseln®
- Aktiv Kur Apis® (Bienenköniginnenfuttersafts mit den Vitaminen A, C und E sowie Selen)
- Gelée royale Pollengetränk Trinkampullen® (Orangensaft, Honig, Gelée royale 2,6 %, aufgeschlossener Blütenpollen 2,6 %, Vitamin C, Vitamin E)
- Gelée Royale Plus Z in Honigwein® (Gelée royale 400 mg, Blütenpollenextrakt 400 mg, Fruchtsaftkonzentrat mit Vitamin C, Weizenkeimextrakt, Propolisextrakt, Vitamin E)
- Gelée Royale Plus Trinkampullen® (Gelée royale, Blütenpollen- und Weizenkeimextrakt mit 10 Vitaminen in Honigwein)
- Alpi Royale Propolis Blütenpollen Trinkampullen® (Gelée royale, Propolis-, Blütenpollen-, und Weizenkeimextrakt in Honigwein mit natürlichem Vitamin C + E)
- Propolis Sanddorn Schlechtwetter-Trunk Trinkampullen® (16 Kräuter, Propolis, Honig, Vitamin C)

Folgende Produkte bewerben direkt oder indirekt einen gesundheitlichen Nutzen:

- Zell Oxygen + Gelée royale® (Gelée royale und B-Vitamine) Wiederherstellung der körperlichen Kräfte nach Krankheit, bei Erschöpfung und Müdigkeit
- Matricell® Königinnen-Trank – aufgeschlossene Blütenpollen mit Aminosäuren, Spurenelementen (Zink, Kupfer, Eisen) und sekundären Pflanzenstoffen (Rutin), Gelée royale mit wertvollen Vital- und Abwehrstoffen, Propolis-Extrakt) zur Behandlung von Hitzewallungen und anderen Symptomen während der Menopause (http://www.st-johanser.de/de/wissenswertes/leseansicht/?no_cache=1&tx_ttnews%5Btt_news%5D=12&cHash=fc5bfc0330c5f12f91588e73b2cfe03d; Zugang 18.12.2016)

- Propolis + Salbei Lutschtabletten® – Hustenreiz, rauer Hals, Heiserkeit oder starker Belastung der Stimme

Die Wirksamkeit der o. g. Präparate wird durch Analogieschlüsse aus wissenschaftlichen Studien belegt. Studien zu den Produkten selbst sind nicht bekannt.

Kosmetika mit Bienenprodukten

Zahlreiche Kosmetikprodukte enthalten Bienenprodukte. Dabei soll

- Bienengift die Blutzirkulation in der Haut erhöhen, so die Haut straffen und damit feine Linien und Fältchen glätten (z. B. Rodial Bee Venom Moisturiser; http://www.niche-beauty.com/Rodial-Bee-Venom-Moisturiser-50-ml-RODIAL-SKINCARE.html?gclid=CLnwp7Dw_9ACFVW7Gwodug8AlQ; Zugang 19.12.2016).
- Honig den Feuchtigkeitshaushalt der Oberhaut regeln und sanft pflegen (https://imkergut.de/kosmetik/cremes/29/gelee-royale-honig-creme-im-50-ml-tiegel?gclid=CN76s_f7_9ACFRUo0wod OEwB9A; Zugang 19.12.2016). Verschiedene Rezepte zur kosmetischen Anwendung von Honig finden sich bei Ediriweera und Premarathna (2012).
- Gelée royale der Haut Geschmeidigkeit und Spannkraft verleihen und vorzeitige Hautalterung und Faltenbildung verzögern (z. B. API ROYALE Hautcreme mit Gelee Royale; http://www.medipolis.de /api-royale-hautcreme-mit-gelee-royale-50-ml-02818041.html? source=googlebase&gclid=CMX4jb78_9ACFc0y0wod15lBjw; Zugang 19.12.2016)
- Propolis aufgrund seiner antimikrobiellen Eigenschaften gegen unreine Haut wirken (http://www.samira-kosmetik-shop.de/Dr.-SCHROeDER-PROPOLIS-U-Pflegeserie.htm?websale 8=dth&ci=11-4835; Zugang 19.12.2016)

Manche Cremes enthalten sogar mehrere Bienenprodukte, wie die Propolis Anti Aging Youth-Creme (https://www.naturprodukte-mv.de/Propolis-Anti-Aging-Youth-Creme-50-ml-Beemy-Honey; Zugang 19.12.2016), die Honig, Bienenwachs Propolis und Gelée royale enthält.

Der Zusatz von Bienenprodukten zu Mitteln der Haut-, Haar- und Körperpflege scheint aktuell sehr beliebt zu sein und es finden sich zahllose Angebote auf dem Markt. Gemessen am breiten Angebot gibt es nur wenige Studien, die Wirksamkeit und Sicherheit untersucht haben. Tierexperimentelle Untersuchungen zeigen, dass die Anwendung von Bienengift auf der Haut zu keiner Allergisierung führt (Han et al. 2013; Han et al. 2012; Heo et al. 2015). Die Studien zeigen, dass bienengifthaltige Pflegecremes bei allergischen Hauterkrankungen (atopische Dermatitis) sinnvoll sind (You et al. 2016) und wirksam sind bei Hautfalten, weil sie einen muskelentspannenden Effekt haben (Han et al. 2015; Nitecka-Buchta et al. 2014).

Eine Übersichtsarbeit zu Honig in der Hautpflege zeigt, dass Honig in verschiedensten Hautpflegeprodukten meist zwischen 1 bis 10%, in Einzelfällen bis zu 70 % vorhanden ist. Sie bestätigt, dass Honig in diesem Einsatzgebiet sinnvoll ist (Burlando & Cornara 2013). Des Weiteren zeigen tierexperimentelle Studien, dass Gelée royale den Juckreiz bei allergischer Kontaktallergie verringert (Yamaura et al. 2013).

Die Frage, wie sinnvoll es ist, Kosmetika und Körperpflegeprodukten Bienenprodukte zuzusetzen, kann nicht endgültig beantwortet werden. Es wurden Fälle beschrieben, bei denen es zu allergischen Reaktionen nach Genuss von Honig kam, nachdem diese Personen Hautpflegeprodukte mit Honig angewendet hatten (Katayama et al. 2016). Umgekehrt kam es zur allergischen Hautreaktion bei einer Person, die Gelée royale auf ihren Fuß schmierte und zuvor viel Gelée royale als Nahrungsergänzung zu sich nahm (Takahashi et al. 1983). Wie es scheint, sind allergische Reaktionen auf Honig, Bienengift und Gelée royale in Körperpflegeprodukten insgesamt selten, so dass gegen Produkte, die diese Bienenprodukte enthalten, wenig spricht. Das gilt aber nicht für Propolis (de Groot 2013). Propolis zählt zu den wichtigsten Allergenen. Ihr Zusatz zu Kosmetikprodukten sollte kritisch hinterfragt werden.

Zusammenfassung

Die Zusammenstellung zeigt, dass Kombinationen von Bienenprodukten untereinander als auch Kombinationen von Bienenprodukten mit anderen pharmakologisch aktiven Substanzen therapeutisch interessant sind. Zu diesen Themen gibt es einige Studien aus dem Labor, aber bedauerlicherweise zu wenige Studien an Patienten. Letztere wären geeignet, die Sinnhaftigkeit der Kombinationen zu beweisen. Vor dem Hintergrund, dass es zahlreiche Fertigarzneimittel gegen Husten und schmerzhafte Entzündungen der Rachenschleimhaut gibt, die Honig enthalten, ist dieser Umstand bedauerlich. Auch im Bereich der kosmetischen Anwendung von Bienenprodukten ist eine intensivere Forschungstätigkeit wünschenswert.

Risiken und unerwünschte Wirkungen von Bienenprodukten (Nebenwirkungen)

Grundsätzlich sei angemerkt, dass jede Handlung und jede Behandlung mit Risiken und Nebenwirkungen einhergeht. Das gilt in allen Bereichen – vom Autofahren bis hin zum Rauchen und schließt natürlich auch medizinische Maßnahmen wie die Anwendung von Bienenprodukten ein. Risiken und Nebenwirkungen bei der Anwendung von Bienenprodukten sind allerdings eher selten. Im Hinblick auf mögliche allergische Reaktionen verdienen Propolis, Gelée royale und Bienengift besondere Aufmerksamkeit.

Die größte Gefahr im Rahmen der medizinischen Anwendung von Bienenprodukten besteht dann, wenn sinnvolle etablierte Behandlungsansätze zugunsten einer Behandlung mit Bienenprodukten nicht wahrgenommen werden. Eine Behandlung mit Bienenprodukten kann, bis auf wenige Ausnahmen, eine konventionelle Behandlung der wissenschaftlichen Medizin nicht ersetzen. Eine begleitende Behandlung mit Bienenprodukten kann auch problematisch sein, wenn sie geeignet ist, den Stoffwechsel anderer Medikamente zu beeinflussen. Um dies auszuschließen, ist es wichtig, dass eine Behandlung mit Bienenprodukten immer mit dem behandelnden Arzt abgesprochen wird. Im Folgenden werden die wesentlichen Risiken und unerwünschten Wirkungen der verschiedenen Bienenprodukte vorgestellt:

Honig

Karies

In einer Arbeit von Prof. Dr. Josef H. Dustmann, der die Ergebnisse einer Diplomarbeit von I. Behrens aus dem Labor des Celler Bieneninstituts zusammenfasst, wird die Behauptung aufgestellt, Honig führe nicht zu Karies. Diese Ansicht wird begründet mit dem Nachweis bakterienhemmender Substanzen (http://www.bienenkuss.at/Texte/Honig%20und%20 karies.pdf).

Anzumerken ist, dass es sich bei dieser Studie nicht um eine Untersuchung an Patienten handelt. Auch andere Laboruntersuchungen bestätigen grundsätzlich einen Effekt auf Karies auslösende Faktoren (Ahmadi-Motamayel et al. 2013). Aussagekräftigere wissenschaftliche Studien an Menschen oder Versuchstieren kommen zu dem Ergebnis, dass Honig Karies auslösen kann und das gilt insbesondere, wenn Honig zur Behandlung von Entzündungen im Mundraum eingesetzt wurde (Feldens et al. 2007; Bowen et al. 2005; Santos-Silva et al. 2011). Auch an anderer Stelle finden sich Berichte, die einen Zusammenhang zwischen Honig und Karies wahrscheinlich machen (http://www.humanistischeaktion.de/honig.htm). Eine historische Anekdote zum Thema ist, dass sich Elisabeth I, Königin von England (1558 – 1603) mit Honig die Zähne geputzt und unter sehr schlechten Zähnen gelitten haben soll.

Eine Ausnahme scheint Manukahonig zu sein. Hier konnte in Studien an 60 Freiwilligen gezeigt werden, dass Manukahonig sogar im Vergleich zu zuckerfreiem Kaugummi (Xylit) oder einer Mundspülung mit dem Antiseptikum Chlorhexidinglukonat die Bildung von Zahnbelägen reduziert. Mit diesen Befunden erscheint der Genuss dieses Honigs unproblematisch. Es ist jedoch auch hier auf eine ausreichende Zahnpflege zu achten.

Honig und Allergien

Allergien gegen Honig können aufgrund einer Reaktion des Immunsystems gegen verschiedene Bestandteile des Honigs auftreten. Das Erscheinungsbild einer Honigallergie ist vielfältig und umfasst Bauchschmerzen, Durchfälle, Nesselsucht (Urtikaria), Atemnot bis hin zum schweren allergischen Schock (Karakaya & Fuat Kalyoncu 1999; Tuncel et al. 2011). Von Bedeutung sind dabei die im Honig enthaltenen Pollen und die Bestandteile des Bienenkörpers, z. B. Haare oder die von der Biene hinzugegebenen Enzyme (Karakaya & Fuat Kalyoncu 1999; Lombardi et al. 1998). Insbesondere Kreuzblütlerpollen scheint häufig als Ursache der Allergie vorzukommen (Bousquet et al. 1984; Cohen et al. 1979; Helbling et al. 1992). Mit der Sensibilisierung gegen Pollen im Honig geht wohl oft auch gleichzeitig eine Sensibilisierung gegen Bestandteile des Bienenkörpers (Bienengift) einher (Helbling et al. 1992). Möglicherweise ist es sinnvoll, Personen mit einer Honigunverträglichkeit auch im Hinblick auf eine Bienengiftunverträglichkeit zu untersuchen.

Giftiger Honig

Honig mit einem hohen Anteil an Pollen und Nektar von Rhododendron ponticum, einer Pflanze, die an der türkischen Schwarzmeerküste vorkommt, ist giftig. Der Verzehr kann Übelkeit, Erbrechen, Durchfälle oder Halluzinationen hervorrufen. Ursächlich für die Vergiftungserscheinungen sind Grayanotoxine (Grayanotoxin I, Andromedotoxin, Rhomotoxin) aus der Klasse der Diterpene. Sie wirken auf das Herz und führen zum Abfall der Herzfrequenz und des Blutdrucks (Dubey et al. 2009; Demir et al. 2011). Dieser Honig wurde bereits zur Kriegsführung genutzt. Auf einem Feldzug des römischen Konsuls Gnaeus Pompeius Magnus sollen dessen Soldaten im Jahre 67 vor Chr. von Einheimischen Honigwaben erhalten haben. Sie sollen daraufhin kampfunfähig gewesen und anschließend von den Einheimischen überwältigt und besiegt worden sein.

Auch in anderen Regionen der Welt gibt es giftigen Honig. Als Beispiel sei der Honig von Lorbeerrosen aus Nordamerika (Kalmia angustifolia und Kalmia latifolia) oder Honig aus dem Nektar der Tutapflanze (Coriaria arborea) aus Neuseeland mit den Wirkstoffen Tutin und Melliotoxin (Hydroxytutin) genannt (Münstedt & Lang 1998; http://de.wikipedia.org/wiki/Pontischer_Honig) (vergleiche auch Kapitel „Honig von Rhododrendren – ein Ersatz für Viagra®?).

Inhalation von Honig

Ein Fall von allergischem Asthma bei einem Mann in der Lebensmittelindustrie wurde beschrieben – an seinem Arbeitsplatz wurde Honiglösung auf Frühstücksflocken gesprüht (Johnson et al. 1999).

Botulismus

Beim Botulismus handelt es sich um eine die Nerven lähmende Erkrankung, die sowohl Menschen als auch Tiere befällt. Die Krankheit wird von Nervengiften (Neurotoxinen) ausgelöst, die von verschiedenen Stämmen von Clostridium botulinum, einem stäbchenförmigen, sporenbildenden, anaeroben, grampositiven Bakterium, gebildet werden. Das Typ-A-Toxin (Botulinumtoxin A) ist das stärkste aller bekannten Gifte (LD_{50} Mensch: 30 pg/kg). Allgemein sind etwa 100 ng bei oraler Einnahme für den Menschen tödlich. Entsprechend könnte man mit einem Gramm Botulinumtoxin (BTX) 10 Millionen Menschen töten, was der etwa 100.000-fachen Giftigkeit des Nervengiftes Sarin entspricht.

Unter Sauerstoffabschluss können Sporen des Keims insbesondere in Konservendosen oder im Inneren großvolumiger Lebensmittel, z. B. Rohschinken, auskeimen, sich vermehren und die Toxine (Gifte) bilden, wenn das Lebensmittel nicht gekühlt wird. Man unterscheidet 4 natürliche Formen von Botulismus:

1. Nahrungsmittelbotulismus – Aufnahme von Nahrung mit vorgebildetem Toxin,
2. Wundbotulismus – Wachstum der Bakterien und Toxinbildung in einer Wunde – häufig bei intravenösem Drogenmissbrauch,
3. Kleinkindbotulismus – Aufnahme von Botulinumtoxin (BTX), welches von Clostridien produziert wird, die bei Säuglingen den Darmtrakt besiedeln,

4. Darmbesiedlung bei Erwachsenen und älteren Kindern – vergleichbar mit dem Kleinkindbotulismus.

Es gibt weitere Formen von Botulismus, die durch Menschen hervorgerufen werden:

1. Inhalationsbotulismus – Einatmen von absichtlich oder durch Unfall freigesetztem Botulinumtoxin-Aerosol
2. Botulismus als Komplikation einer medizinischen oder kosmetischen Anwendung von Botox.

Der Kleinkindbotulismus wurde als eigenständige Erkrankung das erste Mal 1976 in den USA beschrieben. Seither wurden mehr als 3000 Fälle von Kleinkindbotulismus in 26 Ländern in 4 Kontinenten außer in Afrika beschrieben. Er tritt meist um den 2. Lebensmonat auf. Am häufigsten fanden sich die Fälle in den USA und in Argentinien, gefolgt von Australien, Italien und Kanada. Zwischen 1981 und 2000 traten 4 Fälle von Kleinkindbotulismus in Deutschland auf, wobei 1998 ein Fall in Brandenburg für eine öffentliche Diskussion gesorgt hat und in Verbindung mit Honig gebracht wurde (Fenicia & Anniballi 2009; von der Ohe 2003).

Honig war lange das einzige Lebensmittel, welches mit dem Kleinkindbotulismus in Verbindung gebracht wurde. Neuere Arbeiten zeigen jedoch, dass auch Milchpulver und Kindertees (Minze, Kamille, Lindenblüten, Anis), die Kindern gern bei Darmkoliken gegeben werden, als Ursache für Kleinkindbotulismus in Frage kommen. Obwohl diese meist einen geringeren Gehalt an Sporen haben, werden sie den Kindern häufiger angeboten. Insofern sind sie ebenfalls mögliche Kandidaten für die Botulismusproblematik bei Kindern. In den USA ist die Zahl der Fälle, bei denen der Säuglingsbotulismus auf Honig zurückgeführt wird, seit 30 Jahren rückläufig.

Nahrungsmittel sind jedoch nicht die häufigsten Quellen für Sporen von BTX-produzierenden Bakterien. Diese sind allgegenwärtig in der Umgebung und können im Staub aus der häuslichen Umgebung und in der Erde gefunden werden. Kinder atmen mit Sporen beladene Staubteilchen ein. Entsprechend stellen alle Umstände, die zu einer Staubentwicklung führen (landwirtschaftliche Bodenbearbeitung, Bauarbeiten, stärkere Winde) Risikofaktoren dar.

Honige, die mit dem Kleinkindbotulismus in Verbindung gebracht wurden, enthielten 10.000 Sporen pro Kilogramm. In Untersuchungen wurden bei 2 – 24 % der Honige Clostridiensporen nachgewiesen. Eine Untersuchung aus Deutschland fand von 100 Honigen nur 2 % mit

Clostridiensporen belastet (von der Ohe 2003). Im Honig kann sich das Bakterium allerdings nicht entwickeln, nicht aktiv werden und das BTX nicht bilden. Nur bei Säuglingen bis zu einem Alter von 12 Monaten, deren Magen-Darm-Trakt nicht so sauer ist wie bei älteren Kindern und Erwachsenen, kann das Bakterium aktiv werden und das Toxin bilden. Insofern ist und bleibt Honig für Kinder ab 2 Jahre und Erwachsene bis ins hohe Alter ein gesundes Nahrungsmittel. Säuglinge bis zu einem Alter von 24 Monaten, insbesondere aber gestillten Kindern sollte man aus den oben genannten Gründen keinen Honig geben.

Honig und Wundbotulismus

Da Honig auch bei der Behandlung von Wunden eingesetzt wird, besteht zumindest das theoretische Risiko einer Entstehung des Wundbotulismus. Bislang ist in der medizinischen Literatur kein einziger Fall beschrieben worden, der auf Honig zurückgeführt werden musste und es ist davon auszugehen, dass viele Wunden mit normalem Honig behandelt wurden und werden. Dennoch empfiehlt es sich, bestrahlten Honig zu verwenden, der durch die Bestrahlung seine antibakteriellen Eigenschaften nicht verliert, aber selbst keimfrei ist (Molan & Allen 1996). Diese Empfehlung gilt insbesondere bei der Behandlung tiefer Wunden, da in der Tiefe der Wunden unter Umständen eine sauerstofffreie Umgebung vorliegt, in der Clostridien wachsen und sich vermehren können (http://www.uni-duesseldorf.de/AWMF/II/030-109.htm; Robert-Koch-Insitut - http://www.rki.de/DE/Content/InfAZ/B/Botulismus/Botulismus.html).

Bakterien im Honig

Aufgrund seiner Produktionsbedingungen ist Honig kein steriles Produkt. Im Honig lassen sich Bakterien und Pilze nachweisen, die auf unterschiedliche Art und Weise in das Produkt gelangen.

Bereits der Blütennektar ist bakteriell besiedelt. Je nachdem welche Substanzen neben Zucker und Wasser noch von der Pflanze abgegeben werden, besiedeln verschiedene Bakterien den Nektar. Diese produzieren Duftstoffe, die den Nektar für Bienen oder andere Insekten mehr oder weniger interessant macht. Die Interaktion zwischen bestäubendem Insekt und Blüte hängt wohl erheblich von den Bakterien ab, die den Honig besiedelnden. Das Bakterium Metschnikowia reukaufii produziert beispielsweise Geruchsstoffe, die Honigbienen höchst attraktiv finden (Rering et al. 2017). Der Nektar von Pflanzen, die auf andere Bestäuberinsekten (z. B. Käfer) angewiesen sind, enthält Bakterien, die Duftstoffe produzieren, die für Honigbienen unangenehm riechen.

Mit der Aufnahme des Nektars kommt die Biene in Kontakt mit weiteren Bakterien, die den Mundraum der Biene sowie den Bereich bis zum Honigmagen besiedeln. Eine Aufstellung der bislang in diesem Bereich gefundenen Bakterien, Pilze und Stramenopile (Eukaryonten) findet sich bei Grabowski & Klein (2017).

Ferner können über die Umwelt Mikroorganismen aus der Erde, der Luft oder im Staub in den Honig gelangen ebenso wie Mikroorganismen von Pflanzen, vom Pollen, vom Honigtau und den Honigtau erzeugenden Insekten. Ferner können Bakterien, die im Bienenstock leben oder solche von Eindringlingen und Parasiten des Bienenvolkes in den Honig gelangen (Grabowski & Klein 2017). Auch im Rahmen der Honigernte, beim Schleudern, Sieben und Abfüllen kann Honig mit Bakterien kontaminiert werden. Entsprechend wichtig ist die Hygiene in diesem Bereich. Unsauberes Arbeiten bei der Honigernte kann dazu führen, dass gefährliche Darmkeime wie Escherichia coli in den Honig gelangen und dann beim Konsumenten zu Problemen führen können (Adadi & Obeng 2017).

Mikroorganismen im Honig machen im Allgemeinen keine Probleme. Die meisten sind nicht gefährlich für Menschen. Im Gegenteil, wie in anderen Kapiteln bereits dargestellt, kann Honig Mikroorganismen abtöten oder im Wachstum beeinträchtigen. Die bloße Anwesenheit eines Erregers bedeutet jedoch nicht automatisch seine Pathogenität, d. h., es fehlen die Beweise, dass Honig der Auslöser einer Erkrankung sein könnte. Es gibt jedoch 2 Bakterien, für die Zusammenhänge zwischen der Anwesenheit im Honig und einer Krankheit nachgewiesen wurden:

- Clostridium botulinum – siehe Botulismus
- Paenibacillus larvae – Erreger der amerikanischen, bösartigen Faulbrut

Vielleicht mag sich jemand wundern, den Erreger der amerikanischen Faulbrut in einem neuen Zusammenhang zu hören. Rieg und Mitarbeiter (2010) beschrieben 5 Fälle, in denen Honig in Kombination mit Drogen in die Venen gespritzt wurde. Alle Personen entwickelten Fieber, daneben kam es unter anderem zur Dekompensation einer Leberszirrhose, Schwäche, Entwicklung von Wasser im Bauch (Aszites), Schleimhautblutungen, Thrombose, Lungenembolie und Infarktpneumonie. Wenngleich die beschriebenen Personen aufgrund ihrer Drogenproblematik durch infektiöse Lebererkrankungen in ihrer Immunabwehr geschwächt gewesen sein dürften, mahnt dieser Bericht zur Vorsicht im Hinblick auf die intravenöse Applikation von Honig.

Fruktose- (Fruchtzucker-) Intoleranz

Bei der Fruktoseintoleranz unterscheidet man die Störung der Aufnahme von Fruchtzucker aus dem Darm (Fruktose-Resorptionsstörung; intestinale Fruktoseintoleranz) von einer erblichen Fruktoseintoleranz, einer Stoffwechselerkrankung, die lebensgefährlich, aber sehr selten ist.

Fruktose-Resorptionsstörung

Die Fruktose-Resorptionsstörung ist weit verbreitet. Bei Gabe von 25 g Fruchtzucker nimmt schätzungsweise ein Drittel der Menschen den Fruchtzucker aus dem Darm nicht vollständig auf. Diese Fruktose-Resorptionsstörung kann prinzipiell verschiedene Ursachen haben: Eine zu geringe Zahl und/eine zu geringe Leistung von Eiweißen, die für den Transport von Fruktose verantwortlich sind (GLUT-5) und/oder eine zu kurze Verweildauer des Speisebreis im Dünndarm. Wegen der fruktosebedingten Gärung im Dünn- und Dickdarm kann es noch zu Bauchschmerzen, Krämpfen und Koliken, Blähungen, Durchfällen, Völlegefühl oder Verstopfung kommen. Infolge der genannten Probleme kann es noch zu weiteren Störungen, u. a. der Aufnahme der essentiellen Aminosäure Tryptophan, von Folsäure oder Zink kommen. Dies kann dann zu Depressionen, Müdigkeit und Kopfschmerzen führen. Bei vorliegender Fruktose-Resorptionsstörung verursachen auch andere Kohlenhydrate, die in den Dickdarm gelangen, ähnliche Symptome. Problematisch sind Oligofruktose und Inulin (z. B. in Früchten, Nahrungsergänzungsmitteln), Stachyose, Raffinose, Verbascose (z. B. in Hülsenfrüchten, Bohnen, Zwiebeln, Lauch), Laktulose (Abführmittel), Sorbit, Xylit, Mannit, Maltit, Palatinit und andere Zuckeralkohole, die in Diätprodukten verwendet werden. Probleme entstehen insbesondere dann, wenn der Fruktose-alkohol Sorbit gleichzeitig mit Fruktose konsumiert wird, da Sorbit die Aufnahme von Fruktose besonders hemmt.

Da Honig etwa zur Hälfte Fruktose enthält, können Personen mit vorliegender Fruktose-Resorptionsstörung beim Konsum größerer Honigmengen entsprechende Beschwerden bekommen. Auf den Genuss von Honig muss bei dieser Erkrankung jedoch nicht grundsätzlich verzichtet werden; ein Genuss in Maßen ist möglich.

Erbliche Fruktoseintoleranz

Bei der erblichen (hereditären) Fruktoseintoleranz handelt es sich um eine genetische Störung des Fruktosestoffwechsels, bei der Fruktose nicht oder nicht in ausreichendem Maße abgebaut werden kann. Ursache ist das Fehlen der Aldolase B, die normalerweise das Fruktose-

1-Phosphat in Dihydroxyacetonphosphat und Glycerinaldehyd spaltet. In der Folge ist der Fruchtzuckergehalt in den Zellen des Körpers so erhöht, dass er den Traubenzucker- (Glukose-) Stoffwechsel stört und zu einer Unterzuckerung führen kann. Diese Erkrankung ist selten – nur eine von 130.000 Personen ist betroffen. Bei dieser Krankheit muss der Konsum von Fruchtzucker und damit auch von Honig unbedingt vermieden werden. Ansonsten drohen den Betroffenen schwere Organschäden (http://de.wikipedia.org/wiki/Intestinale_Fructose intoleranz; http://de.wikipedia.org/wiki/Heredit%C3%A4re_ Fruktoseintoleranz).

Nervenschädigung

In einer tierexperimentellen Untersuchung wurde die Wirkung von Manukahonig auf Wunden in der Nähe des Ohres untersucht. Das Ergebnis zeigte Schädigungen des Gesichtsnerves (N. facialis), des Gleichgewichtsorgans und einen Gehörverlust. Bei Anwendung von Manukahonig in der Nähe wichtiger Nerven ist daher Vorsicht angeraten (Aron et al. 2012).

Verunreinigungen von Honig

Bienen bzw. Honig lassen sich zum Biomonitoring nutzen. Umweltverschmutzungen mit Schwermetallen und Pestiziden lassen sich durch Honiganalysen gut nachweisen (Lambert et al. 2012; Ruschioni et al. 2013; Al-Waili et al. 2012). Anstatt zahllose Proben vom Boden und Pflanzen in einer bestimmten Region zu nehmen, lässt man die Bienen die Arbeit machen. Sie sammeln Honig auf einem Gebiet von mehreren Kilometern um den Stock herum und tragen dabei eventuelle umweltverschmutzende Substanzen mit ein. Mit Hilfe hochsensibler Analysetechnik kann man sich schnell einen Überblick über die Umweltverschmutzung in diesem Bereich verschaffen. Zahlreiche Flughäfen in Deutschland nutzen die Bienen zu diesem Biomonitoring (z. B. München, Frankfurt, Hamburg, Stuttgart, Düsseldorf), um die Auswirkungen des Luftverkehrs auf die Umwelt leichter zu überwachen. Die Auswirkungen des Atomunfalls in Fukushima ließen sich sogar in Honigen in Polen nachweisen (Borawska et al. 2013). Honigproben waren es auch, die die Theorie vom Meteoriten im Chiemgau stützten, der im Jahre 207 v. Chr. dort niedergegangen sein soll. Im Frühjahr 2003 hatten regionale Imkervereine Honig auf Schwermetalle untersucht. Es fanden sich Belastungen, die sich weder mit Einträgen aus der ansässigen Industrie noch aus der Landwirtschaft erklären ließen. Die örtliche Verteilung der belasteten Honigproben passte zu einem ovalen Meteoritenstreufeld und enthielt so genannte Ferro-Silizide, darunter auch die seltenen Mineralien Gupeiit und Xifengit (Raeymaekers 2006).

2013 schreckten die Analysen von Professor Dr. Liebezeit die Öffentlichkeit auf. Kunststofffasern mit einer Länge von 40 µm bis zu 9 mm und Plastikbruchstücke mit einem Durchmesser von 10 bis 20 µm wurden in mehreren Honigproben aus dem In- und Ausland gefunden, zumeist also sehr kleine Teile. Im Mittel wurden 87 Fasern (Spannweite 20 – 330 µm) und 4 Plastikbruchstücke (Spannweite 0 – 19 µm) in 500 g Honig gefunden. Die europäische Honigverordnung erlaubt bis zu 0,1 % an unlöslichen Bestandteilen im Honig und ein solcher Anteil wird nicht erreicht. Eine unmittelbare Gefährdung des Verbrauchers besteht sicher nicht. Mikroplastik stellt aber ein Problem dar, dessen Tragweite nicht abgeschätzt werden kann. Die Aufnahme von Mikroplastik in den Körper und die Freisetzung der darin enthaltenen Weichmacher könnten ein Gesundheitsrisiko darstellen. Weichmacher (Phtalate) scheinen einen Einfluss auf das Hormonsystem zu haben oder können bösartige Tumoren auslösen (Tickner et al. 2001; Kay et al. 2013). Honig wurde in dieser Studie nur als Indikator verwendet. Trinkwasser und Zucker wurden als ebenfalls belastet identifiziert. Es ist davon auszugehen, dass andere Nahrungsmittel vielleicht sogar in stärkerem Ausmaß betroffen sind. Dennoch scheint es sinnvoll, Kunststoffe in der Imkerei weitgehend zu vermeiden und deren Einsatz kritisch zu überdenken, auch wenn eine aktuelle Publikation zum Thema keine nennenswerten Mengen an Plastik im Honig findet (Mühlschlegel et al. 2017).

Pyrrolizidinalkaloide im Honig

Pflanzen, vornehmlich Korbblütler (Asteraceae), Raublatt- oder Borretschgewächse (Boraginaceae) oder Hülsenfrüchtler (Fabaceae) schützen sich vor Fraßfeinden durch Pyrrolizidinalkaloide, eine besondere Gruppe sekundärer Pflanzeninhaltsstoffe, die 660 verschiedene Substanzen umfasst. Weltweit wurden diese Substanzen in 6000 Pflanzenarten nachgewiesen (Neuman et al. 2015). Es wird jedoch vermutet, dass es noch weit mehr sind. Insbesondere in Ländern, in denen diese Pflanzen als Heilpflanzen Anwendung finden, werden Vergiftungsfälle beschrieben. Berichte über Schädigungen des Menschen sind auch beschrieben, wenn die Saat von pyrrolizidinalkaloidbildenden Pflanzen in das Brotgetreide gelangte (Chauvin et al. 1994). Es gibt aber nur wenige Berichte über entsprechende Ereignisse.

Pyrrolizidinalkaloide werden zu Substanzen verstoffwechselt, die leberschädigende und krebserregende Eigenschaften haben. Man unterscheidet akute und chronische Schädigungen der Leber. Akute Schädigungen führen zum Absterben von Leberzellen, geringgradiger

Fettleber und dem Verschluss von kleineren Venen. Bei einer chronischen Schädigung kommt es zu Leberzirrhose und Leberkrebs.

Während Pyrrolizidinalkaloide schon früh im Honig nachgewiesen wurden, wird seit 2002 der Verzehr von solchem Honig als Risiko für gesundheitliche Probleme für Kinder und ungeborenes Leben (Feten) angesehen (Edgar et al. 2002). Am 28.09.2016 gab das Bundesinstitut für Risikobewertung eine Stellungnahme zu Honig, Tee und Nahrungsergänzungsmitteln (NEM) heraus (http://www.bfr.bund.de/cm/343/pyrrolizidinalkaloide-gehalte-in-lebensmitteln-sollen-nach-wie-vor-so-weit-wie-moeglich-gesenkt-werden.pdf; Zugang 28.11.2016). Man schrieb: „Bei Kindern und Erwachsenen hat Honig einen nicht zu vernachlässigenden Einfluss auf die PA-Gesamtaufnahme. Die Bemühungen sollten fortgesetzt werden, die PA-Gehalte in Honig so weit wie möglich zu senken.“ Die Wahrscheinlichkeit einer gesundheitlichen Beeinträchtigung durch langfristigen Verzehr von Honig, Tee (außer Früchtetee) und NEM mit hohen Gehalten an Pyrrolizidinalkaloide wird als möglich betrachtet. Eine Kontrolle durch Vorsichtsmaßnahmen (Nachweis von Pyrrolizidinalkaloidfreiheit) oder Verzicht auf entsprechende Nahrungsmittel wird angeraten.

Für Imker dürfte diese Information von Bedeutung sein, da die Meldung in verschiedenen Medien erschien und verunsicherte Kunden womöglich nach dem Pyrrolizidinalkaloidgehalt ihres Honigs fragen könnten. Wie bedeutend das Problem mit dem pyrrolizidinhaltiger Honig für Menschen wirklich ist, ist unklar. Bislang gibt es keine Berichte, in denen konkrete Krankheitsfälle auf den Genuss von pyrrolizidinalkaloidhaltigem Honig zurückgeführt wurden.

Zu den heimischen pyrrolizidinalkaloidebildenden Pflanzen gehören das Jakobskreuzkraut, das Gemeine Greiskraut, der Natternkopf und der Borretsch. Wenn Bienen Nektar und Pollen von diesen Pflanzen sammeln, können Pyrrolizidinalkaloide in den Honig oder in Pollen gelangen.

Bedeutung von Honig als Quelle für Pyrrolizidinalkaloide

Im Durchschnitt ist Honig bei Kindern für etwa 7% der Gesamtaufnahme von Pyrrolizidinalkaloiden verantwortlich, bei Erwachsenen sind es etwa 4%. Abbildung 32 zeigt die durchschnittlichen Werte von verschiedenen Produkten und Honig. Unter Berücksichtigung der konsumierten Mengen an den jeweiligen Produkten sind die wesentlichen Quellen für Pyrrolizidinalkaloide Eistee auf Schwarzteebasis bei Kindern und Rooibostee bei Erwachsenen (http://www.bfr.bund.de/cm/343/pyrrolizidinalkaloide-gehalte-in-lebensmitteln-sollen-nach-wie-vor-so-weit-wie-moeglich-gesenkt-werden.pdf; Zugang 28.11.2016).

So ist es bedauerlich, dass das Bundesinstitut für Risikobewertung nur vor Honig allgemein warnte (http://www.bfr.bund.de/de/presseinformation/2016/36/verunreinigungen_in_tees_und_honig_sind_die_hauptaufnahmequellen_fuer_pyrrolizidinalkaloide__pa_-198657.html; Zugang 04.12.2016). Eine Untersuchung von 2.917 Honigproben aus aller Welt ergab, dass Honige aus Deutschland kaum belastet sind (Dübecke et al. 2011). Andere Untersuchungen bestätigen den Befund (http://www.ua-bw.de/pub/beitrag.asp?subid=3&Thema_ID=2&ID=1782&Pdf=No&lang=DE; Zugang 29.11.2016). Abbildung 33 zeigt den durchschnittlichen Gehalt an Pyrrolizidinalkaloide von Honigen aus aller Welt nach den Analysen von Dübecke et al. (2011). Problematisch sind entsprechend Honige aus den klassischen Honigimportländern, weniger die Honige aus Europa. Die undifferenzierte Warnung, die nicht erwähnt, dass deutsche Honige in der Regel kaum mit Pyrrolizidinalkaloiden belastet sind, wird die Verbraucher und heimischen Honigkunden vielleicht verunsichert haben, denn erst in den weiterführenden Texten des Bundesinstituts für Risikobewertung werden diese wichtigen Informationen genannt.

Allerdings zeigen Untersuchungen im Auftrag der Stiftung Naturschutz, dass in drei Vierteln der untersuchten Sommerhonigproben aus Schleswig-Holstein (207/273) der Giftstoff nachgewiesen wurde, während es im Vorjahr nur 53 Prozent waren. Als Erklärung wurde genannt, dass aufgrund niedriger Temperaturen und aufgrund von Regen die Bienen weniger blühende Pflanzen gefunden hätten und so zum Ausweichen ins Jakobskreuzkraut gezwungen worden wären (http://www.ndr.de/nachrichten/schleswig-holstein/Kampf-gegen-Gift-im-Honig,honig298.html; http://www.focus.de/regional/kiel/natur-jakobs-kreuzkraut-honig-aus-schleswig-holstein-belastet_id_6147705.html; Zugang 29.11.2016).

Grenzwerte für Pyrrolizidinalkaloide

Gesetzlich festgelegte Grenzwerte gibt es (noch) nicht. Das Bundesinstitut für Risikobewertung (BfR) empfiehlt, eine tägliche Aufnahmemenge für Pyrrolizidinalkaloiden von 0,007 µg/kg Körpergewicht nicht zu überschreiten. Für Arzneimittel (z. B. pflanzliche Produkte) gilt bei innerer Anwendung eine maximale Dosierung von 1 µg Pyrrolizidinalkaloid täglich für maximal 6 Wochen im Jahr, jedoch nicht in Schwangerschaft und Stillzeit.

Aus dem durchschnittlichen Verzehr von 3 g Honig pro Tag und der Annahme, dass der Durchschnittsdeutsche 60 Kilogramm schwer ist, wurde Maximalgehalt von 140 µg Pyrrolizidinalkaloid pro kg Honig festgelegt (https://www.schleswig-holstein.de/DE/Fachinhalte/

L/lebensmittel/honig.html; Zugang 29.11.2016). Eine solche Festlegung ist willkürlich und wenig sinnvoll, denn sie berücksichtigt nicht, dass manche Menschen deutlich mehr Honig konsumieren und möglicherweise auch anderweitig Pyrrolizidinalkaloide aus anderen Quellen (Kräutertees) zu sich nehmen, die weit mehr belastet sind. Sinnvoller wäre es, die Verbraucher darauf hinzuweisen, dass deutsche und europäische Honige und besonders Frühtrachthonige weniger problematisch sind als die Honige aus den klassischen Importländern und Honigen aus der Spättracht, die den Großteil des Angebots ausmachen. Berücksichtigt man, dass nach Dübecke et al. (2011) deutsche Honige im Durchschnitt nur 3 µg/kg Honig enthalten, hätte man die Aussage auch so formulieren können: Vom Importhonig sollte man täglich nicht mehr als 3 g täglich konsumieren; bei deutschem Honig ist ein täglicher Konsum von 100 g in der Regel bedenkenlos möglich. Da in der Apitherapie höhere Honigdosierungen zum Einsatz kommen, ist es wichtig, dass möglichst auf unbelastete Honige zurückgegriffen wird.

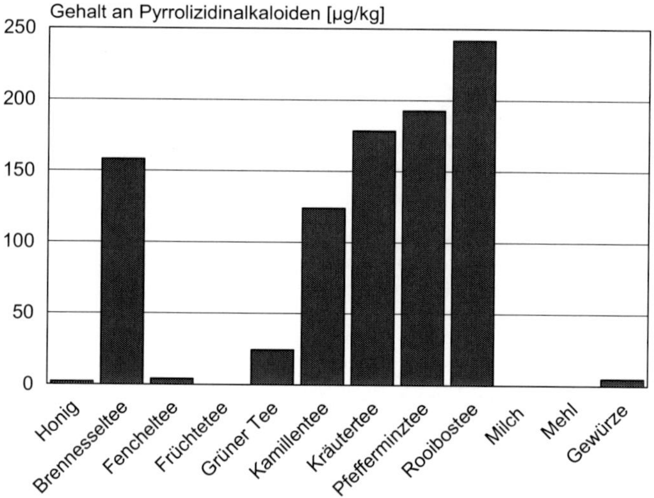

Abbildung 31: Durchschnittlicher Gehalt (Median, Zentralwert) von Pyrrolizidinalkaloiden in Honig und Tees. Nach http://www.bfr.bund.de/cm/343/pyrrolizidinalkaloide-gehalte-in-lebensmitteln-sollen-nach-wie-vor-so-weit-wie-moeglich-gesenkt-werden.pdf: Zugang 04.12.2016

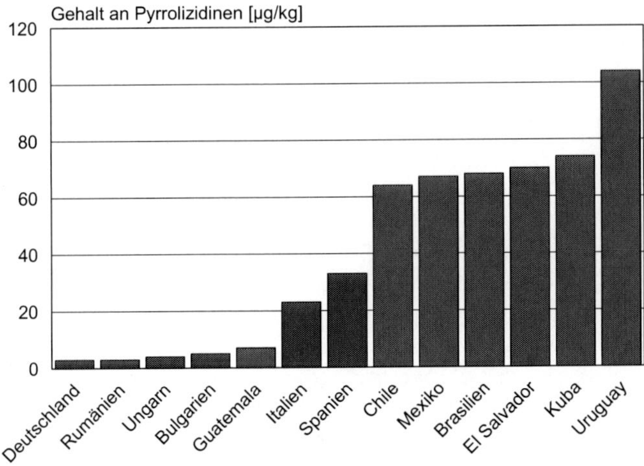

Abbildung 32: Durchschnittlicher Gehalt (Mittelwert) von Pyrrolizidinalkaloiden in Honigen aus aller Welt (nach Dübecke et al. 2011). Blau: Europäische Honige; rot: Honige aus Mittel- und Südamerika.

Pyrrolizidinalkaloide sind unter Umständen auch für Bienen tödlich. Erwachsene Bienen vertragen höhere Konzentrationen. Larven sterben bei deutlich geringeren Konzentrationen ab (Reinhard et al. 2009; http://www.bfr.bund.de/cm/343/pyrrolizidinalkaloide-in-honig.pdf; Zugang 29.11.2016). Man geht davon aus, dass Pflanzen, die Pyrrolizidinalkaloide bilden, damit 2 Strategien verfolgen: Erstens schützen sie sich vor Fraßfeinden und zweitens geben sie ihren Nektar nicht an allgemeine Bestäubungsinsekten, sondern nur an Spezialisten ab, wodurch ihre Bestäubung effizienter gestaltet wird. Die spezialisierten Bestäuber haben mit den Pyrrolizidinalkaloiden keine Probleme. Aufgrund der Pyrrolizidinalkaloide nehmen allgemeine Bestäuber, wie auch die Honigbiene, nur geringe Nektarmengen bei diesen Pflanzen auf und vermeiden diese Pflanzen (Masters 1991).

Da Jakobskreuzkraut in Deutschland das größte Problem darstellt und sich dieses stark ausbreitet, gibt es 5 Lösungsmöglichkeiten (http://www.bfr.bund.de/cm/343/pyrrolizidinalkaloide-in-honig.pdf; Zugang 29.11.2016):

- Vermeidung – räumliche Lösung: Problematisch ist vor allem ein Radius von 500 bis 1000 m um den Bienenstand herum. Von Ständen, bei denen Jakob-Kreuzkraut-Bestände in der Nähe wachsen, sollte man die Völker im Spätsommer entfernen, bzw. entsprechende Stände meiden. Im Hinblick auf die negative

Wirkung der Pyrrolizidinalkaloide auf die Bienen ist dies ebenfalls sinnvoll.

- Vermeidung – Zeitliche Lösung: Erst die Spättracht, wenn Jakob-Kreuzkraut-Bestände blühen, kann zum Problem werden. Honig aus Bereichen mit Jakob-Kreuzkraut-Beständen sollte vor dessen Blüte geerntet werden.
- Bekämpfung: Eine systematische Bekämpfung von Jakob-Kreuzkraut erscheint sinnvoll. Wiesen mit entsprechenden Beständen sollten vor der Blüte gemäht werden.
- Angebot alternativer Nektarpflanzen: Durch Anpflanzen anderer Nektar- und Pollenquellen sind die Bienen nicht auf die Versorgung aus Jakob-Kreuzkraut-Beständen angewiesen und würden diese meiden. Im Hinblick auf die Spätsommerpflege der Bienenvölker ist dies ohnehin eine wichtige Maßnahme.
- Bestimmung des Gehalts an Pyrrolizidinalkaloiden im Honig: Gerade für die Hobbyimker sollten bezahlbare Möglichkeiten der Bestimmung von Pyrrolizidinalkaloiden zur Verfügung stehen. So können Imker guten Gewissen pyrrolizidinalkaloidfreien Honig vermarkten oder darüber nachdenken, wie sie mit pyrrolizidinalkaloidfhaltigem Honig umgehen.

Gelée royale

Allergische Reaktionen

Gelée royale ist hochallergen, und es wurden zahlreiche, auch schwere allergische Reaktionen mit Luftröhrenverengungen und schwerer Atemnot beschrieben (Katayama et al. 2008; Testi et al. 2007; Takahama & Shimazu 2006; Lombardi et al. 1998; Leung et al. 1997; Harwood et al. 1996; Laporte et al. 1996). Die allergenen Inhaltsstoffe von Gelée royale wurden charakterisiert (Rosmilah et al. 2008). Ein neuerer Fallbericht deutet daraufhin, dass der im Gelée royale enthaltenen Pollen eine allergische Reaktion auslösen kann (Paola et al. 2014). Ein möglicher medizinischer Einsatz von Gelée royale sollte immer kritisch hinterfragt werden, da Wirkungen und mögliche Nebenwirkungen meist in keinem vernünftigen Verhältnis stehen.

Im Falle von Gelée royale warnt die Arzneimittelkommission der Deutschen Apotheker: Es ist davon auszugehen, dass Personen, die an Atopie (familiär auftretende Überempfindlichkeit von Haut u. Schleimhäuten gegenüber Stoffen aus der Umwelt) oder an Asthma leiden, ein erhöhtes Risiko für die Auslösung schwerer allergischer Reaktionen durch die Substanz haben. In die Fach- und Gebrauchsinformation der

Gelée royale enthaltenden Arzneimittel wurde u. a. der Hinweis aufgenommen, dass Bienenköniginnenfuttersaft bei bestehender Überempfindlichkeit gegen diesen Stoff und bei Asthmatikern schwere, lebensbedrohliche Reaktionen auslösen kann (AMK 2001). Unlängst konnte das allergene Potential von Gelée royale durch enzymatische Spaltung verringert werden, ohne dass dieses den Anteil von Vitaminen, Mineralien und bestimmten Fettsäuren ändert. Es ist allerdings anzunehmen, dass die chemischen Veränderungen auch die medizinisch wirksamen Eiweiße beeinflussen (Moriyama et al. 2013).

Pollen

Allergien

Wie schon in den vorherigen Abschnitten erwähnt, kann von Bienen gesammelter Pollen Allergien auslösen. Die Beschwerden reichen von Schwellungen im Mund und Rachenraum über Bauchschmerzen bis hin zu Beeinträchtigungen des Nervensystems oder allergischen Reaktionen (Lin et al. 1989; Martín-Muñoz et al. 2010; Greenberger & Flais 2001). Nach Jagdis und Sussman (2012) sollten Patienten mit bekannter Pollenallergie (Heuschnupfen) Vorsicht walten lassen. Pollen von Korbblütlern (z. B. Löwenzahn, Sonnenblume) gelten als besonders problematisch.

Verstärkung der Wirksamkeit von Medikamenten

Ein Patient nahm ein Medikament zur Hemmung der Blutgerinnung (Warfarin) ein und war darunter stabil eingestellt. Nachdem er begonnen hatte, täglich 2 Teelöffel Pollen einzunehmen, verstärkte sich der blutgerinnungshemmende Effekt, sodass die International Normalized Ratio (INR; Folgenorm zum Quick-Wert) deutlich anstieg. Die Medikamentendosis musste daher unter fortgesetzter Pollentherapie langfristig um 11 % verringert werden (Hurren & Lewis 2010). Entsprechend empfiehlt sich Vorsicht bei der gleichzeitigen Einnahme von Pollen mit blutgerinnungshemmenden Medikamenten. Es wäre wichtig zu prüfen, welchen Einfluss Pollen auf den Stoffwechsel anderer Medikamente hat.

Giftstoffe

Auch Giftstoffe aus der Landwirtschaft wurden oft in Pollen nachgewiesen (Krupke et al. 2012). Diese können sich auf die Gesundheit des Menschen negativ auswirken.

Propolis

Eine detaillierte Übersicht zu den möglichen unerwünschten Wirkungen findet sich bei Mendonça et al. (2013)

Giftigkeit von Propolis

Die Frage zur akuten Giftigkeit von Propolis ist nicht endgültig zu beantworten, unter anderem weil bisher keine Methode zur Extraktion von Propolis standardisiert wurde. Gaben zwischen 200 und 5000 mg je kg Körpergewicht und Tag verursachten keine Todesfälle bei Versuchstieren. Da man bei der Anwendung beim Menschen immer einen Sicherheitsfaktor von ca. 1000 fordert, erscheint für den Menschen eine Dosis von 1,4 mg/kg Körpergewicht und Tag oder etwa 100 mg/Tag bei einer längerfristigen Anwendung als sicher (Burdock 1998).

Bei einer Studie, bei der Versuchspersonen Propoliskapseln über einen Zeitraum von drei Monaten einnehmen mussten, fanden sich Hinweise für eine Schädigung des Herzmuskelgewebes (Ishikawa et al. 2012).

Allergie

Propolis kann bei Berührung zu Kontaktallergien führen. Die Allergie äußert sich durch Rötungen und Schwellungen der Haut sowie juckende Hautausschläge. Während früher die Allergie auf Propolis überwiegend bei Imkern beobachtet wurde, berichteten spätere Arbeiten über eine Propolisallergie bei Schustern, Geigenbauern, Musikern und in zunehmendem Maße bei Personen, die Propolis für medizinische Zwecke eingenommen haben. Imker stellen nur noch etwa 25 % der Betroffenen dar (Hausen et al. 1987). Bei Instrumentenbauern und Musikern erklärt sich die Problematik darüber, dass einige Anstriche für Musikinstrumente Propolis enthalten (Lombardie et al. 2003).

Heute muss damit gerechnet werden, dass 1,2 – 4,2 % der Bevölkerung allergisch auf Propolis reagieren (Machackova 1988, Hegyi et al. 1990). Propolis zählt zu den 20 bedeutsamsten Allergieauslösern (Rajpara et al. 2009). Hauptallergen im Propolis ist LB-1 (Propensäure-3-(3',4'-dihydroxyphenyl)-2-methylbutenyl-2-ester), allerdings gibt es noch 26 weitere Allergene, u. a. Benzylbenzoat, Zimtalkohol, Bezylcinnamat. Sie sind jedoch deutlich weniger allergenisierend als LB-1 (Hausen et al. 1992). In einem Fall hat propolisbeladener Staub, der in den Garten eines Nachbarn geweht wurde, bei diesem zu allergischen Hautreaktionen geführt (Tobin & Kirby 2003).

Es wurde auch ein Fall beschrieben, bei dem Propolis zur Behandlung einer Rachenentzündung eingenommen wurde und es zu einer schweren allergischen (anaphylaktischen) Reaktion kam (Hsu et al. 2004). Auch Honig, der mit Propolis versetzt wurde, führte in einem Fall zu einer Kontaktallergie (Matos et al. 2015).

Interessanterweise werden aktuell Strategien verfolgt, die Allergieproblematik von Propolis zu verringern, indem Propolis-Lösung mit Milchsäurebakterien (Lactobacillus helveticus) versetzt wird. Die Milchsäurebakterien zerstören dann die allergieauslösenden Kaffeesäureester (Gardana et al. 2012). Ob und inwieweit dies die Wirksamkeit beeinflusst, bleibt unklar.

In diesem Sinne wurde auch ein Erythema multiforme als Manifestation des leichten Spektrums der Hypersensitivitätsreaktionen auf Arzneimittel beschrieben (Chiang et al. 2021). Inzwischen gibt es jedoch Belege dafür, dass die Chiang et al. die alte Terminologie verwendet haben, denn das wahre Erythema multiforme soll keine allergische Genese haben. In der Krankheitsbeschreibung handelt es sich vermutlich um ein Stevens-Johnson-Syndrom oder eine toxische epidermale Nekrolyse.

Krebserregende Eigenschaften

Einige Komponenten von Propolis können auch ein krebserregendes Potential haben. Allerdings scheinen die positiven Eigenschaften zu überwiegen, sodass grundsätzlich ein Einsatz beim Menschen nicht problematisch ist (Novotny et al. 1999).

Entstehung von Schleimhautgeschwüren

Eine Veröffentlichung berichtet, dass es zu einem 0,3 – 1,0 cm großen Schleimhautgeschwür im Mund kam, nachdem Propolis zur Behandlung von Schmerz im Mundraum angewendet wurde (Wimardhani & Soegyanto 2014).

Bildung von Lungentumoren

Bei einer Frau fiel im Röntgenbild ein Lungentumor auf. Gleichzeitig wurde ein erhöhter Tumormarker im Blut festgestellt, sodass der Verdacht auf einen bösartigen Lungentumor bestand. Nach der Entfernung desselben durch eine Operation fand sich ein gutartiger Tumor, der durch Fremdkörperreaktionen entstanden war. Die Frau hatte Propolis auf ihre Nasenschleimhaut zur Behandlung ihres allergischen Asthmas aufgetragen und dann wohl auch tiefer eingeatmet. Nachdem sie dies unterließ, normalisierten sich auch die Tumormarkerwerte (Lin et al. 2007).

Wachs

Bei Wachs sind Probleme selten beschrieben und dann meist auch nur, wenn dem Wachs andere Substanzen wie Propolis beigemischt wurden. Es finden sich jedoch ein Fall einer allergischen Lippenentzündung (Lucente et al. 1996) und der Bericht einer allergischen Reaktion auf eine Schutzcreme für Brustwarzen (García et al. 1995).

Apilarnil

Zu Apilarnil wurde ein Fall von schwerer Allergie (anaphylaktischer Schock) publiziert (Stoevesandt & Trautmann 2018). Nachdem ein Imker einen Schluck Apilarnil nahm, verspürte er einen Juckreiz in Mund und Ohren, der bald nachließ. Etwa 60 Minuten später entwickelte er eine systemische anaphylaktische Reaktion mit Flush und Angioödem, Husten, Atemnot, Übelkeit, Erbrechen und Tachykardie.

Bienengift

Akute Giftigkeit von Bienengift

Allgemein wird die Giftigkeit einer Substanz als LD_{50} angegeben. Diese Zahl beschreibt die Giftmenge, bei der die Hälfte der ihr ausgesetzten Personen oder Versuchstiere stirbt. Die LD_{50} beträgt für Bienengift und den Menschen etwa 2,8 mg/kg Körpergewicht. Dies entspricht 19 Stichen pro kg Körpergewicht unter der Voraussetzung, dass die gesamte Giftmenge injiziert wird. Daraus ergibt sich für 70 kg schwere, gesunde Erwachsene, dass jeder zweite ca. 1330 Bienenstiche überlebt. Im Rahmen medizinischer Behandlungen werden diese Giftmengen nicht erreicht. Daher soll an dieser Stelle darauf nicht weiter eingegangen werden (Schmidt 1995; Schumacher et al. 1990).

Im Rahmen einer Bienengiftbehandlung ist es jedoch zu Leberschädigungen gekommen. Bienengift kann die roten Blutkörperchen zerstören, die Nieren und den Herzmuskel schädigen (Alqutub et al. 2011). Auch Nervenwurzelschädigungen (Polyradikuloneuropathien) wurden beschrieben (Poddar et al. 2012).

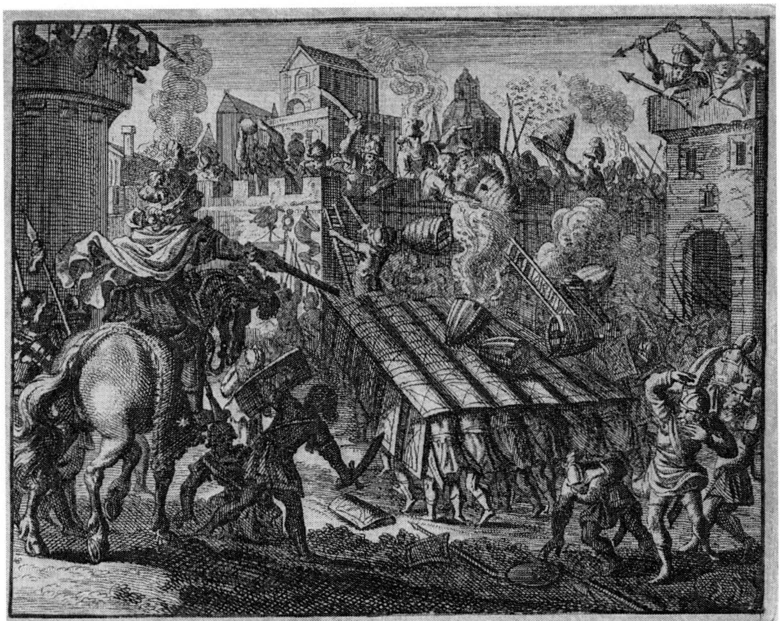

Abbildung 33: Bienengift als biologische Waffe (Kupferstich 17. Jahrhundert).

Allergische Reaktion

Allergische Reaktionen auf Bienengift sind häufig. Man schätzt, dass in Deutschland mehrere Millionen Menschen auf Bienengift sensibel reagieren. Von einer normalen Hautreaktion auf einen Bienenstich unterscheidet man allergische, stärkere Reaktionen an der Einstichstelle sowie sofortige bzw. verzögerte systemische (allgemeine, den ganzen Körper betreffende) Reaktionen.

- Als normal gelten schmerzhafte, manchmal juckende lokale Erhebungen von bis zu 2 cm mit einer Schwellung im Unterhautfettgewebe von mehreren Zentimetern im Durchmesser.
- Allergische Lokalreaktionen sind Schwellungen von mehr als 10 cm Durchmesser, die länger als 24 Stunden anhalten.

Allgemeine, systemische allergische Reaktionen beginnen in der Regel innerhalb von 10 Minuten nach einem Stich. Sie beruhen auf der Freisetzung von Histamin, einem körpereigenen Botenstoff, der alle Symptome einer Entzündung (Rötung, Schwellung, Überwärmung, Schmerz, Juckreiz) vermittelt. Da histaminbeladene Mastzellen in den

Atemwegen vermehrt vorkommen, können dort Reaktionen besonders heftig ablaufen. So kommt es zum Austritt von Flüssigkeit aus den Blut- oder Lymphbahnen (Quincke-Ödem), einer vermehrten Schleimproduktion und zur Kontraktion der glatten Muskulatur. Da sich dadurch der Durchmesser der Atemwege verringert, kommt es zur Atemnot. Systemische Reaktionen werden in verschiedene Schweregrade (nach Müller 1966) unterteilt:

- Stadium I-Symptome: starker Juckreiz, Nesselsucht, Quaddeln auf der Haut, Unwohlsein, Unruhe,
- Stadium II-Symptome: Gefäßschwellung, Übelkeit, Erbrechen, Durchfall, Unterbauchschmerzen, Schwindelgefühl, Engegefühl im Brustkorb,
- Stadium III-Symptome: Luftnot, keuchende Atmung, Schluckbeschwerden, Heiserkeit, Verwirrtheit, Gefühl der Vernichtung und des Verlorenseins,
- Stadium IV-Symptome (anaphylaktischer Schock): Blutdruckabfall, Zusammenbruch, Verlust des Bewusstseins, Stuhl- und Urinabgang (Inkontinenz).

Bei Bienengiftallergie sind tödliche Reaktionen möglich. Diese können auch im Rahmen der Bienengifttherapie auftreten (Jung et al. 2012). Eine apitherapeutische Bienengifttherapie sollte daher immer kritisch hinterfragt werden. Bei positiver Entscheidung sollte immer ein Notfallkit mit Antihistaminika, Cortisonpräparaten und Adrenalin zur Verfügung stehen.

Sweet Bee Venom („Süßes Bienengift“)

Auch für das aufgereinigte Bienengift sind allergische Reaktionen beschrieben worden. Sie sind aber seltener als bei Anwendung von normalem Bienengift (Jo & Roh 2015).

Bienenstockluft

Da bei der Bienenstocklufttherapie kleinste, in der Luft befindliche Teilchen nicht entfernt werden, können diese auch in die Atemwege gelangen. Es besteht die Möglichkeit, dass diese Teilchen bei bestehender Allergie gegen Bestandteile des Bienenkörpers oder bei Allergie gegen Teile des Körpers der Varroamilbe allergische Reaktionen auslösen (Reisman et al. 1983; Roudeschko et al. 2004).

Bienenpodmore und andere Bienenprodukte

Unerwünschte Wirkungen zu anderen Bienenprodukten wie Bienenpodmore, Beetosan, Schlaf auf dem Bienenkasten, Wachsmottenprodukte, und Bakterien von der Biene sind bislang nicht berichtet worden. Grundsätzlich sind unerwünschte Wirkungen, insbesondere allergischer Natur möglich.

Konzept einer rationalen Therapie mit Bienenprodukten

Im Falle einer Krankheit suchen Menschen nach Möglichkeiten, diese schnell, bequem und ohne unerwünschte Nebenwirkungen zu überwinden. Heute werden vielfach „natürliche", „biologische" und „sanfte" Methoden angeboten. Derartige Angebote ziehen die Menschen in ihren Bann, insbesondere, wenn charismatische Persönlichkeiten die Therapien propagieren. Viele Menschen sind dann bereit, entsprechende Therapien kritiklos anzuwenden. Vertreter der alternativen Medizin verstehen es geschickt, die konventionelle Medizin (Schulmedizin) als künstlich und damit unnatürlich und deshalb schädlich darzustellen. So wird ein scheinbar geteiltes medizinisches Weltbild mit der Schulmedizin einerseits und der alternativen Medizin andererseits dargestellt. Zutreffender ist allerdings folgende Einteilung, die die Übergänge zwischen den Medizinsystemen berücksichtigt:

- *Standardtherapien* – in der Regel überprüfte, von der wissenschaftlichen Medizin zum Standard erklärte Behandlungsformen,
- *Naturheilverfahren* – Verfahren, die der Erhaltung, Regulierung oder Wiederherstellung natürlicher Körperfunktionen und natürlicher Heilkräfte des Körpers dienen. Beispiele: Hydro-/Thermotherapie, Bewegungs-/Atemtherapie, Massageverfahren, Ernährungstherapie. Naturheilverfahren sind eine Untergruppe der Schulmedizin!
- *Experimentelle Therapien* – in wissenschaftlicher Erprobung befindliche Arzneimittel vor der Arzneimittelzulassung,
- *Unkonventionelle Therapien oder alternative oder komplementäre Verfahren* – wissenschaftlich nicht oder noch nicht ausreichend überprüfte oder nicht zum medizinischen Standard gehörende Therapieformen. Beispiele: Homöopathie, Anthroposophie, traditionelle chinesische Medizin, Ayurveda,
- *Paramedizin (Scharlatanerie)* – Therapieverfahren, die auf einer bewussten Irreführung oder Täuschung beruhen und eine finanzielle Ausbeutung des Patienten zum Ziel haben. Scharlatane hängen sich oft Trends der Schulmedizin an und verbrämen ihre

Therapiekonzepte pseudowissenschaftlich.

Wo steht die Apitherapie bzw. die Therapie mit Bienenprodukten?

Es ist schwierig, die Apitherapie / Therapie mit Bienenprodukten in eine der obigen Kategorien einzuordnen. Ein wesentliches Problem ist, dass es innerhalb dieses Bereiches Menschen gibt, die die Behandlung mit Bienenprodukten mit den Methoden der wissenschaftlichen Medizin und dem Ziel erforschen wollen, die Anwendung dieser Produkte möglicherweise einmal Teil der konventionellen Medizin werden zu lassen. Dieser Ansatz entspricht den experimentellen Therapien.

Andererseits gibt es viele Befürworter der Apitherapie, die diese zwar kräftig propagieren, bislang jedoch kaum etwas getan haben, um einen Nachweis der Wirksamkeit und damit der Sinnhaftigkeit zu erbringen. Diese Ansätze gehören dann in den Bereich der unkonventionellen Methoden, Außenseitermethoden und manchmal auch der Scharlatanerie.

Aufgrund der unterschiedlichen Zielsetzungen sollten Apitherapie und die Therapie mit Bienenprodukten auf wissenschaftlicher Basis auch begrifflich voneinander getrennt werden. Unter der Apitherapie würde man ein nicht mit der wissenschaftlichen Medizin in Einklang zu bringendes System verstehen, während man unter Begriffen wie Api-Medizin oder Api-Pharmakologie einen wissenschaftlichen Ansatz zu Grunde legt.

In diesem Buch wurde versucht, die Daten, die im Rahmen der wissenschaftlichen Erforschung von Bienenprodukten gewonnen wurden, darzustellen. Fragt man nach den Unterschieden zu den Werken der meisten so genannten „Apitherapeuten“, so wird deutlich, dass sich hier um eine differenzierte und pragmatische Beurteilung der Bienenprodukte bemüht wurde. Dass dies wichtig und richtig ist, ergibt sich schon aus dem Recht des Patienten, mit den wirksamsten Methoden behandelt zu werden. Diese kommen nur selten aus dem Bereich der Apitherapie. Es gibt neben der konventionellen Medizin zahlreiche andere naturheilkundliche Verfahren, die bereits ihren Stellenwert bewiesen haben. Es wird heute gern übersehen, dass es die Errungenschaften der modernen Medizin waren, die dazu geführt haben, dass sich die Lebenserwartung des Menschen deutlich verlängert hat. Anstatt quasi krampfhaft zu versuchen, alle Krankheiten irgendwie mit Bienenprodukten zu behandeln, wie das beispielsweise die Internetseite apitherapy.com suggeriert, sollte das jeweils erfolgversprechendste Verfahren ausgewählt werden. Im Falle von Wunden und Verbrennungen wäre dann auch das Bienenprodukt Honig zu wählen, da die Datenlage entsprechend gut ist. Hier kann guten

Gewissens die Anwendung empfohlen werden. Neben Honig bei Wunden aller Art und der Behandlung der Bienengiftallergie mit Bienengift sind aktuell keine weiteren Bienenprodukte Teil der konventionellen Medizin. In weiteren Bereichen könnte sich das bald ändern, denn Husten lässt sich bei Kindern gut durch Honig beeinflussen und Schleimhautschäden unter Chemo- und Strahlentherapie bei Krebs sind auch soweit gut erforscht, dass man eine positive Empfehlung geben kann. Wenn es gelingt, weitere sorgfältig geplante Studien aufzulegen, die in der Lage sind, auch Kritiker zu überzeugen, lassen sich sicher auch noch zu weiteren Bereichen sinnvolle Einsatzgebiete benennen.

Ein sehr spannender Bereich ist die Bienengiftakupunktur bei muskuloskeletalen Schmerzen. Zu diesem Bereich liegen einige gute Studien vor. Die Gefahr allergischer Reaktionen und die Angst vor einem Bienenstich schrecken hier sicher viele Patienten von einem Behandlungsversuch ab. Nach Ausschluss einer Bienengiftallergie ist eine Behandlung in diesem Bereich sicherlich möglich, insbesondere wenn die konventionellen Möglichkeiten ausgeschöpft oder nicht vertragen werden.

Bei Heuschnupfen ist möglicherweise Honig sinnvoll, auch wenn zu diesem Thema bislang noch keine überzeugenden Studien vorliegen. Wie eine aktuelle finnische Studie zeigt, ist es wohl sinnvoll, dem Honig den Pollen, gegen den eine Allergie besteht, gezielt hinzuzufügen. Das führt jedoch dazu, dass das Produkt per Definition nicht mehr Honig genannt werden darf und dann auch unter das Medizinproduktegesetz fällt und somit nicht mehr so einfach verkauft werden darf.

Pollen bei Wechseljahresbeschwerden erscheint als eine mögliche interessante Alternative zur klassischen Gabe von Hormontabletten, da die Wirkung von Pollen wahrscheinlich unabhängig von der Stimulation der Hormonrezeptoren der weiblichen Geschlechtshormone verläuft.

Pollen kann bei Prostatabeschwerden möglicherweise hilfreich sein, doch wie gezeigt wurde, sind Extrakte aus Gräserpollen nachgewiesenermaßen wirksamer. Ihnen wäre daher in einem naturheilkundlichen Ansatz der Vorzug vor von Bienen gesammelten Pollenarten zu geben, solange nicht bessere Studien zum Blütenpollen vorliegen.

Der Einsatz von Propolis erscheint bei Mundfäule sinnvoll, da bei dieser Krankheit bislang keine Alternative aus dem Bereich der konventionellen Medizin vorliegt.

In allen genannten Bereichen sollte der Einsatz von Bienenprodukten nur nach sorgfältiger Abwägung der Gesamtsituation und unter Berücksichtigung möglicher unerwünschter Wirkungen erfolgen. Eine Entscheidung diesbezüglich sollte möglichst in Absprache mit dem behandelnden Arzt erfolgen, was allerdings voraussetzt, dass sich auch Mediziner mit dem Thema der Behandlung mit Bienenprodukten verstärkt auseinandersetzen. Diese zurückhaltende Ansicht gilt zumindest so lange, wie keine überzeugenden Daten vorliegen. Die Befunde müssen auch von anderen Arbeitsgruppen bestätigt werden. Die Forderung der Bestätigung durch unabhängige Forschergruppen erscheint wichtig, denn wie an einigen Beispielen in diesem Buch deutlich wurde, haben spätere, qualitativ bessere Untersuchungen die anfänglich positiven Ergebnisse öfter nicht bestätigen können.

Generell kann die Datenlage zur medizinischen Nutzung von Bienenprodukten nicht als befriedigend betrachtet werden. Vor dem Hintergrund zahlreicher wissenschaftlicher Bemühungen, die mit großem Enthusiasmus aber geringer Fachkenntnis durchgeführt wurden, ist zu hoffen, dass es zukünftig gelingen wird, Sponsoren für sorgfältig geplante und durchgeführte Studien zu gewinnen. Der Satz von Bernhard von Naunyn (1869) „Nur in der Wissenschaft liegt das Heil der Medizin" gilt auch für die medizinische Erforschung und Nutzung von Bienenprodukten.

Bienenprodukte in der Veterinärmedizin

Der Primat Mensch wird als Säugetier mit aufrechtem Gang eingestuft. Die meisten pharmakologischen und toxikologischen Studien, die durchgeführt werden bevor eine Substanz als Arznei beim Menschen angewendet werden darf, erfolgen zuerst am Tier. Daher erscheint es zulässig, viele Erkenntnisse aus der Humanmedizin auch auf die Veterinärmedizin zu übertragen. Nach den Aspekten zur Anwendung von Bienenprodukten am Menschen seien hier nun, ergänzend zu den bereits in den vorherigen Kapiteln benannten Indikationen, einige Veröffentlichungen aus der Veterinärmedizin aufgeführt.

Ebenso wie in der medizinischen Forschung hat auch in der Tiermedizin die Anzahl der Veröffentlichungen, die sich mit der Heilwirkung der Bienenprodukte beschäftigen in den vergangenen 10 Jahren um den Faktor 2,5 zugenommen. So gab es Stand 2021 in den gängigen wissenschaftlichen Datenbanken (MEDLINE, CAB, AGRICULA u.a.) 397 Artikel, die über 436 internationale wissenschaftliche Untersuchungen zur Evidenz der medizinischen Anwendung von natürlichem Honig bei Tieren berichteten (Vogt 2021).

Obwohl der Interessenschwerpunkt dieser Datenbankrecherche eindeutig auf der tierärztlichen Anwendung lag, stellte man fest, dass die überwiegende Mehrheit (n = 350) der wissenschaftlichen Ergebnisse vom Tier eindeutig aus der biomedizinischen Forschung kam und die

Anwendung am Menschen zum Ziel hatte. Dies mag daher kommen, dass das Arzneimittelrecht (national wie international) für die Zulassung als Medikament zur Anwendung am Menschen die vorherige Wirksamkeits- und Unbedenklichkeitsprüfung im Tierversuch verlangt.

Über kontrollierte Studien mit dem Ziel der therapeutischen Anwendung am Tier lagen unter den gleichen Suchkriterien nur 47 Veröffentlichungen vor. Dabei handelt es sich um Fallberichte ebenso wie um kontrollierte klinische Studien. Der Großteil dieser veterinärmedizinischen Forschung konzentrierte sich bisher auf die Wundheilung. Nicht verwunderlich also, dass die einzigen aktuell zugelassenen Medizinprodukte zur Anwendung am Tier aus dem Bereich der Honigwundauflagen kommen (homöopathische Bienenformulierungen außer Acht gelassen).

Die Anwendung von Arzneimitteln bei Tieren unterliegt, insbesondere in Bezug auf die Arzneimittelzulassung und Arzneimittelherstellung, aber auch in der Abgrenzung zu anderen Produkten (Lebensmittel, Futtermittel, Medizinprodukte und Körperpflegemittel) weitgehend den gleichen Vorschriften wie die Anwendung der Humanarzneimittel. Diese Rechtsanforderungen für Human- und Veterinärarzneimittel waren auf nationaler Ebene bisher gemeinsam im Arzneimittelgesetz (AMG) geregelt.

Seit September 2021 gilt nun exklusiv für Humanmedikamente ein neues AMG und ab 28. Januar 2022 gilt in Deutschland ein eigenständiges Tierarzneimittelgesetz (TAMG). Den gemeinsamen Hintergrund für alle Neuregelungen zu Tierarzneimitteln bildet die EU-Verordnung (EU) 2019/6, die am gleichen Tag in der ganzen Europäischen Union gilt.

- Tierarzneimittel müssen mit dem Vermerk „für Tiere" gekennzeichnet sein. Teilweise tragen Tierarzneimittel im Namen das Kürzel „ad us. vet.", als Abkürzung des lateinischen ad usum veterinarium (zum tierarzneilichen Gebrauch). Es müssen auch die Tierarten, für die das Tierarzneimittel bestimmt ist, angegeben werden.
- Grundsätzlich darf ein Arzneimittel am Tier nur verwendet werden, wenn es für die jeweilige Tierart und die zu behandelnde Krankheit zugelassen ist (Zielspezies und Indikation). Dabei ist es unerheblich, ob es sich um Heim- oder Nutztiere handelt. Ein nur für Hunde zugelassenes Arzneimittel darf beispielsweise nicht beim Rind eingesetzt werden, da bei letzterem vor der Zulassung erst die Folgen und Auswirkungen durch den menschlichen Verzehr ermittelt werden müssen. Es handelt sich hier dann um sogenannte lebensmittelliefernde Tiere, zu denen auch Apis mellifera gehört. Auch kann die Anwendung innerhalb einer Tierart

weiter eingeschränkt sein, indem die Zulassung etwa nur für Milchkühe oder nur für Kälber gilt.

Kein Tierarzneimittel darf ohne festgelegte Rückstandshöchstmenge für lebensmittelliefernde Tiere zugelassen werden. Die Anwendung von nicht erlaubten oder nicht geprüften Stoffen bei solchen Tieren ist nach Artikel 16 Verordnung (EU) Nr. 37/2010 (letztmalig geändert im November 2020) verboten.

Ausgenommen von dieser Verordnung sind nicht pharmakologisch aktive Substanzen wie beispielsweise Hilfsstoffe und bestimmte Stoffe natürlichen Ursprungs. Diese so genannten "out of scope" Substanzen sind in der **Rückstandshöchstmengen-Verordnung (EU) Nr. 470/2009** (Durchführungsverordnung letztmalig geändert 2017) aufgelistet. Hierzu gehören Honig, Propolis und Gelée royale, nicht jedoch Pollen.

Honig

Aus der frühen Sung-Dynasty (960-1127) ist die erste staatliche "Apotheke" für Tierarzneien überliefert. Darüber berichtet das Wen-bsien túng-káo (Bestimmung und Auswertung der Dokumente der Generationen), worin es heißt: "Honig und Drogen werden in Vorratslagern in der Hauptstadt der Sung-Dynastie gehalten, zwei hauptamtlich bestellte Hofbeamte haben die Pferdetierärzte mit Nachschub zu versorgen (von Den Driesch 2003)".

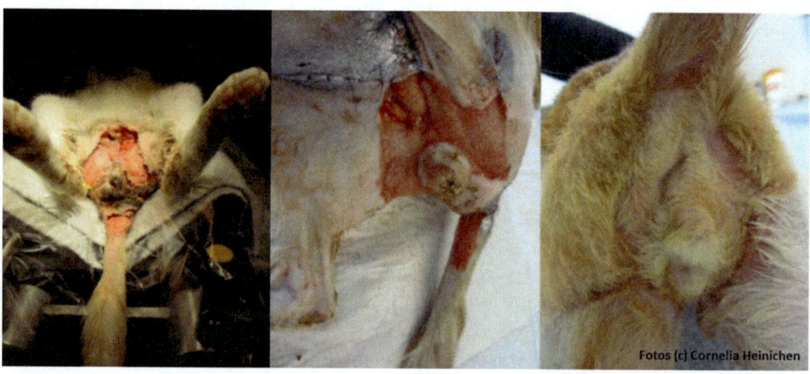

Abbildung 34: Hochgradige Haut- und Unterhautnekrosen unbekannter Genese im Inguinalbereich einer Katze, Heilungsverlauf unter Manuka-Wundauflagen.

Honig ist, wie oben erwähnt, eine so genannte "out of scope" Substanz nach der VO (EU) Nr. 470/2009, darf also bedenkenlos bei lebensmittelliefernden Tieren angewandt werden, da Honig oder seine Rückstände für den Verbraucher gesundheitlich unbedenklich sind. Nebenbei sei erwähnt, dass in Europa ein Pferd grundsätzlich erst einmal als lebensmittellieferndes Tier gilt, bevor mit dem Ziel einer Arzneimittelanwendung amtlich dokumentiert eine gegenteilige Entscheidung getroffen wird. Daraufhin darf dieses Pferd dann für den Rest seines Lebens nicht mehr „der Lebensmittelgewinnung zugeführt werden".

Honig nach medizinischem Standard (sog. medizinischer Honig) sollte über einen besonders hohen Enzym- und Säuregehalt verfügen. Durch den Gehalt an Glukoseoxidase (GOX) und Gluconsäure entsteht, wie bereits im Vorfeld erklärt, ein saures und keimfeindliches Wundmilieu und der Glukosegehalt kann darüber hinaus die Granulation fördern.

Manuka-Honig ist ein von Honigbienen aus dem Blütennektar der Südseemyrte (Manuka) erzeugter Honig. Das nicht peroxidisch antibakteriell wirksame Zuckerabbauprodukt Methylglyoxal (MGO) entsteht in der Honigwabe durch Dehydratation des im Nektar der Blüten des Manukastrauchs enthaltenen Stoffes Dihydroxyaceton. Im Nektar selbst ist noch kein Methylglyoxal vorhanden. Offenbar entwickelt sich dieser Stoff erst nach der Aufnahme des Nektars durch die Bienen und den Transport in den Bienenstock (Adams et al. 2009). Methylglyoxal hat aufgrund seiner molekularen Eigenschaften und im Gegensatz zu Wasserstoffperoxid eine höhere Stabilität und dadurch eine länger ausgeprägte Wirksamkeit. Man kann den Honig sogar erhitzen, ohne den Methylglyoxalgehalt zu verringern (Mavric et al. 2008).

Veterinärmedizinische Fertigmedikamente 2021 (Datenbank Recherche Vetidata 20.12.2021):

- Klausan® - Paste
  Indikation: zur Desinfektion von Huf und Klaue
  Zulassung: in D für Pferd, Rind, Schaf und Ziege, freiverkäuflich
  Hersteller: Dr. Schaette GmbH, D- 88339 Bad Waldsee, www.schaette.de
  Inhaltsstoffe: Echinacea, Ethanol, Honig

Veterinärmedizinische Fertigprodukte 2021:

- Vulnoplant® - als Salbe, Wundpflegespray oder Huf- und Klauenspray
  Indikation: zur Anwendung auf Wunden und in Analdrüsen, zur Pflege von Hufen und Klauen
  Zulassung: Pflegeprodukt für Tiere, frei verkäuflich

Hersteller: Planta Vet GmbH, D88339 Bad Waldsee, www.plantavet.de
Inhaltsstoffe: Balsamum peruvianum, Calendulae flos, Hammamelis virginia, Honig

- Mielosan® - Salbe, auch als Tinktur oder Spray
Indikation: zur Pflege angegriffener und gereizter Haut
Zulassung: Pflegeprodukt für Tiere, keine Arzneimittelzulassung
Hersteller: CP-Pharma GmbH, D-31303 Burgdorf, www.cp-pharma.de
Inhaltsstoffe: Honig, Thymus sepryllum, Lavandula angustifolia, Melaleuca viridiflora, Progostemom cablin, Ocimum basilicum
- Manuka G – Honigsalbe®
Indikation: oberflächliche Verbrennungen, Wundhöhlen und Abszesse, Druckstellen, chirurgische Wunden, traumatische und verschmutze Wunden, kleine Abrasionen und Abschürfungen, nässende Wunden bei denen autolytisches Debriment gefördert werden soll
Zulassung: Pflegeprodukt, keine Arzneimittelzulassung
Hersteller: Kruuse A/S, DK-5550 Langeskov, www.kruuse.com
Vertrieb D: Rebopharm GmbH, D-46395 Bocholt, www.rebopharm.de
Inhaltsstoffe: 100 % neuseeländischer Leptospermum scoparium Honig
- Manuka AD® und Manuka ND® - Wundauflagen
Indikation: oberflächliche Verbrennungen, Wundhöhlen und Abszesse, Druckstellen, chirurgische Wunden, traumatische und verschmutzte Wunden, nässende Wunden bei denen autolytisches Debriment gefördert werden soll;
Zulassung: Pflegeprodukt, keine Arzneimittelzulassung
Hersteller: Kruuse A/S, DK-5550 Langeskov, www.kruuse.com
Vertrieb D: Rebopharm GmbH, D-46395 Bocholt, www.rebopharm.de
Inhaltsstoffe: 100 % neuseeländischer Leptospermum scoparium Honig auf hochsaugfähigem Polymer (Manuka AD®) oder auf Acetatgaze (Manuka ND®)

Es gab auf dem deutschen Markt Ende 2021 mit der Klausan ® - Paste nur ein als Tierarzneimittel zugelassenes Präparat, das Honig enthält. Alle anderen Präparate sind als Pflegeprodukte deklariert, wobei obige Aufstellung nur einen geringen Teil der auf dem Markt erhältlichen Präparate darstellt.

Veröffentlichte Studien und Fallberichte

Die Anwendung von medizinischem Honig in der Veterinärmedizin stützt sich hauptsächlich auf den Analogieschluss aus humanmedizinischen Untersuchungen und auf Fallberichte zur Anwendung am Tier. Es wurde beobachtet, dass der Verbandswechsel durch die nicht adhäsiven Eigenschaften von Honig meist schmerzfrei ist. Das erhöht die Kooperation der Tiere bei der Wundbehandlung und macht eine Sedation der Tiere meist überflüssig.

2016 berichteten Maruhashi et al. über den Einsatz von medizinischem Honig zur Behandlung der Otitis externa (Entzündung des äußeren Gehörgangs) beim Hund. 15 Hunde mit einer klinisch diagnostizierten Otitis wurden 1-mal täglich mit 1 ml medizinischen Honig je Ohr behandelt. Dies führte bei 70 % der Tiere zur Heilung nach 7 Tagen, nach 14 Tagen waren 90 % geheilt. Regelmäßige Abstriche und mikrobiologische Untersuchungen im Verlauf der Behandlungen zeigten eine antibiotische Wirkung gegen alle isolierten Keime incl. Meticillin-resistenter Stämme von Staphylococcus pseudintermedius (MRSP) und anderen Arten von resistenten Bakterien (Maruhashi et al. 2016).

In einer anderen Studie aus 2016 schnitt Honig weniger gut ab. Hier reduzierte die topische Anwendung eines medizinischen Honigs die bakterielle Besiedelung der Haut an der Einstichstelle von peripheren Kathetern bei Hunden nicht (Royaux et al. 2016). Auch in einem Vergleich verschiedener topischer Behandlungen zeigte medizinischer Honig nur eine begrenzte Wirkung gegen bakterielle Hautinfektionen beim Hund (Frosini et al. 2017).

Als mögliche Indikation für den Einsatz von Honig wird weiter die Zahnfachtamponade beim Pferd angegeben. In 9 Fällen wurde beobachtet, dass durch die Einlage einer Honigtamponade ein komplikationsloserer und schnellerer Heilungsverlauf nach Zahnextraktion wegen apikalem Abszess mit eitrigem Nasenausfluss erfolgte. Spätestens nach dem zweiten von fünf Tamponadewechseln im Abstand von jeweils einer Woche waren Wunde und Tamponade eiterfrei. Und das auch bei nachgewiesenen Problemkeimen wie Staphylococcus aureus. Der Autor verabreichte neben der Tamponade mit eineinhalb Teelöffeln dickflüssigem Imkerhonig während der ersten 6 Tage post operationem zusätzlich ein Antibiotikum (Trimethoprim-Sulfadiazin). Neben der antiseptischen wird dem Honig hier auch eine wundreinigende und granulationsfördernde Wirkung zugeschrieben (Sals & Heege 2011).

Auch beim Kaninchen wird Honig erfolgreich zur Behandlung chronischer Abszesse eingesetzt, die häufig im Bereich des Maules als Folge von Zahnwurzelveränderungen vorkommen. Solche Abszesse können im Allgemeinen nur schwer geheilt werden. Sie sind stark verkapselt und enthalten eine meist zähflüssige, käseartige Masse, die Antibiotika schlecht bis gar nicht durchdringen können. Die durch Spalten und Ausräumen chirurgisch behandelte Abszesshöhle (oft unter Beteiligung des Unterkieferknochens) wird zweimal täglich über mehrere Wochen mit Honig gefüllt. Kaninchen sind sehr empfänglich für Nebenwirkungen im Magen-Darm-Trakt nach längerer Antibiotikagabe. Weil Honig diese für die Darmflora toxischen Eigenschaften nicht hat, kann die Behandlung über den oft notwendigen langen Zeitraum eingesetzt werden (Harcourt-Brown 2002).

Die veterinärmedizinische Fakultät der Universität Nairobi berichtet vom Einsatz von Honig bei der Maul- und Klauenseuche des Rindes. Hier wurden die Wunden der betroffenen Tiere täglich nach Waschungen mit Natriumbicarbonat-Lösung (Backsoda) mit Honig und dem Mehl der Fingerhirse bedeckt – eine dort übliche ethnomedizinische Behandlung. Berichtet wird eine beschleunigte Wundheilung und ein milderer Verlauf der Erkrankung (Gakuya et al. 2011).

Hochgradige Haut- und Unterhautnekrosen unbekannter Genese im Inguinalbereich einer Katze führten nach chirurgischer Aufarbeitung mit Verschiebeplastik mehrfach zur kompletten Nahtdehiszenz (siehe Abb. 25). Unter Wundauflagen mit Manuka-Salbe kam es binnen 6 Wochen zur vollständigen Abheilung (Heinichen 2013).

Honig ist möglicherweise eine gute Alternative für die Behandlung von mit antibiotikaresistenten Keimen infizierten Wunden bei Tieren, da diese Resistenzen auch in der Veterinärmedizin immer häufiger auftreten. Ein weiterer angenehmer Effekt für Patient und Pfleger ist die geruchsbindende Wirkung des Honigs, der dadurch entsteht, dass die Bakterien Zucker anstelle von Aminosäuren und Proteinen aus Serum und nekrotischem Gewebe verstoffwechseln. Hierdurch wird Milchsäure anstelle von stinkendem Ammoniak und Schwefelverbindungen gebildet (Nychas et al. 1988).

Propolis

Propolis ist als so genannte "out of scope" Substanz in der VO (EU) Nr. 470/2009 gelistet, darf also bedenkenlos bei lebensmittelliefernden Tieren angewandt werden.

Veterinärmedizinische Fertigmedikamente 2021
(Datenbank Recherche Vetidata 20.12.2021)

allopatisch: Koi med® Wound Spray
Indikation: zur Wundbehandlung für Zierfische, z.B. Koi zur Anwendung auf der Haut/Hautanhangsorgane
Zulassung: in D für Zierfische, frei verkäuflich

Hersteller: Koi & Bonsai Zimmermann, Lichsweg 2, 74424 Bühlertann, www.koimed.de
Inhaltsstoffe: äthanolischer Propolis Extrakt, Aloe Vera, Mariendistelfrüchte, Kamille

homöopathisch: Propolis Tropfen Dil. C6 zur Stärkung des Immunsystems bei Infektionen und Entzündungen (Fa. Albrecht)

Veterinärmedizinische Fertigprodukte 2021

So genannte natürliche Pflegeprodukte für Hunde, Katzen, Pferde, Vögel etc. in Form von Shampoo, Puder, Ohrentropfen oder Haut- und Pfotensalbe gibt es auf dem stetig wachsenden Heimtiermarkt in Hülle und Fülle.

Veröffentlichte Studien und Fallberichte

Eine kontrollierte Studie der Universität von Kairo an Hunden kam 2015 zu dem Schluss, dass Propolis-Paste einen positiven Einfluss auf die Wundheilung hat. Unter Vollnarkose und aseptischen Bedingungen wurden den Hunden auf jeder Seite der Brust zwei Hautverletzungen (3 cm Durchmesser) in voller Dicke der Haut erzeugt, eine dorsal und eine ventral, mit 10 cm Abstand zwischen den Wunden. Diese Wunden wurden nach dem Zufallsprinzip in zwei Gruppen eingeteilt, Kontrollgruppe (10 Wunden) und Propolisgruppe (10 Wunden). Beide Gruppen waren in jedem Hund vertreten. Die Wunden wurden mit normaler Kochsalzlösung gereinigt und mit Macrogol Salbe in der Kontrollgruppe und Propolis Paste in der Propolis-Gruppe behandelt (Macrogol ist ein neutraler Wirkstoffträger für Hautsalben). Die Ergebnisse zeigten eine signifikante Reduktion der Wundflächen in der Propolis-Gruppe nach 14 und 21 Tagen im Vergleich zur Kontrollgruppe. Die Wundreepithelisierung, Kontraktion und die gesamte Wundheilung waren in der Propolis-Gruppe schneller als in der Kontrollgruppe (siehe Abb. 35).

In einem Bericht über mehrere Hautpilzinfektionen durch Trichophyton mentagrophytes und Candida albicans bei Pferden kommt Flores Rodríguez an der Universität von Mexiko zu dem Schluss, dass Propolis basierte Produkte eine natürliche therapeutische Alternative für die Behandlung von Haut-Mykosen beim Pferd darstellen. Trotz überzeugender Fotos handelt es sich dabei um einzelne Fallberichte und nicht um eine kontrollierte Studie (Rodriguez 2016). Betont wird in dieser Veröffentlichung die Nebenwirkungsfreiheit von Propolis-Produkten gegenüber den toxischen Nebenwirkungen von herkömmlichen Arzneimitteln.

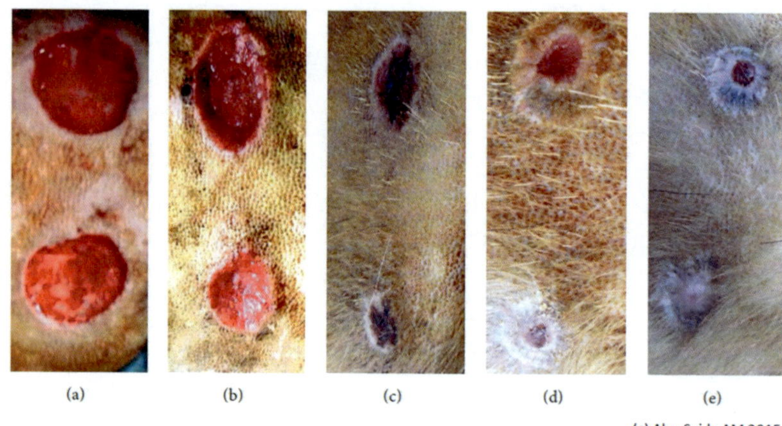

Abbildung 35: Repräsentative Hautwunden der Kontrollgruppe (obere Wunden) und Propolis-Gruppe (untere Wunden) 0 (a), 7 (b), 14 (c), 21 (d) und 28 (e) Tage nach der Operation.

Neben der rein narrativen Qualität dieser Veröffentlichung ist auch die Behauptung der Nebenwirkungsfreiheit kritisch zu betrachten. So schätzt das Bundesinstitut für Risikobewertung (BfR) die Verträglichkeit von Propolis kritisch ein. Berichtet wird, dass es im Zusammenhang mit Propolis sowohl bei der Anwendung als Arzneimittel als auch bei äußerlicher Anwendung in kosmetischen Mitteln und bei der oralen Zufuhr von propolishaltigen Produkten, z.B. als Tabletten, Tropfen oder Darreichungsformen zum Lutschen, zu teilweise starken allergischen Reaktionen kommen kann (BfR 2008).

Cam und Mitarbeiter (2009) berichten über die erfolgreiche Behandlung der Dermatophytose bei Jungrindern mit Propolis- und Whitfield-Salbe (6 % Salizylsäure und 12 % Benzoesäure in einer Lanolin- oder Vaselinegrundlage). Die Kombinationsbehandlung mit Propolis- und Whitfieldsalbe zeigte dabei bessere Heilungserfolge als die Einzelpräparate. Die Propolis-Salbe wurde hergestellt, indem man 30 g Propolistrockenextrakt in 30 g erwärmte Vaseline verrührte (Cam et al. 2009).

Holz erzielte1999 in einer klinischen Studie an 51 Hunden mit Otitis externa (Entzündung des äußeren Gehörgangs) bei 50 Tieren eine vollständige und nachhaltige Heilung (3 Monate Beobachtungszeitraum) durch alleinige Anwendung einer Propoliszubereitung über 7 Tage (einmal täglich). Im Verlauf der klinischen Untersuchungen wurde ein Vergleich der therapeutischen Effizienz von zwei Propoliszubereitungen mit verschiedenen Propolistrockenextraktgehalten und verschiedenen Trägermedien vorgenommen. Beide Propoliszubereitungen unterschieden sich nicht in ihrer Effizienz. Die Trockenextraktkonzentrationen beider Propoliszubereitungen, die bei der Otitis externa-Therapie des Hundes erfolgreich angewendet wurden, lagen bei 7 % bzw. 10 %. Die Studie bescheinigt der Propolis eine breite antibakterielle und antimykotische Wirkung, eine entzündungshemmende Wirkung und eine Eignung für die Langzeitbehandlung ohne Entstehung von resistenten Erregerstämmen bei der Otitis externa des Hundes (Holz 1999).

Herstellung einer Propoliszubereitung

Um rechtlich auf der sicheren Seite zu sein, bietet es sich an, seinen örtlichen Apotheker mit der Herstellung zu beauftragen. Dieser sollte wie folgt vorgehen (Rezept nachHeinze et al. 1996).

- Die Propolis wird mit 70 %igem Äthanol in folgenden Schritten extrahiert, wodurch sowohl alkohollösliche wie auch wasserlösliche Substanzen gewonnen werden:
- Vor der mechanischen Zerkleinerung wird die Propolis auf eine Temperatur von -15°C gekühlt, um die Sprödigkeit der Substanz zu erhöhen.
- Anschließend wird sie mechanisch in einem elektrischen Zerkleinerer zu einem Pulver zerkleinert.
- Das erhaltene Propolispulver sowie 70 %iger unvergällter Äthanol werden in Glasflaschen gefüllt. Diese werden verschlossen und bei Zimmertemperatur 48 h in einem Horizontalrüttler mit 80 Bewegungen je Minute extrahiert.
- Nach Abschluss der Extraktion wird der Auszug filtriert und im Trockenschrank exsikkiert. Hierzu werden jeweils 10 ml in zuvor gewogene und markierte Glaspetrischalen mit dem Durchmesser von 10 cm gegeben. Im Trockenschrank erfolgt bei 50°C eine Exsikkation bis zum Verbleiben eines nicht klebrigen Belages.
- Dieser Belag wird aus den Petrischalen herausgekratzt und stellt den Propolistrockenextrakt dar.
- Dieser wird in 70 %igem Äthanol resuspendiert und bis zu einer Konzentration von 10 % in Glycerin eingerührt und in braune Tropfflaschen mit geeigneten Applikatoren abgefüllt.

Mit der Anwendung einer solchen Propoliszubereitung hat der Autor selbst bei verschiedenen Hunden mit chronischen und multiresistenten Otitiden Behandlungserfolge erzielt. Die geringe Anzahl und das Fehlen einer Kontrollgruppe reichen hier jedoch nicht für eine gesonderte statistische Auswertung.

Zur Wirkung von äthanolischen Propolisextrakten auf veterinärmedizinische relevante Bakterien, Pilze und Viren

Zu diesem Thema liegen umfangreiche in vitro Untersuchungen der veterinärmedizinischen Fakultät der Universität Berlin vor. Diese belegen, dass Propolisextrakte auf Alkoholbasis in Konzentrationen > 1,0 mg/ml dosisabhängig keimhemmend bis bakterizid auf grampositive und gramnegative anaerobe Bakterien wirken. Aerobe gramnegative Keime werden erst ab einer Konzentration von 2,8 mg/ml gehemmt.

Von den pathogenen Pilzen erwiesen sich Trichophyton mentagrophytes (ab 0,175 mg/ml) und Candida albicans (ab 0,35 mg/ml) am empfindlichsten. Bei Malassezia pachydermatis, einem häufigen Problemkeim bei der Otitis externa des Hundes, waren Konzentrationen von 2,8 mg/ml Propolistrockenextrakt in Glycerin erforderlich (Heinze et al. 1998).

Es wird in dieser Arbeit auch einführend eine umfangreiche Literaturübersicht gegeben. Danach wird Propolis eine hohe Effektivität und Heilungsbeschleunigung attestiert bei:

- experimenteller Nekrobazillose bei Schafen, Rindern und Pferden,
- Moderhinke bei Schafen,
- verzögerter Wundheilung bei Pferden,
- Kastrationswunden und Schurverletzungen beim Schaf,
- experimentelle Brandwunden an Ochsen und Hunden,
- Bisswunden bei Hunden und Katzen,
- aufgeplatzte Aphten bei an Maul- und Klauenseuche (MKS) erkrankten Rindern,
- experimentellen Cornea- und Conjunctivaverletzungen an Kaninchen,
- infektiöser Keratokonjunktivitis bei Kälbern.

Bei der Behandlung der Dermatitis interdigitalis des Rindes waren die Behandlungsergebnisse uneinheitlich. Weiter berichten Heinze und Mitarbeiter (1998), dass bei der Wundheilung an Pferden eine 15 %ige Propolissalbe am effektivsten war. Bei 10 %iger Salbe verlief der Heilungsprozess deutlich langsamer und bei 20 %iger Zubereitung kam es zu überschießendem Granulationsgewebe (exzessive Narbenbildung).

Die viruzide Wirkung von Propolis wurde in vitro nachgewiesen für:

- das vesikuläre Stomatitisvirus (VSV, Rhabdovirus)
- das Equine Herpes Virus (EHV1)
- das bovine Leukosevirus (BLV)

Eine Anwendung von Propolis bei den hier genannten Indikationen und der zuvor angeführten Otitis externa beim Tier ist also auf Grund der ausreichenden Datenlage durchaus angezeigt. Diese wird jedoch deutlich erschwert durch das Fehlen geeigneter Fertigmedikamente wie Propolissalbe (15 %ig), Propolisaugensalbe (Propol.-Vaseli. Linim. 10 %ig) oder Propolisaugentropfen (wässriger Propolisextrakt). Durch die starken Beschränkungen des tierärztlichen Dispensierrechtes darf der Tierarzt die notwendigen Präparate auch nicht individuell selbst herstellen. Hier bleibt nur die vertrauensvolle Zusammenarbeit mit einem engagierten Apotheker. Dieser besitzt neben der Sachkunde auch die Erlaubnis, solche Medikamente aus Bienenprodukten herzustellen.

Eine kontrollierte Studie an 300 japanischen Wachteln (Coturnix coturnix japonica) untersuchte den negativen Einfluss von Hitzestressbelastung auf die Produktionsleistung, Darmbeschaffenheit, Genexpression und weitere physiologische und immunologische Parameter unter experimentellen Bedingungen mit und ohne Propolisfütterung.

In der Gruppe, die einer Nahrungsergänzung mit Propolis erhielt, konnte eine signifikante Verbesserung der Produktionsleistung einschließlich Körpergewichtszunahme, Futterumwandlungsverhältnis, Darmzottenbreite und -fläche sowie eine Verbesserung im Immunstatus (gemessen durch mRNA-Expression, für Hitzeschockproteine und anderer Gene) beobachtet werden. Die ebenfalls von der Universität Kairo stammende Arbeit empfiehlt basierend auf diesen Ergebnissen die Zugabe von Propolis zum Futter als mögliche Ernährungsstrategie für Wachteln, um ihre Leistung, insbesondere unter Hitzestressbedingungen, zu verbessern (Mehaisen et al. 2017).

Gelée royale

Gelée royale – der Bienenköniginnenfuttersaft – ist ebenso wie Honig und Propolis als sogenannte "out of scope" Substanz in der VO (EU) Nr. 470/2009 gelistet. Diese Stoffe oder Ihre Rückstände im Lebensmittel tierischen Ursprungs sind nach den derzeitigen Erkenntnissen für den Verbraucher gesundheitlich unbedenklich.

Veterinärmedizinische Fertigmedikamente 2021
(Datenbank Recherche Vetidata 20.12.2021)

Es konnten keine Fertigmedikamente gefunden werden.

Veröffentlichte Studien und Fallberichte

Das Fehlen nachvollziehbarer Studien und das bereits im Kapitel „Risiken und unerwünschte Wirkungen von Bienenprodukten“ beschriebene hohe allergene Potenzial führen dazu, dass eine veterinärmedizinische Anwendung des Königinnenfuttersaftes derzeit nicht empfohlen werden kann.

Pollen

Der von Bienen gesammelte Blütenpollen ist nicht als „out of scope" Substanz in der VO (EU) Nr. 470/2009 gelistet. Seine Anwendung als Arzneimittel ist also bei lebensmittelliefernden Tieren nicht erlaubt.

Veterinärmedizinische Fertigmedikamente 2021
(Datenbank Recherche Vetidata 20.12.2021)

Es konnten keine Fertigmedikamente gefunden werden.

Da es sich bei von Bienen gesammeltem Pollen um ein Lebensmittel für den menschlichen Verzehr handelt, ist gegen eine Anwendung als Ergänzungsfuttermittel für Tiere nichts einzuwenden.

In der geriatrischen Tiermedizin soll er als Stärkungsmittel bei nachlassender Leistungsfähigkeit und zur Kräftigung in der Rekonvaleszenz eingesetzt werden. Striezel 2004 beschreibt die Wirkung als appetitanregend und roborierend (stärkend, kräftigend) und nennt als Kontraindikation eine bestehende Pollenallergie. Es fehlen hier aber Quellenangaben oder wissenschaftliche Studien und somit belegbare Indikationen.

Apis

2021 existieren in Deutschland 15 zugelassene Tierarzneimittel mit dem Inhaltsstoff Apis (Datenbank Recherche Vetidata 20.12.2021). Hierbei handelt es sich um eine Zubereitung aus der ganzen Biene, in homöopathischer Verdünnung, sowohl als Einzelpräparate, als auch als so genannte Komplexpräparate in Kombination mit anderen homöopathischen Inhaltsstoffen.

Stoffe, die in homöopathischen Tierarzneimitteln verwendet werden und eine Konzentration von einem Zehntausendstel nicht übersteigen, dürfen nach der VO (EU) 37/2010 am lebensmittelliefernden Tier angewendet werden und benötigen weder eine Wartezeit auf essbares Gewebe noch entsprechende Rückstands-untersuchungen.

Veterinärmedizinische Fertigmedikamente 2021
(Datenbank Recherche Vetidata 20.12.2021)

Apis D4 zur subcutanen Injektion;
Indikationen: Entzündungen und Erkrankungen mit Flüssigkeitsansammlungen in Geweben und Körperhöhlen, subakute Entzündungen von Haut und Schleimhäuten, Allergien, Hautallergien und Bindehautentzündungen;
zugelassen in D für Hund, Katze, Pferd, Rind, Schwein, Schaf und Ziege, apothekenpflichtig;
Hersteller: Ziegler GmbH, D-86672 Thierhaupten, www.tierarznei-ziegler.de
Inhaltsstoffe: Apis mellificia D4

Apis compositum PLV zur subkutanen oder intramuskulären Injektion;
Indikationen: Zur Harmonisierung der Aufbau- und Formprozesse bei örtlich umschriebenen, auch eitrig abszedierenden Entzündungen von Haut und Schleimhaut, z.B. unterstützend bei Gingivitis, Stomatitis, Tonsilitis, Abszessen und Pyodermien;
zugelassen in D für Pferd und Rind, rezeptpflichtig;
Hersteller: Planta Vet GmbH, D-88339 Bad Waldsee, www.plantavet.de
Inhaltsstoffe: Apis mellificia D4, Atropa belladonna D3 und Mercurius solubilis Hahnemanni D14

Apis compositum Wala zur subkutanen oder intramuskulären Injektion;
Indikationen: allgemeine fieberhafte Entzündungen mit einer Neigung zu Phlegmonenbildung (Rubor, Tumor, Dolor);
zugelassen in Ö für Hund, Katze, Kleintier, Pferd, Rind, Schwein, Schaf und Ziege, rezeptpflichtig;
Hersteller: Vana GmbH, A-1020 Wien, www.vana.at
Inhaltsstoffe: Apis ex animale D4, Atropa belladonna D3, Mercurius solubilis Hahnemanni D14

und weitere

Veröffentlichte Studien und Fallberichte

Keine.

Das Fehlen wissenschaftlich nachvollziehbarer Wirkungsnachweise für homöopathische Tierarzneimittel im Allgemeinen und Apiszubereitungen im Speziellen lässt keine Behandlungsempfehlungen für die oben genannten Mittel zu. Auch ein möglicher Placeboeffekt ist beim Tier nicht zu erwarten.

Bienengift

Es sind in Deutschland zwei Veterinärarzneimittel mit Apisin im Handel. Bienengift auch als Apisin oder Apisinum bezeichnet, ist nicht in der VO

(EU) Nr. 37/2010 aufgeführt und wäre somit nicht für die Anwendung bei Lebensmittel liefernden Tieren zugelassen. Bei beiden handelt es sich jedoch um homöopathische Komplexpräparate, die eine Bienengiftkonzentration von einem Zehntausendstel nicht übersteigen und somit nicht unter die Beschränkung der VO (EU) Nr. 37/2010 fallen.

Veterinärmedizinische Fertigmedikamente 2021
(Datenbank Recherche Vetidata 20.12.2021):

Ovarium compositum ad us. vet. zur subkutanen Injektion;

Indikation: Registriertes homöopathisches Arzneimittel, daher ohne Angabe einer therapeutischen Indikation;

Vertreiber: Heel Biol. Heilmittel Gmbh;

zugelassen für Tiere: Pferd, Rind, Schwein, Schaf, Ziege, Hund, Katze. Solidago compositum ad us. vet. zur subkutanen, intramuskulären oder intravenösen Injektion;

Indikation: Registriertes homöopathisches Arzneimittel, daher ohne Angabe einer therapeutischen Indikation;

Vertreiber: Heel Biol. Heilmittel GmbH;

zugelassen für Tiere: Hunde, Katzen, Kleinnager und Ziervögel.

Bienengift in höherer Konzentration ist in Deutschland als Tierarzneimittel nicht erhältlich. Eventuell ist der Einsatz humanmedizinischer Produkte im Rahmen einer Umwidmung am nicht Lebensmittel liefernden Tier möglich. Es existieren international folgende Präparate:

Apitox® 1,0 mg, Hersteller: Apimeds Inc.; 3418 BIG RD, Zieglerville, PA 19492, USA

VeneX-10®, VeneX-20®, VeneX-20s®, VeneX Forte®, Hersteller: Apitronic Services; 9611 No. 4 Road, Richmond, BC, Canada, V7A 2Z1

Apitoxin® 1 mg, Hersteller: Apimeds Inc.; 216, 1318-3, Ilsan-dong, Ilsan-gu, Goyang-si, Gyeonggi-do 410-821 Korea

Der israelische Tierarzt Dr. Sagiv Ben-Yakir (2008) beschreibt eine veterinärmedizinische Bienengift-Therapie (Veterinary Bee Venom Therapie, VBVT), bei der man entweder lebende Bienen einsetzt, die mit einer Pinzette fixiert an einer gezielten Stelle zustechen oder Bienengiftextrakt, der vor der Anwendung in physiologischer Kochsalzlösung oder in 2 %igem Lidocain, einem lokalen Betäubungsmittel, gelöst wird. Letzteres steigert eventuell die Akzeptanz beim Tier und seinem Besitzer.

Zusätzlich zu den typischen Symptomen Schwellung und Juckreiz kann es durch die Anwendung von Bienengift zu allergischen Reaktionen bis hin zum anaphylaktischen Schock kommen. Der Einsatz der VBVT sollte daher dem erfahrenen Tierarzt vorbehalten sein. Geeignete Maßnahmen zur Schocktherapie sollten vorbereitet sein (Epinephrin, Prednisolon, Volumensubstitution durch Infusion, Intubation und Beatmung). Auch ein langsames Einschleichen der Dosis ist denkbar. Diese Möglichkeit besteht natürlich nur bei der Anwendung von standardisierten Bienengift-fertigpräparaten, nicht beim Einsatz lebender Bienen.

Neben lebensbedrohlichen allergischen Reaktionen können weitere Komplikationen auftreten. So berichtet Noble 1999 von 2 Hunden, die nach einem Bienenstich eine immunvermittelte hämolytische Anämie entwickelten. Die Symptome waren Lethargie, Hämaturie, Ataxie und Krampfanfälle. Ein Hund verstarb, der andere erholte sich erst nach längerer Kortikosteroidgabe in immunsupressiver Dosis. Bienengift enthält Hyaluronidase, Histamine und Hämolysine, die toxische und hämolytische Wirkungen haben (Noble 1999).

Weitere 3 Hunde litten nach einem Bienenstich an Hämolyse, Sphärozytose und neuronalen Dysfunktionen, die ebenfalls durch längerfristige Prednisolongaben und weitere unterstützende Therapien behandelt werden mussten. Hier wurden ebenfalls die Bienengiftbestandteile, insbesondere Melittin und Phospholipase A, verantwortlich gemacht (Wysoke 1990).

Auch in der tiermedizinischen Praxis des Autors wurde 2011 ein Fall von autoimmun vermittelter Hämolyse bei einem 3-jährigen Dalmatiner Rüden nach einem Bienenstich beobachtet. Es handelte sich hierbei nicht um einen absichtlich herbeigeführten Stich. Der Patient musste über mehrere Monate und anfangs sehr intensiv (stationäre Infusionstherapie) behandelt werden. Eine notwendige Kortisonbehandlung in anfangs hohen, immunsuppressiven Dosen führte im Verlauf zu bakteriellen Sekundärinfektionen.

Weiter nennt Ben-Yakir (2008) in der Zeitschrift für ganzheitliche Tiermedizin für die Anwendung von Bienengift am Tier folgende Indikationen:

- Entzündungen und/oder Degenerationen von Bindegewebe (z.B. Tendinitis oder Bursitis),
- verschiedene Typen von Arthritis und Osteoarthritis (z. B. Hüftgelenkdysplasie des Hundes),
- neurologische und degenerative Erkrankungen der Extremitäten (z. B. degenerative Myelopathie),
- neurologische Erkrankungen (z. B. periphere Neuritis oder Radikulitis),

- chronische Schmerzzustände,
- Autoimmunerkrankungen (z.B. Lupus),
- dermatologische Erkrankungen (z. B. atopische Dermatitis oder Warzen) und
- postpartales Hypogalaktie-Syndrom (MMA-Syndrom) beim Schwein.

Als Kontraindikationen für das Bienengift gibt er an:

- trächtige Tiere,
- das Vorhandensein eines bösartigen Tumors an der behandelten Körperseite im Umkreis von 10 cm um die Injektionsstelle,
- jede bekannte oder bereits aufgetretene Allergie gegen Bienengift,
- 10 cm Nähe zu einem chirurgischen Implantat und
- Tiere, die Immunsuppressiva einnehmen.

Weiter behauptet er, bei Tieren, die unter Diabetes mellitus leiden, habe die VBVT keine Wirkung. Die Anzahl, Lokalisation und Häufigkeit der Bienengiftinjektionen hänge von dem zu behandelnden Tier und den klinischen Symptomen ab. Eine einfache Tendinitis benötigt eventuell nur 2 - 3 Stiche pro Sitzung und 2 - 5 Sitzungen. Ein chronisches Problem, etwa eine chronische Arthritis, kann 2 Sitzungen pro Woche mit mehreren Stichen auf einmal über 1 - 2 Monate erfordern. Da der sofortige Effekt des Bienengifts nicht länger als zwei bis drei Tage anhält, muss das Tier nach 3 Tagen erneut für eine weitere Untersuchung und Therapie einbestellt werden.

Unter dem Punkt Literatur erwähnt Ben-Yakir 4 wissenschaftliche Publikationen, die aber keineswegs ein so breit gefächertes Anwendungsspektrum belegen.

Veröffentlichte Studien und Fallberichte

In Experimenten an Ratten konnte belegt werden, dass Bienengift arthritische Entzündungen und Knochenveränderungen verhindern kann (Lee 2005, Kang 2002). Hier ergeben sich zahlreiche Einsatzmöglichkeiten für gelenknahe Injektionen bei Haustieren. Ebenfalls im Rattenmodel konnte gezeigt werden, dass die Apipunktur genannte Injektion von verdünntem Bienengift in Akupunkturpunkte die Schmerzempfindung und Schmerzweiterleitung hemmt. Hier ergeht sogar die Empfehlung, dass chronische Schmerzpatienten und solche mit peripheren Neuropathien, die nicht mehr auf Opioide reagieren, damit behandelt werden sollten (Kim 2005; Roh 2004).

In einer single-blind kontrollierten Studie mit 40 adulten Hunden mit neurologischer Dysfunktion nach einer Bandscheibenerkrankung zeigte

Li-Chaun Tsai von der Universität Taichung in Taiwan eine schnellere Regenration nach Injektion von Bienengift an den entsprechenden Akupunkturpunkten in Kombination mit der Gabe von Kortison und nichtsteroidalen Entzündungshemmern (NSAID) als in der Gruppe, die nur mit Kortison und NSAID behandelt wurde (Tsai LC 2015).

Für das Schwein existieren gleich mehrere Studien zum Einsatz von Bienengift. So wird in einer Studie die bessere Wirksamkeit von Apipunktur (ST 18, GV 1) gegenüber der Injektion von Penicillin G (400.000) IU pro Tier bei postpartalem Agalaktiesyndrom belegt. Zum Einsatz kamen hier lebende Bienen an Stelle von Bienengiftpräparaten (Choi et al. 2001; Choi et al. 2003).

Bakterieller Durchfall bei Absatzferkeln konnte ebenfalls in einer klinischen Studie erfolgreich mit Apipunktur (GV 1, ST 25) behandelt werden und zeigte eine höhere Heilungsrate als eine Kombinationsbehandlung mit dem Antibiotikum Colistinsulfat (300.000 IU/kg KG) und dem Antidiarrhoikum Berberin (2 ml/kg KG) (Choi et al. 2003).

In einer randomisierten klinischen Studie an 20 vierwöchigen Ferkeln stellte der koreanische Wissenschaftler Lee Jin-A 2015 die präventiv immunstimulierende Wirkung von Bienen zum Schutz vor dem porcine reproductive and respiratory syndrome (PRRS) fest. Das ist eine chronische und immunsuppressive Viruserkrankung, die für erhebliche wirtschaftliche Verluste in der industriellen Schweineproduktion verantwortlich ist, fest. In mit Bienengift vorbehandelten Schweinen war nach künstlicher Infektion mit PRRS die Virusmenge in Serum, Lunge, Bronchiallymphknoten und Tonsillen signifikant verringert, die Pneumonie zeigte einen milderen Verlauf und es konnte ein Einfluss auf verschiedene entzündungsrelevante Zytokine gezeigt werden. Ob sich dadurch wirklich eine Strategie zur Immunverstärkung und Prävention der PRRS Virusinfektion bei Schweinen entwickeln lässt bleibt jedoch offen (Lee JA 2015).

Für den sinnvollen Einsatz von Bienengift in der Veterinärmedizin sprechen verschiedene Studien mit glaubwürdigen Ergebnissen. Allerdings stellt sich die Frage nach der Compliance des tierischen Patienten (Oberbegriff für dessen kooperatives Verhalten im Rahmen der Therapie). Da dem Pferd, Hund oder Katze die Notwendigkeit des schmerzhaften Stichs und die verlangte Duldsamkeit nicht zu vermitteln ist, muss der Therapeut mit gefährlichen Abwehrreaktionen rechnen. Da eine Behandlung zweimal wöchentlich über einen längeren Zeitraum erfolgen soll, scheidet eine Sedation oder Narkose des Patienten aus.

Ob die von Ben-Yakir empfohlene Resuspension des Bienengifts in 2 %igem Lokalanästhetikum eine praktikable und trotzdem wirksame

Lösung für dieses Problem darstellt, muss durch zukünftige Untersuchungen gezeigt werden.

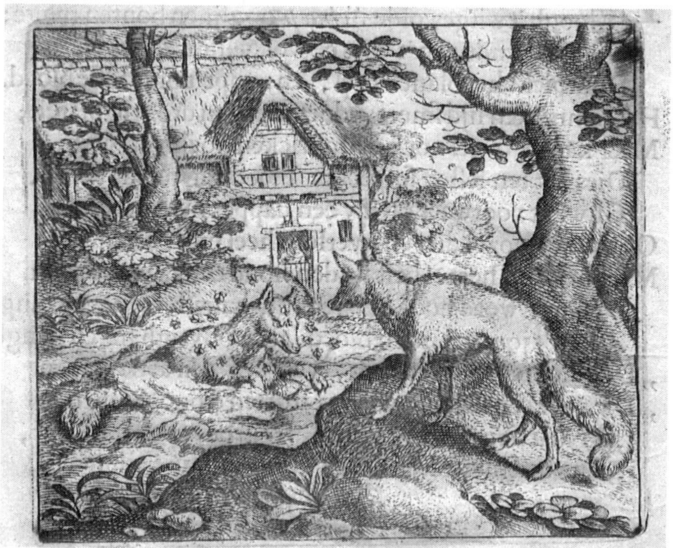

Abbildung 39: Der Fuchs und die Bienen. Illustration einer Fabel von Marcus Gheeraerts dem Älteren (1520 – 1590).

Gesundes Leben mit Bienenprodukten, Einsatz von Honig in der Küche

Insekten als Nahrungsquelle

Weltweit stehen Insekten bei über zwei Milliarden Menschen weltweit regelmäßig auf dem Speiseplan, vor allem in Afrika, Asien, Südamerika und Australien. Grashüpfer, Mehlwürmer oder Kakerlaken werden nicht nur aus Hunger, sondern auch aus Genuss in der Wildnis gesammelt, auf Märkten verkauft und zubereitet. Das Sammeln der Insekten in der Wildnis gefährdet jedoch nicht nur manche Insektenarten und hat Einfluss auf Ökosysteme, sondern birgt Sicherheits- und Gesundheitsrisiken. Insekten reichern beispielsweise Pestizide an, wenn sie sich von Pflanzen ernähren, die mit Pflanzenschutzmitteln behandelt wurden oder die Toxine und Schwermetalle enthalten. Außerdem können sie bei unzureichender Erhitzung aufgrund der Mikroorganismen aus ihrer Darmflora schnell verderben oder Krankheitserreger wie Bakterien, Parasiten und Viren übertragen. Aber auch Fertigprodukte, die Insekten enthalten, sollten aufgrund der Gefahr von bakterieller Kontamination vor dem Genuss erhitzt werden (Grabowski & Klein 2015).

Die wachsende Weltbevölkerung erfordert sicher bald ein Umdenken im Hinblick auf die Nahrungsmittelproduktion. Insekten verwerten ihr Futter deutlich ökonomischer als Rinder und Schweine. Während für den Zuwachs von einem Kilogramm Schwein oder Rind 5 bzw. 10 Kilogramm Futter notwendig sind, wird nur eine Futtermenge von 1,7 Kilogramm benötigt, um ein Kilogramm Grillen zu produzieren, d.h., es fallen auch weniger Treibhausgase an. Ferner benötigen Insekten weniger Wasser und können auf kleinem Raum gezüchtet werden. Darüber hinaus spart die Aufzucht Ressourcen, denn einige Insektenarten können sogar auf organischen Reststoffen, beispielsweise Catering- und Restaurantabfällen, gezüchtet werden. So müssen keine Futterpflanzen für die Insektenzucht angepflanzt werden. Die Welternährungsorganisation FAO ist davon überzeugt, dass Insekten ein Teil der Lösung im Kampf gegen Hunger und Proteinmangel sein werden. In Entwicklungsländern kann das Sammeln und Züchten von Insekten auch eine zusätzliche Einkommensquelle bedeuten und den Lebensstandard verbessern helfen.

Insekten sind reich an Proteinen und weisen einen Proteingehalt von bis zu 70 Prozent bezogen auf ihre Trockenmasse auf. Die Proteinqualität (Aminosäurezusammensetzung) entspricht den Empfehlungen der WHO für eine gesunde Ernährung. Die Aminosäuren-Zusammensetzung des Insekten-Eiweißes ist für bestimmte Verbrauchergruppen (z. B. Sportler, Vegetarier) zur Ergänzung der Ernährung oder als Alternative zu Fleisch interessant. Insektenfette sind reich an einfach und mehrfach ungesättigten Fettsäuren und enthalten Vitamine und Mineralstoffe, wie Kupfer, Eisen, Magnesium, Mangan, Selen und Zink. Analysen der Inhaltsstoffe von Bienenköniginnenlarven und Drohnenlarven finden sich bei Isidorov et al. (2016) und Mărgăoan et al. (2017) (siehe auch Kapitel Apilarnil).

In den Niederlanden sind Insektenburger, -nudeln und andere insektenhaltige Lebensmittelprodukte bereits in Supermärkten zu bekommen. In Deutschland dürften insektenhaltige Produkte wie Riegel oder Burger bisher nicht als Lebensmittel in Verkehr gebracht werden. Ab dem 01.01.2018 tritt die überarbeitete Novel Food Verordnung der EU in Kraft, die auch die Zulassung von Insektenarten und Teilen davon auf dem Lebensmittelmarkt festlegt.

An Haus- und Nutztiere darf verarbeitetes tierisches Protein (VTP) aus Nutzinsekten verfüttert werden. Die Aufhebung des zuvor bestehenden Verbots soll im Rahmen des European Green Deal und der Farm to Fork-Strategie Sojaextraktionsschrot ersetzen und zur Nutzung nachhaltiger und lokaler Futtermittelkomponenten führen, da Insekten eine alternative Quelle für Lebens-, Futtermittel und Proteine sind und einen Beitrag zur Ernährung der Weltbevölkerung leisten können.

Nach Einschätzung der Europäischen Behörde für Lebensmittelsicherheit (EFSA) bestehen jedoch noch erhebliche Wissenslücken und immenser Forschungsbedarf, bis Insekten als Lebens- und Futtermittel rückhaltlos akzeptiert werden können. Ein mögliches Problem ist ein mögliches Allergiepotenzial. Jemand mit Allergie gegen Krustentiere könnte auch allergisch auf Insekten reagieren. Des Weiteren wird sicher die Konsumentenakzeptanz noch ein Thema sein, denn in der westlichen Welt werden Insekten oft mit Ekel betrachtet und gelten als Schädlinge. Laut Akzeptanzstudien sind etwa ein Fünftel aller Befragten zum Essen von Insekten bereit; Männer 2,2-mal eher als Frauen (https://www.ugb.de/downloads/pdf/articles/Insekten.pdf; Zugang 31.10.2017).

Nahrungsmittelproduktion in der Imkerei

In der Imkerei fallen bei der Produktion von Gelée royale Königinnenlarven an. Bei manchen biologischen Verfahren zur Varroabekämpfung (totale Brustentnahme, Ausschneiden von Drohnenbrut) ließen sich Arbeiterinnen und Drohnenlarven im Rahmen von Betriebsabläufen gewinnen. In Europa's Imkereien werden schätzungsweise 500 Tonnen eines möglichen hochwertigen Nahrungsmittels als Abfall vernichtet. Für größere Imkereien könnten sich auf diese Weise auch neue Einnahmequellen erschließen lassen. Laut FAO (2013) stehen Bienen, Ameisen und Wespen bereits an Platz 3 der meist verzehrten Insekten nach Schmetterlingen/Raupen und Käfern. (https://www.lgl.bayern.de/lebensmittel/technologien/funktionelle_lebensmittel/et_insekten_nahrungsmittel.htm; Zugang 31.10.2017). Für alle, die sich auf das „Abenteuer“ Bienen als Nahrung einlassen möchten, gibt es „beezza, Das Bienenkochbuch“ von Daniel Ambühl (http://www.beezza.ch/; Zugang 31.10.2017).

Möglicherweise können auch Bienen als Nahrung gesundheitsfördernde Eigenschaften haben. Bei Termiten gibt es entsprechende Berichte aus der Volksheilkunde (de Figueirêdo et al. 2015).

Bienenprodukte als gesunde Lebensmittel

Im vorangehenden Teil wurden die medizinischen Wirkungen der Bienenprodukte auf einen kranken Körper betrachtet. Im Folgenden soll nun ein weiteres, nicht minder interessantes Einsatzgebiet von Bienenprodukten im Mittelpunkt stehen: ihr Einsatz als (gesundes) Lebensmittel. Bereits Hippokrates von Kos (~460 – 370 v. Chr.) wird die Aussage zugeschrieben: „Eure Lebensmittel sollen Heilmittel und eure Heilmittel Lebensmittel sein.“ Das kann man so interpretieren, dass

Substanzen, die gesund sind, aktiv in den Speiseplan eingebaut werden sollen. In Bezug auf Gesundheit punkten dabei die Bienenprodukte in vielerlei Hinsicht:

- Sie zählen zu den unverfälschten Lebensmitteln, die so wie sie sind, konsumiert werden können.
- Sie weisen im Vergleich zu anderen Lebensmitteln eine deutlich geringere Schadstoffbelastung auf. Imker sind sehr bemüht sicherzustellen, dass bei den zur Behandlung von Bienenkrankheiten notwendigen Substanzen nur unbedenkliche Substanzen eingesetzt werden und dass selbst diese nicht in die Bienenprodukte gelangen.
- Sie werden von Imkern produziert, die im Rahmen ihrer Tätigkeit und selbstverständlich durch die Bienen Milliardenwerte schaffen, aber nicht für sich selbst, sondern für die Landwirtschaft und die Erzeugung anderer gesunder Lebensmittel wie Obst und Gemüse.
- Nicht zu vernachlässigen ist der Beitrag zum Umweltschutz durch die Bestäubung von Wildpflanzen, die Grundlage der Ernährung von Wildtieren ist.
- Gerade die Hobbyimkerei mit einem regionalen Vertriebssystem ihrer Produkte ist ein weiterer Beitrag zum Umweltschutz, weil lange Transportwege, die eine erhebliche Umweltbelastung bedeuten, entfallen.

Wenn man die Produkte des Bienenvolkes nun weniger zur Behandlung von Krankheiten, sondern für den puren Genuss oder zur Vorbeugung gegen Erkrankungen nutzen möchte, so ist es sicher sinnvoll, dass die Zubereitungen abwechslungsreich und schmackhaft sind.

Unproblematisch ist der moderate Gebrauch von Honig als Ersatzstoff beispielsweise für weißen Zucker. Hier muss möglicherweise nur darauf geachtet werden, dass weniger verwendet wird, da die Süßkraft des Honigs zum Teil höher ist als die des Zuckers. Ansonsten ist bei der Umrechnung der Wasseranteil von Honig von etwa 20 % zu berücksichtigen. Es gibt verschiedene Bücher, die sich mit dem Kochen und Backen insbesondere mit Honig beschäftigen. Auf diese sei an dieser Stelle hingewiesen.

Freude an der Imkerei

Eine Heilkraft, die aus dem Bienenvolk kommt, wird in den meisten Büchern nicht berücksichtigt – die Freude an der Imkerei. Konfuzius (latinisiert aus 孔夫子 Kǒng Fūzǐ, K'ung-fu-tzu ‚Lehrmeister Kong') war ein chinesischer Philosoph zur Zeit der Östlichen Zhou-Dynastie. Er lebte vermutlich von 551 v. Chr. bis 479 v. Chr. in der Stadt Qufu im chinesischen Staat Lu (der heutigen Provinz Shandong). Als Ideal galt Konfuzius der „Edle" (君子), ein moralisch einwandfreier Mensch. Edel kann der Mensch dann sein, wenn er sich in Harmonie mit dem Weltganzen befindet: „Den Angelpunkt zu finden, der unser sittliches Wesen mit der allumfassenden Ordnung, der zentralen Harmonie vereint", sah Konfuzius als das höchste menschliche Ziel an. „Harmonie und Mitte, Gleichmut und Gleichgewicht" galten ihm als erstrebenswert (http://de.wikipedia.org/wiki/Konfuzius). In Bezug auf die Bienen soll er gesagt haben

> *Willst Du drei Stunden glücklich sein – trinke Wein.*
> *Willst Du drei Wochen glücklich sein – schlachte ein Schwein.*
> *Willst Du drei Jahre glücklich sein – nimm ein Weib.*
> *Willst Du ein Leben glücklich sein – bebaue einen Garten und halte Bienen darin!*

Siddhartha Gautama (~563 – 483 v. Chr.) lehrte als Buddha (wörtlich: Erwachter) den Dharma (die Lehre) und wurde als solcher der Begründer des Buddhismus. Er lehrte

> *„Wer seinen Wohlstand vermehren möchte, der sollte sich an den Bienen ein Beispiel nehmen. Sie sammeln den Honig, ohne die Blumen zu zerstören. Sie sind sogar nützlich für die Blumen. Sammle deinen Reichtum, ohne seine Quellen zu zerstören, dann wird er beständig zunehmen."*

Viele andere Berühmtheiten haben über die Bienen philosophiert. Karl von Frisch (1886 – 1982), Nobelpreisträger und Pionier der Erforschung der Sinneswahrnehmungen und Kommunikation der Honigbiene, sagte einmal: „Der Bienenstaat gleicht einem Zauberbrunnen; je mehr man daraus schöpft, desto reicher fließt er".

Der römische Philosoph, Dramatiker, Naturforscher und Staatsmann Seneca, genauer Lucius Annaeus Seneca, (1 – 65 n. Chr.) brachte es auf den Punkt:

Si sapis sis apis. – Sei klug und mach es wie die Biene (Epistulae morales XI, 84, 16).

Hätte sich Vicco von Bülow (1923 – 2011) alias Loriot mehr mit Bienen als mit seiner Lieblingshunderasse, den Möpsen, beschäftigt, wäre vielleicht sein kürzestes Prosagedicht so ausgefallen: „Ein Leben ohne Bienen ist möglich, aber sinnlos", so meinen zumindest die Verfasser dieses Buches.

Die Beschäftigung mit den Bienen, die Imkerei als ein Hobby, das im Wesentlichen der Natur, der Landwirtschaft und anderen Menschen zugutekommt, kann ein Quell der Freude sein und Sinn im eigenen Handeln und Leben vermitteln. Sehr schön kommt dies im Buch von Richard Taylor zum Ausdruck. Imkerei gibt auch der Kreativität gestalterische Freiräume. Manch einer entwickelt neue Beutensysteme, ein anderer designt eigene Etiketten für seine Honiggläser und wieder ein anderer bemalt seine Bienenkästen oder dichtet. Damit leistet die Beschäftigung mit den Bienen einen Beitrag zum Wohlbefinden, welches wiederum für die Abwehr von Krankheiten von erheblicher Bedeutung ist. Vielleicht sind diese Überlegungen Hintergrund der Forderung der Apitherapie, dass jeder gute Apitherapeut auch ein Imker sein sollte. Der Einfluss der Seele auf den Körper wird aktuell durch den Bereich der Psychoneuroimmunologie erforscht. Es konnte hier der Einfluss von Stress auf das Immunsystem aber auch auf die Wundheilung nachgewiesen werden (Gouin & Kiecolt-Glaser 2011; Gouin et al. 2008). Möglicherweise reicht der Einfluss des Geistes jedoch viel weiter und erlaubt sogar die Einflussnahme auf das Wachstum bösartiger Tumoren (Ondicova & Mravec 2010). In diesem Zusammenhang ist es vielleicht sinnvoll, auf die interessanten Zusammenhänge zwischen Humor und Gesundheit hinzuweisen. Kaum etwas kann derart effektiv Stress abbauen, die Arbeitsbedingungen entspannen und das Immunsystem so stärken wie Humor (Bennett et al. 2003; Strickland 1993).

Verzeichnis der Apitherapiebücher

Altman N. The honey prescription: the amazing power of honey as medicine. Rochester, Vermont, USA (Healing Arts Press) 2010

Avril G. La santé naturell avec l'apithérapie. Miel, propolis, pollen, gelée royale. Mens (Terre vivante) 2014

Ballot-Flurin C. L'apithérapie. Paris, Frankreich (Eyrolles) 2015

Beyer KA. Bienen helfen...bei Rheuma, Frauenkrankheiten, Männerbeschwerden, Sportverletzungen und anderem mehr. München (Edition AUM) 1986

Bort R. Honig, Pollen, Propolis – Sanfte Heilkraft aus dem Bienenstock. Stuttgart (Franck-Kosmos) 2010

Boukraâ L (Hrsg.). Honey in traditional and modern medicine. Baton Rouge, Florida, USA (CRC Press) 2016

Brown R. The world's only perfect food. The bee pollen Bible. Prescott, USA (Hohm Press) 1993

Caillas A, Ronneburg WE. Drei Schätze der Gesundheit. Greifenburg (Urs Freund Verlag) 1989

Carlsson S. Natürlich heilen und gesund bleiben mit Honig: Die Wirkung dieses Heilmittels für Gesundheit, Vitalität und Körperpflege. Berlin (Urania) 1998

Cerelli L. Apitherapy from a beekeepers perspective. Hot Springs, USA (Peace Publishers) 2016

Cherbuliez T, Domerego R. L'apithérapie: médicine des abeilles. ? (éditions Amyris) 2007

Darrigol JL. Apithérapie. Miel, pollen, propolis, gelée royale. Paris, Frankreich (Dangles) 2007

Domerego R. The healing bee. Mytholmroyd, Vereinigtes Königreich (Northern Bee Books) 2016

Domerego R, Imbert G, Blanchard C. Les remèdes de la ruche. Monaco (Editions Alpen) 2016

Donadieu Y. Die Erzeugnisse des Bienenvolkes, Natürliche Heilbehandlungen. 1982

Donadieu Y. Der Pollen: Natürliche Heilbehandlungen. Oppenau (C. Koch) 1991

Donadieu Y. Gelée royale: Natürliche Heilbehandlungen. Oppenau (Imkerei Technik) 2006

Donadieu Y. Die Propolis: Natürliche Heilbehandlungen. Oppenau (Imkerei Technik) 2009

Dörner IS. Kochen und heilen mit Honig. Düsseldorf (Econ & List) 1998

Ebel. G. Gesundheit aus der Bienen-Apotheke. Genf/München (Ariston) 1994

Eberl-Kadlec S. A bridge BEEtween medicines. Norderstedt (Books on Demand) 2017

Ehmann H. Gesundheit aus dem Bienenstock. Bielefeld (Lebensbaum) 2002

Ehmann H. Die süsse Medizin. Bielefeld (Lebensbaum) 2002

Enders P. An introduction to apitherapy. CreateSpace Independent Publishing Platform, 2016

Fornier R. ABC de l'apithérapie. Paris, Frankreich (Grancher) 2009

Frank R. Honig – köstlich und gesund. Stuttgart (Ulmer) 2005

Hainbuch F. Medizin ohne Beipackzettel. Die kleinen Helden und ihre Bienenprodukte. Rezepturen bei Beschwerden von A-Z. Aachen (Shaker) 2015

Hainbuch F. Bienengiftbuch – Akupunktur mit Bienengift und Bienenstichen Leipzig (Einbuch) 2016

Hainbuch F. Die Heilkraft der Bienen – Honig & Co. Bei Beschwerden von A-Z. Kandern (Narayana) 2013

Hanke E, Wegner E. Honig – Süße Medizin und sanfte Kosmetik für ihr Wohlbefinden. Die besten Rezepte zur Selbstbehandlung. München (Knaur) 1998

Harney V. Erzeugnisse des Bienenvolkes – Nahrung, Gesundheit, Schönheit. Bukarest (Apimondia) 1974

Harnay V. Ein kostbares Erzeugnis des Bienenvolkes: Die Propolis – Wissenschaftliche Untersuchungen und Meinungen über Zusammensetzung, Eigenschaften und therapeutische Anwendung. Madrid (Apimondia) 1975

Harney V. Neues in der Apitherapie. II. internationales Apitherapie-Synposium. Bukarest (Apimondia) 1976

Harnay V. Apitherapie heute. Bukarest (Apimondia) 1980

Harnisch G. Die Entgiftungsmassage mit Honig. Bietigheim (Turm) 2008

Havenland G. Honey – nature's golden healer. London (Kyle Cathie Ltd.) 2010

Herold E. Heilwerte aus dem Bienenvolk. München (Ehrenwirth) 1988

Hill R. Propolis Kittharz- das natürliche Antibiotikum. München (Ehrenwirth) 1989

Jung J. Das Wundermittel Honig. Paderborn (Amazon) 2015

Kaal J. Natural medicine from honey bees (apitherapy). Mytholmroyd, Vereinigtes Königreich (Northern Bee Books) 2017

Karsten U. Honig hilft heilen. Wiesbaden (F. Englisch Verlag) 1983

Kappl A. Apitherapie – neue Wege in der Naturheilkunde. Wackersdorf (Gesellschaft für Medizinalpilz- und Mykomolekulare Therapie e.V.) 2017

Khismatullina N. Apitherapy – guidelines for more effective use. Perm/Russland (Mobile) 2005

Klimmek EW. Der Genius im Bienenvolk. Nideggen-Abenden (Eigenverlag) 1984

Knoller R. Heilen mit Honig. Niedernhausen (Falken) 1995

Koch E. Heilwert des deutschen Honigs. Nürnberg (Deutscher Imkerbund) 1954

Kons P. Manuka Honig – Anwendung, Wirkung, Wundermittel. Berlin (Amazon) 2017

Köwing E. Gesundheit durch die Bienen. Bockhorn-Grabstede (Eigenverlag) 1998

Krämer-Eis I. Die Apitherapie. Neue medizinische Erkenntnisse aus der Bienenapotheke. Gerolstein (Selbstverlag) 2011

Lächler GL. Natürliche Gesundheit mit Propolis & Co. Propolis, Honig, Pollen und Gelée royale. Produkte aus dem Bienenstock für Körper und Seele. München (Südwest Verlag) 2011

Lange-Ernst M-E. Der Blütenpollen – Ein Minikraftwerk aus der Natur. Frankfurt, Berlin, Wien (Ullstein) 1984

Lawrenow WK, Lawrenow JW, Wolkow WI. Natürliches Heilen durch Propolis. Mockrhena (Elbe-Dnjepr-Verlag) 2004

Lund A. Natürlich heilen mit Honig. München (W. Ludwig) 1997

Marbach E. Heilen mit Propolis. Breisach (Eigenverlag) 2009

Mateescu C. Apiterapia – como usare I prodotti dell'alveare per la salute. Montespertoli, Italien (M.I.R. Edizioni) 2008

Mix D. Die Heilkraft des Honigs. München (Herbig) 2006

Mix D. Manukahonig – Ein Naturprodukt mit außergewöhnlicher Heilkraft. Mettmann (360°medien) 2014

Mizrahi A, Lensky Y. Bee products – properties, applications and apitherapy. New York (USA) 1997

Mraz C. Health and the honeybee. Burlington, USA (Queen City Publications) 1995

Mumm P, Jones R. Honey and healing. Bristol, Mytholmroyd (IBRA, Northern Bee Books) 2017

Nagl A. Heilen mit Honig. Gesundheit und Genuss aus dem Bienenstock. Weyarn (Seehamer) 1998

Neuhold M. Die Bienen-Hausapotheke. Graz (Leopold Stocker) 2006

Neukirch M. Die Geheimnisse der Bienenapotheke. Kernen (Sensei) 2005, 2016

Nowottnick K. Propolis: Gewinnung - Rezepte - Anwendung, Heilkraft aus dem Bienenvolk. Graz (Leopold Stocker) 1993, 2010

Oldhaver M. Gelée Royale – Gesundheit aus dem Bienenstock. Wiesbaden (Eubiotika) 2014

Oppermann J. Nutzen Sie die Schätze Ihres Imkers. Bielefeld (LebensBaum) 2009

Ovsyanik V. Beekeeping, apitherapy and fitotherapy in human hands. Simferopol (Ukraine) 2013

Percie du Sert P. The healing powers of pollen. Paris (Guy Trédaniel) 2006

Potschinkova P. Apitherapie. Die Heilkraft von Honig & Co. München (Ehrenwirth) 1999

Rohweder D. Propolis - Der Stoff aus dem Gesundheit ist. Berlin (BTV Taschenbuch Verlags GmbH) 1987

Schröder A. Gesundes aus Honig Pollen Propolis. Stuttgart (Ulmer) 2012

Shipp CL. An introduction to bee medicine. CreateSpace Independent Publishing Plattform 2014

Stangaciu S, Hartenstein E. Sanft heilen mit Bienen-Produkten: So nutzen Sie die gesunde Kraft von Honig, Propolis, Gelée Royal & Co. Heidelberg (Haug) 2004

Stangaciu S. Sanft heilen mit Honig, Propolis und Bienenwachs. Stuttgart (Trias) 2015

Stein I. Gelée royale – Gesundheit aus dem Bienenvolk. Stuttgart (Hippokrates) 1988

Tschenze V. Russisch-Tibetische Honigmassage. Niebüll (Videel) 2001

Uccusic P. Doktor Biene. Bienenprodukte – ihre Heilkraft und Anwendung. München (Heyne) 1989

Ulmer GA. Ein Geschenk der Natur mit einzigartigem Nähr- und Energiewert. Produkte der Bienen. Tuningen (Eigenverlag) 1996

Voggenreiter-Degkwitz B. Honig ist nur süß – Wissenswertes über die Biene und ihre Produkte. München (Eigenverlag) ohne Datum

Vetrovec J. Apitherapie – Heilung mit Bienenprodukten. Redaktion der Zeitschrift "Gesundheit", 1983

Wade C. Bienen-Power. Gesundheit aus dem Bienenstock. München (Ehrenwirth) 1992

Yoirish N. Curative properties of honey and bee venom. Honolulu, Hawaii, USA (University Press of the Pacific) 2001

Verzeichnis der zitierten wissenschaftlichen Literatur

A

Abaraogu UO, Tabansi-Ochuogu CS. As acupressure decreases pain, acupuncture may improve some aspects of quality of life for women with primary dysmenorrhea: a systematic review with meta-analysis. J Acupunct Meridian Stud 2015; 8: 220-8

Abbas AS, Ghozy S, Minh LHN, Hashan MR, Soliman AL, Van NT, Hirayama K, Huy NT. Honey in bronchial asthma: from folk tales to scientific facts. J Med Food 2019; 22: 543-50

Abbasi MS, Rahmati J, Ehsani AH, Takzare A, Partoazar A, Takzaree N. Efficacy of a natural topical skin ointment for managing split-thickness skin graft donor sites: a pilot double-blind randomized controlled trial. Adv Skin Wound Care 2020; 33: 1-5

Abolghasemi J, Farboodniay Jahromi MA, Hossein Sharifi M, Mazloom Z, Hosseini L, Zamani N, Nimrouzi M. Effects of Zataria oxymel on obesity, insulin resistance and lipid profile: A randomized, controlled, triple-blind trial. Integr Med 2020; 18: 401-8

Abubakar MB, Abdullah WZ, Sulaiman SA, Ang BS. Polyphenols as key players for the antileukaemic effects of propolis. Evid Based Complement Alternat Med 2014; 2014: 371730

Abdel-Naby Awad OG, Hamad AH. Honey can help in herpes simplex gingivostomatitis in children: Prospective randomized double blind placebo controlled clinical trial. Am J Otolaryngol 2018; 39: 759-63

Abdelatif M, Yakoot M, Etmaan M. Safety and efficacy of a new honey ointment on diabetic foot ulcers: a prospective pilot study. J Wound Care 2008; 17: 108-10

Abdelhafiz AT, Muhamad JA. Midcycle pericoital intravaginal bee honey and royal jelly for male factor infertility. Int J Gynaecol Obstet 2008; 101: 146-9

Abdelmonem AM, Rasheed SM, Mohamed ASh. Bee-honey and yogurt: a novel mixture for treating patients with vulvovaginal candidiasis during pregnancy. Arch Gynecol Obstet 2012; 286: 109-14

Abdul-Ghani AS, Dabdoub N, Muhammad R, Abdul-Ghani R, Qazzaz M. Effect of Palestinian honey on spermatogenesis in rats. J Med Food 2008; 11: 799-802

Abdulrhman MA, Hamed AA, Mohamed SA, Hassanen NA. Effect of honey on febrile neutropenia in children with acute lymphoblastic leukemia: A randomized crossover open-labeled study. Complement Ther Med 2016; 25: 98-103

Abdulrhman M, El Hefnawy M, Ali R, Abdel Hamid I, Abou El-Goud A, Refai D. Effects of honey, sucrose and glucose on blood glucose and C-peptide in patients with type 1 diabetes mellitus. Complement Ther Clin Pract 2013; 19: 15-9

Abdulrhman MA, Mekawy MA, Awadalla MM, Mohamed AH. Bee honey added to the oral rehydration solution in treatment of gastroenteritis in infants and children. J Med Food 2010; 13: 605-9

Abdulrhman MA, Nassar MF, Mostafa HW, El-Khayat ZA, Abu El Naga MW. Effect of honey on 50 % complement hemolytic activity in infants with protein energy malnutrition: a randomized controlled pilot study. J Med Food 2011; 14: 551-5

Abdulrhman M, Samir El Barbary N, Ahmed Amin D, Saeid Ebrahim R. Honey and a mixture of honey, beeswax, and olive oil-propolis extract in treatment of chemotherapy-induced oral mucositis: a randomized controlled pilot study. Pediatr Hematol Oncol 2012; 29: 285-92

Abu-Seida AM, Effect of Propolis on Experimental Cutaneous Wound Healing in Dogs.Veterinary Medicine International Volume 2015; Article ID 672643; https://doi.org/10.1155/2015/672643

Ab Wahab SZ, Nik Hussain NH, Zakaria R, Abdul Kadir A, Mohamed N, Tohit NM, Norhayati MN, Hassan II. Long-term effects of honey on cardiovascular parameters and anthropometric measurements of postmenopausal women. Complement Ther Med 2018; 41: 154-60

Adadi P, Obeng AK. Assessment of bacterial quality of honey produced in Tamale metropolis (Ghana). J Food Drug Anal 2017; 25: 369-73

Adams CJ, Manley-Harris M, Molan PC. The origin of methylglyoxal in New Zealand manuka (Leptospermum scoparium) honey. Carbohydr Res 2009; 344: 1050-3

Agrawal OP, Pachauri A, Yadav H, Urmila J, Goswamy HM, Chapperwal A, Bisen PS, Prasad GB. Subjects with impaired glucose tolerance exhibit a high degree of tolerance to honey. J Med Food 2007; 10: 473-8

Ahmadi-Motamayel F, Hendi SS, Alikhani MY, Khamverdi Z. Antibacterial activity of honey on cariogenic bacteria. J Dent (Tehran) 2013; 10: 10-5

Ahmed S, Othman NH. Review of the medicinal effects of tualang honey and a comparison with manuka honey. Malays J Med Sci 2013; 20: 6-13

Ahmed S, Othman NH. Honey as a potential natural anticancer agent: a review of its mechanisms. Evid Based Complement Alternat Med 2013; 2013: 829070

Ahmed S, Sulaiman SA, Othman NH. Oral administration of Tualang and Manuka honeys modulates breast cancer progression in Sprague-Dawley rats model. Evid Based Complement Alternat Med 2017; 2017: 5904361

Akhavan-Karbassi MH, Yazdi MF, Ahadian H, Sadr-Abad MJ. Randomized double-blind placebo-controlled trial of propolis for oral mcositis in ptients rceiving chemotherapy for head and neck cancer. Asian Pac J Cancer Prev 2016; 17: 3611-4

Akhtar MS, Khan MS. Glycaemic responses to three different honeys given to normal and alloxan-diabetic rabbits. J Pak Med Assoc 1989; 39: 107-13

Alangari AA, Morris K, Lwaleed BA, Lau L, Jones K, Cooper R, Jenkins R. Honey is potentially effective in the treatment of atopic dermatitis: clinical and mechanistic studies. Immun Inflamm Dis 2017; 5: 190-9

Alandejani T, Marsan J, Ferris W, Slinger R, Chan F. Effectiveness of honey on Staphylococcus aureus and Pseudomonas aeruginosa biofilms. Otolaryngol Head Neck Surg 2009; 141: 114-8

Aldamluji N, Burgess A, Pogatzki-Zahn E, Raeder J, Beloeil H; PROSPECT Working Group collaborators*. PROSPECT guideline for tonsillectomy: systematic review and procedure-specific postoperative pain management recommendations. Anaesthesia 2021; 76: 947-61

Alfarisi HAH, Ibrahim MB, Mohamed ZBH, Azahari N, Hamdan AHB, Che Mohamad CA. Hepatoprotective effects of a novel trihoney against nonalcoholic fatty liver disease: a comparative study with atorvastatin. ScientificWorldJournal 2020; 2020: 4503253

Alizadeh AM, Afrouzan H, Dinparast-Djadid N, Sawaya AC, Azizian S, Hemmati HR, Mohagheghi MA, Erfani S. Chemoprotection of MNNG-initiated gastric cancer in rats using Iranian propolis. Arch Iran Med 2015; 18: 18-23

Alizadehnohi M, Nabiuni M, Nazari Z, Safaeinejad Z, Irian S. The synergistic cytotoxic effect of cisplatin and honey bee venom on human ovarian cancer cell line A2780cp. J Venom Res 2012; 3: 22-7

Almas K, Mahmoud A, Dahlan A. A comparative study of propolis and saline application on human dentin. A SEM study. Indian J Dent Res 2001; 12: 21-7

Altan O, Yücel B, Açikgöz Z, Seremet C, Kösoğlu M, Turgan N, Ozgönül AM. Apilarnil reduces fear and advances sexual development in male broilers but has no effect on growth. Br Poult Sci 2013; 54: 355-61

Alvarez-Fischer D, Noelker C, Vulinović F, Grünewald A, Chevarin C, Klein C, Oertel WH, Hirsch EC, Michel PP, Hartmann A. Bee venom and its component apamin as neuroprotective agents in a Parkinson disease mouse model. PLoS One 2013; 8: e61700

Aly H, Said RN, Wali IE, Elwakkad A, Soliman Y, Awad AR, Shawky MA, Alam MSA, Mohamed MA. Medically graded honey supplementation formula to preterm infants as a prebiotic: a randomized controlled trial. J Pediatr Gastroenterol Nutr 2017; 64: 966-70

Allaman I, Bélanger M, Magistretti PJ. Methylglyoxal, the dark side of glycolysis. Front Neurosci 2015; 9: 23

Aksoy AN, Gözükara I, Kabil Kucur S. Evaluation of the efficacy of Fructus agni casti in women with severe primary dysmenorrhea: a prospective comparative Doppler study. J Obstet Gynaecol Res 2014; 40: 779-84

Akyol S, Ugurcu V, Altuntas A, Hasgul R, Cakmak O, Akyol O. Caffeic acid phenethyl ester as a protective agent against nephrotoxicity and/or oxidative kidney damage: a detailed systematic review. ScientificWorldJournal 2014; 2014: 561971

Al-Ghamdi A, Mohammeda SEA, Ansari MJ, Adgabaet N. Comparison of physicochemical properties and effects of heating regimes on stored Apis mellifera and Apis florea honey. Saudi Journal of Biological Sciences 2017; http://dx.doi.org/10.1016/j.sjbs.2017.06.002

Alizadeh Charandabi SM, Biglu MH, Yousefi Rad K. Effect of homeopathy on pain intensity and quality of life of students with primary dysmenorrhea: a randomized controlled trial. Iran Red Crescent Med J 2016; 18: e30902

Alizadehnohi M, Nabiuni M, Nazari Z, Safaeinejad Z, Irian S. The synergistic cytotoxic effect of cisplatin and honey bee venom on human ovarian cancer cell line A2780cp. J Venom Res 2012; 3: 22-7

Al-Hatamleh MAI, Boer JC, Wilson KL, Plebanski M, Mohamud R, Mustafa MZ. Antioxidant-based medicinal properties of stingless bee products: recent progress and future directions. Biomolecules 2020; 10: 923

Al Jaouni SK, Al Muhayawi MS, Hussein A, Elfiki I, Al-Raddadi R, Al Muhayawi SM, Almasaudi S, Kamal MA, Harakeh S. Effects of honey on oral mucositis among pediatric cancer patients undergoing chemo/radiotherapy treatment at King Abdulaziz University Hospital in Jeddah, Kingdom of Saudi Arabia. Evid Based Complement Alternat Med 2017; 2017: 5861024

Al Moamary MS. Unconventional therapy use among asthma patients in a tertiary care center in Riyadh, Saudi Arabia. Ann Thorac Med 2008; 3: 48-51

Al Somal N, Coley KE, Molan PC, Hancock BM. Susceptibility of Helicobacter pylori to the antibacterial activity of manuka honey. J R Soc Med 1994; 87: 9-12

Alqutub AN, Masoodi I, Alsayari K, Alomair A. Bee sting therapy-induced hepatotoxicity: A case report. World J Hepatol 2011; 3: 268-70

Al-Waili NS. Topical application of natural honey, beeswax and olive oil mixture for atopic dermatitis or psoriasis: partially controlled, single-blinded study. Complement Ther Med 2003; 11: 226-34

Al-Waili NS. Intravenous and intrapulmonary administration of honey solution to healthy sheep: effects on blood sugar, renal and liver function tests, bone marrow function, lipid profile, and carbon tetrachloride-induced liver injury. J Med Food 2003; 6: 231-47

Al-Waili NS. Identification of nitric oxide metabolites in various honeys: effects of intravenous honey on plasma and urinary nitric oxide metabolites concentrations. J Med Food 2003; 6: 359-64

Al-Waili N. Intrapulmonary administration of natural honey solution, hyperosmolar dextrose or hypoosmolar distill water to normal individuals and to patients with type-2 diabetes mellitus or hypertension: their effects on blood glucose level, plasma insulin and C-peptide, blood pressure and peaked expiratory flow rate. Eur J Med Res 2003; 8: 295-303

Al-Waili NS. Natural honey lowers plasma glucose, C-reactive protein, homocysteine, and blood lipids in healthy, diabetic, and hyperlipidemic subjects: comparison with dextrose and sucrose. J Med Food 2004; 7: 100-7

Al-Waili NS. Topical honey application vs. Acyclovir for the treatment of recurrent herpes simplex lesions. Med Sci Monit 2004; 10: 94-8

Al-Waili NS. An alternative treatment for pityriasis versicolor, tinea cruris, tinea corporis and tinea faciei with topical application of honey, olive oil and beeswax mixture: an open pilot study. Complement Ther Med 2004; 12: 45-7

Al-Waili NS, Saloom KS, Al-Waili TN, Al-Waili AN. The safety and efficacy of a mixture of honey, olive oil, and beeswax for the management of hemorrhoids and anal fissure: a pilot study. ScientificWorldJournal 2006; 6: 1998-2005

Al-Waili N, Salom K, Al-Ghamdi A, Ansari MJ. Antibiotic, pesticide, and microbial contaminants of honey: human health hazards. ScientificWorldJournal 2012; 2012: 930849

Al-Waili N, Al-Ghamdi A, Ansari MJ, Al-Attal Y, Salom K. Synergistic effects of honey and propolis toward drug multi-resistant Staphylococcus aureus, Escherichia coli and Candida albicans isolates in single and polymicrobial cultures. Int J Med Sci 2012; 9: 793-800

Amiri Farahani ËL, Hasanpoor-Azghdy SB, Kasraei H, Heidari T. Comparison of the effect of honey and mefenamic acid on the severity of pain in women with primary dysmenorrhea. Arch Gynecol Obstet 2017; 296: 277-83

AMK 2001: Arzneimittelkommission der Deutschen Apotheker; Information Bienenköniginnenfuttersaft (Gelee royale); Pharm Ztg 146, Nr. 6 vom 9.Februar

2001, S. 78 (464) (Information über angeordnete Maßnahmen des Bundesinstituts für Arzneimittel und Medizinprodukte im Rahmen des Stufenplanverfahrens)

Anauate-Netto C, Anido-Anido A, Leegoy HR, Matsumoto R, Alonso RC, Marcucci MC, Paulino N, Bretz WA. Randomized, double-blind, placebo-controlled clinical trial on the effects of propolis and chlorhexidine mouthrinses on gingivitis. Braz Dent Sci 2014; 17: 11-5

Anatoly T. Therapeutic hive with bio-resonance system. In: Ovsyanik VI. Beekeeping, apitherapy and Fitotherapy in human hands: proceedings of the conference. Simferopol 2013: 211-2

Andersen AH, Mortensen S, Agertoft L, Pedersen S. [Double-blind randomized trial of the effect of Bidro on hay fever in children]. Ugeskr Laeger 2005; 167: 3591-4

Anderson KE, Carroll MJ, Sheehan T, Mott BM, Maes P, Corby-Harris V. Hive-stored pollen of honey bees: Many lines of evidence are consistent with pollen preservation, not nutrient conversion. 2014; 23: 5904-17Andritoiu CV, Ochiuz L, Andritoiu V, Popa M. Effect of apitherapy formulations against carbon tetrachloride-induced toxicity in Wistar rats after three weeks of treatment. Molecules 2014; 19: 13374-91

Andualem B. Combined antibacterial activity of stingless bee (Apis mellipodae) honey and garlic (Allium sativum) extracts against standard and clinical pathogenic bacteria. Asian Pac J Trop Biomed 2013; 3: 725-31

Anthimidou E, Mossialos D. Antibacterial activity of Greek and Cypriot honeys against Staphylococcus aureus and Pseudomonas aeruginosa in comparison to manuka honey. J Med Food 2013;16: 42-7

Antunes Viegas D, Palmeira-de-Oliveira A, Salgueiro L, Martinez-de-Oliveira J, Palmeira-de-Oliveira R. Helichrysum italicum: from traditional use to scientific data. J Ethnopharmacol 2014; 151: 54-65

Araki K, Miyata Y, Ohba K, Nakamura Y, Matsuo T, Mochizuki Y, Sakai H. Oral intake of royal jelly has protective effects against tyrosine kinase inhibitor-induced toxicity in patients with renal cell carcinoma: a randomized, double-blinded, placebo-controlled trial. Medicines (Basel) 2018; 6: 2

Arenberger P, Arenbergerova M, Hladíková M, Holcova S, Ottillinger B. Comparative study with a lip balm containing 0.5% propolis special extract GH 2002 versus 5% aciclovir cream in patients with herpes labialis in the papular/erythematous atage: a single-blind, randomized, two-arm study. Curr Ther Res Clin Exp 2017; 88: 1-7

Ariefdjohan MW, Martin BR, Lachcik PJ, Weaver CM. Acute and chronic effects of honey and its carbohydrate constituents on calcium absorption in rats. J Agric Food Chem 2008; 56: 2649-54

Aron M, Victoria Akinpelu O, Dorion D, Daniel S. Otologic safety of manuka honey. J Otolaryngol Head Neck Surg 2012; 41 Suppl 1: S21-30

Asama T, Hiraoka T, Ohkuma A, Okumura N, Yamaki A, Urakami K. Cognitive improvement and safety assessment of a dietary supplement containing propolis extract in elderly Japanese: a placebo-controlled, randomized, parallel-group, double-blind human clinical study. Evid Based Complement Alternat Med 2021; 2021: 6664217

Asha'ari ZA, Ahmad MZ, Jihan WS, Che CM, Leman I. Ingestion of honey improves the symptoms of allergic rhinitis: evidence from a randomized placebo-controlled trial in the East coast of Peninsular Malaysia. Ann Saudi Med 2013; 33: 469-75

Astani A, Zimmermann S, Hassan E, Reichling J, Sensch KH, Schnitzler P. Antimicrobial activity of propolis special extract GH 2002 against multidrug-resistant clinical isolates. Pharmazie 2013; 68: 695-701

Ayazi P, Mahyar A, Yousef-Zanjani M, Allami A, Esmailzadehha N, Beyhaghi T. Comparison of the effect of two kinds of Iranian honey and diphenhydramine on nocturnal cough and the sleep quality in coughing children and their parents. PLoS One 2017; 12: e0170277

Aysan E, Ayar E, Aren A, Cifter C. The role of intra-peritoneal honey administration in preventing post-operative peritoneal adhesions. Eur J Obstet Gynecol Reprod Biol 2002; 104: 152-5

Aziz MSA, Giribabu N, Rao PV, Salleh N. Pancreatoprotective effects of Geniotrigona thoracica stingless bee honey in streptozotocin-nicotinamide-induced male diabetic rats. Biomed Pharmacother 2017; 89: 135-45

Aziz Z, Abdul Rasool Hassan B. The effects of honey compared to silver sulfadiazine for the treatment of burns: A systematic review of randomized controlled trials. Burns 2017; 43: 50-7

B

Bagenal FS, Easton DF, Harris E, Chilvers CE, McElwain TJ. Survival of patients with breast cancer attending Bristol Cancer Help Centre. Lancet 1990; 336: 606-10

Badolato M, Carullo G, Cione E, Aiello F, Caroleo MC. From the hive: honey, a novel weapon against cancer. Eur J Med Chem 2017; 142: 29Bahrami M, Ataie-Jafari A, Hosseini S, Foruzanfar MH, Rahmani M, Pajouhi M. Effects of natural honey consumption in diabetic patients: an 8-week randomized clinical trial. Int J Food Sci Nutr 2009; 60: 618-26

Baker WL, Tercius A, Anglade M, White CM, Coleman CI. A meta-analysis evaluating the impact of chitosan on serum lipids in hypercholesterolemic patients. Ann Nutr Metab 2009; 55: 368-74

Balam FH, Ahmadi ZS, Ghorbani A. Inhibitory effect of chrysin on estrogen biosynthesis by suppression of enzyme aromatase (CYP19): A systematic review. Heliyon 2020; 6: e03557

Banaeian S, Sereshti M, Rafieian M, Farahbod F, Kheiri S. Comparison of vaginal ointment of honey and clotrimazole for treatment of vulvovaginal candidiasis: A random clinical trial. J Mycol Med 2017. pii: S1156-5233(17)30039-2

Bankova V, Popova M, Trusheva B. Propolis volatile compounds: chemical diversity and biological activity: a review. Chem Cent J 2014; 8: 28

Banskota AH, Tezuka Y, Adnyana IK, Midorikawa K, Matsushige K, Message D, Huertas AA, Kadota S. Cytotoxic, hepatoprotective and free radical scavenging effects of propolis from Brazil, Peru, the Netherlands and China. J Ethnopharmacol 2000; 72: 239-46

Banskota AH, Tezuka Y, Midorikawa K, Matsushige K, Kadota S. Two novel cytotoxic benzofuran derivatives from Brazilian propolis. J Nat Prod 2000; 63: 1277-9

Barboza JR, Pereira FAN, Fernandes RA, Vasconcelos CC, Cartágenes MDSS, Oliveira Lopes AJ, Melo AC, Guimarães IDS, Rocha CQD, Ribeiro MNS. Cytotoxicity and pro-apoptotic, antioxidant and anti-inflammatory activities of geopropolis produced by the stingless bee Melipona fasciculata Smith. Biology (Basel) 2020; 9: 292

Bardy J, Molassiotis A, Ryder WD, Mais K, Sykes A, Yap B, Lee L, Kaczmarski E, Slevin N. A double-blind, placebo-controlled, randomised trial of active manuka honey and standard oral care for radiation-induced oral mucositis. Br J Oral Maxillofac Surg 2012; 50: 221-6

Bardy J, Slevin NJ, Mais KL, Molassiotis A. A systematic review of honey uses and its potential value within oncology care. J Clin Nurs 2008; 17: 2604-23

Basnet P, Matsuno T, Neidlein R. Potent free radical scavenging activity of propel isolated from Brazilian propolis. Z Naturforsch [C] 1997; 52: 828-33

Bărnuţiu LI, Mărghitaş LA, Dezmirean D, Bobiş O, Mihai C, Pavel C. Physco-chemical composition of apilarnil (bee drone larvae). Lucrări Ştiinţifice-Seria Zootehnie 2013; 59: 199-202

Bartolomeu AR, Frión-Herrera Y, da Silva LM, Romagnoli GG, de Oliveira DE, Sforcin JM. Combinatorial effects of geopropolis produced by Melipona fasciculata Smith with anticancer drugs against human laryngeal epidermoid carcinoma (HEp-2) cells. Biomed Pharmacother 2016; 81: 48-55

Beer AM, Loew D. Arzneipflanzen bei Infekten der oberen und unteren Atemwege. Mit Spitzwegerich und Thymianöl in die Hustensaison. MMW-Fortschr Med 2008, 41:29-33

Bellahcène A, Nokin MJ, Castronovo V, Schalkwijk C. Methylglyoxal-derived stress: An emerging biological factor involved in the onset and progression of cancer. Semin Cancer Biol 2017. pii: S1044-579X(17)30087-1

Bennett MP, Zeller JM, Rosenberg L, McCann J. The effect of mirthful laughter on stress and natural killer cell activity. Altern Ther Health Med 2003; 9: 38-45

Ben-Yakir S. Veterinärmedizinische Bienengift-Therapie, ein bestechendes Verfahren. Zeitschrift für Ganzheitliche Tiermedizin 2008; 22(01): 30-32

Bernardini F, Tuniz C, Coppa A, Mancini L, Dreossi D, Eichert D, Turco G, Biasotto M, Terrasi F, De Cesare N, Hua Q, Levchenko V. Beeswax as dental filling on a neolithic human tooth. PLoS ONE 2012; 7(9): e44904.

Berner ES, Graber ML. Overconfidence as a cause of diagnostic error in medicine. Am J Med 2008; 121(5 Suppl): S2-23

BfR 2008: Einschätzung von Propolis und Gelée royale; aktualisierte Stellungnahme Nr. 002/2009 des BfR vom 20. November 2008

Bierhaus A, Fleming T, Stoyanov S, Leffler A, Babes A, Neacsu C, Sauer SK, Eberhardt M, Schnölzer M, Lasitschka F, Neuhuber WL, Kichko TI, Konrade I, Elvert R, Mier W, Pirags V, Lukic IK, Morcos M, Dehmer T, Rabbani N, Thornalley PJ, Edelstein D, Nau C, Forbes J, Humpert PM, Schwaninger M, Ziegler D, Stern DM, Cooper ME, Haberkorn U, Brownlee M, Reeh PW, Nawroth PP. Methylglyoxal modification of Nav1.8 facilitates nociceptive neuron firing and causes hyperalgesia in diabetic neuropathy. Nat Med 2012; 18: 926-33

Biglari B, Moghaddam A, Santos K, Blaser G, Büchler A, Jansen G, Längler A, Graf N, Weiler U, Licht V, Strölin A, Keck B, Lauf V, Bode U, Swing T, Hanano R, Schwarz

NT, Simon A. Multicentre prospective observational study on professional wound care using honey (Medihoney™). Int Wound J 2013; 10: 252-9

Bijlsma L, de Bruijn LLM, Martens EP, Sommeijer MJ. Water content of stingless bee honeys (Apidae, Meliponini): interspecific variation and comparison with honey of Apis mellifera. Apidologie 2006; 37:480-6

Biluca FC, Braghini F, Gonzaga LV, Oliveira Costa AC, Fett R. Physicochemical profiles, minerals and bioactive compounds of stingless bee honey (Meliponinae). J Food Comp Analysis 2016; 50: 61–9

Biluca FC, Della Betta F, de Oliveira GP, Pereira LM, Gonzaga LV, Costa AC, Fett R. 5-HMF and carbohydrates content in stingless bee honey by CE before and after thermal treatment. Food Chem 2014; 159: 244-9

Bilsel Y, Bugra D, Yamaner S, Bulut T, Cevikbas U, Turkoglu U. Could honey have a place in colitis therapy? Effects of honey, prednisolone, and disulfiram on inflammation, nitric oxide, and free radical formation. Dig Surg 2002; 19: 306-11

Bobe G, Weinstein SJ, Albanes D, Hirvonen T, Ashby J, Taylor PR, Virtamo J, Stolzenberg-Solomon RZ. Flavonoid intake and risk of pancreatic cancer in male smokers (Finland). Cancer Epidemiol Biomarkers Prev 2008; 17: 553-62

Bogdanov S. http://www.apis.admin.ch/de/bienenprodukte/docs/produkte/propolis_d.pdf;

Bogdanov S, Jurendic T, Sieber R, Gallmann P. Honey for nutrition and health: a review. J Am Coll Nutr 2008; 27: 677–89

Boorn KL, Khor YY, Sweetman E, Tan F, Heard TA, Hammer KA. Antimicrobial activity of honey from the stingless bee Trigona carbonaria determined by agar diffusion, agar dilution, broth microdilution and time-kill methodology. J Appl Microbiol 2010; 108: 1534-43

Bornet F, Haardt MJ, Costagliola D, Blayo A, Slama G. Sucrose or honey at breakfast have no additional acute hyperglycaemic effect over an isoglucidic amount of bread in type 2 diabetic patients. Diabetologia 1985; 28: 213-7

Borawska MH, Kapała J, Puścion-Jakubik A, Horembała J, Markiewicz-Żukowska R. Radioactivity of honeys from Poland after the Fukushima accident. Bull Environ Contam Toxicol 2013; 91: 489-92

Borawska MH, Naliwajko SK, Moskwa J, Markiewicz-Żukowska R, Puścion-Jakubik A, Soroczyńska J. Anti-proliferative and anti-migration effects of Polish propolis combined with Hypericum perforatum L. on glioblastoma multiforme cell line U87MG. BMC Complement Altern Med 2016; 16: 367

Bousquet J, Campos J, Michel FB. Food intolerance to honey. Allergy 1984; 39: 73-5

Boutrin MC, Foster HA, Pentreath VW. The effects of bee (Apis mellifera) venom phospholipase A2 on Trypanosoma brucei brucei and enterobacteria. Exp Parasitol 2008; 119: 246-51

Bowen WH, Lawrence RA. Comparison of the cariogenicity of cola, honey, cow milk, human milk, and sucrose. Pediatrics 2005; 116: 921-6

Boyanova L, Ilieva J, Gergova G, Vladimirov B, Nikolov R, Mitov I. Honey and green/black tea consumption may reduce the risk of Helicobacter pylori infection. Diagn Microbiol Infect Dis 2015; 82: 85-6

Braithwaite I, Hunt A, Riley J, Fingleton J, Kocks J, Corin A, Helm C, Sheahan D, Tofield C, Montgomery B, Holliday M, Weatherall M, Beasley R. Randomised controlled trial of topical kanuka honey for the treatment of rosacea. BMJ Open 2015; 5: e007651

Bretz WA, Paulino N, Nör JE, Moreira A. The effectiveness of propolis on gingivitis: a randomized controlled trial. J Altern Complement Med 2014; 20: 943-8

Bronfort G, Haas M, Evans R, Leininger B, Triano J. Effectiveness of manual therapies: the UK evidence report. Chiropr Osteopat 2010; 18: 3

Brudzynski K, Sjaarda CP. Colloidal structure of honey and its influence on antibacterial activity. Compr Rev Food Sci Food Saf 2021; 20: 2063-80

Bruyère F, Azzouzi AR, Lavigne JP, Droupy S, Coloby P, Game X, Karsenty G, Issartel B, Ruffion A, Misrai V, Sotto A, Allaert FA. A multicenter, randomized, placebo-controlled study evaluating the efficacy of a combination of propolis and cranberry (Vaccinium macrocarpon) (DUAB) in preventing low urinary tract infection recurrence in women complaining of recurrent cystitis. Urol Int 2019; 103: 41-8

Bucekova M, Sojka M, Valachova I, Martinotti S, Ranzato E, Szep Z, Majtan V, Klaudiny J, Majtan J. Bee-derived antibacterial peptide, defensin-1, promotes wound re-epithelialisation in vitro and in vivo. Sci Rep 2017; 7: 7340

Bundesamt für Verbraucherschutz und Lebensmittelsicherheit (BVL); Report · 8.2, Berichte zur Lebensmittelsicherheit, Bundesweiter Überwachungsplan; 2012;

https://www.bvl.bund.de/SharedDocs/Downloads/01_Lebensmittel/02_BUEp_dokumente/buep_berichte_archiv/BUEp_Bericht_2012.pdf?__blob=publicationFile&v=5

Bundesinstitut für Risikobewertung (BfR); Einschätzung von Propolis und Gelée Royale; Aktualisierte Stellungnahme Nr. 002/2009 des BfR vom 20. November 2008; https://www.bfr.bund.de/cm/343/einschaetzung_von_propolis_und_gelee_royal.pdf

Bundesinstitut für Risikobewertung (BfR); Liste der Tierarzneistoffe, für die bereits MRL's festgelegt wurden (Stand Oktober 2002); http://www.bfr.bund.de/cm/343/mrl_tabelle_oktober_2002.pdf

Burdock GA. Review of the biological properties and toxicity of bee propolis. Food Chem Toxicol 1998; 36: 347-63

Burlando B, Cornara L. Honey in dermatology and skin care: a review. J Cosmet Dermatol 2013; 12: 306-13

Busserolles J, Gueux E, Rock E, Mazur A, Rayssiguier Y. Substituting honey for refined carbohydrates protects rats from hypertriglyceridemic and prooxidative effects of fructose. J Nutr 2002; 132: 3379-82

C

Cai T, Verze P, La Rocca R, Anceschi U, De Nunzio C, Mirone V. The role of flower pollen extract in managing patients affected by chronic prostatitis/chronic pelvic pain syndrome: a comprehensive analysis of all published clinical trials. BMC Urol 2017; 17: 32

Calvani M, Giorgio V, Miceli Sopo S. Specific oral tolerance induction for food. A systematic review. Eur Ann Allergy Clin Immunol 2010; 42: 11-9

Cam Y, Koç AN, Silici S, Günes V, Buldu H, Onmaz AC, Kasap FF. Treatment of dermatophytosis in young cattle with propolis and Whitfield's ointment. Vet Rec 2009; 165: 57-8

Campos JF, Dos Santos UP, da Rocha Pdos S, Damião MJ, Balestieri JB, Cardoso CA, Paredes-Gamero EJ, Estevinho LM, de Picoli Souza K, Dos Santos EL. Antimicrobial, antioxidant, anti-Inflammatory, and cytotoxic activities of propolis from the stingless bee Tetragonisca fiebrigi (Jataí). Evid Based Complement Alternat Med 2015; 2015: 296186

Cao G, Ying P, Yan B, Xue W, Li K, Shi A, Sun T, Yan J, Hu X. Pharmacokinetics, safety, and tolerability of single and multiple-doses of pinocembrin injection administered intravenously in healthy subjects. J Ethnopharmacol 2015; 168: 31-6

Canciani M, Murgia V, Caimmi D, Anapurapu S, Licari A, Marseglia GL. Efficacy of Grintuss® pediatric syrup in treating cough in children: a randomized, multicenter, double blind, placebo-controlled clinical trial. Ital J Pediatr 2014; 40: 56

Carnevali I, La Paglia R, Pauletto L, Raso F, Testa M, Mannucci C, Sorbara EE, Calapai G. Efficacy and safety of the syrup "KalobaTUSS" as a treatment for cough in children: a randomized, double blind, placebo-controlled clinical trial. BMC Pediatr 2021; 21: 29

Carter DA, Blair SE, Cokcetin NN, Bouzo D, Brooks P, Schothauer R, Harry EJ. Therapeutic manuka honey: no longer so alternative. Front Microbiol 2016; 7: 569

Castro HJ, Mendez-Lnocencio JI, Omidvar B, Omidvar J, Santilli J, Nielsen HS Jr, Pavot AP, Richert JR, Bellanti JA. A phase I study of the safety of honeybee venom extract as a possible treatment for patients with progressive forms of multiple sclerosis. Allergy Asthma Proc 2005; 26: 470-6

Cassam Q. Diagnostic error, overconfidence and selfknowledge. Palgrave Communications 2017; 3: 17025 doi: 10.1057/palcomms.2017.25.

Casaroto AR, Hidalgo MM, Sell AM, Franco SL, Cuman RK, Moreschi E, Victorino FR, Steffens VA, Bersani-Amado CA. Study of the effectiveness of propolis extract as a storage medium for avulsed teeth. Dent Traumatol 2010; 26: 323-31

Celeplı S, Kismet K, Kaptanoğlu B, Erel S, Ozer S, Celeplı P, Kaygusuz G, Devrım E, Gencay O, Sorkun K, Durak I, Akkuş MA. The effect of oral honey and pollen on postoperative intraabdominal adhesions. Turk J Gastroenterol 2011; 22: 65-72

Chaudhuri A, Singh A, Dhaliwal L. A randomised controlled trial of exercise and hot water bottle in the management of dysmenorrhoea in school girls of Chandigarh, India. Indian J Physiol Pharmacol 2013; 57: 114-22.

Chauvin P, Dillon JC, Moren A. Épidémie d'intoxication alimentaire à l'héliotrope, Tadjikistan, novembre 1992 - mars 1993. Sante 1994; 4: 263-8

Chen J, Lariviere WR. The nociceptive and anti-nociceptive effects of bee venom injection and therapy: a double-edged sword. Prog Neurobiol 2010; 92: 151-83

Cherbuliez T. Bee venom treatment of chronic disease. In: Mizrahi A, Lensky Y. Bee products – properties, applications, and apitherapy. New York, London (Plenum Press) 1997: 213-20

Chiang ML, Jin YT, Chang JY, Chiang CP. Bee propolis-induced erythema multiforme. J Formos Med Assoc 2021; 120: 1652-4

Chiao C, Carothers AM, Grunberger D, Solomon G, Preston GA, Barrett JC. Apoptosis and altered redox state induced by caffeic acid phenethyl ester (CAPE) in transformed rat fibroblast cells. Cancer Res 1995; 55: 3576-83

Chiu HF, Chen BK, Lu YY, Han YC, Shen YC, Venkatakrishnan K, Golovinskaia O, Wang CK. Hypocholesterolemic efficacy of royal jelly in healthy mild hypercholesterolemic adults. Pharm Biol 2017; 55: 497-502

Cho KH, Kim TH, Jung WS, Moon SK, Ko CN, Cho SY, Jeon CY, Choi TY, Lee MS, Lee SH, Chung EK, Kwon S. Pharmacoacupuncture for idiopathic Parkinson's disease: a systematic review of randomized controlled trials. Evid Based Complement Alternat Med 2018; 2018: 3671542

Cho SY, Shim SR, Rhee HY, Park HJ, Jung WS, Moon SK, Park JM, Ko CN, Cho KH, Park SU. Effectiveness of acupuncture and bee venom acupuncture in idiopathic Parkinson's disease. Parkinsonism Relat Disord 2012; 18: 948-52

Cho SY, Park JY, Jung WS, Moon SK, Park JM, Ko CN, Park SU. Bee venom acupuncture point injection for central post stroke pain: a preliminary single-blind randomized controlled trial. Complement Ther Med 2013; 21: 155-7

Choi KE, Hwang CJ, Gu SM, Park MH, Kim JH, Park JH, Ahn YJ, Kim JY, Song MJ, Song HS, Han SB, Hong JT. Cancer cell growth inhibitory effect of bee venom via increase of death receptor 3 expression and inactivation of NF-kappa B in NSCLC cells. Toxins (Basel) 2014; 6: 2210-28

Choi SH, Kang SS. Therapeutic effect of bee venom in sows with hypogalactia syndrome postpartum. J Vet Sci 2001; 2: 121-4

Choi SH, Kang SS, Bae CS, Cho SK, Pak SC. Effect of bee venom treatment in sows with oligogalactic syndrome postpartum. Am J Chin Med 2003; 31: 149-55

Choi SH, Cho SK, Kang SS, Bae CS, Bai YH, Lee SH, Pak SC. Effect of apitherapy in piglets with preweaning diarrhea; Am J Chin Med 2003; 31: 321-6

Chopra S, Pillai KK, Husain SZ, Giri DK. Propolis protects against doxorubicin-induced myocardiopathy in rats. Exp Mol Pathol 1995; 62: 190-8

Choudhari MK, Punekar SA, Ranade RV, Paknikar KM. Antimicrobial activity of stingless bee (Trigona sp.) propolis used in the folk medicine of Western Maharashtra, India. J Ethnopharmacol 2012; 141: 363-7

Chuttong B, Chanbang Y, Sringarm K, Burgett M. Physicochemical profiles of stingless bee (Apidae: Meliponini) honey from South East Asia (Thailand). Food Chem 2016; 192: 149-55

Claessens A, Keita-Perse O, Berthier F, Raude J, Chironi G, Faraggi M, Rousseau G, Chaillou-Opitz S, Renard H, Aubin V, Mercier B, Pathak A, Perrin C, Claessens YE. Self-illusion and medical expertise in the era of COVID-19. Open Forum Infect Dis 2021; 8: ofab058. doi: 10.1093/ofid/ofab058.

Clermont A, Wedde M, Seitz V, Podsiadlowski L, Lenze D, Hummel M, Vilcinskas A. Cloning and expression of an inhibitor of microbial metalloproteinases from insects contributing to innate immunity. Biochem J 2004; 382: 315–22

Coelho GR, Mendonça RZ, Vilar Kde S, Figueiredo CA, Badari JC, Taniwaki N, Namiyama G, de Oliveira MI, Curti SP, Evelyn Silva P, Negri G. Antiviral action of hydromethanolic extract of geopropolis from Scaptotrigona postica against

Antiherpes Simplex Virus (HSV-1). Evid Based Complement Alternat Med 2015; 2015: 296086

Cohen HA, Varsano I, Kahan E, Sarrell EM, Uziel Y. Effectiveness of an herbal preparation containing echinacea, propolis, and vitamin C in preventing respiratory tract infections in children: a randomized, double-blind, placebo-controlled, multicenter study. Arch Pediatr Adolesc Med 2004; 158: 217-21

Cohen HA, Rozen J, Kristal H, Laks Y, Berkovitch M, Uziel Y, Kozer E, Pomeranz A, Efrat H. Effect of honey on nocturnal cough and sleep quality: a double-blind, randomized, placebo-controlled study. Pediatrics 2012; 130: 465-71

Cohen HA, Hoshen M, Gur S, Bahir A, Laks Y, Blau H. Efficacy and tolerability of a polysaccharide-resin-honey based cough syrup as compared to carbocysteine syrup for children with colds: a randomized, single-blinded, multicenter study. World J Pediatr 2017; 13: 27-33

Cohen MH, Eisenberg DM. Potential physician malpractice liability associated with complementary and integrative medical therapies. Ann Intern Med 2002; 136: 596-603

Cohen SH, Yunginger JW, Rosenberg N, Fink JN. Acute allergic reaction after composite pollen ingestion. J Allergy Clin Immunol 1979; 64: 270-4

Collinge W, Macdonald G, Walton T. Massage in supportive cancer care. Semin Oncol Nurs 2012; 28: 45-54

Conrad VJ, Hazan LL, Latorre AJ, Jakubowska A, Kim CMH. Efficacy and safety of honey bee venom (Apis mellifera) dermal injections to treat osteoarthritis knee pain and physical disability: a randomized controlled trial. J Altern Complement Med 2019; 25: 845-55

Cooke J, Dryden M, Patton T, Brennan J, Barrett J. The antimicrobial activity of prototype modified honeys that generate reactive oxygen species (ROS) hydrogen peroxide. BMC Res Notes 2015; 8: 20

Cooper RA, Fehily AM, Pickering JE, Erusalimsky JD, Elwood PC. Honey, health and longevity. Curr Aging Sci 2010; 3: 239-41

Cooper RA, Jenkins L, Henriques AF, Duggan RS, Burton NF. Absence of bacterial resistance to medical-grade manuka honey. Eur J Clin Microbiol Infect Dis 2010; 29: 1237-41

Craig JP, Cruzat A, Cheung IMY, Watters GA, Wang MTM. Randomized masked trial of the clinical efficacy of MGO Manuka Honey microemulsion eye cream for the treatment of blepharitis. Ocul Surf 2020; 18: 170-7

Crane E1. Man's first interactions with bees and honey. In Crane E. The world history of beekeeping and honey hunting. New York (Routledge) 1999: 35-42

Crane E2. History of the uses of honey. In Crane E. The world history of beekeeping and honey hunting. New York (Routledge) 1999: 502-12

Crane E3. History of other products from bees. In Crane E. The world history of beekeeping and honey hunting. New York (Routledge) 1999: 545-57

Croft LR. Honey and hay fever: a report on the treatment of hay fever with honey. Salford, UK1990; 35 pp. ISBN 0-9515499-0-1

D

Daily JW, Zhang X, Kim da S, Park S. Efficacy of ginger for alleviating the symptoms of primary dysmenorrhea: a systematic review and meta-analysis of randomized clinical trials. Pain Med 2015; 16: 2243-55

Daleprane JB, Abdalla DS. Emerging roles of propolis: antioxidant, cardioprotective, and antiangiogenic actions. Evid Based Complement Alternat Med. 2013; 2013: 175135

Darvishi M, Jahdi F, Hamzegardeshi Z, Goodarzi S, Vahedi M. The comparison of vaginal cream of mixing yogurt, honey and clotrimazole on symptoms of vaginal candidiasis. Glob J Health Sci 2015; 7: 108-16

da Silva IA, da Silva TM, Camara CA, Queiroz N, Magnani M, de Novais JS, Soledade LE, Lima Ede O, de Souza AL, de Souza AG. Phenolic profile, antioxidant activity and palynological analysis of stingless bee honey from Amazonas, Northern Brazil. Food Chem 2013; 141: 3552-8

De Campos ROP, Paulino N, Da Silva CHM, Scremin A, Calixto JB. Anti-hyperalgesic effect of an ethanolic extract of propolis in mice and rats. J Pharm Pharmocol 1998; 50: 1187-93

de Farias JH, Reis AS, Araújo MA, Araújo MJ, Assunção AK, de Farias JC, Fialho EM, Silva LA, Costa GC, Guerra RN, Ribeiro MN, do Nascimento FR. Effects of stingless bee propolis on experimental asthma. Evid Based Complement Alternat Med 2014; 2014: 951478

de Figueirêdo RE, Vasconcellos A, Policarpo IS, Alves RR. Edible and medicinal termites: a global overview. J Ethnobiol Ethnomed 2015; 11: 29

de Groot AC. Propolis: a review of properties, applications, chemical composition, contact allergy, and other adverse effects. Dermatitis 2013; 24:263-82

Deibert P, König D, Kloock B, Groenefeld M, Berg A. Glycaemic and insulinaemic properties of some German honey varieties. Eur J Clin Nutr 2010; 64: 762-4

De Leo V, Cappelli V, Massaro MG, Tosti C, Morgante G. Valutazione degli effetti di un integratore naturale a base di cranberry, Noxamicina® e D mannosio nelle infezioni urinarie recidivanti in donne in perimenopausa. Minerva Ginecol 2017; 69: 336-41

Demir H, Denizbasi A, Onur O. Mad honey intoxication: a case series of 21 patients. ISRN Toxicol 2011; 2011: 526426

Demircan A, Keles A, Bildik F, Aygencel G, Dogan NO, Gomez HF. Mad honey sex: therapeutic misadventures from an ancient biological weapon. Ann Emerg Med 2009; 54: 824-9

Deters A, Zippel J, Hellenbrand N, Pappai D, Possemeyer C, Hensel A. Aqueous extracts and polysaccharides from Marshmallow roots (Althea officinalis L.): cellular internalisation and stimulation of cell physiology of human epithelial cells in vitro. J Ethnopharmacol 2010; 127: 62-9

Drain J, Fleming MO. Palliative management of malodorous squamous cell carcinoma of the oral cavity with manuka honey. J Wound Ostomy Continence Nurs 2015; 42: 190-2

Drigla F, Balacescu O, Visan S, Bisboaca SE, Berindan-Neagoe I, Marghitas LA. Synergistic effects induced by combined treatments of aqueous extract of propolis and venom. Clujul Med 2016; 89: 104-9

Dryden M1, Tawse C, Adams J, Howard A, Saeed K, Cooke J. The use of Surgihoney to prevent or eradicate bacterial colonisation in dressing oncology long vascular lines. J Wound Care 2014; 23: 338-41

Dryden M2, Lockyer G, Saeed K, Cooke J. Engineered honey: In vitro antimicrobial activity of a novel topical wound care treatment. J Glob Antimicrob Resist 2014; 2: 168-72

Dryden M, Dickinson A, Brooks J, Hudgell L, Saeed K, Cutting KF. A multi-centre clinical evaluation of reactive oxygen topical wound gel in 114 wounds. J Wound Care 2016; 25: 140, 142-6.

Dubey L, Maskey A, Regmi S. Bradycardia and severe hypotension caused by wild honey poisoning. Hellenic J Cardiol 2009; 50: 426-8

Dübecke A, Beckh G, Lüllmann C. Pyrrolizidine alkaloids in honey and bee pollen. Food Addit Contam Part A Chem Anal Control Expo Risk Assess 2011; 28: 348-58

Dughera L, Elia C, Navino M, Cisarò F; ARMONIA Study Group. Effects of symbiotic preparations on constipated irritable bowel syndrome symptoms. Acta Biomed 2007; 78: 111-6

Dżugan M, Sowa P, Kwaśniewska M, Wesołowska M, Czernicka M. Physicochemical parameters and antioxidant activity of bee honey enriched with herbs. Plant Foods Hum Nutr 2017; 72 :74-81

E

Eady EA, Layton AM, Cove JH. A honey trap for the treatment of acne: manipulating the follicular microenvironment to control Propionibacterium acnes. Biomed Res Int 2013; 2013: 679680

Eaton SB. The ancestral human diet: what was it and should it be a paradigm for contemporary nutrition? Proc Nutr Soc 2006; 65: 1-6

Eber AE, Perper M, Magno R, Nouri K. Acne treatment in antiquity: can approaches from the past be relevant in the future? Int J Dermatol 2017; 56: 1071-3

Eddy JJ, Gideonsen MD. Topical honey for diabetic foot ulcers. J Fam Pract 2005; 54: 533-5

Edgar JA, Roeder E, Molyneux RJ. Honey from plants containing pyrrolizidine alkaloids: a potential threat to health. J Agric Food Chem 2002; 50: 2719-30

Ediriweera ERHSS, Premarathna NYS. Medicinal and cosmetic uses of bee's honey – a review. Ayu 2012; 33: 178–82

Einer-Jensen N, Zhao J, Andersen KP, Kristoffersen K. Cimicifuga and Melbrosia lack oestrogenic effects in mice and rats. Maturitas 1996; 25: 149-53

El-Ghazaly MA, Khayyal-MT. The use of aqueous propolis extract against radiation-induced damage. Drugs Exp Clin Res 1995; 21: 229-36

El-Haddad SA, Asiri FY, Al-Qahtani HH, Al-Ghmlas AS. Efficacy of honey in comparison to topical corticosteroid for treatment of recurrent minor aphthous ulceration: a randomized, blind, controlled, parallel, double-center clinical trial. Quintessence Int 2014; 45: 691-701

Elia D, Mares P. Assessment of the tolerance and effectiveness of a food supplement Sérélys® (Femal®) for menopausal women. Genesis 2008; 135: 12-5

Elkerm Y, Tawashi R. Date palm pollen as a preventative intervention in radiation- and chemotherapy-induced oral mucositis: a pilot study. Integr Cancer Ther 2014; 13: 468-72

Elnady HG, Abdalmoneam N, Aly NA, Saleh MT, Sherif LS, Kholoussi S. Honey: an adjuvant therapy in acute infantile diarrhea. Med Res J 2013; 12: 12-6

English HK, Pack AR, Molan PC. The effects of manuka honey on plaque and gingivitis: a pilot study. J Int Acad Periodontol 2004; 6: 63-7

Esposito C, Garzarella EU, Bocchino B, D'Avino M, Caruso G, Buonomo AR, Sacchi R, Galeotti F, Tenore GC, Zaccaria V, Daglia M. A standardized polyphenol mixture extracted from poplar-type propolis for remission of symptoms of uncomplicated upper respiratory tract infection (URTI): a monocentric, randomized, double-blind, placebo-controlled clinical trial. Phytomedicine 2021; 80: 153368

Eraslan G, Kanbur M, Silici S. Effect of carbaryl on some biochemical changes in rats: The ameliorative effect of bee pollen. Food Chem Toxicol 2009; 47: 86-91

Eraslan G, Kanbur M, Silici S, Cem Liman B, Altınordulu S, Soyer Sarıca Z. Evaluation of protective effect of bee pollen against propoxur toxicity in rat. Ecotoxicol Environ Saf 2009; 72: 931-7

Erdem O, Güngörmüş Z. The effect of royal jelly on oral mucositis in patients undergoing radiotherapy and chemotherapy. Holist Nurs Pract 2014; 28: 242-6

Erejuwa OO, Sulaiman SA, Wahab MS, Sirajudeen KN, Salleh MS, Gurtu S. Glibenclamide or metformin combined with honey improves glycemic control in streptozotocin-induced diabetic rats. Int J Biol Sci 2011; 7: 244-52

Erejuwa OO, Sulaiman SA, Wahab MS. Honey--a novel antidiabetic agent. Int J Biol Sci 2012; 8: 913-34

Erejuwa OO, Sulaiman SA, Wahab MS. Effects of honey and its mechanisms of action on the development and progression of cancer. Molecules 2014; 19: 2497-522

Ernst E. Ear candles: a triumph of ignorance over science. J Laryngol Otol 2004; 118: 1-2

Ernst E. Homeopathy: what does the "best" evidence tell us? Med J Aust 2010; 192: 458-60

Ewnetu Y, Lemma W, Birhane N. Antibacterial effects of Apis mellifera and stingless bees honeys on susceptible and resistant strains of Escherichia coli, Staphylococcus aureus and Klebsiella pneumoniae in Gondar, Northwest Ethiopia. BMC Complement Altern Med 2013; 13: 269

Eyng C, Murakami AE, Santos TC, Silveira TG, Pedroso RB, Lourenço DA. Immune responses in broiler chicks fed propolis extraction residue-supplemented diets. Asian-Australas J Anim Sci 2015; 28: 135-42

F

Fakhr-Movahedi A, Mirmohammadkhani M, Ramezani H. Effect of milk-honey mixture on the sleep quality of coronary patients: A clinical trial study. Clin Nutr ESPEN 2018; 28: 132-5

Farnesi AP, Aquino-Ferreira R, De Jong D, Bastos JK, Soares AE. Effects of stingless bee and honey bee propolis on four species of bacteria. Genet Mol Res 2009; 8: 635-40

Feás X, Vázquez-Tato MP, Estevinho L, Seijas JA, Iglesias A. Organic bee pollen: botanical origin, nutritional value, bioactive compounds, antioxidant activity and microbiological quality. Molecules 2012; 17: 8359-77

Feldens CA, Vítolo MR, Drachler Mde L. A randomized trial of the effectiveness of home visits in preventing early childhood caries. Community Dent Oral Epidemiol 2007; 35: 215-23

Fenicia L, Anniballi F. Infant botulism. Ann Ist Super Sanità 2009; 45: 134-46

Ferguson GP, Tötemeyer S, MacLean MJ, Booth IR. Methylglyoxal production in bacteria: suicide or survival? Arch Microbiol 1998; 170: 209-18

Feraboli F. Apitherapy in orthopaedic disease. In: Mizrahi A, Lensky Y. Bee products – properties, applications, and apitherapy. New York, London (Plenum Press) 1997: 221-5

Fernandez-Cabezudo MJ, El-Kharrag R, Torab F, Bashir G, George JA, El-Taji H, al-Ramadi BK. Intravenous administration of manuka honey inhibits tumor growth and improves host survival when used in combination with chemotherapy in a melanoma mouse model. PLoS One 2013; 8: e55993

Fetzner L, Burhenne J, Weiss J, Völker M, Unger M, Mikus G, Haefeli WE. Daily honey consumption does not change CYP3A activity in humans. J Clin Pharmacol 2011; 51: 1223-32

Flores Rodríguez IS, Moreno Monteagudo M, Londoño Orozco A, Cruz Sánchez TA. Use of Mexican propolis for the topical treatment of dermatomycosis in horses. Open Journal of Veterinary Medicine 2016; 6: 1-8

Fingleton J, Sheahan D, Corin A, Weatherall M, Beasley R. A randomised controlled trial of topical Kanuka honey for the treatment of psoriasis. JRSM Open 2014; 5: 2042533313518913

Fogh SE, Deshmukh S, Berk LB, Dueck AC, Roof K, Yacoub S, Gergel T, Stephans K, Rimner A, DeNittis A, Pablo J, Rineer J, Williams TM, Bruner D. A Randomized phase 2 trial of prophylactic manuka honey for the reduction of chemoradiation therapy-induced esophagitis during the treatment of lung cancer: results of NRG Oncology RTOG 1012. Int J Radiat Oncol Biol Phys 2017; 97: 786-96

Fontana-Klaiber H, Hogg B. Therapeutische Wirkung von Magnesium bei Dysmenorrhöe. Schweiz Rundsch Med Prax 1990; 79: 491-4

Fratini F, Cilia G, Turchi B, Felicioli A. Beeswax: A minireview of its antimicrobial activity and its application in medicine. Asian Pac J Trop Med 2016; 9: 839-43

Friend A, Rubagumya F, Cartledge P. Global Health Journal Club: is honey effective as a treatment for chemotherapy-induced mucositis in paediatric oncology patients? J Trop Pediatr 2017 Nov 30. doi: 10.1093/tropej/fmx092

Frosini SM, Bond R, Loeffler A, Larner J. Opportunities for topical antimicrobial therapy: permeation of canine skin by fusidic acid. BMC Vet Res 2017; 13: 345

Fukui H, Toyoshima K, Komaki R. Psychological and neuroendocrinological effects of odor of saffron (Crocus sativus). Phytomedicine 2011; 18: 726-30

G

Gajski G, Čimbora-Zovko T, Rak S, Rožman M, Osmak M, Garaj-Vrhovac V. Combined antitumor effects of bee venom and cisplatin on human cervical and laryngeal carcinoma cells and their drug resistant sublines. J Appl Toxicol 2014; 34: 1332-41

Gakuya D, Mulei C, Wekesa SB. Use of ethnoveterinary remedies in the management of foot and mouth disease lesions in a diary herd. Afr J Tradit Complement Altern Med 2011; 8: 165-9

Gao S, Siddiqui N, Etim I, Du T, Zhang Y, Liang D. Developing nutritional component chrysin as a therapeutic agent: Bioavailability and pharmacokinetics consideration, and ADME mechanisms. Biomed Pharmacother 2021; 142: 112080

García M, del Pozo MD, Díez J, Muñoz D, de Corrès LF. Allergic contact dermatitis from a beeswax nipple-protective. Contact Dermatitis 1995; 33: 440-1

Gardana C, Barbieri A, Simonetti P, Guglielmetti S. A biotransformation strategy to reduce allergens in propolis. Appl Environ Microbiol 2012; 78: 4654-8

Garedew A, Schmolz E, Lamprech I. The antimicrobial activity of honey of the stingless bee Trigona spp. Journal of Apicultural Science 2003; 47: 37-48

Geißler K, Schulze M, Inhestern J, Meißner W, Guntinas-Lichius O. The effect of adjuvant oral application of honey in the management of postoperative pain after tonsillectomy in adults: A pilot study. PLoS One 2020; 15: e0228481.

Geoffroy EF. Fortsetzung der Abhandlung von der Materia Medica. Sechster Teil. Von den Thieren. Leipzig 1763: pp205 ff

Georgiev DB, Metka M, Huber JC, Goudev AR, Manassiev N. Effects of an herbal medication containing bee products on menopausal symptoms and cardiovascular risk markers: results of a pilot open-uncontrolled trial. MedGenMed 2004; 6: 46

Gerhardsen G, Hansen AV, Killi M, Fornitz GG, Pedersen F, Roos SB. The efficacy of Femal in women with premenstrual syndrome: a randomised, double-blind, parallel-group, placebo-controlled, multicentre study. Adv Ther 2008; 25: 595-607

Gethin G, Cowman S. Bacteriological changes in sloughy venous leg ulcers treated with manuka honey or hydrogel: an RCT. J Wound Care 2008; 17: 241-4, 246-7

Ghadiri K, Farokhi A, Akramipour R, Rezaei M, Razaghei R. The effect of honey on the prevention and reduction of chemotherapy induced mucositis in children with cancer. J Kermanshah Univ Med Sci 2014; 18: 74-9

Gharzouli K, Gharzouli A, Amira S, Khennouf S. Protective effect of mannitol, glucose-fructose-sucrose-maltose mixture, and natural honey hyperosmolar solutions against ethanol-induced gastric mucosal damage in rats. Exp Toxicol Pathol 2001; 53: 175-80

Gharzouli K, Amira S, Gharzouli A, Khennouf S. Gastroprotective effects of honey and glucose-fructose-sucrose-maltose mixture against ethanol-, indomethacin-, and acidified aspirin-induced lesions in the rat. Exp Toxicol Pathol 2002; 54: 217-21

Ghazeeri GS, Awwad JT, Alameddine M, Younes ZM, Naja F. Prevalence and determinants of complementary and alternative medicine use among infertile patients in Lebanon: a cross sectional study. BMC Complement Altern Med 2012; 12:129

Gheldof N, Engeseth NJ. Antioxidant capacity of honeys from various floral sources based on the determination of oxygen radical absorbance capacity and inhibition of in vitro lipoprotein oxidation in human serum samples. J Agric Food Chem 2002; 50: 3050-5

Giamalia I, Steinberg D, Grobler S, Gedalia I. The effect of propolis exposure on microhardness of human enamel in vitro. J Oral Rehabil 1999; 26: 941-3

Giampieri F, Quiles JL, Orantes-Bermejo FJ, Gasparrini M, Forbes-Hernandez TY, Sánchez-González C, Llopis J, Rivas-García L, Afrin S, Varela-López A, Cianciosi D, Reboredo-Rodriguez P, Fernández-Piñar CT, Iglesias RC, Ruiz R, Aparicio S, Crespo J, Dzul Lopez L, Xiao J, Battino M. Are by-products from beeswax recycling process a new promising source of bioactive compounds with biomedical properties? Food Chem Toxicol 2017 Dec 25. pii: S0278-6915(17)30789-5

Gilligan AM, Waycaster CR, Bizier R, Chu BC, Carter MJ, Fife CE. Comparative effectiveness of clostridial collagenase ointment to medicinal honey for treatment of pressure ulcers. Adv Wound Care (New Rochelle) 2017; 6: 125-34

Giusto G, Vercelli C, Iussich S, Audisio A, Morello E, Odore R, Gandini M. A pectin-honey hydrogel prevents postoperative intraperitoneal adhesions in a rat model. BMC Vet Res 2017; 13: 55

Gjertsen AW, Stothz KA, Neiva KG, Pileggi R. Effect of propolis on proliferation and apoptosis of periodontal ligament fibroblasts. Oral Surg Oral Med Oral Pathol Oral Radiol Endod 2011; 112: 843-8

Goharshenasan P, Amini S, Atria A, Abtahi H, Khorasani G. Topical application of honey on surgical wounds: a randomized clinical trial. Forsch Komplementmed 2016; 23: 12-5

Gokhale LB. Curative treatment of primary (spasmodic) dysmenorrhoea. Indian J Med Res 1996; 103: 227-31

Golder W. Propolis – das Kittharz der Bienen im Schrifttum der Antike. Würzburger medizinhistorische Mitteilungen 2004; 23: 133-45

Gonzalez R, Corcho I, Remirez D, Rodriguez S, Ancheta O, Merino N, Gonzalez A, Pascual C. Hepatoprotective effects of propolis extract on carbon tetrachloride-induced liver injury in rats. Phytother Res 1995; 9: 114-7

Gouin JP, Hantsoo L, Kiecolt-Glaser JK. Immune dysregulation and chronic stress among older adults: a review. Neuroimmunomodulation 2008; 15: 251-9

Gouin JP, Kiecolt-Glaser JK. The impact of psychological stress on wound healing: methods and mechanisms. Immunol Allergy Clin North Am 2011; 31: 81-93

Grabowski NT, Klein G. Microbiology and foodborne pathogens in honey. Crit Rev Food Sci Nutr 2017; 57: 1852-62

Grabowski NT, Klein G. Microbiology of processed edible insect products - Results of a preliminary survey. Int J Food Microbiol 2017; 243: 103-7

Greenberger PA, Flais MJ. Bee pollen-induced anaphylactic reaction in an unknowingly sensitized subject. Ann Allergy Asthma Immunol 2001; 86: 239-42

Güemes-Ricalde FJ, Villanueva-G R, Echazarreta –González C, Gómez-Alvarez R, Pat-Fernández JM. Production costs of conventional and organic honey in the Yucatán peninsula of Mexico. Journal of Apicultural Research 2006; 45: 106–11

Guo H, Saiga A, Sato M, Miyazawa I, Shibata M, Takahata Y, Morimatsu F. Royal jelly supplementation improves lipoprotein metabolism in humans. J Nutr Sci Vitaminol (Tokyo) 2007; 53: 345-8

Gupta RK, Stangaciu S. Apitherapy: holistic healing through the honeybee and bee products in countries with poor healthcare system. In: Gupta RK, Reybroeck PR, van Veen J, Gupta A (eds). Beekeeping for poverty alleviation and livelihood security. (Springer) 2014: 413-446. DOI: 10.1007/978-94-017-9199-1_15

Gupta S, Allen-Vercoe E, Petrof EO. Fecal microbiota transplantation: in perspective. Therap Adv Gastroenterol 2016; 9: 229-39

H

Haffejee IE, Moosa A. Honey in the treatment of infantile gastroenteritis. Br Med J (Clin Res Ed) 1985; 290: 1866-7

Halder A. Effect of progressive muscle relaxation versus intake of ginger powder on dysmenorrhoea amongst the nursing students in Pune. Nurs J India 2012; 103: 152-6

Hammond EN, Duster M, Musuuza JS, Safdar N. Effect of United States buckwheat honey on antibiotic-resistant hospital acquired pathogens. Pan Afr Med J 2016; 25: 212

Hamine S, Gerth-Guyette E, Faulx D, Green BB, Ginsburg AS. Impact of mHealth chronic disease management on treatment adherence and patient outcomes: a systematic review. J Med Internet Res 2015; 17: e52

Han B, Li C, Zhang L, Fang Y, Feng M, Li J. Novel royal jelly proteins identified by gel-based and gel-free proteomics. J Agric Food Chem 2011; 59:10346-55

Han S, Yeo J, Baek H, Lin SM, Meyer S, Molan P. Postantibiotic effect of purified melittin from honeybee (Apis mellifera) venom against Escherichia coli and Staphylococcus aureus. J Asian Nat Prod Res 2009; 11: 796-804

Han SM, Lee GG, Park KK. Skin sensitization study of bee venom (Apis mellifera L.) in guinea pigs. Toxicol Res 2012; 28: 1-4

Han SM, Lee KG, Park KK, Pak SC. Skin sensitization study of bee venom (Apis mellifera L.) in guinea pigs and rats. Cutan Ocul Toxicol 2013; 32: 27-30

Han SM, Lee KG, Pak SC. Effects of cosmetics containing purified honeybee (Apis mellifera L.) venom on acne vulgaris. J Integr Med 2013; 11: 320-6

Han SM, Hong IP, Woo SO, Chun SN, Park KK, Nicholls YM, Pak SC. The beneficial effects of honeybee-venom serum on facial wrinkles in humans. Clin Interv Aging 2015; 10: 1587-92

Hao S, Ji L, Wang Y. Effect of honey on pediatric radio/chemotherapy-induced oral mucositis (R/CIOM): a systematic review and meta-analysis. Evid Based Complement Alternat Med 2022; 2022: 6906439

Harcourt-Brown F. Textbook of rabbit medicine. Butterworth-Heinemann, Oxford, 206-23

Haro A, López-Aliaga I, Lisbona F, Barrionuevo M, Alférez MJ, Campos MS. Beneficial effect of pollen and/or propolis on the metabolism of iron, calcium, phosphorus, and magnesium in rats with nutritional ferropenic anemia. J Agric Food Chem 2000; 48: 5715-22

Harwood M, Harding S, Beasley R, Frankish PD. Asthma following royal jelly. N Z Med J 1996; 109: 325

Hashemian F, Baghbanian N, Majd Z, Rouini MR, Jahanshahi J, Hashemian F. The effect of thyme honey nasal spray on chronic rhinosinusitis: a double-blind randomized controlled clinical trial. Eur Arch Otorhinolaryngol 2015; 272: 1429-35

Hatami M, Mirjalili M, Ayatollahi V, Vaziribozorg S, Zand V. Comparing the efficacy of peritonsillar injection of tramadol with honey in controlling post-tonsillectomy pain in adults. J Craniofac Surg 2018; 29(4): e384-7

Hausen BM, Evers P, Stuwe HT, Konig WA, Wollenweber E. Propolis allergy (IV). Studies with further sensitizers from propolis and constituents common to propolis, poplar buds and balsam of Peru. Contact Dermatitis 1992; 26: 34-44

Hausen BM, Wollenweber E, Senff H, Post B. Propolis allergy. (I). Origin, properties, usage and literature review. Contact Dermatitis 1987; 17: 163-70

Hawley P, Hovan A, McGahan CE, Saunders D. A randomized placebo-controlled trial of manuka honey for radiation-induced oral mucositis. Support Care Cancer 2014; 22: 751-61

Hegazi AG, Abd El-Hady FK. Influence of honey on the suppression of human low density lipoprotein (LDL) peroxidation (In vitro). eCAM 2009; 6: 113-21

Hegazi AG, Al-Menabbawy K, Abd El Rahman E, Helal SI. Novel therapeutic modality employing apitherapy for controlling of multiple sclerosis. J Clin Cell Immunol 2015; 6: 299

Heinichen C. Mit Windeln und Honig zum Erfolg. VETimpulse 2013; 22 (Ausg. 24): 4

Heinze W, Holz J, Konrad H, Nattermann H. Zur Wirkung von Propolis bei Otitis externa des Hundes; Tierärztliche Umschau TU 1996; 51: 240-5

Heinze W, Holz J, Nattermann H, Blankenstein P. Zur Wirkung von ethanolischen Propolisextrakten auf einige veterinärmedizinisch relevante Bakterien, Pilze und Viren sowie auf Zellkulturen. Tierärztliche Umschau 1998; 53: 276-81, 321-6

Helbling A, Peter C, Berchtold E, Bogdanov S, Müller U. Allergy to honey: relation to pollen and honey bee allergy. Allergy 1992; 47: 41-9

Hellner M, Winter D, von Georgi R, Münstedt K. Apitherapy: usage and experience in German beekeepers. Evid Based Complement Alternat Med 2008; 5: 475-9

Hellström AC, Muntzing J. The pollen extract Femal-a nonestrogenic alternative to hormone therapy in women with menopausal symptoms. Menopause 2012; 19: 825-9

Henatsch D, Wesseling F, Briedé JJ, Stokroos RJ. Treatment of chronically infected open mastoid cavities with medical honey: a randomized controlled trial. Otol Neurotol 2015; 36: 782-7

Henshaw FR, Bolton T, Nube V, Hood A, Veldhoen D, Pfrunder L, McKew GL, Macleod C, McLennan SV, Twigg SM. Topical application of the bee hive protectant propolis is well tolerated and improves human diabetic foot ulcer healing in a prospective feasibility study. J Diabetes Complications 2014; 28: 850-7

Heo Y, Pyo MJ, Bae SK, Lee H, Kwon YC, Kim JH, Kim B, Kim CG, Kang C, Kim E. Evaluation of phototoxic and skin sensitization potentials of PLA 2 -free bee venom. Evid Based Complement Alternat Med 2015; 2015: 157367

Hipkiss AR. On the relationship between energy metabolism, proteostasis, aging and Parkinson's disease: possible causative role of methylglyoxal and alleviative potential of carnosine. Aging Dis 2017; 8: 334-5

Hocaoglu Babayigit A. High usage of complementary and alternative medicine among Turkish asthmatic children. Iran J Allergy Asthma Immunol 2015; 14: 410-5

Holcová S, Hladiková M. Efficacy and tolerability of propolis special extract GH 2002 as a lip balm against herpes labialis: a randomized, double-blind three-arm dose finding study. Health 2011; 3: 49-55

Holland LC, Norris JM. Medical grade honey in the management of chronic venous leg ulcers. Int J Surg 2015; 20: 17-20

Holz J, Zur Wirksamkeit von Propoliszubereitungen bei Otitis externa des Hundes sowie Untersuchungen der antibakteriellen, antiviralen Aktivitäten von ethanolischen Propolisextrakten und deren Wirkung auf Zellkulturen; Inaugural-Dissertation zur Erlangung des Grades eines Doktors der Veterinärmedizin an der FU Berlin 1999; https://refubium.fu-berlin.de/handle/fub188/86

Honda Y, Fujita Y, Maruyama H, Araki Y, Ichihara K, Sato A, Kojima T, Tanaka M, Nozawa Y, Ito M, Honda S. Lifespan-extending effects of royal jelly and its related substances on the nematode Caenorhabditis elegans. PLoS One 2011; 6: e23527

Hornibrook J. Where there's smoke there's fire--ear candling in a 4-year-old girl. N Z Med J 2012; 125: 138-40

Hsu CY, Chiang WC, Weng TI, Chen WJ, Yuan A. Laryngeal edema and anaphalactic shock after topical propolis use for acute pharyngitis. Am J Emerg Med 2004; 22: 432-3

Huang S, Zhang CP, Wang K, Li GQ, Hu FL. Recent advances in the chemical composition of propolis. Molecules 2014; 19: 19610-32

Hurren KM, Lewis CL. Probable interaction between warfarin and bee pollen. Am J Health Syst Pharm 2010; 67: 2034-7

Husøy T, Haugen M, Murkovic M, Jöbstl D, Stølen LH, Bjellaas T, Rønningborg C, Glatt H, Alexander J. Dietary exposure to 5-hydroxymethylfurfural from Norwegian food and correlations with urine metabolites of short-term exposure. Food Chem Toxicol 2008; 46: 3697-702

Hwang SH, Song JN, Jeong YM, Lee YJ, Kang JM. The efficacy of honey for ameliorating pain after tonsillectomy: a meta-analysis. Eur Arch Otorhinolaryngol 2016; 273: 811-8

Hwu YJ, Lin FY. Effectiveness of propolis on oral health: a meta-analysis. J Nurs Res 2014; 22: 221-9

I

Iftikhar F, Masood MA, Waghchoure ES. Comparison of Apis cerana, Apis dorsata, Apis florea and Apis mellifera honey from different areas of Pakistan. Asian J Exp Biol Sci 2011: 2: 399-403

Ilechie AA, Kwapong PK, Mate-Kole E, Kyei S, Darko-Takyi C. The efficacy of stingless bee honey for the treatment of bacteria-induced conjunctivitis in guinea pigs. J Exp Pharmacol 2012; 4: 63-8

Ilhan A, Koltuksuz U, Ozen S, Uz-E, Ciralik H, Akyol O. The effects of caffeic acid phenethyl ester (CAPE) on spinal cord ischemia/reperfusion injury in rabbits. Eur J Cardiothorac Surg 1999; 16: 458-63

Iljazović E, Ljuca D, Sahimpasić A, Avdić S. Efficacy in treatment of cervical HRHPV infection by combination of beta interferon, and herbal therapy in woman with different cervical lesions. Bosn J Basic Med Sci 2006; 6: 79-84

Illnait J, Terry H, Más R, Fernández L, Carbajal D. Effects of D-002, a product isolated from beeswax, on gastric symptoms of patients with osteoarthritis treated with piroxicam: a pilot study. J Med Food 2005; 8: 63-8

Illnait J, Rodríguez I, Mendoza S, Fernández Y, Mas R, Miranda M, Piñera J, Fernández JC, Mesa M, Fernández L, Carbajal D, Gámez R. Effects of D-002, a mixture of high molecular weight beeswax alcohols, on patients with nonalcoholic fatty liver disease. Korean J Intern Med 2013; 28: 439-48

Imhof M, Lipovac M, Kurz Ch, Barta J, Verhoeven HC, Huber JC: Propolis solution for the treatment of chronic vaginitis. Int J Gynaecol Obstet 2005; 89: 127-32

Ip SW, Chu YL, Yu CS, Chen PY, Ho HC, Yang JS, Huang HY, Chueh FS, Lai TY, Chung JG. Bee venom induces apoptosis through intracellular Ca(2+) -modulated intrinsic death pathway in human bladder cancer cells. Int J Urol 2012; 19: 61-70

Ishikawa H, Goto M, Matsuura N, Murakami Y, Goto C, Sakai T, Kanazawa K. A pilot, randomized, placebo-controlled, double-blind phase 0/biomarker study on effect of artepillin C-rich extract of Brazilian propolis in frequent colorectal adenoma polyp patients. J Am Coll Nutr 2012; 31: 327-37

Isidorov VA, Bakier S, Stocki M. GC-MS Investigation of the chemical composition of honeybee drone and queen larva homogenate. J Apic Sci 2016; 60: 111-20

J

Jaafarpour M, Hatefi M, Najafi F, Khajavikhan J, Khani A. The effect of cinnamon on menstrual bleeding and systemic symptoms with primary dysmenorrhea. Iran Red Crescent Med J 2015; 17: e27032

Jaganathan SK, Mondhe D, Wani ZA, Supriyanto E. Evaluation of selected honey and one of its phenolic constituent eugenol against L1210 lymphoid leukemia. ScientificWorldJournal 2014; 2014: 912051

Jagdis A, Sussman G. Anaphylaxis from bee pollen supplement. CMAJ 2012; 184: 1167-9

Janik JE, Wania-Galicia L, Kalauokalani D. Bee stings – a remedy for postherpetic neuralgia? A case report. Reg Anesth Pain Med 2007; 32: 533-5

Jansen SA, Kleerekooper I, Hofman ZL, Kappen IF, Stary-Weinzinger A, van der Heyden MA. Grayanotoxin poisoning: 'mad honey disease' and beyond. Cardiovasc Toxicol 2012; 12: 208-15

Jautová J, Zelenková H, Drotarová K, Nejdková A, Grünwaldová B, Hladiková M. Lip creams with propolis special extract GH 2002 0.5% versus aciclovir 5.0% for herpes labialis (vesicular stage): randomized, controlled double-blind study. 2019; 169: 193-201

Jastrzębska-Stojko Z, Stojko R, Rzepecka-Stojko A, Kabała-Dzik A, Stojko J. Biological activity of propolis-honey balm in the treatment of experimentally-evoked burn wounds. Molecules 2013; 18: 14397-413

Javadzadeh Bolouri A, Pakfetrat A, Tonkaboni A, Aledavood SA, Fathi Najafi M, Delavarian Z, Shakeri MT, Mohtashami A. Preventing and therapeutic effect of propolis in radiotherapy induced mucositis of head and neck cancers: a triple-blind, randomized, placebo-controlled trial. Iran J Cancer Prev 2015; 8: e4019

Jayachandran S, Balaji N. Evaluating the effectiveness of topical application of natural honey and benzydamine hydrochloride in the management of radiation mucositis. Indian J Palliat Care 2012; 18: 190-5

Jenabi E, Fereidoony B. Effect of Achillea Millefolium on relief of primary dysmenorrhea: a double-blind randomized clinical trial. J Pediatr Adolesc Gynecol 2015; 28: 402-4

Jenabi E, Fereidooni B, Karami M, Masoumi SZ, Safari M, Khazaei S. The effect of bee prepolis on primary dysmenorrhea: a randomized clinical trial. Obstet Gynecol Sci 2019; 62: 352-6

Jeng SN, Shih MK, Kao CM, Liu TZ, Chen SC. Antimutagenicity of ethanol extracts of bee glue against environmental mutagens. Food Chem Toxicol 2000; 38: 893-7

Jenssen H, Hamill P, Hancock RE. Peptide antimicrobial agents. Clin Microbiol Rev 2006; 19: 491-511

Jesus LM, Abreu PR, Almeida MC, Brito LC, Soares SF, de Souza DE, Bernardo LC, Fonseca AS, Bernardo-Filho M. A propolis extract and the labeling of blood constituents with technetium-99m. Acta Biol Hung 2006; 57: 191-200

Jin X, Che DB, Zhang ZH, Yan HM, Jia ZY, Jia XB. Ginseng consumption and risk of cancer: A meta-analysis. J Ginseng Res 2016; 40: 269-77

Jo N, Roh J. Systemic immediate hypersensitive reactions after treatment with sweet bee venom: a case report. J Pharmacopuncture 2015; 18: 59-62

Johnson SB, Park HS, Gross CP, Yu JB. Use of alternative medicine for cancer and its impact on survival. J Natl Cancer Inst 2018; 110. doi: 10.1093/jnci/djx145.

Jolly M, Singh N, Rathore M, Tandon S, Banerjee M. Propolis and commonly used intracanal irrigants: comparative evaluation of antimicrobial potential. J Clin Pediatr Dent 2013; 37: 243-9

Jonas WB, Lewith GT. Toward standards of evidence for CAM research and practice. In: Lewith GT, Jonas WB, Walach H (Hrsg.). Clinical research in complementary therapies: principles, problems and solutions. 2. Aufl. Edinburgh u.a., 2011: 3–42

Joseph K, Vrouwe S, Kamruzzaman A, Balbaid A, Fenton D, Berendt R, Yu E, Tai P. Outcome analysis of breast cancer patients who declined evidence-based treatment. World J Surg Oncol 2012; 10: 118

Ju H, Jones M, Mishra G. The prevalence and risk factors of dysmenorrhea. Epidemiol Rev. 2014; 36: 104-13

Jull A, Walker N, Parag V, Molan P, Rodgers A. Honey as adjuvant leg ulcer therapy trial collaborators. Randomized clinical trial of honey-impregnated dressings for venous leg ulcers. Br J Surg 2008; 95: 175-82

Jull AB, Cullum N, Dumville JC, Westby MJ, Deshpande S, Walker N. Honey as a topical treatment for wounds. Cochrane Database Syst Rev 2015 Mar 6;3:CD005083

Jull AB, Rodgers A, Walker N. Honey as a topical treatment for wounds. Cochrane Database Syst Rev 2008 Oct 8;(4):CD005083.

Jung WK, Lee DY, Choi YH, Yea SS, Choi I, Park SG, Seo SK, Lee SW, Lee CM, Kim SK, Jeon YJ, Choi IW. Caffeic acid phenethyl ester attenuates allergic airway inflammation and hyperresponsiveness in murine model of ovalbumin-induced asthma. Life Sci 2008; 82: 797-805

Jung JW, Jeon EJ, Kim JW, Choi JC, Shin JW, Kim JY, Park IW, Choi BW. A fatal case of intravascular coagulation after bee sting acupuncture. Allergy Asthma Immunol Res 2012; 4: 107-9

K

Kafadar IH, Güney A, Türk CY, Oner M, Silici S. Royal jelly and bee pollen decrease bone loss due to osteoporosis in an oophorectomized rat model. Eklem Hastalik Cerrahisi 2012; 23: 100-5

Karalı Y, Demirkaya M, Sevinir B. Use of complementary and alternative medicine in children with cancer: effect on survival. Pediatr Hematol Oncol 2012; 29: 335-44

Kamakura M. Royalactin induces queen differentiation in honeybees. Nature 2011; 473: 478–83

Kamaratos AV, Tzirogiannis KN, Iraklianou SA, Panoutsopoulos GI, Kanellos IE, Melidonis AI. Manuka honey-impregnated dressings in the treatment of neuropathic diabetic foot ulcers. Int Wound J 2014; 11: 259-63

Kamaruzaman NA, Sulaiman SA, Kaur G, Yahaya B. Inhalation of honey reduces airway inflammation and histopathological changes in a rabbit model of ovalbumin-induced chronic asthma. BMC Complement Altern Med 2014; 14: 176

Kang SS, Pak SC, Choi SH. The effect of whole bee venom on arthritis. Am J Chin Med 2002; 30: 73-80

Karadeniz A, Simsek N, Karakus E, Yildirim S, Kara A, Can I, Kisa F, Emre H, Turkeli M. Royal jelly modulates oxidative stress and apoptosis in liver and kidneys of rats treated with cisplatin. Oxid Med Cell Longev 2011; 2011: 981793

Karakaya G, Fuat Kalyoncu A. Honey allergy in adult allergy practice. Allergol Immunopathol (Madr) 1999; 27: 271-2

Katayama M, Aoki M, Kawana S. Case of anaphylaxis caused by ingestion of royal jelly. J Dermatol 2008; 35: 222-4

Katayama M, Inomata N, Inagawa N, Fukuro S, Aihara M. A case of contact urticaria syndrome stage 3 after honey ingestion, induced by epicutaneous sensitization during skin care with honey. Contact Dermatitis 2016; 74: 189-91

Kanbur M, Eraslan G, Beyaz L, Silici S, Liman BC, Altinordulu S, Atasever A. The effects of royal jelly on liver damage induced by paracetamol in mice. Exp Toxicol Pathol 2009; 61: 123-32

Kannan P, Claydon LS. Some physiotherapy treatments may relieve menstrual pain in women with primary dysmenorrhea: a systematic review. J Physiother 2014; 60: 13-21

Karimian J, Hadi A, Pourmasoumi M, Najafgholizadeh A, Ghavami A. The efficacy of propolis on markers of glycemic control in adults with type 2 diabetes mellitus: A systematic review and meta-analysis. Phytother Res 2019; 33: 1616-26

Kashima Y, Kanematsu S, Asai S, Kusada M, Watanabe S, Kawashima T, Nakamura T, Shimada M, Goto T, Nagaoka S. Identification of a novel hypocholesterolemic protein, major royal jelly protein 1, derived from royal jelly. PLoS One 2014; 9: e105073

Katsilambros NL, Philippides P, Touliatou A, Georgakopoulos K, Kofotzouli L, Frangaki D, Siskoudis P, Marangos M, Sfikakis P. Metabolic effects of honey (alone or combined with other foods) in type II diabetics. Acta Diabetol Lat 1988; 25:197-203

Kay VR, Chambers C, Foster WG. Reproductive and developmental effects of phthalate diesters in females. Crit Rev Toxicol 2013; 43: 200-19

Keast-Butler J. Honey for necrotic malignant breast ulcers. Lancet 1980; 2: 809

Khayyal MT, el-Ghazaly MA, el-Khatib AS, Hatem AM, de Vries PJ, el-Shafei S, Khattab MM. A clinical pharmacological study of the potential beneficial effects of a propolis food product as an adjuvant in asthmatic patients. Fundam Clin Pharmacol 2003; 17: 93-102

Khoshpey B, Djazayeri S, Amiri F, Malek M, Hosseini AF, Hosseini S, Shidfar S, Shidfar F. Effect of royal jelly intake on serum glucose, apolipoprotein A-I (ApoA-I), apolipoprotein B (ApoB) and ApoB/ApoA-I ratios in patients with type 2 diabetes: a randomized, double-blind clinical trial study. Can J Diabetes 2016; 40: 324-8

Kiistala R, Hannuksela M, Mäkinen-Kiljunen S, Niinimäki A, Haahtela T. Honey allergy is rare in patients sensitive to pollen. Allergy 1995; 50: 844-7

Kim CK, Lee DC, Choi SH. Detection of Korean native honey and European honey by using duplex polymerase chain reaction and immunochromatographic assay. Korean J Food Sci Anim Resour 2017; 37: 599-605

Kim JS, Lee HJ, Lee SH, Lee BH. Recurrent oligodendroglioma treated with acupuncture and pharmacopuncture. J Acupunct Meridian Stud 2015; 8: 147–51

Kim SH, Jung SY, Lee KW, Lee SH, Cai M, Choi SM, Yang EJ. Bee venom effects on ubiquitin proteasome system in hSOD1(G85R)-expressing NSC34 motor neuron cells. BMC Complement Altern Med 2013; 13: 179

Kim SK, Kim MC. The affect on delayed onset muscle soreness recovery for ultrasound with bee venom. J Phys Ther Sci 2014; 26: 1419-21

Kim HW, Kwon YB, Han HJ, Yang IS, Beitz AJ, Lee JH. Antinociceptive mechanisms associated with diluted bee venom acupuncture (apipuncture) in the rat formalin test: involvement of descending adrenergic and serotonergic pathways. Pharmacol Res 2005; 51: 183-8

Kobya Bulut H, Güdücü Tüfekci F. Honey prevents oral mocositis in children undergoing chemotherapy: A quasi-experimental study with a control group. Complement Ther Med 2016; 29: 132-40

Kodai T, Umebayashi K, Nakatani T, Ishiyama K, Noda N. Compositions of royal jelly II. Organic acid glycosides and sterols of the royal jelly of honeybees (Apis mellifera). Chem Pharm Bull (Tokyo) 2007; 55: 1528-31

Koh PS, Seo BK, Cho NS, Park HS, Park DS, Baek YH. Clinical effectiveness of bee venom acupuncture and physiotherapy in the treatment of adhesive capsulitis: a randomized controlled trial. J Shoulder Elbow Surg 2013; 22: 1053-62

Koltuksuz U, Irmak MK, Karaman A, Uz E, Var A, Ozyurt H, Akyol O. Testicular nitric oxide levels after unilateral testicular torsion/detorsion in rats pretreated with caffeic acid phenethyl ester. Urol Res 2000; 28: 360-3

Kong F, Fan C, Yang Y, Lee BH, Wei K. 5-hydroxymethylfurfural-embedded poly (vinyl alcohol)/sodium alginate hybrid hydrogels accelerate wound healing. Int J Biol Macromol 2019; 138: 933-49

Kong F, Lee BH, Wei K. 5-Hydroxymethylfurfural mitigates lipopolysaccharide-stimulated inflammation via suppression of MAPK, NF-kappaB and mTOR activation in RAW 264.7 cells. Molecules 2019; 24: 275

Kosari M, Noureddini M, Khamechi SP, Najafi A, Ghaderi A, Sehat M, Banafshe HR. The effect of propolis plus Hyoscyamus niger L. methanolic extract on clinical symptoms in patients with acute respiratory syndrome suspected to COVID-19: A clinical trial. Phytother Res 2021; 35: 4000-6

Kucharzewski M, Kózka M, Urbanek T. Topical treatment of nonhealing venous leg ulcer with propolis ointment. Evid Based Complement Alternat Med 2013; 2013: 254017

Kucharzewski M2, Kubacka S, Urbanek T, Wilemska-Kucharzewska K, Morawiec T. Stan Scheller: the forerunner of clinical studies on using propolis for poor and chronic nonhealing wounds. Evid Based Complement Alternat Med 2013; 2013: 456859

Kumar V. Propolis in dentistry and oral cancer management. N Am J Med Sci 2014; 6: 250-9

Küpeli Akkol E, Orhan DD, Gürbüz I, Yesilada E. In vivo activity assessment of a "honey-bee pollen mix" formulation. Pharm Biol 2010; 48: 253-9

Kuropatnicki AK, Szliszka E, Krol W. Historical aspects of propolis research in modern times. Evid Based Complement Alternat Med 2013; 2013: 964149

Kustiawan PM, Phuwapraisirisan P, Puthong S, Palaga T, Arung ET, Chanchao C. Propolis from the stingless bee Trigona incisa from East Kalimantan, Indonesia, induces in vitro cytotoxicity and apoptosis in cancer cell lines. Asian Pac J Cancer Prev 2015; 16: 6581-9

Kwakman PH, Te Velde AA, de Boer L, Vandenbroucke-Grauls CM, Zaat SA. Two major medicinal honeys have different mechanisms of bactericidal activity. PLoS One 2011; 6: e17709

Kwakman PH, de Boer L, Ruyter-Spira CP, Creemers-Molenaar T, Helsper JP, Vandenbroucke-Grauls CM, Zaat SA, Te Velde AA. Medical-grade honey enriched with antimicrobial peptides has enhanced activity against antibiotic-resistant pathogens. Eur J Clin Microbiol Infect Dis 2011; 30: 251-7

Kwon KR. Die koreanische Pharmakopunktur-Therapie zur Behandlung von Nacken- und Schulterschmerzen. Zeitschrift für Komplementärmedizin 2011; 1: 45–8

Kwon YB, Kang MS, Kim HW, Ham TW, Yim YK, Jeong SH, Park DS, Choi DY, Han HJ, Beitz AJ, Lee JH. Antinociceptive effects of bee venom acupuncture (apipuncture) in rodent animal models: a comparative study of acupoint versus non-acupoint stimulation. Acupunct Electrother Res 2001; 26: 59-68

Kwon YB, Kim JH, Yoon JH, Lee JD, Han HJ, Mar WC, Beitz AJ, Lee JH. The analgesic efficacy of bee venom acupuncture for knee osteoarthritis: a comparative study with needle acupuncture. Am J Chin Med 2001; 29: 187-99

Kwon YB, Lee JD, Lee HJ, Han HJ, Mar WC, Kang SK, Beitz AJ, Lee JH. Bee venom injection into an acupuncture point reduces arthritis associated edema and nociceptive responses. Pain 2001; 90: 271-80

Kwon YB, Lee HJ, Han HJ, Mar WC, Kang SK, Yoon OB, Beitz AJ, Lee JH. The water-soluble fraction of bee venom produces antinociceptive and anti-inflammatory effects on rheumatoid arthritis in rats. Life Sci 2002; 71: 191-204

L

Lambert O, Piroux M, Puyo S, Thorin C, Larhantec M, Delbac F, Pouliquen H. Bees, honey and pollen as sentinels for lead environmental contamination. Environ Pollut 2012; 170: 254-9

Lal A, Chohan K, Chohan A, Chakravarti A. Role of honey after tonsillectomy: a systematic review and meta-analysis of randomised controlled trials. Clin Otolaryngol 2017; 42: 651-60

Laporte JR, Ibáãnez L, Vendrell L, Ballarín E. Bronchospasm induced by royal jelly. Allergy 1996; 51: 440

Larson-Meyer DE, Willis KS, Willis LM, Austin KJ, Hart AM, Breton AB, Alexander BM. Effect of honey versus sucrose on appetite, appetite-regulating hormones, and postmeal thermogenesis. J Am Coll Nutr 2010; 29: 482-93

Latifi SA, Kamalinejad M, Minaiee B, Bahrami M, Gooran S, Nikbakht Nasrabadi A. Alternative treatment in prostate pain syndrome based on Iranian traditional medicine. Iran Red Crescent Med J 2014; 16: e16942

Latthe P, Mignini L, Gray R, Hills R, Khan K. Factors predisposing women to chronic pelvic pain: systematic review. BMJ 2006; 332: 749-55

Lavigne JP, Vitrac X, Bernard L, Bruyère F, Sotto A. Propolis can potentialise the anti-adhesion activity of proanthocyanidins on uropathogenic Escherichia coli in the prevention of recurrent urinary tract infections. BMC Res Notes 2011; 4: 522

Lavinas FC, Macedoa HEBC, Sá GBL, Amaralc ACF, Silva JRA, Azevedo MMB, Vieira BA, Domingos TFS, Vermelho AB, Carneiro CS, Rodrigues IA. Brazilian stingless bee propolis and geopropolis: promising sources ofbiologically active compounds. Revista Brasileira de Farmacognosia 2019; 29: 389-99

Lee JA, Son MJ, Choi J, Jun JH, Kim JI, Lee MS. Bee venom acupuncture for rheumatoid arthritis: a systematic review of randomised clinical trials. BMJ Open 2014; 4: e006140

Lee JA, Kang SS, Kim JH, Bae CS, Choi SH. Inhibitory effect of whole bee venom in adjuvant-induced arthritis. In Vivo 2005; 19: 801-5

Lee JA, Kim YM, Hyun PM, Jeon JW, Park JK, Suh GH, Jung BG, Lee BJ. Honeybee (Apis mellifera) venom reinforces viral clearance during the early stage of infection with porcine reproductive and respiratory syndrome virus through the up-regulation of Th1-specific immune responses. Toxins (Basel) 2015; 7: 1837-53

Lee JD, Park HJ, Chae Y, Lim S. An overview of bee venom acupuncture in the treatment of arthritis. eCAM 2005; 2: 79-84

Lee JH, Kwon YB, Han HJ, Mar WC, Lee HJ, Yang IS, Beitz AJ, Kang SK. Bee venom pretreatment has both an antinociceptive and anti-inflammatory effect on carrageenan-induced inflammation. J Vet Med Sci 2001; 63: 251-9

Lee JH, Li DX, Yoon H, Go D, Quan FS, Min BI, Kim SK. Serotonergic mechanism of the relieving effect of bee venom acupuncture on oxaliplatin-induced neuropathic cold allodynia in rats. BMC Complement Altern Med 2014; 14: 471

Lee JY, Kang SS, Kim JH, Bae CS, Choi SH. Inhibitory effect of whole bee venom in adjuvant-induced arthritis. In Vivo 2005; 19: 801-5

Lee KH, Cho YY, Kim S, Sun SH. History of Research on Pharmacopuncture in Korea. J Pharmacopuncture 2016; 19: 101-8

Lee SH, Hong S-J, Kim S-Y, Yang H-I, Choi D-Y, Lee D-I, Lee Y-H, Lee J-D. Randomized controlled double blind study of bee venom therapy on rheumatoid arthritis (in Korean). J Kor Acu Mox Soc 2003; 12: 80-8

Lee MS, Pittler MH, Shin BC, Kong JC, Ernst E. Bee venom acupuncture for musculoskeletal pain: a review. J Pain 2008; 9: 289-97

Lee P, Yu J. Sweet bee venom pharmacopuncture may be effective for treating sexual dysfunction. J Pharmacopuncture 2014; 17: 70-3

Lee VS, Humphreys IM, Purcell PL, Davis GE. Manuka honey sinus irrigation for the treatment of chronic rhinosinusitis: a randomized controlled trial. Int Forum Allergy Rhinol 2017; 7: 365-72

Lee VS, Humphreys IM, Purcell PL, Davis GE. Manuka honey versus saline sinus irrigation in the treatment of cystic fibrosis-associated chronic rhinosinusitis: A randomised pilot trial. Clin Otolaryngol 2021; 46: 168-74

Leung R, Ho A, Chan J, Choy D, Lai CK. Royal jelly consumption and hypersensitivity in the community. Clin Exp Allergy 1997; 27: 333-6

Lewis PA, Wright K, Webster A, Steer M, Rudd M, Doubrovsky A, Gardner G. A randomized controlled pilot study comparing aqueous cream with a beeswax and herbal oil cream in the provision of relief from postburn pruritus. J Burn Care Res 2012; 33: e195-200

Li JK, Feng M, Zhang L, Zhang ZH, Pan YH. Proteomics analysis of major royal jelly protein changes under different storage conditions. J Proteome Res 2008; 7: 3339-53

Liberio SA, Pereira AL, Dutra RP, Reis AS, Araújo MJ, Mattar NS, Silva LA, Ribeiro MN, Nascimento FR, Guerra RN, Monteiro-Neto V. Antimicrobial activity against oral pathogens and immunomodulatory effects and toxicity of geopropolis produced by the stingless bee Melipona fasciculata Smith. BMC Complement Altern Med 2011; 11: 108

Liebezeit G, Liebezeit E. Non-pollen particulates in honey and sugar. Food Addit Contam Part A Chem Anal Control Expo Risk Assess 2013; 30: 2136-40

Lili Husniati Y, Nik Hazlina NH, Azidah AK, Norhayati MN, Siti Amrah S, Intan Idiana H, Shaiful Bahari I, Juhara H, Kamarul Imran M. Safety of honey in postmenopausal women. Int Med J 2013; 20: 25-8

Lim SM, Lee SH. Effectiveness of bee venom acupuncture in alleviating post-stroke shoulder pain: a systematic review and meta-analysis. J Integr Med 2015;13: 241-7

Lima ICGDS, de Fátima Souto Maior L, Gueiros LAM, Leão JC, Higino JS, Carvalho AAT. Clinical applicability of natural products for prevention and treatment of oral mucositis: a systematic review and meta-analysis. Clin Oral Investig 2021; 25: 4115-24

Lin FL, Vaughan TR, Vandewalker ML, Weber RW. Hypereosinophilia, neurologic, and gastrointestinal symptoms after bee-pollen ingestion. J Allergy Clin Immunol 1989; 83: 793-6

Lin SC, Lin YH, Chen CF, Chung CY, Hsu SH. The hepatoprotective and therapeutic effects of propolis ethanol extract on chronic alcohol-induced liver injuries. Am J Chin Med 1997; 25: 325-32

Lin SC, Chung CY, Chiang CL, Hsu SH. The influence of propolis ethanol extract on liver microsomal enzymes and glutathione after chronic alcohol administration. Am J Chin Med 1999; 27: 83-94

Lin WC, Tseng YT, Chang YL, Lee YC. Pulmonary tumour with high carcinoembryonic antigen titre caused by chronic propolis aspiration. Eur Respir J 2007; 30: 1227-30

Lin WL, Liang WH, Lee YJ, Chuang SK, Tseng TH. Antitumor progression potential of caffeic acid phenethyl ester involving p75(NTR) in C6 glioma cells. Chem Biol Interact 2010; 188: 607-15

Lindberg T, Andersson O, Palm M, Fagerström C. A systematic review and meta-analysis of dressings used for wound healing: the efficiency of honey compared to silver on burns. Contemp Nurse 2015; 51: 121-34

Lombardi C, Senna GE, Gatti B, Feligioni M, Riva G, Bonadonna P, Dama AR, Canonica GW, Passalacqua G. Allergic reactions to honey and royal jelly and their relationship with sensitization to compositae. Allergol Immunopathol (Madr) 1998; 26: 288-90

Lombardi C, Bottello M, Caruso A, Gargioni S, Passalacqua G. Allergy and skin diseases in musicians. Allerg Immunol 2003; 35: 52-5

Lubis AS, Herwanto HRY, Rambe AYM, Munir D, Asroel HA, Ashar T, Lelo A. The effect of honey on post-tonsillectomy pain relief: a randomized clinical trial. Braz J Otorhinolaryngol 2021: S1808-8694(21)00164-6

Lucente P, Cavalli M, Vezzani C, Orlandi C, Vincenzi C. Contact cheilitis due to beeswax. Contact Dermatitis 1996; 35: 258

Lund-Nielsen B, Adamsen L, Kolmos HJ, Rørth M, Tolver A, Gottrup F. The effect of honey-coated bandages compared with silver-coated bandages on treatment of malignant wounds-a randomized study. Wound Repair Regen 2011; 19: 664-70

M

Macchione N, Bernardini P, Piacentini I, Mangiarotti B, Del Nero A. Flower pollen extract in association with vitamins (Deprox 500®) versus Serenoa repens in chronic prostatitis/chronic pelvic pain syndrome: a comparative analysis of two different treatments. Antiinflamm Antiallergy Agents Med Chem 2019; 18: 151-61

MacDonald R, Ishani A, Rutks I, Wilt TJ. A systematic review of Cernilton for the treatment of benign prostatic hyperplasia. BJU Int 2000; 85: 836-41

Machado JL, Assunção AK, da Silva MC, Dos Reis AS, Costa GC, Arruda Dde S, Rocha BA, Vaz MM, Paes AM, Guerra RN, Berretta AA, do Nascimento FR. Brazilian green propolis: anti-inflammatory property by an immunomodulatory activity. Evid Based Complement Alternat Med 2012; 2012:

Machackova J. The incidence of allergy to propolis in 605 consecutive patients patch tested in Prague. Contact Dermatitis 1988; 18: 210-2

Maddocks SE, Jenkins RE, Rowlands RS, Purdy KJ, Cooper RA. Manuka honey inhibits adhesion and invasion of medically important wound bacteria in vitro. Future Microbiol 2013; 8: 1523-36

Männle H, Siebers JW, Momm F, Münstedt K. Impact of patients' refusal to undergo adjuvant treatment measures on survival. Breast Cancer Res Treat 2021; 185: 239-46

Maganha e Melo CR, Peraçoli JC. Measuring the energy spent by parturient women in fasting and in ingesting caloric replacement (Honey). Rev Lat Am Enfermagem 2007; 15: 612-7

Mahboobi S, Jafarnejad S, Eftekhari MH. Royal jelly does not improve markers of glycemia: A systematic review and meta-analysis of Randomized Clinical Trials. Complement Ther Med 2019; 44: 235-1

Mahgoub AA, el-Medany AH, Hagar HH, Sabah DM. Protective effect of natural honey against acetic acid-induced colitis in rats. Trop Gastroenterol 2002; 23: 82-7

Mahmoud AS, Almas K, Dahlan AA. The effect of propolis on dentinal hypersensitivity and level of satisfaction among patients from a university hospital Riyadh, Saudi Arabia. Indian J Dent Res 1999; 10: 130-7

Mahyar A, Ayazi P, Shaftaroni MR, Oveisi S, Dalirani R, Esmaeili S. The effect of adding honey to zinc in the treatment of diarrhea in children. Korean J Fam Med 2021. doi: 10.4082/kjfm.21.0080.

Maruhashi E, Braz BS, Nunes T, Pomba C, Belas A, Duarte-Correia JH, Lourenço AM. Efficacy of medical grade honey in the management of canine otitis externa - a pilot study. Vet Dermatol 2016; 27: 93-8

Majid M, Younis MA, Naveed AK, Shah MU, Azeem Z, Tirmizi SH. Effects of natural honey on blood glucose and lipid profile in young healthy Pakistani males. J Ayub Med Coll Abbottabad 2013; 25: 44-7

Majtan J, Majtan V. Is manuka honey the best type of honey for wound care? J Hosp Infect 2010; 74: 305-6

Majtan J. Methylglyoxal-a potential risk factor of manuka honey in healing of diabetic ulcers. Evid Based Complement Alternat Med 2011; 2011: 295494

Majtan J, Majtanova L, Bohova J, Majtan V. Honeydew honey as a potent antibacterial agent in eradication of multi-drug resistant Stenotrophomonas maltophilia isolates from cancer patients. Phytother Res 2011; 25: 584-7

Mäntyranta T, Hemminki E, Kangas I, Topo P, Uutela A. Alternative drug use for the climacteric in Finland. Maturitas 1997; 27: 5-11

Maleki V, Jafari-Vayghan H, Saleh-Ghadimi S, Adibian M, Kheirouri S, Alizadeh M. Effects of royal jelly on metabolic variables in diabetes mellitus: A systematic review. Complement Ther Med 2019; 43: 20-7

Malhotra R, Ziahosseini K, Poitelea C, Litwin A, Sagili S. Effect of manuka honey on eyelid wound healing: a randomized controlled trial. Ophthal Plast Reconstr Surg 2017; 33: 268-72

Malhotra S, Garg SK, Dixit RK. Effect of concomitantly administered honey on the pharmacokinetics of carbamazepine in healthy volunteers. Methods Find Exp Clin Pharmacol 2003; 25: 537-40

Manyi-Loh CE, Ndip RN, Clarke AM. Volatile compounds in honey: a review on their involvement in aroma, botanical origin determination and potential biomedical activities. Int J Mol Sci 2011; 12: 9514-32

Marceau E, Yaylayan VA. Profiling of alpha-dicarbonyl content of commercial honeys from different botanical origins: identification of 3,4-dideoxyglucoson-3-ene (3,4-DGE) and related compounds. J Agric Food Chem 2009; 57: 10837-44

Mărgăoan R, Mărghitaş LA, Dezmirean DS, Bobiş O, Bonta V, Cătană C, Urcan A, Mureşa CI, Margin MC. Comparative study on quality parameters of royal jelly, apilarnil and queen bee larvae triturate. Bulletin UASVM Animal Science and Biotechnologies 2017; 74: 51-8

Markiewicz-Żukowska R, Borawska MH, Fiedorowicz A, Naliwajko SK, Sawicka D, Car H. Propolis changes the anticancer activity of temozolomide in U87MG human glioblastoma cell line. BMC Complement Altern Med 2013; 13: 50

Marseglia GL, Manti S, Chiappini E, Brambilla I, Caffarelli C, Calvani M, Cardinale F, Cravidi C, Duse M, Martelli A, Minasi D, Del Giudice MM, Pajno G, Peroni DG, Tosca MA, Licari A, Ciprandi G. Acute cough in children and adolescents: A systematic review and a practical algorithm by the Italian Society of Pediatric Allergy and Immunology. Allergol Immunopathol (Madr) 2021; 49: 155-69

Mårtensson A, Greiff L, Lamei SS, Lindstedt M, Olofsson TC, Vasquez A, Cervin A. Effects of a honeybee lactic acid bacterial microbiome on human nasal symptoms, commensals, and biomarkers. Int Forum Allergy Rhinol 2016; 6: 956-63

Mårtensson A, Abolhalaj M, Lindstedt M, Mårtensson A, Olofsson TC, Vásquez A, Greiff L, Cervin A. Clinical efficacy of a topical lactic acid bacterial microbiome in chronic rhinosinusitis: A randomized controlled trial. Laryngoscope Investig Otolaryngol 2017; 2: 410-6

Marti J, López F, Gascón I, Julve J. Propolis nasal spray effectively improves recovery from infectious acute rhinitis and common cold symptoms in children: a pilot study. J Biol Regul Homeost Agents 2017; 31: 943-50

Maruhashi E, Braz BS, Nunes T, Pomba C, Belas A, Duarte-Correia JH, Lourenço AM. Vet Dermatol. 2016 Apr;27(2):93-8e27. doi: 10.1111/vde.12291.

Mato I, Huidobro JF, Simal-Lozano J, Sancho MT. Significance of nonaromatic organic acids in honey. J Food Prot 2003; 66: 2371-6

Matos D, Serrano P, Menezes Brandão F. A case of allergic contact dermatitis caused by propolis-enriched honey. Contact Dermatitis 2015; 72: 59-60

Matsuno T. A new clerodane diterpenoid isolated from propolis. Z Naturforsch [C] 1995; 50: 93-7

Matsuno T (1), Jung SK, Matsumoto Y, Saito M, Morikawa J. Preferential cytotoxicity to tumor cells of 3,5-diprenyl-4-hydroxycinnamic acid (artepillin C) isolated from propolis. Anticancer Res 1997; 17: 3565-8

Matsuno T(2), Matsumoto Y, Saito M, Morikawa J. Isolation and characterization of cytotoxic diterpenoid isomers from propolis. Z Naturforsch [C] 1997; 52: 702-4

Matsuno T(3), Chen C, Basnet P. A tumouricidal and antioxidant compound isolated from an aqueous extract of propolis. Med Sci Res 1997; 25: 583-4

Matsushita H, Shimizu S, Morita N, Watanabe K, Wakatsuki A. Effects of royal jelly on bone metabolism in postmenopausal women: a randomized, controlled study. Climacteric 2021; 24: 164-70

Matzi V, Lindenmann J, Muench A, Greilberger J, Juan H, Wintersteiger R, Maier A, Smolle-Juettner FM. The impact of preoperative micronutrient supplementation in lung surgery. A prospective randomized trial of oral supplementation of combined alpha-ketoglutaric acid and 5-hydroxymethylfurfural. Eur J Cardiothorac Surg 2007; 32: 776-82

Matzke A, Bogdanov S. Bienenprodukte und Apitherapie. Der Schweizerische Bienenvater, Band 4. Winikon 2001: 41-52

Maurizi A, De Luca F, Zanghi A, Manzi E, Leonardo C, Guidotti M, Antonaccio FP, Olivieri V, De Dominicis C. The role of nutraceutical medications in men with non bacterial chronic prostatitis and chronic pelvic pain syndrome: A prospective non blinded study utilizing flower pollen extracts versus bioflavonoids. Arch Ital Urol Androl 2019; 90: 260-4

Mavric E, Wittmann S, Barth G, Henle T. Identification and quantification of methylglyoxal as the dominant antibacterial constituent of Manuka (Leptospermum scoparium) honeys from New Zealand. Mol Nutr Food Res 2008; 52: 483-9

Mazruei Arani N, Emam-Djomeh Z, Tavakolipour H, Sharafati-Chaleshtori R, Soleimani A, Asemi Z. The effects of probiotic honey consumption on metabolic status in patients with diabetic nephropathy: a randomized, double-blind, controlled trial. Probiotics Antimicrob Proteins 2019; 11: 1195-201

Mazzarello V, Donadu MG, Ferrari M, Piga G, Usai D, Zanetti S, Sotgiu MA. Treatment of acne with a combination of propolis, tea tree oil, and Aloe vera compared to erythromycin cream: two double-blind investigations. Clin Pharmacol 2018; 10: 175-81

McDonald JA, Li FP, Mehta CR. Cancer mortality among beekeepers. Occup Med 1979 Dec; 21: 811-3

McIntosh CD, Thomson CE. Honey dressing versus paraffin tulle gras following toenail surgery. J Wound Care 2006; 15: 133-6

Mearns ES, Liang M, Limone BL, Gilligan AM, Miller JD, Schaum KD, Waycaster CR. Economic analysis and budget impact of clostridial collagenase ointment compared with medicinal honey for treatment of pressure ulcers in the US. Clinicoecon Outcomes Res 2017; 9: 485-94

Meda A, Lamien CE, Millogo J, Romito M, Nacoulma OG. Therapeutic uses of honey and honeybee larvae in central Burkina Faso. J Ethnopharmacol 2004; 95: 103-7

Medhi B, Prakash A, Avti PK, Saikia UN, Pandhi P, Khanduja KL. Effect of Manuka honey and sulfasalazine in combination to promote antioxidant defense system in experimentally induced ulcerative colitis model in rats. Indian J Exp Biol 2008; 46: 583-90

Mehaisen GMK, Ibrahim RM, Desoky AA, Safaa HM, El-Sayed OA, Abass AO. The importance of propolis in alleviating the negative physiological effects of heat stress in quail chicks. PLoS One 2017; 12: e0186907

Mendonça ICG, Medeiros MLBB, Penteado RAPM, Parolia A, Porto ICCM. An overview of the toxic effects and allergic reactions caused by propolis. PharmacologyOnline 2013; 2: 96-105

Menegazzo F, Ghedini E, Signoretto M. 5-Hydroxymethylfurfural (HMF) production from real biomasses. Molecules 2018; 23: 2201

Menéndez R, Más R, Amor AM, Pérez Y, González RM, Fernández J, Molina V, Jiménez S. Antioxidant effects of D002 on the in vitro susceptibility of whole plasma in healthy volunteers. Arch Med Res 2001; 32: 436-41

Meng G, Wang H, Pei Y, Li Y, Wu H, Song Y, Guo Q, Guo H, Fukushima S, Tatefuji T, Wang J, Du H, Su Q, Zhang W, Shen S, Wang X, Dong R, Han P, Okazaki T, Nagatomi R, Wang J, Huang G, Sun Z, Song K, Niu K. Effects of protease-treated royal jelly on muscle strength in elderly nursing home residents: A randomized, double-blind, placebo-controlled, dose-response study. Sci Rep 2017; 7: 11416

Merino N, Gonzalez R, Gonzalez A, Remirez D. Histopathological evaluation on the effect of red propolis on liver damage induced by CCl4 in rats. Arch Med Res 1996; 27: 285-9

Metz U. Intravenöse Honigtherapie bei coronaren Durchblutungsstörungen. Hippokrates 1948; 19: 39-41

Miceli Sopo S, Greco M, Monaco S, Varrasi G, Di Lorenzo G, Simeone G; Milk Honey Study (M&HS) Group. Effect of multiple honey doses on non-specific acute cough in children. An open randomised study and literature review. Allergol Immunopathol (Madr) 2015; 43: 449-55

Midilli TS, Yasar E, Baysal E. Dysmenorrhea characteristics of female students of health school and affecting factors and their knowledge and use of complementary and alternative medicine methods. Holist Nurs Pract 2015; 29: 194-204

Mijanur Rahman M, Gan SH, Khalil MI. Neurological effects of honey: current and future prospects. Evid Based Complement Alternat Med. 2014; 2014: 958721

Mildau G, Huber B. Die neue EG-KosmetikVO 1223/2009 – Inhalte und erste Erläuterungen; Internationales Journal für angewandte Wissenschaft (SOFW-Journal) 2010; 136 3-10, 1-16

Miryan M, Soleimani D, Dehghani L, Sohrabi K, Khorvash F, Bagherniya M, Sayedi SM, Askari G. The effect of propolis supplementation on clinical symptoms in patients with coronavirus (COVID-19): A structured summary of a study protocol for a randomised controlled trial. Trials 2020; 21: 996

Mishima S, Suzuki KM, Isohama Y, Kuratsu N, Araki Y, Inoue M, Miyata T. Royal jelly has estrogenic effects in vitro and in vivo. J Ethnopharmacol 2005; 101: 215-20

Misirlioglu A, Eroglu S, Karacaoglan N, Akan M, Akoz T, Yildirim S. Use of honey as an adjunct in the healing of split-thickness skin graft donor site. Dermatol Surg 2003; 29: 168-72

Mistiaen P, Poot E, Hickox S, Jochems C, Wagner C. Preventing and treating intertrigo in the large skin folds of adults: a literature overview. Dermatol Nurs 2004; 16: 43-6, 49-57

Miyares C, Hollands I, Castañeda C, González T, Fragoso T, Currás R, Soria C. [Clinical trial with a preparation based on propolis "propolisina" in human giardiasis]. Acta Gastroenterol Latinoam 1988; 18: 195-201

Mobasseri M, Ghiyasvand S, Ostadrahimi A, Ghojazadeh M, Noshad H, Pourmoradian S. Effect of fresh royal jelly ingestion on glycemic response in patients with type 2 diabetes. Iran Red Crescent Med J 2015; 17: e20074

Mofid B, Rezaeizadeh H, Termos A, Rakhsha A, Mafi AR, Taheripanah T, Ardakani MM, Taghavi SM, Moravveji SA, Kashi AS. Effect of processed honey and royal jelly on cancer-related fatigue: a double-blind randomized clinical trial. Electron Physician 2016; 8: 2475-82

Mohd Effendy N, Mohamed N, Muhammad N, Mohamad IN, Shuid AN. The effects of tualang honey on bone metabolism of postmenopausal women. Evid Based Complement Alternat Med 2012; 2012: 938574

Mokhtari S, Sanati I, Abdolahy S, Hosseini Z. Evaluation of the effect of honey on the healing of tooth extraction wounds in 4- to 9-year-old children. Niger J Clin Pract 2019; 22: 1328-34

Molan PC. The evidence supporting the use of honey as a wound dressing. Int J Low Extrem Wounds 2006; 5: 40-54

Molan PC, Allen KL. The effect of gamma-irradiation on the antibacterial activity of honey. J Pharm Pharmacol 1996; 48: 1206-9

Moniruzzaman M, Sulaiman SA, Khalil MI, Gan SH. Evaluation of physicochemical and antioxidant properties of sourwood and other Malaysian honeys: a comparison with manuka honey. Chem Cent J 2013; 7: 138

Montoro A, Almonacid M, Serrano J, Saiz M, Barquinero JF, Barrios L, Verdu G, Perez J, Villaescusa JI. Assessment by cytogenetic analysis of the radioprotection properties of propolis extract. Radiat Prot Dosimetry 2005; 115: 461-4

Moolenaar M, Poorter RL, van der Toorn PP, Lenderink AW, Poortmans P, Egberts AC. The effect of honey compared to conventional treatment on healing of radiotherapy-induced skin toxicity in breast cancer patients. Acta Oncol 2006; 45: 623-4

Moreno MI, Isla MI, Sampietro AR, Vattuone MA. Comparison of the free radical-scavenging activity of propolis from several regions of Argentina. J Ethnopharmacol 2000; 71: 109-14

Morita H, Ikeda T, Kajita K, Fujioka K, Mori I, Okada H, Uno Y, Ishizuka T. Effect of royal jelly ingestion for six months on healthy volunteers. Nutr J 2012; 11: 77

Moroti C, Souza Magri LF, de Rezende Costa M, Cavallini DC, Sivieri K. Effect of the consumption of a new symbiotic shake on glycemia and cholesterol levels in elderly people with type 2 diabetes mellitus. Lipids Health Dis 2012; 11: 29

Moskwa J, Borawska MH, Markiewicz-Zukowska R, Puscion-Jakubik A, Naliwajko SK, Socha K, Soroczynska J. Polish natural bee honeys are anti-proliferative and anti-metastatic agents in human glioblastoma multiforme U87MG cell line. PLoS One 2014; 9: e90533

Movahed R, Rajabi O, Azizi H, Jafari S, Yousefi R, Bakhshaee M. The effect of standardized honey on mucosal healing of the nose and paranasal sinuses after polypectomy: A randomized controlled, double blind pilot study. Acta Biomed 2022; 92: e2021293

Mühlschlegel P, Hauk A, Walter U, Sieber R. Lack of evidence for microplastic contamination in honey. Food Addit Contam Part A Chem Anal Control Expo Risk Assess 2017; 34: 1982-9

Mujica V, Orrego R, Pérez J, Romero P, Ovalle P, Zúñiga-Hernández J, Arredondo M, Leiva E. The role of propolis in oxidative stress and lipid metabolism: a randomized controlled trial. Evid Based Complement Alternat Med 2017; 2017: 4272940

Müller HL. Diagnosis and treatment of insect allergy. J Asthma Res 1966; 3: 331-3

Münstedt K. Bee products and the treatment of blister-like lesions around the mouth, skin and genitalia caused by herpes viruses-A systematic review. Complement Ther Med 2019; 43: 81-84

Münstedt K, Bargello M, Hauenschild A. Royal jelly reduces the serum glucose levels in healthy subjects. J Med Food 2009; 12: 1170-2

Münstedt K, Böhme M, Hauenschild A, Hrgovic I. Consumption of rapeseed honey leads to higher serum fructose levels compared with analogue glucose/fructose solutions. Eur J Clin Nutr 2011; 65: 77-80

Münstedt K, Bogdanov S. Bee products and their potential use in modern medicine. Journal of ApiProduct and ApiMedical Science 2009; 1: 57-63

Münstedt K, Funk D, Riepen T, Berkes E, Hübner J. Acceptance of apitherapeutic methods in patients consulting general physicians or gynaecologists. Complement Ther Clin Pract 2019; 35: 154-7

Münstedt K, Henschel M, Hauenschild A, von Georgi R. Royal jelly increases high density lipoprotein levels but in older patients only. J Altern Complement Med 2009; 15: 329-30

Münstedt K, Hoffmann S, Hauenschild A, Bülte M, von Georgi R, Hackethal A. Effect of honey on serum cholesterol and lipid values. J Med Food 2009; 12: 624-8

Münstedt K, Hübner J, Männle H. Apitherapy and gynaecology –to what extent can methods from this area be alternatives to conventional ones? World Journal of Gynecology & Women's Health 2021; 5: WJGWH.MS.ID.000607.

Münstedt K, Kalder M. Honey as a treatment option for rhinoconjunctivitis. Journal of ApiProduct & ApiMedical Science 2010: 2: 145-8

Münstedt K, Männle H, Riepen T. Survey of reasons why women utilize honey therapeutically, and reasons for not utilizing honey. Heliyon 2020; 6(10): e05231.

Münstedt K, Männle H. What is wrong with the meta-analyses on honey and oral mucositis due to cancer therapies? Complement Ther Med 2020; 49: 102286

Münstedt K, Momm F, Hübner J. Honey in the management of side effects of radiotherapy- or radio/chemotherapy-induced oral mucositis. A systematic review. Complement Ther Clin Pract 2019; 34: 145-52

Münstedt K, Sheybani B, Hauenschild A, Brüggmann D, Bretzel RG, Winter D. Effects of basswood honey, honey-comparable glucose-fructose solution, and oral glucose tolerance test solution on serum insulin, glucose, and C-peptide concentrations in healthy subjects. J Med Food 2008; 11: 424-8

Münstedt, K. Komplementäre und alternative Krebstherapien. Landsberg/Lech (Ecomed) 2012

Münstedt K, Thienel J. Beekeepers in central Europe are at high risk for contracting Lyme borreliosis. Journal of Apicultural Research 2012; 51: 291-7

Münstedt K, Hoffmann S, Teichfischer P. Ein Stimmungsbild zur Apitherapie. Dtsch Bienen-Journal 2014; 22(6): 34-5

Münstedt K, Voss B, Kullmer U, Schneider U, Hübner J. Bee pollen and honey for the alleviation of hot flushes and other menopausal symptoms in breast cancer patients. Mol Clin Oncol 2015; 3: 869-74

Münstedt K. Rationale naturheilkundliche Ansätze zur Behandlung der primären Dysmenorrhoe. Gyne 2016; 37 (2): 7-14

Münstedt K, Münstedt KP, Prott FJ. Zur Prävention und Behandlung von Krebserkrankungen mit Hilfe der Apitherapie. Aktuelle Gesundheits-Nachrichten 2016 (Heft 20): 24-36

Münstedt K, Hoffmann S, Schmidt G, Sauerbier E, Münstedt KP. Handbuch gesundes Imkern: Gefahren für den Imker erkennen – Krankheiten behandeln. Berlin (Lehmanns) 2013

Münstedt K, Hoffmann S, Münstedt KP. Bienenprodukte in der Medizin: Apitherapie nach wissenschaftlichen Kriterien bewertet. Aachen (Shaker) 2015

Münstedt K, Voss B, Kullmer U, Schneider U, Hübner J. Bee pollen and honey for the alleviation of hot flushes and other menopausal symptoms in breast cancer patients. Mol Clin Oncol 2015; 3: 869-74

Münstedt K. Münstedt KP, Hoffmann S. Apitherapie oder Naturheilkunde, was hilft besser bei typischen Frauenleiden? Aktuelle Gesundheitsnachrichten 2017; 27: 56-9

Münstedt K, Gießler W, Schopperth T. Komplementäre Onkologie und Prognose - Haben naturheilkundliche Methoden einen Einfluss auf den Krankheitsverlauf? Onkologe 2017; 23:185-9

Murakami M, Tsukada O, Okihara K, Hashimoto K, Yamada H, Yamaguchi H. Beneficial effect of honeybee-collected pollen lump extract on benign prostatic hyperplasia (BPH) - A double-blind, placebo-controlled clinical trial. Food Science and Technology Research 2008; 14: 306-10

Musaiger AO, Abahussain NA. Attitudes and practices of complementary and alternative medicine among adolescents in Saudi Arabia. Glob J Health Sci. 2015; 7: 173-9

Mushtaq R, Mushtaq R, Khan ZT. Effects of natural honey on lipid profile and body weight in normal weight and obese adults: a randomized clinical trial. Pakistan J Zool 2011; 43: 161-9

N

Na HK, Wilson MR, Kang KS, Chang CC, Grunberger D, Trosko JE. Restoration of gap junctional intercellular communication by caffeic acid phenethyl ester (CAPE) in a ras-transformed rat liver epithelial cell line. Cancer Lett 2000; 157: 31-8

Nasrolahi O, Heidari R, Rahmani F, Farokhi F. Effect of natural honey from Ilam and metformin for improving glycemic control in streptozotocin-induced diabetic rats. Avicenna J Phytomed 2012; 2: 212-21

Nayak PA, Nayak UA, Mythili R. Effect of Manuka honey, chlorhexidine gluconate and xylitol on the clinical levels of dental plaque. Contemp Clin Dent 2010; 1: 214-7

Ndip RN, Malange Takang AE, Echakachi CM, Malongue A, Akoachere JF, Ndip LM, Luma HN. In-vitro antimicrobial activity of selected honeys on clinical isolates of Helicobacter pylori. Afr Health Sci 2007; 7: 228-32

Negahi AR, Hosseinpour P, Vaziri M, Vaseghi H, Darvish P, Bouzari B, Mousavie SH. Comparison of honey versus polylactide anti-adhesion barrier on peritoneal adhesion and healing of colon anastomosis in rabbits. Open Access Maced J Med Sci 2019; 7: 1597-1601

Nejatbakhsh F, Karegar-Borzi H, Amin G, Eslaminejad A, Hosseini M, Bozorgi M, Gharabaghi MA. Squill Oxymel, a traditional formulation from Drimia Maritima (L.) Stearn, as an add-on treatment in patients with moderate to severe persistent asthma: A pilot, triple-blind, randomized clinical trial. J Ethnopharmacol 2017; 196: 186-92

Neuman MG, Cohen L, Opris M, Nanau RM, Hyunjin J. Hepatotoxicity of pyrrolizidine alkaloids. J Pharm Pharm Sci 2015; 18: 825-43

Nijhuis WA, Houwing RH, Van der Zwet WC, Jansman FG. A randomised trial of honey barrier cream versus zinc oxide ointment. Br J Nurs 2012; 21: 9-10, 12-13

Nilforoushzadeh MA, Jaffary F, Moradi S, Derakhshan R, Haftbaradaran E. Effect of topical honey application along with intralesional injection of glucantime in the treatment of cutaneous leishmaniasis. BMC Complement Altern Med 2007; 7: 13

Nishio EK, Ribeiro JM, Oliveira AG, Andrade CG, Proni EA, Kobayashi RK, Nakazato G. Antibacterial synergic effect of honey from two stingless bees: Scaptotrigona bipunctata Lepeletier, 1836, and S. postica Latreille, 1807. Sci Rep 2016; 6: 21641

Nitecka-Buchta A, Buchta P, Tabeńska-Bosakowska E, Walczyńska-Dragoń K, Baron S. Myorelaxant effect of bee venom topical skin application in patients with RDC/TMD Ia and RDC/TMD Ib: a randomized, double blinded study. Biomed Res Int 2014; 2014: 296053

Nitsche MP, Carreño M. Is honey an effective treatment for acute cough in children? Medwave 2016; 16 Suppl 2: e6454.

Noble SJ, Armstrong PJ. Bee sting envenomation resulting in secondary immune-mediated hemolytic anemia in two dogs. J Am Vet Med Assoc 1999; 214: 1026-7, 1021

Nolan VC, Harrison J, Wright JEE, Cox JAG. Clinical significance of manuka and medical-grade honey for antibiotic-resistant infections: a systematic review. Antibiotics (Basel) 2020; 9: 766

Nooh N, Abdullah WA, Grawish Mel-A, Ramalingam S, Javed F, Al-Hezaimi K. The effects of surgicel and bone wax hemostatic agents on bone healing: An experimental study. Indian J Orthop 2014; 48: 319-25

Nosalova G1, Jurecek L, Hromadkova Z, Kostalova Z, Sadlonova V. Antioxidant activity of herbal polysaccharides and cough reflex. Adv Exp Med Biol 2013; 788:51-7

Nosalova G2, Fleskova D, Jurecek L, Sadlonova V, Ray B. Herbal polysaccharides and cough reflex. Respir Physiol Neurobiol 2013; 187: 47-51

Novotny L, Vachalkova A, Al-Nakib T, Mohanna N, Vesela D, Suchy V: Separation of structurally related flavonoids by GC/MS technique and determination of their polarographic parameters and potential carcinogenicity. Neoplasma 1999; 46: 231-6

Nychas GJ, Dillon VM, Board RG. Glucose, the key substrate in the microbiological changes occurring in meat and certain meat products. Biotechnol Appl Biochem 1988; 10: 203-31

O

Oduwole O, Udoh EE, Oyo-Ita A, Meremikwu MM. Honey for acute cough in children. Cochrane Database Syst Rev 2018; 4(4): CD007094.

Oizumi T, Daimon M, Jimbu Y, Kameda W, Arawaka N, Yamaguchi H, Ohnuma H, Sasaki H, Kato T. A palatinose-based balanced formula improves glucose tolerance, serum free fatty acid levels and body fat composition. Tohoku J Exp Med 2007; 212: 91-9

Olczyk P, Ramos P, Komosinska-Vassev K, Stojko J, Pilawa B. Positive effect of propolis on free radicals in burn wounds. Evid Based Complement Alternat Med 2013; 2013: 356737

Ondicova K, Mravec B. Role of nervous system in cancer aetiopathogenesis. Lancet Oncol 2010; 11: 596-601

Oliver CJ, Softley S, Williamson SM, Stevenson PC, Wright GA (2015) Pyrethroids and nectar toxins have subtle effects on the motor function, grooming and wing fanning behaviour of honeybees (Apis mellifera). PLoS ONE 10: e0133733.

Ooi ML, Jothin A, Bennett C, Ooi EH, Vreugde S, Psaltis AJ, Wormald PJ. Manuka honey sinus irrigations in recalcitrant chronic rhinosinusitis: phase 1 randomized, single-blinded, placebo-controlled trial. Int Forum Allergy Rhinol 2019; 9: 1470-7

Orfi NE, Boutayeb S, Rahou BH, Aitouma A, Souadka A. Use of medicinal plants by cancer patients at the National Institute of Oncology, Rabat: a cross-sectional survey. Pan Afr Med J 2021; 40: 18

Oršolić N. Bee venom in cancer therapy. Cancer Metastasis Rev 2012; 31: 173-94

Osama H, Abdullah A, Gamal B, Emad D, Sayed D, Hussein E, Mahfouz E, Tharwat J, Sayed S, Medhat S, Bahaa T, Abdelrahim MEA. Effect of honey and royal jelly against cisplatin-induced nephrotoxicity in patients with cancer. J Am Coll Nutr 2017; 36: 342-6

Osato MS, Reddy SG, Graham DY. Osmotic effect of honey on growth and viability of Helicobacter pylori. Dig Dis Sci 1999; 44: 462-4

Ota M, Ishiuchi K, Xu X, Minami M, Nagachi Y, Yagi-Utsumi M, Tabuchi Y, Cai SQ, Makino T. The immunostimulatory effects and chemical characteristics of heated honey. J Ethnopharmacol 2019; 228: 11-7

Othman NH. Honey and cancer: sustainable inverse relationship particularly for developing nations-a review. Evid Based Complement Alternat Med 2012; 2012: 410406

Oyejide CO, Oke EA. An ethnographic study of acute respiratory infections in four local government areas of Nigeria. Afr J Med Med Sci 1995; 24: 85-91

P

Page RE jr. The spirit of the hive. The mechanism of social evolution. London (Harvard University Press) 2013

Pajovic B, Radojevic N, Dimitrovski A, Tomovic S, Vukovic M. The therapeutic potential of royal jelly in benign prostatic hyperplasia. Comparison with contemporary literature. Aging Male 2016; 19: 192-6

Paola F, Pantalea DD, Gianfranco C, Antonio F, Angelo V, Eustachio N, Elisabetta DL. Oral allergy syndrome in a child provoked by royal jelly. Case Rep Med. 2014; 2014: 941248

Paramasivan S, Drilling AJ, Jardeleza C, Jervis-Bardy J, Vreugde S, Wormald PJ. Methylglyoxal-augmented manuka honey as a topical anti-Staphylococcus aureus biofilm agent: safety and efficacy in an in vivo model. Int Forum Allergy Rhinol 2014; 4: 187-95

Parisius LM, Stock-Schröer B, Berger S, Hermann K, Joos S. Use of home remedies: a cross-sectional survey of patients in Germany. BMC Fam Pract 2014; 15: 116

Park HJ, Lee SH, Son DJ, Oh KW, Kim KH, Song HS, Kim GJ, Oh GT, Yoon do Y, Hong JT. Antiarthritic effect of bee venom: inhibition of inflammation mediator generation by suppression of NF-kappaB through interaction with the p50 subunit. Arthritis Rheum 2004; 50: 3504-15

Park JW, Jeon JH, Yoon J, Jung TY, Kwon KR, Cho CK, Lee YW, Sagar S, Wong R, Yoo HS. Effects of sweet bee venom pharmacopuncture treatment for chemotherapy-induced peripheral neuropathy: A Case Series. Integr Cancer Ther 2012; 11: 166-71

Park YC, Koh PS, Seo BK, Lee JW, Cho NS, Park HS, Park DS, Baek YH. Long-term effectiveness of bee venom acupuncture and physiotherapy in the treatment of adhesive capsulitis: a one-year follow-up analysis of a previous randomized controlled trial. J Altern Complement Med 2014; 20: 919-24

Paul IM, Beiler J, McMonagle A, Shaffer ML, Duda L, Berlin CM Jr. Effect of honey, dextromethorphan, and no treatment on nocturnal cough and sleep quality for coughing children and their parents. Arch Pediatr Adolesc Med 2007; 161: 1140-6

Pereira C, Barreira JC, Calhelha RC, Lopes M, Queiroz MJ, Vilas-Boas M, Barros L, Ferreira IC. Is honey able to potentiate the antioxidant and cytotoxic properties of medicinal plants consumed as infusions for hepatoprotective effects? Food Funct 2015; 6: 1435-42

Pereira EM, da Silva JL, Silva FF, De Luca MP, Ferreira EF, Lorentz TC, Santos VR. Clinical evidence of the efficacy of a mouthwash containing propolis for the control of plaque and gingivitis: A phase II study. Evid Based Complement Alternat Med 2011; 2011: 750249

Poddar K, Poddar SK, Singh A. Acute polyradiculoneuropathy following honey bee sting. Ann Indian Acad Neurol 2012; 15: 137-8

Poovelikunnel TT, Gethin G, Solanki D, McFadden E, Codd M, Humphreys H. Randomized controlled trial of honey versus mupirocin to decolonize patients with nasal colonization of meticillin-resistant Staphylococcus aureus. J Hosp Infect 2017 pii: S0195-6701(17)30582-0. doi: 10.1016/j.jhin.2017.10.016

Popescu FD. Cross-reactivity between aeroallergens and food allergens. World J Methodol 2015; 5: 31-50

Pourmoradian S, Mahdavi R, Mobasseri M, Faramarzi E, Mobasseri M. Effects of royal jelly supplementation on glycemic control and oxidative stress factors in type 2 diabetic female: a randomized clinical trial. Chin J Integr Med 2014; 20: 347-52

Pranskuniene Z, Bernatoniene J, Simaitiene Z, Pranskunas A, Mekas T. Ethnomedicinal uses of honeybee products in Lithuania: the first analysis of archival sources. Evid Based Complement Alternat Med 2016; 2016: 9272635

Pressemitteilung Mellifera e.V. vom 21.02.2017 "Imker unternehmene juristische Schritte“, https://www.mellifera.de/ueber-uns/presse/mitteilungen/imker-unternehmen-juristische-schritte.html

Pressemitteilung Deutscher Imkerbund e.V. (DIB) vom 16.01.2017 „Von der Blüte auf den Tisch“, https://www.presseportal.de/pm/68302/3535964

Przybylski J, Scheller S. Frühzeitige Ergebnisse der Behandlung der Legg-Calvé-Perthes Krankheit mittels Gelenkinjektion von wässrigem Extrakt von Propolis. Z Orthop 1985; 123: 163-7

Puente R, Illnait J, Mas R, Carbajal D, Mendoza S, Fernández JC, Mesa M, Gámez R, Reyes P. Evaluation of the effect of D-002, a mixture of beeswax alcohols, on osteoarthritis symptoms. Korean J Intern Med 2014; 29: 191-202

Puścion-Jakubik A, Borawska MH, Socha K. Modern methods for assessing the quality of bee honey and botanical origin identification. Foods 2020; 9: 1028

R

Raatz SK, Johnson LK, Picklo MJ. Consumption of honey, sucrose, and high-fructose corn syrup produces similar metabolic effects in glucose-tolerant and -intolerant individuals. J Nutr 2015; 145: 2265-72

Rabbani N, Xue M, Thornalley PJ. Methylglyoxal-induced dicarbonyl stress in aging and disease: first steps towards glyoxalase 1-based treatments. Clin Sci (Lond) 2016; 130: 1677-96

Rabie E, Serem JC, Oberholzer HM, Gaspar AR, Bester MJ. How methylglyoxal kills bacteria: An ultrastructural study. Ultrastruct Pathol 2016; 40: 107-11

Raeessi MA, Aslani J, Raeessi N, Gharaie H, Karimi Zarchi AA, Raeessi F. Honey plus coffee versus systemic steroid in the treatment of persistent post-infectious cough: a randomised controlled trial. Prim Care Respir J 2013; 22: 325-30

Raeessi MA, Raeessi N, Panahi Y, Gharaie H, Davoudi SM, Saadat A, Karimi Zarchi AA, Raeessi F, Ahmadi SM, Jalalian H. "Coffee plus honey" versus "topical steroid" in the treatment of chemotherapy-induced oral mucositis: a randomised controlled trial. BMC Complement Altern Med 2014; 14: 293

Raeymaekers B. A prospective biomonitoring campaign with honey bees in a district of upper-bavaria (Germany). Environ Monit Assess 2006; 116: 233-43

Rahbar N, Asgharzadeh N, Ghorbani R. Effect of omega-3 fatty acids on intensity of primary dysmenorrhea. Int J Gynaecol Obstet 2012; 117: 45-7

Rahimi VB, Shirazinia R, Fereydouni N, Zamani P, Darroudi S, Sahebkar AH, Askari VR. Comparison of honey and dextrose solution on post-operative peritoneal adhesion in rat model. Biomed Pharmacother 2017; 92: 849-55

Raisi Dehkordi Z, Hosseini Baharanchi FS, Bekhradi R. Effect of lavender inhalation on the symptoms of primary dysmenorrhea and the amount of menstrual bleeding: A randomized clinical trial. Complement Ther Med 2014; 22: 212-9

Rajan TV, Tennen H, Lindquist RL, Cohen L, Clive J. Effect of ingestion of honey on symptoms of rhinoconjunctivitis. Ann Allergy Asthma Immunol 2002; 88: 198-203

Rajpara S, Wilkinson MS, King CM, Gawkrodger DJ, English JS, Statham BN, Green C, Sansom JE, Chowdhury MM, Horne HL, Ormerod AD. The importance of propolis in patch testing--a multicentre survey. Contact Dermatitis 2009; 61: 287-90

Rao S, Hegde SK, Rao P, Dinkar C, Thilakchand KR, George T, Baliga-Rao MP, Palatty PL, Baliga MS. Honey mitigates radiation-induced oral mucositis in head and neck cancer patients without affecting the tumor response. Foods 2017; 6: E77

Reinhard A, Janke M, von der Ohe W, Kempf M, Theuring C, Hartmann T, Schreier P, Beuerle T. Feeding deterrence and detrimental effects of pyrrolizidine alkaloids fed to honey bees (Apis mellifera). J Chem Ecol 2009; 35: 1086-95

Reisman RE, Hale R, Wypych JI. Allergy to honeybee body components: distinction from bee venom sensitivity. J Allergy Clin Immunol 1983; 71: 18-20

Remirez D, Gonzalez R, Rodriguez S, Ancheta O, Bracho JC, Rosado A, Rojas E, Ramos ME. Protective effects of propolis extract on allyl alcohol-induced liver injury in mice. Phytomed 1997; 4: 309-14

Rering CC, Beck JJ, Hall GW, McCartney MM, Vannette RL. Nectar-inhabiting microorganisms influence nectar volatile composition and attractiveness to a generalist pollinator. New Phytologist 2017; doi: 10.1111/nph.14809

Rieg S, Martin Bauer T, Peyerl-Hoffmann G, Held J, Ritter W, Wagner D, Kern WV, Serr A. Paenibacillus larvae bacteremia in injection drug users. Emerg Infect Dis 2010; 16: 487-9

Ristivojević P, Trifković J, Andrić F, Milojković-Opsenica D. Poplar-type propolis: chemical composition, botanical origin and biological activity. Nat Prod Commun 2015; 10: 1869-76

Roberts AE, Maddocks SE, Cooper RA. Manuka honey reduces the motility of Pseudomonas aeruginosa by suppression of flagella-associated genes. J Antimicrob Chemother 2015; 70: 716-25

Rocha MP, Amorim JM, Lima WG, Brito JCM, da Cruz Nizer WS. Effect of honey and propolis, compared to acyclovir, against Herpes Simplex Virus (HSV)-induced lesions: a systematic review and meta-analysis. J Ethnopharmacol 2021; 287: 114939

Rodriguez S, Ancheta O, Ramos ME, Remirez D, Rojas E, Gonzalez R. Effects of Cuban red propolis on galactosamine-induced hepatitis in rats. Pharmacol Res 1997; 35: 1-4

Rodríguez I, Monteagudo M, Orozco A, Sánchez T. Use of Mexican propolis for the topical treatment of dermatomycosis in horses. Open Journal of Veterinary Medicine, 2016; 6: 1-8

Roth DH, Kwon YB, Kim HW, Ham TW, Yoon SY, Kang SY, Han HJ, Lee HJ, Beitz AJ, Lee JH. Acupoint stimulation with diluted bee venom (apipuncture) alleviates thermal hyperalgesia in a rodent neuropathic pain model: involvement of spinal alpha 2-adrenoceptors. J Pain 2004; 5: 297-303

Romanelli A, Moggio L, Montella RC, Campiglia P, Iannaccone M, Capuano F, Pedone C, Capparelli R. Peptides from Royal Jelly: studies on the antimicrobial activity of jelleins, jelleins analogs and synergy with temporins. J Pept Sci 2011; 17: 348-52

Rosmilah M, Shahnaz M, Patel G, Lock J, Rahman D, Masita A, Noormalin A. Characterization of major allergens of royal jelly Apis mellifera. Trop Biomed 2008; 25: 243-51

Roudeschko O, Machnik A, Dörfelt, Kaatz HH, Schlott B, Kinne RW. A novel inhalation allergen present in the working environment of beekeepers. Allergy 2004; 59: 332-7

Rouhi H, Ganji F. Effect of Althaea officinalis on cough associated with ACE inhibitors. Parkistan Journal of Nutrition 2007; 6: 256-8

Royaux E, Polis I, Boyen F, Van Ham L, de Rooster H. No evidence that medicinal honey reduces bacterial skin colonisation at a peripheral catheter insertion site in dogs. J Small Anim Pract 2016; 57: 374-8

Rozé JC, Barbarot S, Butel MJ, Kapel N, Waligora-Dupriet AJ, De Montgolfier I, Leblanc M, Godon N, Soulaines P, Darmaun D, Rivero M, Dupont C. An α-lactalbumin-enriched and symbiotic-supplemented v. a standard infant formula: a multicentre, double-blind, randomised trial. Br J Nutr 2012; 107: 1616-22

Rudeschko O, Machnik A, Dörfelt H, Kaatz HH, Schlott B, Kinne RW. A novel inhalation allergen present in the working environment of beekeepers. Allergy 2004; 59: 332-7

Ruschioni S, Riolo P, Minuz RL, Stefano M, Cannella M, Porrini C, Isidoro N. Biomonitoring with honeybees of heavy metals and pesticides in nature reserves of the Marche Region (Italy). Biol Trace Elem Res 2013; 154: 226-33

S

Saarinen K, Jantunen J, Haahtela T. Birch pollen honey for birch pollen allergy--a randomized controlled pilot study. Int Arch Allergy Immunol 2011; 155: 160-6

Saber A. Effect of honey versus intergel in intraperitoneal adhesion prevention and colonic anastomotic healing: a randomized controlled study in rats. Int J Surg 2010; 8: 121-7

Safii SH, Tompkins GR, Duncan WJ. Periodontal application of Manuka honey: antimicrobial and demineralising effects in vitro. Int J Dent 2017; 2017: 9874535

Salehi A, Jabarzare S, Neurmohamadi M, Kheiri S, Rafieian-Kopaei M. A double blind clinical trial on the efficacy of honey drop in vernal keratoconjunctivitis. Evid Based Complement Alternat Med 2014; 2014: 287540

Salih B, Sipahi T, Oybak Dönmez E. Ancient nigella seeds from Boyalı Höyük in north-central Turkey. J Ethnopharmacol 2009; 124: 416–20

Salles J, Cardinault N, Patrac V, Berry A, Giraudet C, Collin ML, Chanet A, Tagliaferri C, Denis P, Pouyet C, Boirie Y, Walrand S. Bee pollen improves muscle protein and energy metabolism in malnourished old rats through interfering with the mtor signaling pathway and mitochondrial activity. Nutrients 2014; 6: 5500-16

Sals DM, Heege U. Zahnfachbehandlung mit Honigtamponade beim Pferd – Fallbericht. Der Praktische Tierarzt 2011; 92: 984-7

Samanta A, Burden AC, Jones GR. Plasma glucose responses to glucose, sucrose, and honey in patients with diabetes mellitus: an analysis of glycaemic and peak incremental indices. Diabet Med 1985; 2: 371-3

Samet N, Laurent C, Susarla SM, Samet-Rubinsteen N: The effect of bee propolis on recurrent aphthous stomatitis: a pilot study. Clin Oral Investig 2007; 11: 143-7

Sanatkhani M, Mosannen Mozafari P, Amirchaghmaghi M, Najafi Fathi M, Sanatkhani M, Sarjami N, Azarian AA. Effect of cedar honey in the treatment of oral lichen planus. Iran J Otorhinolaryngol 2014; 26: 151-61

Sanghani NN, Bm S, S S. Health from the hive: propolis as an adjuvant in the treatment of chronic periodontitis - a clinicomicrobiologic study. J Clin Diagn Res 2014; 8: ZC41-4

Sani NF, Belani LK, Sin CP, Rahman SN, Das S, Chi TZ, Makpol S, Yusof YA. Effect of the combination of gelam honey and ginger on oxidative stress and metabolic profile in streptozotocin-induced diabetic Sprague-Dawley rats. Biomed Res Int 2014; 2014: 160695

Sankar J, Lalitha AV, Rameshkumar R, Mahadevan S, Kabra SK, Lodha R. Use of honey versus standard care for hospital-acquired pressure injury in critically ill children: a multicenter randomized controlled trial. Pediatr Crit Care Med 2021; 22: e349-e362

Santos-Silva AR, Rosa GB, Eduardo CP, Dias RB, Brandao TB. Increased risk for radiation-related caries in cancer patients using topical honey for the prevention of oral mucositis. Int J Oral Maxillofac Surg 2011; 40: 1335-6

Sarić A, Balog T, Sobocanec S, Kusić B, Sverko V, Rusak G, Likić S, Bubalo D, Pinto B, Reali D, Marotti T. Antioxidant effects of flavonoid from Croatian Cystus incanus L. rich bee pollen. Food Chem Toxicol 2009; 47: 547-54

Sarika PR, Nancarrow P, Khansaheb A, Ibrahim T. Bio-based alternatives to phenol and formaldehyde for the production of resins. Polymers (Basel) 2020; 12: 2237. doi: 10.3390/polym12102237

Sawczuk R, Karpinska J, Miltyk W. What do we need to know about drone brood homogenate and what is known. J Ethnopharmacol 2019; 245: 111581

Sawicka D, Car H, Borawska MH, Nikliński J. The anticancer activity of propolis. Folia Histochem Cytobiol 2012; 50: 25-37.

Scheller S, Krol W, Swiacik J, Owczarek S, Gabrys S, Shani J. Antitumoral property of ethanolic extract of propolis in mice bearing Ehrlich carcinoma, as compared to bleomycin. Z Naturforsch C 1989; 44: 1063-5

Schmidt EM, Stock D, Chada FJ, Finger D, Frankland Sawaya ACH, Eberlin MN, Felsner ML, Quináia SP, Monteiro MC, Torres YR. A comparison between characterization and biological properties of Brazilian fresh and aged propolis. Biomed Res Int 2014; 2014: 257617

Schmidt JO. Toxicology of venoms from the honeybee genus Apis. Toxicon 1995; 33: 917-27

Schnabel U. Die Medizin des Glaubens. ZEIT WISSEN Ratgeber Gesundheit 2010; 1: 58–62

Schulz A. Arztgeschichten: Mit Zucker, Salz und Herz. Dtsch Ärztebl 2004;101:A-2812-3

Schumacher MJ, Schmidt JO, Egen NB, Lowry JE. Quantity, analysis, and lethality of European and Africanized honey bee venoms. Am J Trop Med Hyg 1990; 43: 79-86

Schönfelder ML, Bogner FX. Individual perception of bees: Between perceived danger and willingness to protect. PLoS One 2017; 12: e0180168

Seeley T. Lives of bees: the untold story of the honey bee in the wild. Princeton (University Press), 2019

Seifert B, Wagler P, Dartsch S, Schmidt U, Nieder J. Magnesium - eine therapeutische Alternative bei der primären Dysmenorrhoe. Zentralbl Gynakol 1989; 111: 755-60

Semprini A, Braithwaite I, Corin A, Sheahan D, Tofield C, Helm C, Montgomery B, Fingleton J, Weatherall M, Beasley R. Randomised controlled trial of topical kanuka honey for the treatment of acne. BMJ Open 2016; 6: e009448

Semprini A, Singer J, Shortt N, Braithwaite I, Beasley R; Pharmacy Research Network. Protocol for a randomised controlled trial of 90% kanuka honey versus 5% aciclovir for the treatment of herpes simplex labialis in the community setting. BMJ Open 2017; 7: e017766

Seo BK, Lee JH, Sung WS, Song EM, Jo DJ. Bee venom acupuncture for the treatment of chronic low back pain: study protocol for a randomized, double-blinded, sham-controlled trial. Trials 2013; 14: 16

Seo BK, Lee JH, Kim PK, Baek YH, Jo DJ, Lee S. Bee venom acupuncture, NSAIDs or combined treatment for chronic neck pain: study protocol for a randomized, assessor-blind trial. Trials 2014; 15: 132

Seres AB, Ducza E, Báthori M, Hunyadi A, Béni Z, Dékány M, Gáspár R. Raw drone milk of honeybees elicits uterotrophic effect in rats: evidence for estrogenic activity. J Med Food 2013; 16: 404-9

Seres1 AB, Ducza E, Báthori M, Hunyadi A, Béni Z, Dékány M, Hajagos-Tóth J, Verli J, Gáspár R. Androgenic effect of honeybee drone milk in castrated rats: roles of methyl palmitate and methyl oleate. J Ethnopharmacol 2014; 153: 446-53

Seres2 A, Ducza E, Gáspár R. [Investigation of gestagenic effect of raw drone milk in rats]. Acta Pharm Hung 2014; 84: 77-81

Seth TA, Kale TA, Lendhey SS, Bhalerao PV. Comparative evaluation of subgingival irrigation with propolis extract versus chlorhexidine as an adjunct to scaling and root planing for the treatment of chronic periodontitis: A randomized controlled trial. J Indian Soc Periodontol 2022; 26: 151-6

Severino MG, Cortellini G, Bonadonna P, Francescato E, Panzini I, Macchia D, Campi P, Spadolini I, Canonica WG, Passalacqua G. Sublingual immunotherapy for large local reactions caused by honeybee sting: a double-blind, placebo-controlled trial. J Allergy Clin Immunol 2008; 122: 44-8

Seyhan MF, Yılmaz E, Timirci-Kahraman Ö, Saygılı N, Kısakesen Hİ, Eronat AP, Ceviz AB, Bilgiç Gazioğlu S, Yılmaz-Aydoğan H, Öztürk O. Anatolian honey is not only sweet but can also protect from breast cancer: Elixir for women from artemis to present. IUBMB Life 2017; 69: 677-88

Seyhan MF, Yılmaz E, Timirci-Kahraman Ö, Saygılı N, Kısakesen Hİ, Gazioğlu S, Gören AC, Eronat AP, Begüm Ceviz A, Öztürk T, Yılmaz-Aydoğan H, Öztürk O. Different propolis samples, phenolic content, and breast cancer cell lines: variable cytotoxicity ranging from ineffective to potent. IUBMB Life 2019; 71: 619-31

Seyyedi F, Kopaei MR, Miraj S. Comparison between vaginal royal jelly and vaginal estrogen effects on quality of life and vaginal atrophy in postmenopausal women: a clinical trial study. Electron Physician 2016; 8: 3184-92

Seyyedi F, Rafiean-Kopaei M, Miraj S. Comparison of the effects of vaginal royal jelly and vaginal estrogen on quality of life, sexual and urinary function in postmenopausal women. J Clin Diagn Res 2016; 10: QC01-5

Shaaban SY, Abdulrhman MA, Nassar MF, Fathy RA. Effect of honey on gastric emptying of infants with protein energy malnutrition. Eur J Clin Invest 2010; 40: 383-7

Shadkam MN, Mozaffari-Khosravi H, Mozayan MR. A comparison of the effect of honey, dextromethorphan, and diphenhydramine on nightly cough and sleep quality in children and their parents. J Altern Complement Med 2010; 16: 787-93

Shambaugh P, Wothington V Herbert JH. Differential effects of honey, sucrose, and fructose on blood sugar levels. J Manipulative Physiol Ther 1990; 13: 322-5

Shamsaldeen YA, Mackenzie LS, Lione LA, Benham CD. Methylglyoxal, a metabolite increased in diabetes is associated with insulin resistance, vascular dysfunction and neuropathies. Curr Drug Metab 2016; 17: 359-67

Shapla UM, Solayman M, Alam N, Khalil MI, Gan SH. 5-Hydroxymethylfurfural (HMF) levels in honey and other food products: effects on bees and human health. Chem Cent J 2018; 12: 35

Sharif SN, Darsareh F. Effect of royal jelly on menopausal symptoms: A randomized placebo-controlled clinical trial. Complement Ther Clin Pract 2019; 37: 47-50

Shen L, Lee JH, Joo JC, Park SJ, Song YS. Bee venom acupuncture for shoulder pain: a systematic review and meta-analysis of randomized controlled trials. J Pharmacopuncture 2020; 23: 44-53

Sherlock O, Dolan A, Athman R, Power A, Gethin G, Cowman S, Humphreys H. Comparison of the antimicrobial activity of Ulmo honey from Chile and Manuka honey against methicillin-resistant Staphylococcus aureus, Escherichia coli and Pseudomonas aeruginosa. BMC Complement Altern Med 2010; 10: 47

Shidfar F, Jazayeri S, Mousavi SN, Malek M, Hosseini AF, Khoshpey B. Does supplementation with royal jelly improve oxidative stress and insulin resistance in type 2 diabetic patients? Iran J Public Health 2015; 44: 797-803

Shkenderov S, Koburova K. Adolapin – a newly isolated analgetic and anti-inflammatory polypeptide from bee venom. Toxicon 1982; 20: 317-21

Shoskes DA. Phytotherapy in chronic prostatitis. Urology 2002; 60 (6 Suppl): 35-7

Shoma A, Eldars W, Noman N, Saad M, Elzahaf E, Abdalla M, Eldin DS, Zayed D, Shalaby A, Malek HA. Pentoxifylline and local honey for radiation-induced burn following breast conservative surgery. Curr Clin Pharmacol 2010; 5: 251-6

Shukla S, Bhadauria M, Jadon A. Effect of propolis extract on acute carbon tetrachloride induced hepatotoxicity. Indian J Exp Biol 2004; 42: 993-7

Siavash M, Shokri S, Haghighi S, Mohammadi M, Shahtalebi MA, Farajzadehgan Z. The efficacy of topical royal jelly on diabetic foot ulcers healing: A case series. J Res Med Sci 2011; 16: 904-9

Siavash M, Shokri S, Haghighi S, Shahtalebi MA, Farajzadehgan Z. The efficacy of topical royal jelly on healing of diabetic foot ulcers: a double-blind placebo-controlled clinical trial. Int Wound J 2015; 12:137-42

Sibona M, Destefanis P, Agnello M, Lillaz B, Giuliano M, Cai T, Gontero P. The association of Boswellia resin extract and propolis derived polyphenols can improve quality of life in patients affected by prostatitis-like symptoms. Arch Ital Urol Androl 2020; 91: 251-5

Silici S, Atayoglu AT. Mad honey intoxication: A systematic review on the 1199 cases. Food Chem Toxicol 2015; 86: 282-90

Silveira MAD, De Jong D, Berretta AA, Galvão EBDS, Ribeiro JC, Cerqueira-Silva T, Amorim TC, Conceição LFMRD, Gomes MMD, Teixeira MB, Souza SP, Santos MHCAD, San Martin RLA, Silva MO, Lírio M, Moreno L, Sampaio JCM, Mendonça R, Ultchak SS, Amorim FS, Ramos JGR, Batista PBP, Guarda SNFD, Mendes AVA, Passos RDH; BeeCovid Team. Efficacy of Brazilian green propolis (EPP-AF®) as an adjunct treatment for hospitalized COVID-19 patients: A randomized, controlled clinical trial. Biomed Pharmacother 2021; 138: 111526

Singla RK, Bhat VG. Honey bee sting and venom offering active as well as passive immunization could reduce swine flu pandemic A (H1N1). Med Hypotheses 2010; 74: 617-8

Soroy L, Bagus S, Yongkie IP, Djoko W. The effect of a unique propolis compound (Propoelix™) on clinical outcomes in patients with dengue hemorrhagic fever Infect Drug Resist 2014; 7: 323-9

Sponghini AP, Rondonotti D, Platini F, Cena T, Ferrante D, Stratica F, Gatti A, Magnani C, Gennari A. A Simon's two-stage design trial evaluating the potential role of a kind of honey in preventing chemotherapy-hematopoietic toxicities. J Tradit Complement Med 2021; 11: 466-9

Stocker A, Schramel P, Kettrup A, Bengsch E. Trace and mineral elements in royal jelly and homeostatic effects. J Trace Elem Med Biol 2005; 19: 183-9

Stoevesandt J, Trautmann A. Freshly squeezed: anaphylaxis caused by drone larvae juice. Eur Ann Allergy Clin Immunol 2018; 50: 232-4

Striezel A. Geriantrie in der naturheilkundlichen Tiermedizin: Gesundheit für ältere Haustiere. Georg Thieme Verlag; 2008; 48

Strickland D. Seriously, laughter matters. Todays OR Nurse 1993; 15: 19-24

Su ZZ, Lin J, Prewett M, Goldstein NI, Fisher PB. Apoptosis mediates the selective toxicity of caffeic acid phenethyl ester (CAPE) toward oncogene-transformed rat embryo fibroblast cells. Anticancer Res 1995; 15: 1841-8

Sun F, Hayami S, Haruna S, Ogiri Y, Tanaka K, Yamada Y, Ikeda K, Yamada H, Sugimoto H, Kawai N, Kojo S. In vivo antioxidative activity of propolis evaluated by the interaction with vitamins C and E and the level of lipid hydroperoxides in rats. J Agric Food Chem 2000; 48: 1462-5

Sung SH, Choi GH, Lee NW, Shin BC. External use of propolis for oral, skin, and genital diseases: a systematic review and meta-analysis. Evid Based Complement Alternat Med 2017; 2017: 8025752

Sut N, Kahyaoglu-Sut H. Effect of aromatherapy massage on pain in primary dysmenorrhea: a meta-analysis. Complement Ther Clin Pract 2017; 27: 5-10

Sutovská M, Nosálová G, Sutovský J, Franová S, Prisenznáková L, Capek P. Possible mechanisms of dose-dependent cough suppressive effect of Althaea officinalis rhamnogalacturonan in guinea pigs test system. Int J Biol Macromol 2009; 45: 27-32

Suzuki KM, Isohama Y, Maruyama H, Yamada Y, Narita Y, Ohta S, Araki Y, Miyata T, Mishima S. Estrogenic activities of fatty acids and a sterol isolated from royal jelly. Evid Based Complement Alternat Med 2008; 5: 295-302

Syed Salleh SNA, Mohd Hanapiah NA, Ahmad H, Wan Johari WL, Osman NH, Mamat MR. Determination of total phenolics, flavonoids, and antioxidant activity and GC-MS analysis of Malaysian stingless bee propolis water extracts. Scientifica (Cairo) 2021; 2021: 3789351

Szanto E, Gruber D, Sator M, Knogler W, Huber JC. Placebokontrollierte Untersuchung von Melbrosia zur Behandlung klimakterischer Beschwerden. Wien Med Wochenschr 1994; 144: 130-3

T

Taavoni S, Barkhordari F, Goushegir A, Haghani H. Effect of royal jelly on premenstrual syndrome among Iranian medical sciences students: a randomized, triple-blind, placebo-controlled study. Complement Ther Med 2014; 22: 601-6

Takahama H, Shimazu T. Food-induced anaphylaxis caused by ingestion of royal jelly. J Dermatol 2006; 33: 424-6

Takahashi M, Matsuo I, Ohkido M. Contact dermatitis due to honeybee royal jelly. Contact Dermatitis 1983; 94: 52-5

Takzaree N, Hadjiakhondi A, Hassanzadeh G, Rouini MR, Manayi A. Synergistic effect of honey and propolis on cutaneous wound healing in rats. Acta Med Iran 2016; 54: 233-9

Tan J, Jia T, Liao R, Stapleton F. Effect of a formulated eye drop with Leptospermum spp honey on tear film properties. Br J Ophthalmol 2020; 104: 1373-7

Tanner AG, Owen ER, Seal DV. Successful treatment of chronically infected wounds with sugar paste. Eur J Clin Microbiol Infect Dis 1988; 7: 524-5

Tao W, Yang N, Duan JA, Wu D, Guo J, Tang Y, Qian D, Zhu Z. Simultaneous determination of eleven major flavonoids in the pollen of Typha angustifolia by HPLC-PDA-MS. Phytochem Anal 2011; 22: 455-61

Tao Y, Wang D, Hu Y, Huang Y, Yu Y, Wang D. The immunological enhancement activity of propolis flavonoids liposome in vitro and in vivo. Evid Based Complement Alternat Med 2014; 2014: 483513

Taylor R. The joys of beekeeping. Hebden Bridge (Northern Bee Books) 2012

Teichfischer P. Untersuchungen zu Begriff und Geschichte der Apitherapie - ein Beitrag zur Alternativmedizin. Wurzbg Medizinhist Mitt 2010; 29: 278-313

Terč F. Ueber eine merkwuerdige Beziehung des Bienenstiches zum Rheumatismus. Wiener medizinische Presse 1888; 35:1261-4

Tertsch R. Das Bienengift im Dienste der Medizin. Wien (Österreichischer Reichsverein für Bienenzucht - independently published) 1912

Testi S, Cecchi L, Severino M, Manfredi M, Ermini G, Macchia D, Capretti S, Campi P. Severe anaphylaxis to royal jelly attributed to cefonicid. J Investig Allergol Clin Immunol 2007; 17: 281

Thamboo A, Thamboo A, Philpott C, Javer A, Clark A. Single-blind study of manuka honey in allergic fungal rhinosinusitis. J Otolaryngol Head Neck Surg 2011; 40: 238-43

Thamboo A, Mulholland G, Matthews K, Ayoub N, Anderson D. Objective and subjective scar aesthetics with topical Manuka honey post-thyroidectomy: A randomized control study. World J Otorhinolaryngol Head Neck Surg 2016; 2: 203-7

Thielmann A, Gerasimovska-Kitanovska B, Buczkowski K, Koskela TH, Mevsim V, Czachowski S, Petrazzuoli F, Petek-Šter M, Lingner H, Hoffman RD, Tekiner S, Chambe J, Edirne T, Hoffmann K, Pirrotta E, Uludağ A, Yikilkan H, Kreitmayer Pestic S, Zielinski A, Guede Fernández C, Weltermann B. Self-care for common colds by primary care patients: a European multicenter survey on the prevalence and patterns of practices-the COCO study. Evid Based Complement Alternat Med 2016; 2016: 6949202

Tickner JA, Schettler T, Guidotti T, McCally M, Rossi M. Health risks posed by use of Di-2-ethylhexyl phthalate (DEHP) in PVC medical devices: a critical review. Am J Ind Med 2001; 39: 100-11

Tobiasch V, Kilian P. Über das Verhalten der Diabetiker bei Verabreichung von Honig. Dtsch Z Verdau Stoffwechselkr 1953; 13: 1-6

Tobin AM, Kirby B. Airborne contact dermatitis induced by a neighbour's beehives. Contact Dermatitis 2003; 49: 214-5

Tokunaga KH, Yoshida C, Suzuki KM, Maruyama H, Futamura Y, Araki Y, Mishima S. Antihypertensive effect of peptides from royal jelly in spontaneously hypertensive rats. Biol Pharm Bull 2004; 27: 189-92

Tomaževič T, Jazbec J. A double blind randomised placebo controlled study of propolis (bee glue) effectiveness in the treatment of severe oral mucositis in chemotherapy treated children. Complement Ther Med 2013; 21: 306-12

Tomanova D, Holcova S, Hladíková M. Clinical study: lotion containing propolis special extract GH 2002 0.5% vs. placebo as on-top treatment of herpes zoster. Health 2017; 9: 1337-47

Tsai LC, Lin YW, Hsieh CL. Effects of bee venom injections at acupoints on neurologic dysfunction induced by thoracolumbar intervertebral disc disorders in canines: a randomized, controlled prospective study. Biomed Res Int 2015; 2015: 363801

Tsang KK, Kwong EW, To TS, Chung JW, Wong TK. A pilot randomized, controlled study of nanocrystalline silver, manuka honey, and conventional dressing in healing diabetic foot ulcer. Evid Based Complement Alternat Med 2017; 2017: 5294890

Tsichlakidou A, Govina O, Vasilopoulos G, Kavga A, Vastardi M, Kalemikerakis I. Intervention for symptom management in patients with malignant fungating wounds - a systematic review. J BUON 2019; 24: 1301-8

Tulsani SG, Chikkanarasaiah N, Siddaiah SB, Krishnamurthy NH. The effect of propolis and xylitol chewing gums on salivary Streptococcus mutans count: a clinical trial. Indian J Dent Res 2014; 25: 737-41

Tuncel T, Uysal P, Hocaoglu AB, Erge DO, Firinci F, Karaman O, Uzuner N. Anaphylaxis caused by honey ingestion in an infant. Allergol Immunopathol (Madr) 2011; 39: 112-3

Turner KK, Nielsen BD, O'Connor CI, Burton JL. Bee pollen product supplementation to horses in training seems to improve feed intake: A pilot study. J Anim Physiol Anim Nutr (Berl) 2006; 90: 414-20

Türk Bilen B, Kilinc H, Alaybeyoglu N, Celik M, Iraz M, Sezgin N, Gultek A. Effect of caffeic acid phenethyl ester on survival of axial pattern flaps in rats with ischaemia-reperfusion injuries. Scand J Plast Reconstr Surg Hand Surg 2006; 40: 73-8

Tyliszczak B, Drabczyk A, Kudłacik S. Comparison of hydrogels based on commercial chitosan and Beetosan® containing nanosilver. Molecules 2016; 22: E61

Tyliszczak B, Drabczyk A, Kudłacik-Kramarczyk S, Grabowska B, Kędzierska M. Physicochemical properties and cytotoxicity of hydrogels based on Beetosan® containing sage and bee pollen. Acta Biochim Pol 2017; 64: 709-12

U

Uchida R, Kato M, Hattori Y, Kikuchi H, Watanabe E, Kobayashi K, Nishida K. Identification of 5-hydroxymethylfurfural (5-HMF) as an active component Citrus Jabara that suppresses FcεRI-mediated mast cell activation. Int J Mol Sci 2020; 21: 2472

V

Vahid H, Bonakdaran S, Khorasani ZM, Jarahi L, Rakhshandeh H, Ghorbani A, Zarghi N, Yousefi M. Effect of Capparis spinosa extract on metabolic parameters in patients with type-2 Diabetes: a randomized controlled trial. Endocr Metab Immune Disord Drug Targets 2019; 19: 100-7

Valente D, Marques LAC, Mendes EG. The acetylcholine contents of honeys from different bees as determined in four-point-assays. Comparative Biochemistry and Physiology Part C: Comparative Pharmacology 1981; 69: 161-4

Vamanu A, Vamanu E, Popa O, Câmpeanu G, Albulescu R, Drugulescu M, Niţă S, Bâbeani N. Obtaining of a symbiotic product based on lactic bacteria, pollen and honey. Pak J Biol Sci 2008; 11: 613-7

van Elk M. The self-attribution bias and paranormal beliefs. Conscious Cogn 2017; 49: 313-21

Vandamme L, Heyneman A, Hoeksema H, Verbelen J, Monstrey S. Honey in modern wound care: a systematic review. Burns 2013; 39: 1514-25

Varpe SS, Juvekar AR, Bidikar MP, Juvekar PR. Evaluation of anti-inflammatory activity of Typha angustifolia pollen grains extracts in experimental animals. Indian J Pharmacol 2012; 44: 788-91

Varzaghani V, Sharifi M, Hajiaghaee R, Bagheri S, Momtaz S, Tarassoli Z, Razmi A. Propolis add-on therapy alleviates depressive symptoms; A randomized placebo-controlled clinical trial. Phytother Res 2022 Jan 24. doi: 10.1002/ptr.7380.

Velikov P, Zanev M. Anwendung von Propolis-Präparaten bei der Behandlung von Radioepitheliitiden nach Telegammatherapie der Pharynxregion. Radiobiol Radiother 1989; 30: 363-7

Vestergaard RF, Jensen H, Vind-Kezunovic S, Jakobsen T, Søballe K, Hasenkam JM. Bone healing after median sternotomy: a comparison of two hemostatic devices. J Cardiothorac Surg 2010; 5: 117

Vogt NA, Vriezen E, Nwosu A und Sargeant JM. A scoping review of the evidence for the medicinal use of natural honey in animals. Front Vet Sci 2021; 7: 18301

Volkov EE, Izvolskaya MS, Voronova SN, Vasilenko AM, Volkov AE. [New phytotherapeutic composition for restoring bone and cartilage. Experimental study]. Patol Fiziol Eksp Ter 2015; 59: 30-4

von Arx T. Resultate verschiedener Behandlungsmethoden bei Pollenallergie unter spezieller Berücksichtigung der peroralen Desensibilisierung pollenallergischer Kinder mit Honig. Praxis 1957; 46: 717-21

von den Driesch A, Peters J, Keil G. Geschichte der Tiermedizin: 5000 Jahre Tierheilkunde. Stuttgart (Schattauer, F.K. Verlag) 2003; 2. Auflage

von der Ohe W. Das Bieneninstitut Celle informiert (14) Honig und Botulismus. http://cdl.niedersachsen.de/blob/images/C2995436_L20.pdf

Vynograd N, Vynograd I, Sosnowski Z: A comparative multi-centre study of the efficacy of propolis, acyclovir and placebo in the treatment of genital herpes (HSV). Phytomedicine 2000; 7: 1-6

W

Wagenlehner FM, Schneider H, Ludwig M, Schnitker J, Brähler E, Weidner W. A pollen extract (Cernilton) in patients with inflammatory chronic prostatitis-chronic pelvic pain syndrome: a multicentre, randomised, prospective, double-blind, placebo-controlled phase 3 study. Eur Urol 2009; 56: 544-51

Wallace A, Eady S, Miles M, Martin H, McLachlan A, Rodier M, Willis J, Scott R, Sutherland J. Demonstrating the safety of manuka honey UMF 20+in a human clinical trial with healthy individuals. Br J Nutr 2010; 103: 1023-8

Walle T, Otake Y, Brubaker JA, Walle UK, Halushka PV. Disposition and metabolism of the flavonoid chrysin in normal volunteers. Br J Clin Pharmacol 2001; 51: 143-6

Wallner K. Wie interpretiere ich das Ergebnis meiner Honiganalyse? ADIZ/db/IF 2008; 144 (3): 13 -5

Wang C, Guo M, Zhang N, Wang G. Effectiveness of honey dressing in the treatment of diabetic foot ulcers: A systematic review and meta-analysis. Complement Ther Clin Pract 2019; 34: 123-31

Wang J, Li S, Wang Q, Xin B, Wang H. Trophic effect of bee pollen on small intestine in broiler chickens. J Med Food 2007; 10: 276-80

Wang L, Lee IM, Zhang SM, Blumberg JB, Buring JE, Sesso HD. Dietary intake of selected flavonols, flavones, and flavonoid-rich foods and risk of cancer in middle-aged and older women. Am J Clin Nutr 2009; 89: 905-12

Waqas M, Anam N, Dilshad A. Honey in bronchial asthma: from folk tales to scientific facts. J Med Physiol Biophys 2018; 41: 6-10

Waris A, Macharia M, Njeru EK, Essajee F. Randomised double blind study to compare effectiveness of honey, salbutamol and placebo in treatment of cough in children with common cold. East Afr Med J 2014; 91: 50-6

Watanabe AS, Fonseca LA, Galvão CE, Kalil J, Castro FF. Specific immunotherapy using Hymenoptera venom: systematic review. Sao Paulo Med J 2010; 128: 30-7

Watanabe MA, Amarante MK, Conti BJ, Sforcin JM. Cytotoxic constituents of propolis inducing anticancer effects: a review. J Pharm Pharmacol 2011; 63: 1378-86

Watanabe S, Suemaru K, Takechi K, Kaji H, Imai K, Araki H. Oral mucosal adhesive films containing royal jelly accelerate recovery from 5-fluorouracil-induced oral mucositis. J Pharmacol Sci 2013; 121: 110-8

Wesselius T, Heersema DJ, Mostert JP, Heerings M, Admiraal-Behloul F, Talebian A, van Buchem MA, De Keyser J. A randomized crossover study of bee sting therapy for multiple sclerosis. Neurology 2005; 65: 1764-8

Wetzels S, Wouters K, Schalkwijk CG, Vanmierlo T, Hendriks JJ. Methylglyoxal-derived advanced glycation endproducts in multiple sclerosis. Int J Mol Sci 2017; 18: pii: E421

Więckiewicz W, Miernik M, Więckiewicz M, Morawiec T. Does propolis help to maintain oral health? Evid Based Complement Alternat Med 2013; 2013: 351062

Wimardhani YS, Soegyanto AI. Oral mucosal ulceration caused by the topical application of a concentrated propolis extract. Case Rep Dent 2014; 2014: 307646

Wijesinghe M, Weatherall M, Perrin K, Beasley R. Honey in the treatment of burns: a systematic review and meta-analysis of its efficacy. N Z Med J 2009; 122: 47-60

Wilkinson S, Barnes K, Storey L. Massage for symptom relief in patients with cancer: systematic review. J Adv Nurs 2008; 63: 430-9

Winther K, Rein E, Hedman C. Femal, a herbal remedy made from pollen extracts, reduces hot flushes and improves quality of life in menopausal women: a randomized, placebo-controlled, parallel study. Climacteric 2005; 8: 162-70

Wise PM, Breslin PA, Dalton P. Sweet taste and menthol increase cough reflex thresholds. Pulm Pharmacol Ther 2012; 25: 236-41

Wise PM, Breslin PA, Dalton P. Effect of taste sensation on cough reflex sensitivity. Lung 2014; 192: 9-13

Whitfield P, Parry-Strong A, Walsh E, Weatherall M, Krebs JD. The effect of a cinnamon-, chromium- and magnesium-formulated honey on glycaemic control, weight loss and lipid parameters in type 2 diabetes: an open-label cross-over randomised controlled trial. Eur J Nutr 2016; 55: 1123-31

Wortmann F. Perorale Desensibilisierung bei Kindern. Allergie und Asthma 1965; 11: 118-23

Wu YD, Lou YJ. A steroid fraction of chloroform extract from bee pollen of Brassica campestris induces apoptosis in human prostate cancer PC-3 cells. Phytother Res 2007; 21: 1087-91

Wu Y, Zhang Q, Ren Y, Ruan Z. Effect of probiotic Lactobacillus on lipid profile: A systematic review and meta-analysis of randomized, controlled trials. PLoS One 2017; 12: e0178868

Wysoke JM, Bland van-den Berg P, Marshall C. Bee sting-induced haemolysis, spherocytosis and neural dysfunction in three dogs. J S Afr Vet Assoc 1990; 61: 29-32

X

Xi X, Li J, Guo S, Li Y, Xu F, Zheng M, Cao H, Cui X, Guo H, Han C. The potential of using bee pollen in cosmetics: a review. J Oleo Sci 2018; 67: 1071-82

Xu HB, Jiang RH, Sheng HB. Meta-analysis of the effects of Bifidobacterium preparations for the prevention and treatment of pediatric antibiotic-associated diarrhea in China. Complement Ther Med 2017; 33: 105-113

Xu T, Hui L, Juan YL, Min SG, Hua WT. Effects of moxibustion or acupoint therapy for the treatment of primary dysmenorrhea: a meta-analysis. Altern Ther Health Med 2014; 20: 33-42

Y

Yaacob NS, Nengsih A, Norazmi MN. Tualang honey promotes apoptotic cell death induced by tamoxifen in breast cancer cell lines. Evid Based Complement Alternat Med 2013; 2013: 989841

Yabes JM, White BK, Murray CK, Sanchez CJ, Mende K, Beckius ML, Zera WC, Wenke JC, Akers KS. In vitro activity of manuka honey and polyhexamethylene biguanide on filamentous fungi and toxicity to human cell lines. Med Mycol 2017; 55: 334-43

Yaghoobi N, Al-Waili N, Ghayour-Mobarhan M, Parizadeh SM, Abasalti Z, Yaghoobi Z, Yaghoobi F, Esmaeili H, Kazemi-Bajestani SM, Aghasizadeh R, Saloom KY, Ferns GA. Natural honey and cardiovascular risk factors; effects on blood glucose, cholesterol, triacylglycerole, CRP, and body weight compared with sucrose. Scientific World Journal 2008; 8: 463-9

Yakoot M, Salem A, Omar AM. Effectiveness of a herbal formula in women with menopausal syndrome. Forsch Komplementmed 2011; 18: 264-8

Yakoot M, Salem A, Helmy S. Effect of Memo®, a natural formula combination, on Mini-Mental State Examination scores in patients with mild cognitive impairment. Clin Interv Aging 2013; 8: 975-81

Yamauchi K, Kogashiwa Y, Moro Y, Kohno N. The effect of topical application of royal jelly on chemoradiotherapy-induced mucositis in head and neck cancer: a preliminary study. Int J Otolaryngol. 2014; 2014: 974967

Yamaura K, Tomono A, Suwa E, Ueno K. Topical royal jelly alleviates symptoms of pruritus in a murine model of allergic contact dermatitis. Pharmacogn Mag 2013; 9: 9-13

Yang EJ, Choi SM. α -Synuclein modification in an ALS animal model. Evid Based Complement Alternat Med 2013; 2013: 259381

Yarlioglues M, Akpek M, Ardic I, Elcik D, Sahin O, Kaya MG. Mad-honey sexual activity and acute inferior myocardial infarctions in a married couple. Tex Heart Inst J 2011; 38: 577-80

Yarom N, Hovan A, Bossi P, Ariyawardana A, Jensen SB, Gobbo M, Saca-Hazboun H, Kandwal A, Majorana A, Ottaviani G, Pentenero M, Nasr NM, Rouleau T, Lucas AS, Treister NS, Zur E, Ranna V, Vaddi A, Barasch A, Lalla RV, Cheng KKF, Elad S; Mucositis Study Group of the Multinational Association of Supportive Care in Cancer / International Society of Oral Oncology (MASCC/ISOO). Systematic review of natural and miscellaneous agents, for the management of oral mucositis in cancer patients and clinical practice guidelines - part 2: honey, herbal compounds, saliva stimulants, probiotics, and miscellaneous agents. Support Care Cancer 2020; 28: 2457-72

Yoo SK, Huttenlocher A. Innate immunity: wounds burst H2O2 signals to leukocytes. Curr Biol 2009; 19: R553-5

Yoon J, Jeon JH, Lee YW, Cho CK, Kwon KR, Shin JE, Sagar S, Wong R, Yoo HS. Sweet bee venom pharmacopuncture for chemotherapy-induced peripheral neuropathy. J Acupunct Meridian Stud 2012; 5: 156-65

You CE, Moon SH, Lee KH, Kim KH, Park CW, Seo SJ, Cho SH. Effects of emollient containing bee venom on atopic dermatitis: a double-blinded, randomized, base-controlled, multicenter study of 136 patients. Ann Dermatol 2016; 28: 593-9

Yucel B, Acikgoz Z, Bayraktar Hand, Seremet C. The effects of Apilarnil (drone bee larvae) administration on growth performance and secondary sex characteristics of male broilers. Journal of Animal and Veterinary Advances 2011; 10: 2263-6

Z

Zakaria Z, Zainal Abidin ZF, Gan SH, Wan Abdul Hamid WZ, Mohamed M. Effects of honey supplementation on safety profiles among postmenopausal breast cancer patients. J Taibah Univ Med Sci 2018; 13: 535-40

Zargaran A, Zarshenas MM, Mehdizadeh A, Mohagheghzadeh A. Oxymel in medieval Persia. Pharm Hist (Lond) 2012; 42: 11-3

Zbuchea A. Up-to-date use of honey for burns treatment. Ann Burns Fire Disasters 2014; 27: 22-30

Zedan H, Hofny ER, Ismail SA. Propolis as an alternative treatment for cutaneous warts. Int J Dermatol 2009; 48: 1246-9

Zeina B, Othman O, al-Assad S. Effect of honey versus thyme on Rubella virus survival in vitro. J Altern Complement Med 1996; 2: 345-8

Zhang F, Chen Z, Su F, Zhang T. Comparison of topical honey and povidone iodine-based dressings for wound healing: a systematic review and meta-analysis. J Wound Care 2021; 30 (Sup4): S28-S36

Zhang L, Han B, Li R, Lu X, Nie A, Guo L, Fang Y, Feng M, Li J. Comprehensive identification of novel proteins and N-glycosylation sites in royal jelly. BMC Genomics 2014; 15: 135

Zhang S, Kumari S, Gu Y, Li X, Meng G, Zhang Q, Liu L, Wu H, Wang Y, Zhang T, Wang X, Cao X, Li H, Liu Y, Wang X, Sun S, Wang X, Zhou M, Jia Q, Song K, Sun Z, Niu K. Honey consumption is inversely associated with prediabetes among Chinese adults: results from the Tianjin Chronic Low-Grade Systemic Inflammation and Health (TCLSIH) Cohort Study. Br J Nutr 2020: 1-8. doi: 10.1017/S0007114520000835

Zhang S, Liu Y, Ye Y, Wang XR, Lin LT, Xiao LY, Zhou P, Shi GX, Liu CZ. Bee venom therapy: potential mechanisms and therapeutic applications. Toxicon 2018;148: 64-73

Zhu W, Chen M, Shou Q, Li Y, Hu F. Biological activities of Chinese propolis and Brazilian propolis on streptozotocin-induced type 1 diabetes mellitus in rats. Evid Based Complement Alternat Med 2011; 2011: 468529

Zhu F, Wongsiri S. A brief introduction to apitherapy health care. Journal of Thai Traditional & Alternative Medicine 2008; 6: 303–2

Zhou JC, Zhang JJ, Zhang W, Ke ZY, Zhang B. Efficacy of chitosan dressing on endoscopic sinus surgery: a systematic review and meta-analysis. Eur Arch Otorhinolaryngol 2017; 274: 3269-74

Zidan J, Shetver L, Gershuny A, Abzah A, Tamam S, Stein M, Friedman E. Prevention of chemotherapy-induced neutropenia by special honey intake. Med Oncol 2006; 23: 549-52

Jupiter nourry par les Nymphes et Coriphantes dans l'Isle de Crete.

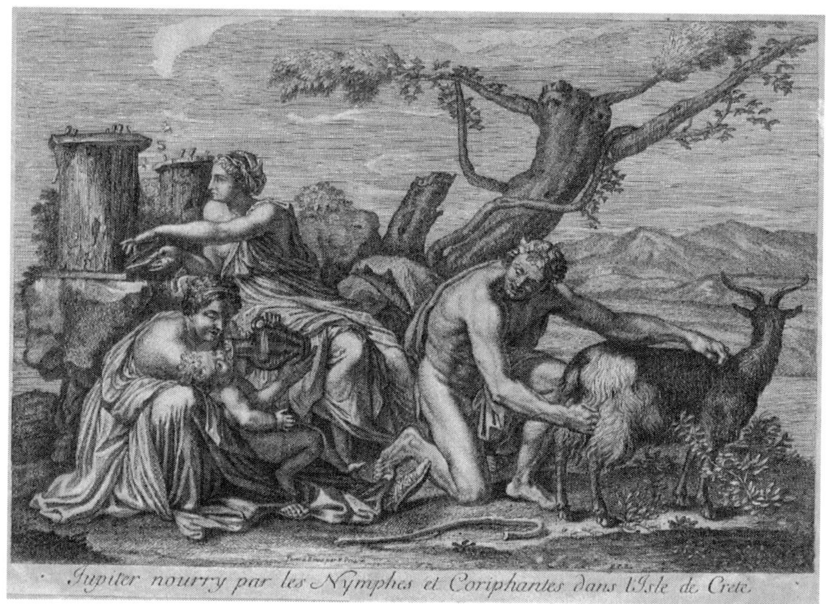

Abbildung 41: In der griechischen Mythologie ist Amaltheia eine Nymphe, die den Gott Zeus mit der Milch einer Ziege aufzog. Ein Schwarm Bienen brachte dem Baby Berghonig. Stich nach einem Gemälde von Nicolas Poussin (1594 – 1665).

Stichwortverzeichnis

M

Magenentzündung 151
Magengeschwüre 151
Manukahonig 166
Medihoney 128
Mellifikation 244

Weitere interessante Bücher rund um die Imkerei

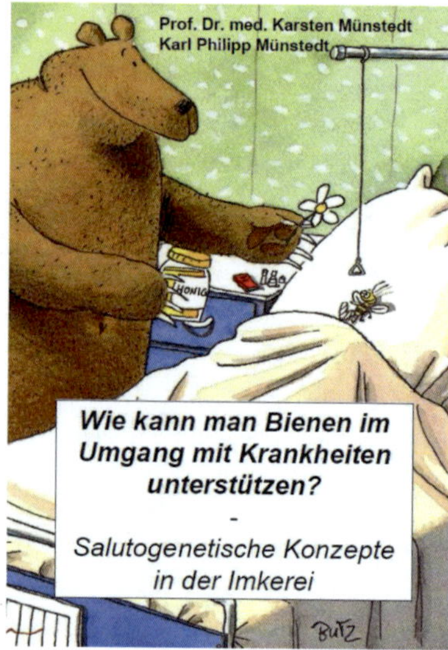

Des israelisch-amerikanische Medizinsoziologe Aaron Antonovsky (1923–1994) hat Faktoren und dynamische Wechselwirkungen analysierte, die zur Entstehung und Erhaltung von Gesundheit führen. Dieses Buch stellt Ansätze vor, die das Bienenvolk stärken, so dass es in die Lage versetzt wird, die Krankheitserreger selbst abzuwehren und gesund zu bleiben.

€ 19,90

ISBN-10: 3844047069

ISBN-13: 978-3844047066

Imker sind bei ihren Tätigkeiten vielfältigen Gefahren ausgesetzt. Dieses Buch informiert über diese Gefahren und zeigt Möglichkeit der Vermeidung und Behandlung auf.

€ 19,95

ISBN-10: 3865415555

ISBN-13: 978-3865415554

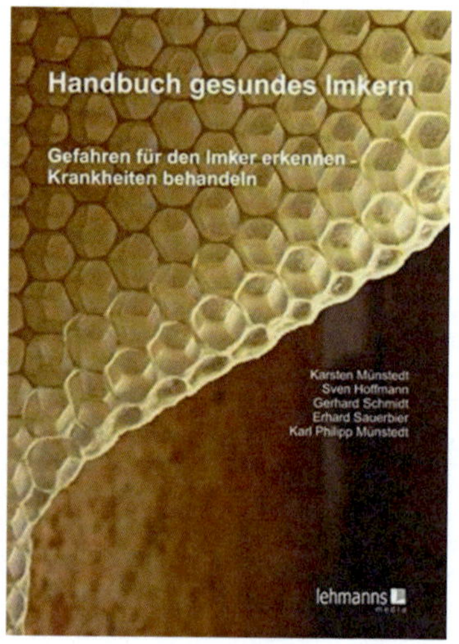